VENCER AL AUTISMO

Si este libro le ha interesado y desea que lo mantengamos informado de nuestras publicaciones, puede escribirnos a comunicacion@editorialsirio.com,
o bien suscribirse a nuestro boletín de novedades en:
www.editorialsirio.com

Título original: STOP AUTISM NOW! A PARENT'S GUIDE TO PREVENTING AND REVERSING AUTISM SPECTRUM DISORDERS
Traducido del inglés por Antonio Luis Gómez Molero
Diseño de portada: Editorial Sirio, S.A.
Imagen de cubierta: © shabacadesigns - Fotolia.com

Nuestro especial agradecimiento a Wikimedia Commons por el uso de las fotos que figuran en las páginas 89, 101, 126, 271, 343-345, 381, 385, 393 y 419, a Heidi Carolan por las fotos de la página 252 y a Elizabeth Wangari Gachiri por las fotos de la página 253.

EDITORIAL SIRIO, S.A.
C/ Rosa de los Vientos, 64
Pol. Ind. El Viso
29006-Málaga
España

NIRVANA LIBROS S.A. DE C.V.
Camino a Minas, 501
Bodega nº 8,
Col. Lomas de Becerra
Del.: Alvaro Obregón
México D.F., 01280

ED. SIRIO ARGENTINA
C/ Paracas 59
1275- Capital Federal
Buenos Aires
(Argentina)

www.editorialsirio.com
sirio@editorialsirio.com

I.S.B.N.: 978-84-16233-90-8
Depósito Legal: MA-1161-2015

Impreso en Imagraf Impresores, S. A.
c/ Nabucco, 14 D - Pol. Alameda
29006 - Málaga

Impreso en España

Puedes seguirnos en Facebook, Twitter, YouTube e Instagram

Dr. Bruce **Fife**

VENCER AL AUTISMO

Una guía para prevenir y revertir los trastornos del espectro **autista**

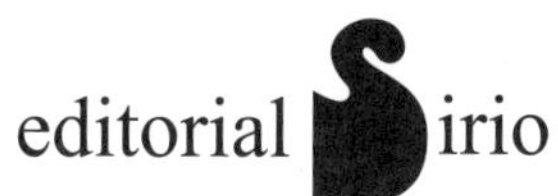

Capítulo 1

¿EL AUTISMO TIENE CURA?

EL TRASTORNO DEL ESPECTRO AUTISTA

Cuando David estaba dando los primeros pasos, sus padres empezaron a preocuparse por la lentitud de su desarrollo, por el hecho de que aún no hablara y careciera de una interacción social normal. Con su edad otros niños ya habían aprendido frases enteras y poseían un vocabulario de docenas de palabras. Además, mostraban emoción e interés por todo lo que había a su alrededor, un rasgo que David no compartía. Tampoco mostraba esas sonrisas de deleite que aparecían en los rostros de los otros niños cuando veían a sus padres y se relacionaban con ellos. David contemplaba a sus padres con una mirada vacía carente de emoción, nunca sonreía y a la menor provocación estallaba en un berrinche incontrolable.

Los médicos le diagnosticaron un trastorno del espectro autista (TEA), a lo que nos referimos de forma más sencilla como autismo. A sus padres se les informó de que no existía una cura, que el autismo era una enfermedad de por vida y que quienes lo sufren jamás llegan a desempeñarse de una manera normal. Les dijeron que el único tratamiento disponible consistía en una intervención educacional extensiva para ayudarle a alcanzar cierto nivel de funcionamiento en la vida diaria.

Según los planteamientos médicos convencionales, hay pocas esperanzas para quienes padecen autismo. El diagnóstico de TEA se considera una condena a cadena perpetua. Estadísticamente, el 75% de los individuos autistas terminan en instituciones en la edad adulta. Este trastorno afecta a los niños de todas las razas y etnias. Sin embargo, lo sufren cuatro veces más los hombres que las mujeres.

Hoy en día hay más de un millón de personas con autismo, y este número sigue creciendo. Con el paso de los años, el autismo se ha incrementado hasta alcanzar proporciones casi epidémicas. Hace treinta años afectaba a 1 de cada 2.500 niños. En la actualidad, 1 de cada 88 niños de Estados Unidos y 1 de cada 64 del Reino Unido lo padecen. Las proporciones son similares en muchos otros países occidentales. Cada año el número de niños afectados aumenta entre un 10 y un 17%.[1]

Durante los últimos doce años ha habido un aumento del 17% en todos los tipos de discapacidades de desarrollo de la infancia, como el autismo, el trastorno de déficit de atención e hiperactividad (TDAH), la epilepsia, el retraso mental y otras. Actualmente, en Estados Unidos cuatro millones de niños sufren TDAH, el problema de aprendizaje más frecuente, y, lo que resulta más increíble, 1 de cada 6 niños tiene dificultades de aprendizaje.[2]

Frecuentemente se puede identificar el autismo a partir de los dieciocho meses, aunque la mayoría de los casos se diagnostican durante los tres primeros años de vida. Sin embargo, ha habido casos de aparición tardía del autismo en individuos que tenían once, catorce e incluso treinta y un años. En familias en las que hay un niño autista existe un 20% de probabilidades de que el segundo hijo también lo sea.

El autismo es un trastorno del desarrollo neurológico caracterizado por deficiencias en la comunicación, escasa interacción social y comportamientos repetitivos anormales. La característica más obvia es la dificultad en la comunicación tanto verbal como no verbal.

Alrededor del 40% de los niños autistas no aprende nunca a hablar. Muchos parecen no comprender las expresiones faciales ni aspectos elementales del lenguaje corporal como una sonrisa, un guiño o un gesto con las manos. Quienes pueden hablar lo hacen con dificultad. Otros es posible que no aprendan a hablar hasta más adelante, a lo largo de la infancia. Algunos desarrollan un hábito aparentemente inconsciente de repetir palabras o frases pronunciadas por otros, un trastorno llamado *ecolalia*. Entre el 25 y el 40% se desarrolla de forma normal durante los primeros doce o dieciocho meses de vida y luego pierde rápidamente sus capacidades lingüísticas.

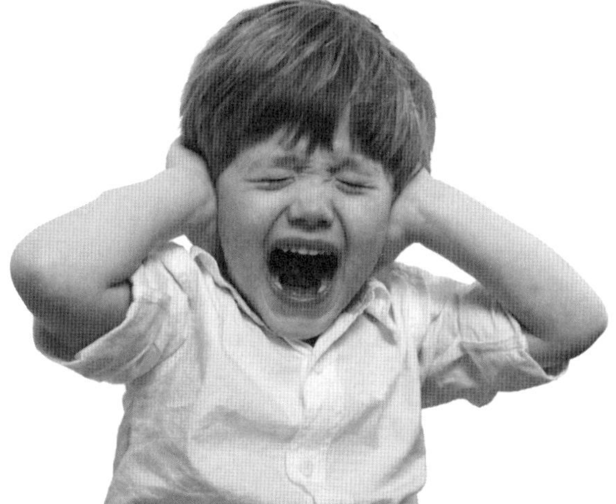

Los niños autistas suelen tener dificultad para relacionarse con los demás. Quizá parezcan desinteresados y ausentes, al evitar mirar a los ojos y rehuir el contacto físico o emocional. Con frecuencia son dolorosamente sensibles a ciertos sonidos, sabores y olores. Puede que se tapen los oídos y griten cuando suena el teléfono, o que hagan muecas de desagrado ante el olor de un plátano; sin embargo, también es posible que sean menos sensibles que otros niños al dolor físico y que no presten atención a un corte o a una herida.

Los autistas pueden desarrollar fijaciones con determinados objetos y a menudo exhiben un comportamiento repetitivo y ritualista, como agitar continuamente los brazos, golpear la pared con la cabeza, o una obsesión por poner en fila o amontonar juguetes u otros objetos. Los cambios en la rutina diaria (incluso algo tan simple como cortar un sándwich en línea recta en vez de en diagonal) no es raro que provoquen un berrinche.

Los niños con autismo también pueden sufrir trastornos de las funciones motrices, defectos de visión o audición, hiperactividad, retraso mental o epilepsia. Hasta un 82% experimenta ataques epilépticos periódicos. Estos trastornos pueden ser desde leves hasta graves.

El diagnóstico clínico se basa únicamente en el comportamiento. Según la cuarta edición del *American Psychiatric Association's Diagnostic and Statistical Manual of Mental Disorders* (Manual de Diagnosis y Estadística de la Asociación Psiquiátrica Norteamericana), los niños con autismo deben cumplir como mínimo seis de los siguientes criterios:

Deficiencias sociales

- No emplean apropiadamente los comportamientos no verbales, como los gestos y las expresiones faciales.
- No desarrollan relaciones adecuadas a su edad con sus compañeros.
- No comparten espontáneamente objetos ni intereses con otros.
- Existe una ausencia de reciprocidad social o emocional.

Deficiencias comunicativas

- Hablan lentamente.
- Tienen dificultad para mantener una conversación.
- Usan repetidamente las mismas palabras.
- No participan en juegos de emulación o socialmente imitativos acordes con su edad

Comportamientos repetitivos

- Están absortos en uno o más intereses.
- Son inflexibles y no están dispuestos a cambiar las rutinas establecidas.
- Repiten movimientos y gestos (como agitar los brazos, sacudirse o retorcerse).
- Se quedan ensimismados con un objeto o con alguna de sus partes.

Para que un médico diagnostique autismo, el niño debe ser lo bastante mayor como para que los trastornos que acabamos de ver sean evidentes. Sin embargo, los padres mantienen día a día un contacto íntimo con los niños y son capaces de reconocer los retrasos en el desarrollo mucho antes de que pueda hacerse una diagnosis normal. Entre las señales iniciales de alerta figuran:

- La ausencia de sonrisa a los seis meses de edad.
- La falta de intercambio no verbal o de expresiones faciales a los nueve meses.
- La ausencia, o interrupción, de balbuceo a los doce meses.
- La inexistencia de gestos, como señalar, extender los brazos o agitarlos, a los doce meses.
- La ausencia de palabras a los dieciséis meses.
- Cualquier interrupción o cambio en la comunicación o en la interacción social después de que hayan estado desarrollándose normalmente.

Los síntomas autistas se producen a lo largo de un espectro y varían en sintomatología y gravedad; por eso se le llama trastorno del espectro autista. Los síntomas están agrupados en cinco subtipos de diagnóstico, que comprenden el autismo (autismo clásico), el síndrome de Rett, el síndrome de Asperger, el trastorno desintegrativo infantil (CDD, por sus siglas en inglés) y trastorno generalizado del desarrollo no especificado en otra categoría (PDD-NOS).

Al contrario que otras formas de autismo, el síndrome de Rett afecta a las niñas con más frecuencia que a los niños. Más de la mitad de quienes lo sufren padecen convulsiones. Los bebés que lo padecen suelen tener un desarrollo normal durante los primeros seis o doce meses de vida. Después empiezan a aparecer los síntomas. Los cambios más notables ocurren generalmente entre los doce y los dieciocho meses de edad. Algunos síntomas son el crecimiento retardado –la cabeza suele tener un tamaño inferior al normal– y la pérdida de habilidades comunicativas y capacidades cognitivas, así como de movimiento y coordinación normales. La primera señal suele ser una disminución del control de las manos y una capacidad reducida para gatear o caminar normalmente. Pierden el interés por los demás, por los juguetes o por el entorno que los rodea. A medida que la enfermedad progresa, los niños con el síndrome de Rett tienden a desarrollar sus propios comportamientos extraños característicos, como retorcerse o frotarse las manos, apretarlas, dar palmadas o golpectios; parpadear de forma errática, o cerrar un ojo y luego otro; periodos de lloros o gritos que empiezan de repente y pueden durar horas, y expresiones faciales extrañas y largos ataques de risa o de gritos que ocurren sin razón aparente.

El síndrome de Asperger es una forma algo menos grave de autismo, caracterizada por dificultades importantes para relacionarse socialmente y patrones repetitivos de conducta e intereses, aunque puede darse un desarrollo relativamente normal del lenguaje y las facultades cognitivas.

Los niños con trastorno desintegrativo infantil tienen un desarrollo normal hasta los tres o cuatro años, pero durante un periodo de solo unos pocos meses pierden radicalmente las capacidades motrices, lingüísticas, sociales y de otro tipo que habían aprendido.

El PDD-NOS comparte muchos de los síntomas, como los retrasos comunicativos y sociales; no obstante, son menos graves. Los niños con PDD-NOS cumplen con la mayoría de los criterios, aunque no todos, para un diagnóstico completo de autismo. Hasta los años ochenta del pasado siglo los médicos creían que la causa del autismo era una crianza inadecuada. Según las opiniones médicas de esa época, los niños se volvían autistas porque sus padres, especialmente sus madres, eran indiferentes y fríos. A esto se le llamó la «teoría de la madre frigorífico». Los niños pequeños que no recibían amor ni un cuidado apropiado se volvían distantes y desconectados de la familia y la sociedad. Hoy en día esta teoría nos parece absurda: está ampliamente demostrado que muchos padres cariñosos tienen hijos autistas.

La mayoría de los profesionales de la medicina siguen sin entender por qué se produce el autismo a pesar de las evidencias que apuntan a que los factores medioambientales e inmunitarios juegan un papel importante en su desarrollo. El autismo se considera una enfermedad crónica sin esperanza de recuperación. No existe una cura reconocida por el estamento médico. El único tratamiento disponible es el diseñado para controlarlo por medio de programas educativos y terapias conductivas estructuradas para enseñar a los niños a hacer frente a su trastorno mejorando la comunicación y las habilidades físicas y sociales. Pese a que no hay fármacos creados específicamente para tratar el autismo, se pueden recetar medicamentos como antidepresivos, antipsicóticos y estimulantes para tratar determinados síntomas.

Según la opinión médica convencional, hay poca esperanza para los niños autistas. Están condenados a una cadena perpetua de terapia cognitiva, fármacos y dolor.

HAY ESPERANZA

Sin embargo, un diagnóstico de autismo no es una condena de por vida. Tiene cura. Puedes combatirlo empleando la intervención dietética y la terapia cetogénica del coco. Se ha demostrado que este nuevo enfoque tiene una gran eficacia para detener en seco el avance de este trastorno, mejorar significativamente los síntomas e incluso lograr una cura completa.

¿En qué consiste la terapia cetogénica del coco? Las cetonas son moléculas hechas de grasa que producen energía. Nuestros cuerpos pueden elaborarlas con grasa almacenada o con las grasas especiales conocidas como triglicéridos de cadena media (TCM) que aparecen en el aceite de coco. El cuerpo produce las cetonas específicamente para alimentar el cerebro. Richard Veech, médico y científico principal de los Institutos Nacionales de Salud de Estados Unidos, que lleva muchos años investigando las cetonas, las describe como «gasolina súper para el cerebro». Normalmente la glucosa suministra energía a nuestras células cerebrales. Sin embargo, cuando el cerebro sufre de inflamación crónica, irritación y sobreactivación inmunitaria, como puede verse en todos los niños autistas, las células cerebrales tienen dificultades para procesar la glucosa. Al no haber suficiente combustible, desciende el ritmo de rendimiento del cerebro. Como las células cerebrales carecen de energía y están luchando por sobrevivir, el crecimiento y el desarrollo normal se suprimen y las habilidades aprendidas pueden llegar a perderse.

Las cetonas actúan como un combustible alternativo a la glucosa, un combustible mucho más potente y eficiente. Cuando hay cetonas disponibles, es como echar gasolina de alto rendimiento en el depósito de tu coche. Esto te proporciona un mayor kilometraje y un rendimiento superior con menos desgaste del motor y menos contaminación. Las cetonas eluden el defecto del metabolismo de la glucosa y le ofrecen al cerebro la energía que necesita para funcionar y desarrollarse apropiadamente.

Las cetonas no solo le proporcionan una fuente superior de energía al cerebro sino que ponen en marcha la activación de unas proteínas especializadas llamadas *factores neurotróficos extraídos del cerebro* (BDNF, por sus siglas en inglés), que ayudan al mantenimiento, reparación y protección de las células cerebrales. Además, estimulan el crecimiento de nuevas células cerebrales para reemplazar a las células muertas o moribundas. Esto permite que se lleve a cabo la curación y la reparación.

Las cetonas suelen producirse cuando bajan los niveles de glucosa de la sangre. Como la glucosa es nuestra primera fuente de energía, al caer sus niveles el cuerpo empieza a movilizar la grasa almacenada para producir cetonas con objeto de mantener los niveles de energía adecuados. La ciencia médica ha aprendido a alterar los niveles de cetonas manipulando la dieta. Las dietas cetogénicas, que elevan las cetonas hasta niveles terapéuticos, se han venido usando con éxito durante décadas para tratar otros trastornos neurológicos, sobre todo la epilepsia.

Otra manera de elevar las cetonas de la sangre a niveles terapéuticos es consumir una fuente de triglicéridos de cadena media. Sin embargo, existen pocas fuentes dietéticas de TCM. La más rica con diferencia es el aceite de coco, que está compuesto predominantemente por este tipo de triglicéridos. Tomar aceite de coco puede elevar las cetonas de la sangre a niveles que tienen un efecto pronunciado en el crecimiento y en el desarrollo cerebral.

Darle a tu hijo aceite de coco o TCM no es tan raro como podría parecer. Los TCM son una fuente normal y natural de nutrición para los recién nacidos y para los niños pequeños. ¡Otra fuente de TCM es la leche materna! No se trata de ningún error de la naturaleza, están ahí por una razón importante. Son esenciales para un desarrollo cerebral adecuado. De hecho, los TCM derivados de las cetonas proporcionan los elementos básicos para el nuevo tejido cerebral. Son necesarios para formar el cerebro del bebé así como para proporcionar la energía necesaria. Tanto es así que el aceite de coco o los TCM se añaden a todas las fórmulas comerciales de leche en polvo para bebés, o de uso en hospitales, para asegurar el crecimiento y el funcionamiento adecuado del cerebro. En este libro aprenderás a emplear la intervención dietética y la terapia cetogénica del coco para vencer al autismo.

EL CASO DE UNA MADRE

Renee Osterhouse, de DeLand, en Carolina del Norte, nos relata:

> En febrero de 2007 descubrimos que nuestra hija tenía el síndrome de Asperger, un trastorno del espectro autista. En cierto modo fue una suerte, porque esto respondía a muchas de las preguntas que nos hacíamos acerca del comportamiento de nuestra hija. Este descubrimiento también abrió la puerta que llevaba a su recuperación y embarcó a toda la familia en la senda de la salud.
>
> Su lista de síntomas era interminable: neblina cerebral, letargia, sinusitis, dolores de cabeza, dolores de estómago, patrones repetitivos del habla, mirada perdida, en ocasiones insensibilidad y dificultades auditivas. Además, tenía problemas con las destrezas motrices grandes y pequeñas. Sin embargo, lo peor eran los ataques. Eran como colapsos emocionales que claramente no podía controlar y que ocurrían al menos una vez cada dos días.

Los médicos les dijeron a los padres que el trastorno era incurable, que el tratamiento consistía en educación especializada y poco más. Y que los niños no se recuperan del autismo; lo único que se puede hacer es intentar controlarlo. Sin embargo, Renee tenía la impresión de que podían hacer algo: «El instinto me decía que algo en el entorno de mi hija estaba causando, o al menos agravando, sus síntomas –explica–. Tenía momentos fugaces de claridad que me resultaban inexplicables».

Eliminaron de la alimentación familiar todos los productos que contenían conservantes, colorantes artificiales y aceites hidrogenados. Redujeron radicalmente el consumo de azúcar refinado y dulces. Renovaron los conductos del aire acondicionado para reducir la posibilidad de moho y colocaron un purificador de aire en el dormitorio de su hija. Se desprendieron de todos los utensilios de cocina antiadherentes y comenzaron a beber agua sin flúor ni cloro. Toda la familia empezó a tomar suplementos dietéticos integrales para asegurarse de recibir todos los nutrientes que requerían.

Cuando Renee se puso a investigar el autismo, no tardó mucho en familiarizarse con las alergias al trigo y a la leche y sus posibles efectos sobre este trastorno: «A los siete años, eliminamos la mayoría de los productos lácteos, y esto pareció ayudar temporalmente –dice Renee–. Sin embargo, pronto volvieron sus síntomas».

Descubrió un libro llamado *Feast Without Yeast: 4 Stages to Better Health* (Comiendo sin levadura: 4 pasos para una salud mejor) y descubrió los efectos que un crecimiento excesivo de levaduras (cándida) puede tener en la salud, especialmente en la función digestiva. Los niños autistas con frecuencia tienen problemas digestivos. Con esta nueva información, sometió a su hija a una dieta todavía más restringida, eliminando todas las fuentes de levaduras, entre ellas los cereales y los productos lácteos. Se descartaron prácticamente todos los hidratos de carbono refinados. «En unos pocos días empezamos a notar una diferencia», asegura Renee. No era una cura, pero sí una clara mejoría.

Renee continúa su relato:

> Aunque estábamos encantados de nuestro éxito con esta intervención dietética, nos costaba imaginar que nuestra hija pudiese ponerse mucho mejor. Entonces descubrí el libro de Bruce Fife *Coconut Cures: Preventing and Treating Common Health Problems with Coconut* (*El coco cura*, editorial Sirio). Aprendí mucho sobre el aceite de coco y sus beneficios curativos, así como sobre su capacidad para restaurar el equilibrio intestinal controlando la cándida.
>
> Con esta nueva información, añadimos entre tres y cinco cucharadas de aceite de coco a la alimentación de nuestra hija... En una semana notamos que había alcanzado otro nivel de claridad. Parecía como si se hubieran eliminado el resto de las telarañas que quedaban en su interior. Su habla mejoró rápidamente, su vocabulario aumentó de forma espectacular y sus dolorosos síntomas físicos se volvieron intermitentes y controlables. Ahora su capacidad auditiva es normal. Inicia conversaciones y también puede participar en las conversaciones de los demás.

Antes de añadir el aceite de coco a su dieta, la hija de Renee no podía leer dos páginas sin hacer un esfuerzo extenuante:

> Cuando leía, sus ojos se movían rápidamente por la página eligiendo palabras que estaban al final e insertándolas donde no correspondían. Como es natural, las frases no tenían ningún sentido y tenía que volver a leerlas. Después de dos páginas estaba agotada y confusa. La intervención dietética y el aceite de coco le han dado una nueva vida. Ahora puede leer durante horas, si la dejo... Estoy encantada de decir que nuestra pequeña escritora haya escrito un libro de quince capítulos. Por primera vez en su vida, fue capaz de terminar sola la tarea del colegio y estuvo en el cuadro de honor de los estudiantes durante todo el año escolar.

En los capítulos siguientes conocerás la causa del autismo y aprenderás cómo impedirlo y tratarlo con éxito usando un enfoque dietético acreditado. Examinaremos la controversia que rodea a las vacunas y qué importancia pueden tener en este trastorno abrumador. Asimismo descubrirás el efecto que la salud y los hábitos de la madre pueden tener en el autismo así como el papel que pueden jugar las toxinas industriales y medioambientales, la dieta, los aditivos

LA TERAPIA CETOGÉNICA «DESEMPOLVA SU CABEZA»

Cuando llevaba un par de meses con la dieta, estaba tratando de sintonizar la radio de la cocina y Michael me dijo: «Así es como estaba mi cabeza, mamá: llena de interferencias. Ahora ya se pueden sintonizar los canales». Estábamos encantados de que la dieta hubiera conseguido detener sus ataques, y no estaba bajo medicación, pero no teníamos ni idea de que la dieta, como dijo luego Michael, le estaba «desempolvando la cabeza» (www.charliefoundation.org).

alimentarios, los fármacos, las infecciones y otros factores. Sabrás quién presenta mayor riesgo de desarrollar autismo y por qué la salud digestiva tiene una importancia decisiva. Pero sobre todo asimilarás los pasos que tienes que seguir para prevenirlo y cómo superarlo con éxito.

Capítulo 2

LA CONTROVERSIA DE LAS VACUNAS

LA PESADILLA DE UNA MADRE

Jenny McCarthy estaba preocupada cuando llevó su hijo Evan a recibir las vacunas programadas para ese día. Le preguntó a su pediatra sobre la posible conexión entre las vacunas del sarampión, la parotiditis (paperas), la rubeola y el autismo.

—Tengo una mala corazonada –dijo–. Esta es la inyección del autismo, ¿no?

—No, eso es ridículo –replicó indignado el médico . Es el intento desesperado de una madre de echarle la culpa a algo.

A pesar de su brusquedad, él era el médico, y tendría que saber si había alguna conexión entre el autismo y las vacunas. Siempre nos dicen que confiemos en nuestros médicos; al fin y al cabo, son ellos los que tienen la formación y la experiencia para saber lo que más nos conviene, ¿no es cierto? Cuando la enfermera le puso la inyección a Evan, Jenny no pudo evitar sentir cierto malestar: «Espero que el médico tenga razón», se dijo.

A la mañana siguiente Jenny se despertó temprano con una sensación de malestar. El reloj marcaba las ocho menos cuarto. Evan se levantaba siempre a las siete en punto. Preocupada de que algo pudiera ir mal, fue corriendo a su cuarto. «Abrí la puerta y fui a la cuna. Allí me lo encontré convulsionándose y con dificultades para respirar. Tenía los ojos en blanco».

Los paramédicos tardaron unos veinte minutos en llegar y consiguieron que el cuerpo de Evan dejara de convulsionarse. En el hospital le dijeron que tenía una crisis convulsiva febril, causada por una fiebre excesivamente alta. Las fiebres son habituales tras la vacunación y a veces provocan convulsiones.

—En realidad no tiene fiebre –respondió ella–. ¿Cómo se explica eso?

—Bueno –contestó con desdén el médico–, puede que se le haya pasado.

Para ella esto no tenía ningún sentido. Sacó a Evan del hospital pensando que había algo que no iba bien y se lo llevó a casa.

A las tres semanas de la crisis inicial, Evan tuvo un segundo episodio mientras estaban de visita en casa de sus abuelos.

«Noté que el niño tenía una expresión como de mareo –dice Jenny–. Se lo dejé a la abuela pensando que simplemente estaría cansado, pero después de unos momentos se quedó con los ojos en blanco y vi que le estaba ocurriendo otra vez. Llamé desesperada a urgencias».

Esta crisis era distinta. No sufría convulsiones ni le costaba trabajo respirar. Le salía espuma por la boca y había empezado a palidecer.

«Le puse la mano en el pecho y estuve todo el tiempo diciéndole, "Quédate conmigo, mi niño, quédate conmigo"».

Entonces contempló horrorizada cómo se le dilataban las pupilas y sintió que el corazón del bebé se detenía. Presa de la angustia, se arrodilló para tomar en sus brazos el cuerpo sin vida de su hijo. Los paramédicos acudieron enseguida y empezaron a practicarle la reanimación cardiopulmonar. A los dos minutos Evan volvió a respirar. La ambulancia se lo llevó rápidamente a un hospital de Los Ángeles. Fue un viaje de tres horas y durante ese tiempo el pequeño tuvo otro ataque. En el hospital sufrió siete ataques más en un periodo de siete horas. Tras dos días ingresado, los médicos le dijeron a Jenny que su hijo tenía epilepsia

No satisfecha con este diagnóstico, Jenny decidió escuchar una segunda opinión y concertó una cita con un neurólogo. Tras el examen, el médico apoyó delicadamente la mano en el hombro de Jenny y le dijo:

—Lo siento, su hijo tiene autismo.

«Fue como si en ese momento me muriera –afirma–, pero el instinto me dijo que ese hombre tenía razón».

¿Serían las vacunas que le inyectaron a Evan la causa de su autismo? Los Centros de Control y Prevención de Enfermedades (CDC, por sus siglas en inglés), los profesionales de la salud y los medios de comunicación afirman que no existe una base científica sólida para probar la conexión entre las vacunas y el autismo. Sin embargo, Jenny disiente: «¿Qué importa lo que diga la ciencia cuando lo estoy viendo cada día en mi propia casa? He sido testigo de cómo pasó».

Jenny no es la única madre que ha visto cómo un niño sano que estaba progresando de manera normal se volvía autista justo después de recibir una vacuna.

«Soy el padre de un niño de seis años que tiene el trastorno del espectro autista», nos relata Craig Willoughby. Su hijo andaba, hablaba, estaba pasando por todas las etapas normales del progreso en un niño de su edad, e incluso iba un poco adelantado en algunas áreas.

> Entonces le pusieron la vacuna DPT. Esa misma noche, tuvo cuarenta grados y medio de fiebre y no hacía más que gritar. Cuando lo llevamos a urgencias, nos preguntaron si había recibido una vacuna y dijimos que sí. Nos contestaron: «Oh, esto es normal». ¿Cómo puede ser normal algo así? Al día siguiente la fiebre había desaparecido, pero él estaba apático. Desde entonces no ha vuelto a hablar. Dejó de andar cuando tenía dos años y medio, es como si ya no fuera mi hijo.

Miles de padres de niños autistas pueden contar historias parecidas. Aunque las empresas farmacéuticas y sus aliados de los CDC niegan vehementemente cualquier conexión entre vacuna y autismo, muchos padres han sido una y otra vez testigos directos del descenso de sus hijos al autismo tras recibir las vacunas habituales. La mayoría de los médicos y dirigentes de los servicios públicos de salud niegan, basándose en la credibilidad de los CDC y de las empresas que fabrican las vacunas, cualquier vínculo, y afirman que no hay evidencias científicas que sustenten dicha conexión. ¿Es esto realmente cierto?

EL CASO DE ANDREW WAKEFIELD

Si sigues las noticias, sin duda estarás familiarizado con el bombardeo mediático que ha suscitado la controversia de las vacunas y el autismo en los últimos años. Durante algún tiempo los titulares de la prensa y los informativos anunciaron a viva voz: «Un nuevo estudio demuestra que no existe conexión entre las vacunas y el autismo». Uno de ellos proclamaba: «Fraude de la investigación que relaciona las vacunas con el autismo». E incluso otro afirmaba: «Andrew Wakefield, declarado culpable de fraude en el escándalo de las vacunas».

Todos los artículos denunciaban al doctor Wakefield como charlatán y absolvían a las vacunas de cualquier posible conexión con el autismo. Asimismo los medios informaron sobre una serie de investigaciones recientes que supuestamente exoneraban a las vacunas de cualquier responsabilidad. Una de ellas consistía en un «análisis científico de unas investigaciones *seleccionadas*» y sus resultados fueron que no había «evidencias creíbles» que conectaran las vacunas del sarampión, la parotiditis y la rubeola (MMR) con el autismo. El doctor Tom Jefferson, uno de los autores de esta investigación, declaró: «No creemos que tenga ningún sentido seguir investigando la conexión [...]. Se debería dar por finalizada esta controversia».

Según afirmaban las noticias, la conexión entre las vacunas y el autismo era solo un enorme fraude. No había por qué preocuparse. El autor de la presunta conexión fue puesto en evidencia como fraude y su investigación desacreditada. Se tranquilizó al público en general garantizándole que las vacunas eran seguras para todos. Los padres debían seguir vacunando a sus hijos tal y como estaba establecido.

Pero ¿y los miles de padres que juran que sus hijos, cuyo desarrollo era normal hasta aquel momento, desarrollaron misteriosamente el autismo justo después de vacunarse? ¿Todos sufren de alucinaciones? ¿Y quién es Andrew Wakefield? ¿Por qué se le señaló como el perpetrador de este gran fraude?

Andrew Wakefield es cirujano gastrointestinal e investigador. Llevó a cabo la mayor parte de sus investigaciones mientras estaba empleado en el hospital y Facultad de Medicina Royal Free, en Londres, uno de los hospitales más prestigiosos del mundo. Su especialidad es la enfermedad de Crohn, la colitis ulcerosa y los trastornos relacionados. Ha publicado más de ciento treinta investigaciones examinadas por homólogos en revistas médicas en las que analiza el mecanismo y la causa de la enfermedad inflamatoria del intestino, de la cual se le considera uno de los principales expertos del mundo. Fue el primer investigador en demostrar que existe un vínculo entre las vacunas y el autismo.

A principios de los años noventa, descubrió una conexión entre el virus del sarampión y la enfermedad de Crohn. Esta relación fue verificada por otros investigadores. El sarampión es altamente contagioso y suele transmitirse por exposición a una persona infectada. Los niños son más vulnerables. Sin embargo, si el virus se contagia de otro modo, puede afectar gravemente al aparato digestivo y conducir a la enfermedad inflamatoria del intestino. Por ejemplo, los fetos expuestos al virus del sarampión en el útero suelen desarrollar posteriormente la enfermedad de Crohn. Otra forma poco frecuente de exposición es a través de las vacunas.

En 1995, Wakefield y sus colegas publicaron un estudio que sugería una posible conexión entre la vacuna del sarampión y el posterior desarrollo de la enfermedad inflamatoria del intestino. A raíz de su publicación, empezó a recibir llamadas de padres que le contaron que sus hijos eran normales hasta que recibieron la vacuna MMR, pero tras la vacunación comenzaron inmediatamente a perder sus habilidades comunicativas y se volvieron autistas.

Al principio pensó que los que llamaban se habían equivocado de departamento porque en su estudio no se hablaba en absoluto del autismo. Los padres le explicaban que sus hijos desarrollaron también terribles problemas intestinales. Sufrían de diarrea aguda, abdomen hinchado y eran incapaces de desarrollarse. Su crecimiento se había detenido. Con frecuencia iban de un lado a otro en mitad de la noche. Habían perdido la capacidad de hablar, daban cabezazos a las paredes y presentaban episodios de ira, con gritos.

Es importante señalar que los padres de estos niños autistas no se oponían a la vacuna. Llevaron a vacunar a sus hijos siguiendo el calendario de vacunación establecido. Pero observaron un deterioro rápido en ellos al poco tiempo de hacerlo. Los niños contrajeron fiebres, padecieron de trastornos intestinales, sufrieron delirios y luego empezaron a perder la capacidad de hablar y de relacionarse con los demás. Los padres vieron con sus propios ojos cómo se producía todo esto. No estaban alucinando. No era ninguna coincidencia.

Después de que numerosos padres se pusieran en contacto con él, describiendo todos ellos síntomas similares, Wakefield se preguntó si habría una conexión. Comenzó una investigación. Reunió a un equipo de gastroenterólogos pediátricos, psiquiatras infantiles, neurólogos y patólogos del hospital Royal Free para estudiar el asunto. Durante los años siguientes el equipo examinó a más de 170 niños que habían desarrollado el autismo inmediatamente después de ser vacunados, y en todos los casos sufrían una enfermedad inflamatoria ligera pero evidente del intestino. Cuando los médicos la trataron, no solo mejoraron los síntomas intestinales, sino también los trastornos de conducta. Los niños sonreían. Dormían durante toda la noche. Algunos volvían a hablar empezando por el punto en que lo dejaron unos años antes.

Su tratamiento principal era la medicación antiinflamatoria usada para tratar la enfermedad de Crohn o la colitis. También descubrió que era efectiva una dieta sin gluten ni caseína. Esto era algo que los padres habían establecido y que en muchos casos tenía efectos espectaculares.

Muchos no lograban entender la conexión entre cerebro e intestino. ¿Cómo podía afectarle al cerebro la salud del aparato digestivo? Sin embargo, es algo que los gastroenterólogos ven continuamente en la enfermedad celíaca, por ejemplo, un problema digestivo causado por la intolerancia al gluten. Una de las características que suelen asociarse con la enfermedad celíaca es la demencia y las convulsiones.

En 1998, Wakefield publicó en *Lancet* junto con otros doce colegas un estudio revisado por homólogos que sugería una posible conexión entre el autismo y las vacunas MMR.[1]

En este estudio los investigadores examinaron a 12 niños, de entre tres y diez años de edad, que tenían un historial de desarrollo normal hasta que recibieron la vacuna MMR. Tras la vacunación perdieron las destrezas mentales adquiridas, entre ellas el lenguaje, y contrajeron diarrea y dolor abdominal. Con el permiso de los padres se sometió a los niños a evaluaciones gastroenterológicas, neurológicas y de desarrollo. Todos ellos presentaban anormalidades intestinales. A 9 se les diagnosticó autismo, a 1 psicosis desintegrativa y a los otros 2 encefalitis inducida por vacunas. La conclusión de los investigadores fue que la enfermedad gastrointestinal y la correspondiente pérdida de destrezas mentales estaban probablemente asociadas con la vacunación.

Wakefield sabía que cuando el estudio se publicara tendría que pelear. Sin embargo, no estaba dispuesto a echarse atrás:

> Decidí que iba a analizar todos los estudios sobre la viruela con vacunas, porque si tenía que pelear me hacía falta saber de lo que estaba hablando. Si iba a desafiar al *statu quo* y decir cosas que podrían tener un efecto adverso para la aceptación de la vacuna, tenía que conocer bien el tema. De manera que leí todas las publicaciones y me quedé espantado. Me quedé absolutamente espantado de la calidad de los estudios de seguridad de la vacuna MMR independiente y, en particular, de las vacunas combinadas, y luego les escribí a mis colegas sobre el estudio que iba a publicar advirtiéndoles que iba a atraer una gran cantidad de atención por parte de los medios de comunicación y que había

> leído todos esos estudios. Les conté que había escrito un informe de doscientas cincuenta páginas que me encantaría que leyeran y que no podía apoyar el empleo continuado de la vacuna MMR. Que seguiría apoyando enérgicamente el uso de las vacunas, pero no el de la MMR.

Wakefield no estaba en contra de la vacunación en general: seguía recomendando que los niños recibieran la vacuna del sarampión. Simplemente advertía sobre los peligros de la vacuna combinada contra el sarampión, la parotiditis y la rubeola.

EL IMPERIO FARMACÉUTICO CONTRAATACA

Durante los seis años siguientes, Wakefield y sus colegas publicaron diecinueve estudios más en varias revistas médicas sobre la relación entre la salud gastrointestinal y los trastornos de desarrollo. Sin embargo el estudio que le causó problemas fue el de *Lancet* de 1998 que sugería una conexión entre vacunación y autismo.

Tras la publicación de este estudio, muchos padres rechazaron las vacunaciones temiendo que sus hijos desarrollaran autismo. En 1995 antes de que Wakefield escribiera su artículo, el 95% de los niños londinenses recibían la vacuna MMR. Tras la publicación del estudio de 1998, el número de vacunas MMR llegó a descender hasta el 50% en algunas áreas de Londres. La venta de vacunas descendió en picado. Las empresas farmacéuticas empezaron a preocuparse a medida que sus ingresos bajaban.

Había que hacer algo con Wakefield, todo el sector farmacéutico estaba de acuerdo. Era necesario interrumpir su trabajo y desacreditar este estudio. Se puso en marcha un plan clandestino para impedir que Wakefield realizara más investigaciones y para destruir su reputación.

El Departamento de Salud del Reino Unido, al parecer tras soportar una enorme presión por parte de las empresas farmacéuticas, se puso en contacto con el decano de la Facultad de Medicina del Royal Free en un intento de poner fin a la investigación de Wakefield y, entre otras cosas, a la asistencia a niños autistas de la que se encargaba el hospital. La razón que adujeron fue que no era ético proporcionarles un tratamiento que seguía siendo controvertido. No importaba que los niños estuvieran mejorando y recuperando la capacidad de hablar y de relacionarse con los demás. Había que poner fin a la investigación.

Circulaban rumores de que Wakefield estaba usando a estos niños solo para poder actuar como testigo experto en un litigio contra los fabricantes de vacunas. Los críticos alegaban que ningún otro investigador había podido verificar sus conclusiones, implicando que su trabajo carecía de rigor. Esta era una mentira perpetrada por los vendedores de las farmacéuticas y sus cómplices para engañar al público, desacreditar su trabajo y mancillar su reputación. De hecho, el trabajo de Wakefield fue verificado por investigadores independientes de Estados Unidos, Canadá, Venezuela e Italia.

Con el fin de rebatir los resultados de Wakefield, las empresas farmacéuticas patrocinaron nuevos estudios para probar que las vacunas no causaban autismo. Su artículo publicado en *Lancet* fue examinado cuidadosamente, buscando algún posible fallo. Estas investigaciones proporcionaron más evidencias (cuestionables) de que el trabajo de Wakefield presentaba defectos o era incluso intencionalmente engañoso. Se le acusó de falta de profesionalidad por falsificar los datos del estudio de *Lancet*.

Un periodista independiente llamado Brian Deer defendió la causa de las empresas farmacéuticas y comenzó una investigación que dio lugar a una serie de ataques violentos contra Wakefield y sus colegas. Deer declaró que los niños del estudio sufrieron el abuso de diagnósticos y exámenes médicos invasivos. Se inventó que Wakefield había conspirado para crear una causa judicial contra los fabricantes de vacunas con objeto de destruir la confianza de la gente en la seguridad de esta terapia y lanzar luego al mercado su propia vacuna. En el proceso se había abusado de niños inocentes para llevar a cabo este plan diabólico. Las alegaciones eran ridículas.

El hospital Royal Free fue sometido a una tremenda presión para que pusiera fin al trabajo de Wakefield. Debido a las alegaciones en su contra, este fue despedido del Royal Free y finalmente se revocó su licencia para practicar la medicina. Los editores de *Lancet* se retractaron de su artículo, calificándolo de fraude. Es interesante resaltar que el artículo en realidad no declaraba en ningún momento que las vacunas provocaran autismo, solo sugería la posibilidad. Sin embargo, esto fue suficiente para irritar a las empresas farmacéuticas y hacer que presionaran a la revista para eliminarlo. Desacreditado y privado de su licencia, Wakefield no logró encontrar un empleo adecuado en el Reino Unido y se vio obligado a trasladarse a Estados Unidos.

El sector farmacéutico logró destruir la credibilidad de Wakefield, su trabajo y su carrera, e incluso lo alejó del país. Esa es su forma de actuar con quienes constituyen una amenaza a sus ganancias. Esto sirve de advertencia a otros médicos que sienten la tentación de denunciar a las empresas farmacéuticas. Diez de los trece autores del artículo publicado en *Lancet* fueron obligados a admitir que el estudio presentaba defectos y renunciaron a su participación en él. Wakefield y otros dos colegas se mantuvieron firmes a pesar de las graves amenazas y la persecución sufridas.

LA PERSECUCIÓN DE LOS AGITADORES

Esta no fue la primera vez que la credibilidad y la carrera de un médico eran destruidas por las empresas farmacéuticas. Recientemente el gigante farmacéutico Merck fue llevado a juicio por ocultar evidencias que demostraban que el calmante Vioxx, en la actualidad retirado de circulación, causaba ataques cardiacos fatales. Se presentaron como pruebas correos electrónicos confidenciales de la empresa filtrados al público. En estos correos Merck identificaba a ciertos médicos que habían criticado el calmante y se decía a continuación: «Tenemos que dar con ellos y destruirlos donde vivan». Se había identificado a treinta y seis médicos para su «neutralización», junto con las tácticas recomendadas para realizar la tarea.[2]

Neutralizar, desacreditar y destruir la credibilidad de quienes suponen una amenaza para sus intereses parecen ser prácticas habituales del sector farmacéutico. En otro caso, Pfizer fue objeto de una demanda judicial por valor de 2.000 millones de dólares, acusada de ilegalidad y falta de ética en la experimentación del fármaco Trovan para la meningitis. Con objeto de obstruir la querella, la empresa intentó desacreditar y chantajear al fiscal general a cargo del procesamiento de la causa.

En 1996, Pfizer empezó a hacer ensayos con el fármaco no verificado en un hospital de campaña de Nigeria a donde se llevaba a los niños para tratarlos de meningitis. La empresa no obtuvo nunca una autorización del gobierno nigeriano para ensayar el nuevo fármaco. Tampoco les dijo a los niños o a sus padres que estaban participando en un experimento. Los padres daban por hecho que sus hijos estaban recibiendo un cuidado médico adecuado. Ensayar fármacos experimentales con alguien sin su conocimiento o sin su consentimiento es ilegal y atenta contra la ética. El experimento de Pfizer resultó un desastre. El medicamento mató a once niños y dejó discapacitados a docenas. Lo irónico del caso es que la Administración de Alimentos y Medicamentos (FDA, por sus siglas en inglés) lo aprobó para su uso en Estados Unidos en 1998, pero únicamente para adultos. Sin embargo, cuando, al poco tiempo, los informes de insuficiencia hepática salieron a la luz, su uso fue restringido rápidamente solo a casos de emergencia en adultos. La Unión Europea lo prohibió por completo en 1999.

Cuando los investigadores revelaron los ensayos de Trovan con niños, cundió la indignación entre los padres y el fiscal general de Nigeria, Michael Aondoakaa, los demandó. Con objeto de evitar el juicio Pfizer, contrató a investigadores privados para que revelaran vínculos de corrupción con el fiscal general en un intento de chantajearle y obligarle a abandonar el caso. Si no retiraba la demanda, estaban dispuestos a desacreditarlo y a destruir su vida. Aondoakaa no lo hizo. Los investigadores contratados por Pfizer pasaron su información a los medios de comunicación en un intento de atacarlo. No se sabe si los datos eran ciertos o no. Sin embargo, las acusaciones no tienen que ser ciertas para destruir la reputación de una persona. Como respuesta, el presidente de Nigeria, Goodluck Jonathan, cesó al fiscal general de su puesto. Más tarde, mediante notas de la empresa filtradas al público, se reveló la conspiración de Pfizer para desacreditar y destruir a Aondoakaa.

Nadie está a salvo de la venganza de las empresas farmacéuticas independientemente de los logros académicos o los honores que haya alcanzado, como se puede ver en el caso del médico australiano especializado en obstetricia William McBride. En los años sesenta, McBride se hizo célebre por exponer el aspecto perjudicial del fármaco talidomida, empleado por las mujeres para tratar las náuseas y los vómitos durante el embarazo. Demostró que la talidomida causaba defectos graves de nacimiento. Debido a su investigación, la talidomida fue retirada del mercado. Durante su carrera recibió muchos honores, entre ellos ser proclamado Hombre del Año (1962), Australiano del Año (1962), Comandante de la Orden del Imperio Británico (1969), Padre del Año (1972) y Oficial de la Orden de Australia (1977), el máximo honor otorgado a los civiles australianos por un servicio meritorio. A pesar de sus honores, el sector farmacéutico lo consideraba un agitador y alguien a quien había que vigilar.

En 1981, McBride publicó un estudio en el que sugería que otro medicamento para los mareos matutinos, Bendectin (Debendox), también causaba deformidades en los bebés. Los fabricantes de este fármaco no querían que este producto terminara igual que la talidomida y actuaron enseguida para proteger sus intereses. McBride provocó una reacción sorprendentemente violenta. Su estudio fue duramente criticado; lo acusaron de estar plagado de deficiencias metodológicas e incluso de ser fraudulento en algunos puntos. Otros investigadores salieron a la palestra declarando que no podían encontrar conexión entre el fármaco y los defectos de nacimiento. Declararon que el medicamento era inocuo. McBride fue acusado de falsificar sus datos y finalmente desacreditado como fraude. Se le revocó la licencia médica. Desprestigiado, su voz de alarma fue silenciada permanentemente.

¿Por qué iba a inclinarse de repente por el fraude alguien con esa reputación inmaculada y esos tremendos logros académicos? ¿Qué iba a ganar con ello? No tiene ningún sentido a menos que su caída fuera un plan cuidadosamente perpetrado. ¿Quién salía ganando más en el caso de que McBride fuera silenciado? Obviamente, la empresa farmacéutica tenía mucho en juego. En privado McBride afirmaba que las grandes empresas farmacéuticas internacionales estaban detrás de su caída, y que era víctima de una conspiración: «Está muy bien hablar del protocolo científico perfecto –declaró en una ocasión–. Las empresas farmacéuticas tienen un interés especial en mantener sus fármacos en el mercado. Yo tengo un interés especial en proteger a los niños que están por nacer. Es tan sencillo como eso».

CAMPAÑA DE DESINFORMACIÓN

Tras la publicación del estudio de Wakefield, gente de todas partes del mundo empezó a cuestionarse la seguridad de las vacunaciones. El sector farmacéutico lanzó una campaña de desinformación para convencer al público y coaccionar a los responsables de las políticas gubernamentales haciéndoles creer que las vacunas no influyen en la aparición del autismo y son completamente seguras. Incluso están presionando para que las vacunas sean obligatorias por ley, forzando así a todos a vacunarse y privando a los padres del derecho de libertad de elección. El primer paso fue atacar a Wakefield y desacreditarlo. El segundo consistía en patrocinar estudios que libraran al timerosal, un conservante con base de mercurio empleado en las vacunas, y a la propia vacuna MMR, de cualquier implicación en la aparición del autismo. Las empresas farmacéuticas y sus aliados del gobierno y la clase médica captaron a unos cuantos científicos dispuestos a realizar estos estudios por un precio adecuado.

Una de las figuras centrales del debate de la vacunación fue el psiquiatra danés Poul Thorsen. Thorsen dirigía un centro de investigación en la Universidad Aarhus de Dinamarca llamado Alianza de Neuroepidemiología del Atlántico Norte (NANEA, según sus siglas en inglés), dedicado específicamente a estudiar temas como las vacunas y el autismo. Bajo su dirección, la NANEA produjo dos estudios principales que pretendían demostrar que el mercurio usado en vacunas y la MMR por sí misma no causaban autismo. Estos estudios crearon la base para que los informes de las empresas farmacéuticas y las oficinas gubernamentales concluyeran que ni el timerosal ni la MMR eran responsables de provocar esta enfermedad. En uno de ellos, se demostraba que eliminar el mercurio (timerosal) de las vacunas en realidad incrementaba su incidencia. ¡Con este estudio uno podría llegar a la conclusión de que el uso de mercurio en las vacunas protege contra el autismo! Esta conclusión es absurda ya que se sabe que el mercurio es una neurotoxina. Aun así estos estudios se usaron como prueba para refutar las acusaciones de Wakefield. Los CDC se basaron en ellos como prueba principal de la seguridad de las vacunas basadas en el mercurio.[3]

Sin embargo, resulta que tras examinar en detalle estos estudios se descubrió que contenían errores graves. De hecho, los datos se habían tergiversado a propósito para producir un resultado fraudulento favorable a los fabricantes de vacunas.

La dudosa catadura moral de Thorsen fue puesta en evidencia por los directivos de la Universidad Aarhus, que disolvieron la NANEA y le acusaron de robo e incumplimiento de contrato. Se descubrió que Thorsen había falsificado documentos, supuestamente de los CDC, para lograr 2 millones de dólares de la Universidad Aarhus. Más tarde, en marzo de 2009, Thorsen dimitió repentinamente y desapareció con el dinero. Además, mientras trabajaba a tiempo completo en la Universidad Aarhus, Thorsen tenía un puesto, también a tiempo completo, en la Universidad Drexel de Filadelfia, con lo cual recibía sueldos de ambos centros. Esta era una violación directa de su contrato con la Universidad Aarhus, que exigía dedicación exclusiva. Desde entonces la Universidad Drexel finalizó su relación con Thorsen y eliminó de su página web toda referencia a él.

A pesar de su personalidad cuestionable y del hecho de que se descubriera que sus estudios sobre las vacunas y el autismo eran fraudulentos, los medios de comunicación y los representantes de las empresas farmacéuticas siguen citando estos estudios para asegurar que las vacunas son inocuas. Basándose en unas cuantas investigaciones de fiabilidad dudosa, entre ellas las de Thorsen, los directivos de los

Institutos de Medicina de Estados Unidos han declarado que «las evidencias favorecen ahora la desestimación de una relación entre el timerosal y el autismo».[4]

Uno de los promotores de vacunas más elocuentes es el doctor en medicina Paul Offit, del hospital infantil de Filadelfia. El doctor Offit se ha proclamado a sí mismo, de forma no oficial, portavoz del sector. Además, trabaja en el consejo de administración de la empresa fabricante de vacunas Merck y posee la patente de su propia vacuna. Si tus hijos han sido vacunados en los últimos años, probablemente ahora mismo tienen su vacuna corriendo por sus venas. Ha escrito numerosos estudios sobre esta terapia y varios libros en los que desacredita la asociación entre vacunas y autismo.

El afán de Offit de enfrentarse a los miedos a la vacunación es tan extremo que a veces sus declaraciones contradicen toda lógica. Por ejemplo, anunció que las vacunas son «más seguras que las vitaminas». ¿Cómo podría una mezcla de virus, mercurio, formaldehído y otras sustancias químicas tóxicas inyectada directamente en la corriente sanguínea ser más segura que una vitamina? Asimismo afirma que las vacunas son tan seguras que un niño puede recibir ¡diez mil en un solo día sin riesgo de efectos secundarios! Más tarde modificó esta declaración diciendo que probablemente el número «se acerca más a cien mil».[5] No estaba bromeando, ni tampoco exagerando intencionadamente. Esta declaración se basa en un estudio teórico que efectuó teniendo en cuenta a los genes responsables de la producción de anticuerpos y la cantidad que los seres humanos deberían ser capaces de producir. Esto es enteramente una fabricación matemática. En el mundo real si tomas MMR, por ejemplo, y añades solo otra vacuna más, como la de la varicela, se *dobla* la proporción de reacciones adversas graves.[6] De manera que la idea de que un niño podría recibir entre diez mil y cien mil vacunas en un día sin daño alguno es absurda.

Algunos padres llaman a Offit el doctor Proffit,[*] sugiriendo que sus intereses económicos y su puesto en la empresa Merck son las verdaderas fuerzas motivadoras que se esconden tras sus ataques a

*. N. del T.: doctor «Beneficios».

Wakefield y su campaña acérrima por la vacunación, con su presión para la vacunación obligatoria de todos los niños. Cobra regalías por su vacuna y ha admitido que «es como si te tocara la lotería», pero no ha revelado la cantidad precisa.[5]

Sin embargo, lo que sí sabemos es que el hospital infantil de Filadelfia donde trabaja recibió 182 millones de dólares de Merck en regalías por la vacuna de Offit.

Offit no solo hace campaña en favor de la vacunación sino que está trabajando para conseguir que el gobierno obligue a los niños a ser vacunados por ley, sin excepciones. Si los padres no cumplen, sus hijos serán vacunados por la fuerza. Los padres pueden incluso llegar a ser condenados por maltrato infantil o por poner en peligro la vida de sus hijos y el estado podría mandar a los niños a vivir con familias de acogida. Se privaría a los progenitores del derecho a criar a sus hijos como consideraran adecuado y no tendrían otra elección que obedecer.

¿Demasiado chocante para creerlo? Reflexiona. Este tipo de cosas está ya empezando a ocurrir. En diez estados de Estados Unidos, si un profesor cree que tu hijo tiene TDAH y quiere que tome Ritalin, si te niegas a permitirlo, las autoridades podrían entrar en tu casa, llevarse a tu hijo y acusarte de negligencia con él. También se están imponiendo las vacunas obligatorias. Nueva Jersey ha aprobado una ley por la que se requiere que todos los niños que asistan a la guardería o a preescolar se vacunen cada año contra la gripe, además de todas las demás vacunas infantiles. En el condado de Prince George no se permite a los niños de Maryland asistir a la escuela hasta que estén vacunados contra la varicela y la hepatitis B. Si los padres no llevan a vacunar a sus hijos, no se les permite asistir al colegio, pero si no están escolarizados, sus padres se enfrentan al riesgo de ir a la cárcel por violar las leyes de absentismo escolar. Aunque el condado no tiene el derecho legal de obligar a vacunar, puede hacerlo por medio de las leyes de absentismo escolar. El hospital infantil de Filadelfia, donde trabaja el doctor Offit, ha exigido que todos los empleados reciban vacunas anuales antigripales. Todo el personal (médicos, enfermeras, asistentes, secretarias, personal de cocina y limpiadoras) deben vacunarse o enfrentarse a la rescisión de su contrato.

Este tipo de situaciones no está solo ocurriendo en Estados Unidos, sino también en Europa. Recientemente a los padres de dos familias de Bélgica los sentenciaron a cinco meses de prisión por no vacunar a sus hijos contra la polio. Además, cada uno de los progenitores fue condenado a pagar 4.100 euros. Se les ofreció la opción de evitar la prisión si vacunaban a sus hijos. Aparte de Bélgica, Francia tiene también leyes estrictas sobre la vacunación obligatoria contra la polio.[7] ¿A dónde va a parar todo esto? Este asunto solo puede verse como un preludio a una campaña mucho mayor que, en el futuro, puede terminar obligando a tus hijos a recibir docenas de vacunas tanto si asisten a la escuela pública como si no, e incluso dictando si se les permitirá entrar en la universidad, conseguir un trabajo o viajar.

¿Puedes imaginar los miles de millones de dólares que las empresas de fármacos y los propietarios de patentes de vacunas, como Offit, podrían ganar si todos los niños fueran obligados a vacunarse? Offit afirma que su motivación es el bien de los pequeños. No se trata del dinero, dice, se trata de los niños.

Como muchos padres concienciados optan ahora por no vacunar a sus hijos, Offit advierte que esto llevará a un resurgimiento peligroso de enfermedades infecciosas. Cree que los padres deberían ser obligados a vacunar independientemente de sus convicciones o creencias personales

También sostiene que los niños no vacunados suponen un riesgo no solo para sí mismos sino para todos los demás. Él y otros promotores de vacunas critican a los padres que optan por no vacunar a sus hijos etiquetándolos como «padres inadecuados», «un peligro para la sociedad» e incluso «asesinos de bebés». La actriz Amanda Peet, que trabaja como portavoz para el grupo pro vacuna Every Child by Two (Cada niño por dos), llama «parásitos» a los padres que se niegan a vacunar a sus hijos, implicando que dependen de la inmunidad de otros niños para proteger a los suyos.[8] Los partidarios de las vacunas emplean este tipo de palabras para describir a los padres que no quieren vacunar a sus hijos como egoístas, desinformados e incluso malvados, en un claro intento de influir en los sentimientos del público para utilizarlos contra ellos. Siempre es más fácil insultar que exponer los hechos, especialmente cuando los hechos no están de tu parte.

¿Y qué sucede con todos los padres que afirman que sus hijos se volvieron autistas justo tras la vacunación? Offit asegura que se trata solo de una coincidencia. Es solo una coincidencia que miles de niños que se estaban desarrollando dentro de unos parámetros normales se vuelvan autistas inmediatamente después de ser vacunados. Según Offit, el autismo aparece normalmente entre los 1 y los 3 años, y es justo durante ese tiempo cuando muchos niños se vacunan. Reitera que no hay ninguna conexión. Si esto es verdad, ¿por qué el autismo no surge nunca justo *antes* de la vacunación? ¿También es solo una coincidencia?

Cuando los padres explican que han revertido el autismo de sus hijos utilizando la alimentación, los suplementos dietéticos y otras terapias naturales, el doctor Offit sostiene que esto también es mera coincidencia. Admite que él nunca ha tratado con éxito a ningún niño con autismo. Cree que es algo que no puede hacerse y ¡critica a los padres por atreverse a intentarlo!: «En vez de ayudar –indica–, estas terapias pueden empeorar a los niños, que son los más vulnerables [...] Socavan los programas de vacunación infantil que han salvado millones de vidas».[9] En su opinión, los padres de niños con autismo no deberían buscar tratamiento sino sencillamente aceptar su suerte y continuar con las vacunas.

Basándose tan solo en unos cuantos estudios realizados por gente como el desacreditado investigador Poul Thorsen y otros, Offit asevera que el asunto no requiere más debate. Afirma que la idea de que las vacunas causan autismo «ha sido claramente refutada», y que deberíamos poner fin a esta cuestión. ¿Cómo pueden unos pocos estudios dudosos, algunos de los cuales sabemos que son fraudulentos, arrojar pruebas concluyentes? Es imposible demostrar un hecho negativo, es decir, no se puede probar contundentemente que las vacunas o el timerosal no causan autismo. Quienes hacen esas declaraciones que dan a entender que no son necesarios más estudios de seguridad temen que continuar con la investigación revele finalmente la verdad y demuestre que están equivocados. Aquellos que realmente quieren conocer la verdad agradecen cualquier información nueva.

¿De dónde surgen esos estudios que parecen exonerar a las vacunas? La respuesta es sencilla. Provienen de los fabricantes de vacunas y de sus aliados. Las empresas farmacéuticas no pueden estar asociadas directamente con los investigadores, ya que el conflicto de intereses resultaría demasiado obvio. Por eso lo hacen de una manera indirecta, una manera que les permita realizar estudios con resultados propicios que proceden aparentemente de investigadores independientes. Uno de los métodos que utilizan consiste sencillamente en ocultar la relación que los profesores de universidad y los investigadores tienen con las empresas fabricantes de vacunas, aunque en realidad muchos de ellos son asesores a sueldo de ellas. Varios de los artículos publicados a favor de las vacunas fueron escritos por estos asesores «independientes».

Otro método es contratar a un «negro» para que redacte los estudios médicos. Aunque no es ningún secreto, poca gente fuera del sector médico sabe que existe esta práctica deshonesta, que consiste en lo siguiente: las empresas farmacéuticas contratan a personal con educación científica, a menudo con doctorados, para que permanezca en segundo plano y, empleando la información que ellas mismas le suministran, confeccione informes elogiosos sobre sus productos. A continuación buscan a médicos y profesores de universidad que estén dispuestos a firmar como autores de estos estudios. Esto beneficia a los médicos no solo por el dinero que les reporta sino porque además ayuda a elevar su prestigio y a hacer avanzar sus carreras sin ningún esfuerzo por su parte.

Los escritores médicos a sueldo reciben un borrador de las empresas farmacéuticas en el que se les dice lo que tienen que redactar y los datos que deben emplear. No se les proporcionan datos negativos. El propósito de estos artículos es hacer que el estudio parezca tan positivo como sea posible con objeto de lograr una publicidad favorable en los medios de comunicación, animar a los médicos a recetar esos fármacos y, en el caso de las vacunas, disipar los temores de la gente y convencer a las administraciones públicas para que hagan obligatorio su uso. Con frecuencia se omiten por completo los efectos secundarios, y los estudios de seguridad pueden tergiversarse extraordinariamente. Así es como fármacos peligrosos como Phen-fen, Baycol y Vioxx recibieron la aprobación de la FDA. Los estudios de seguridad de estos medicamentos fueron revisados y aprobados por homólogos, y se publicaron en las revistas médicas más importantes. Solo se retiraron del mercado después de que cientos de consumidores sufrieran daños permanentes o fallecieran.

Los «negros» especializados en temas médicos suelen ganar más de 100.000 dólares al año. Las farmacéuticas pueden pagar hasta 20.000 dólares por un solo artículo que sea publicado en una revista prestigiosa como *Lancet*, *British Medical Journal* o *New England Journal of Medicine*.

Estos estudios falsos pueden llegar a estar firmados por una docena de coautores. Algunos de estos «autores» quizá ni siquiera ha leído los estudios que supuestamente redactó. Las empresas farmacéuticas prefieren autores famosos; cuanto más renombre tiene el escritor, mayor es la credibilidad del artículo. Esto explica por qué algunos médicos pueden figurar como autores o coautores de una docena o más de estudios en un solo año. En realidad puede que no haya participado en absoluto en ellos.

«Lo que aparentemente son artículos científicos en realidad son anuncios», opina el doctor David Heally, de la Facultad de Medicina de la Universidad de Cardiff, en Gales.[10] Desgraciadamente, las universidades también se mezclan con las empresas farmacéuticas. Estas patrocinan la investigación, y las universidades prosperan gracias al prestigio y al dinero generado por esta labor de investigación. Por consiguiente, los investigadores se ven presionados a presentar resultados favorables y minimizar los adversos. Las consecuencias de publicar los datos con independencia del patrocinador pueden tener repercusiones drásticas. El doctor Healy perdió su puesto en la Universidad de

Toronto tras criticar a la empresa farmacéutica Eli Lilly por suprimir las evidencias de que su fármaco Prozac tiende a incrementar el número de muertes por suicidio.

Healy es un investigador muy conocido, autor de ciento diez estudios revisados por homólogos y trece libros. Por esta razón es uno de los mejores candidatos para redactar estudios como «negro». Una empresa le encargó que redactara un artículo basado en uno de sus artículos anteriores, y se mostró favorable a aceptar la propuesta. «La gran sorpresa –relata– llegó cuando al poco tiempo recibí un correo electrónico que decía: "Con objeto de aliviar su carga de trabajo, hemos encargado a nuestros escritores profesionales un primer borrador basado en su trabajo publicado. Lo adjuntamos aquí..."»

Healy no se sentía cómodo con la crítica elogiosa del fármaco, de manera que escribió su propio artículo. La empresa farmacéutica le contestó diciendo que había pasado por alto algo fundamental. Al final, pusieron otra firma en el artículo.

Healy se quedó espantado con el engaño. Afirma que va más allá de causar equívocos, que puede ser peligroso. Ha visto muchos artículos sobre fármacos, como los antidepresivos, que no mencionan problemas graves: «Por ejemplo, hay adultos y niños sometidos a un tratamiento con estos fármacos que se han suicidado o han desarrollado tendencias suicidas. Pero en realidad los artículos publicados no mencionan esto en absoluto».

Básicamente *todas* las empresas farmacéuticas importantes contratan a escritores a sueldo para publicar artículos favorables sobre sus productos en las revistas médicas. Healy ha visto documentos internos de algunas de estas empresas que contienen listas de estudios científicos que estaban escritos, listos para su publicación. Solo faltaban los nombres de médicos conocidos para que aparecieran como sus autores. Esta es una práctica habitual en el sector. Healy calcula que el 50% de los estudios sobre medicamentos publicados en revistas médicas han sido escritos así. El problema es que no puedes distinguir cuáles son legítimos y cuáles no. Aunque los autores deben declarar si tienen intereses que puedan influir en sus resultados, los médicos que firman los artículos escritos por «negros» no revelan su relación con la empresa farmacéutica, y por tanto aparecen como investigadores imparciales.

Cada vez que un medicamento recibe críticas desfavorables, los fabricantes de fármacos rápidamente sacan a la luz estudios favorables elaborados por sus escritores a sueldo para contrarrestar la mala publicidad. Por ejemplo, Wyeth Pharmaceuticals –en un esfuerzo denodado por compensar las pruebas científicas que vinculaban su medicamento Prempro, un tratamiento hormonal sustitutivo, al cáncer de mama– inundó las revistas médicas con unos cuarenta artículos escritos por «negros» y firmados por médicos prominentes que vendieron su nombre por dinero.

La repentina avalancha de estudios que surgió misteriosamente justo después de que le revocaran la licencia médica a Andrew Wakefield parece ser solo una campaña de desinformación patrocinada por otra empresa farmacéutica con el fin de engañar al público y a los profesionales de la salud.

¿Cómo puedes distinguir los estudios legítimos de los que no lo son? Muy sencillo, solo hay que seguir la pista del dinero. Cuando aparece un estudio que muestra una relación entre las vacunas y el autismo u otro problema de salud, no hay nada que ganar. No se puede ganar dinero desaconsejando el uso de medicamentos, a menos que se recomienden otras opciones costosas. Pero cuando el estudio demuestra que las vacunas y otros fármacos son básicamente inocuos, hay que tener cuidado. Las empresas farmacéuticas, los dueños de patentes y los demás que puedan obtener algún beneficio están detrás de él frotándose las manos.

Esto no significa que todos los estudios que evalúan la seguridad y la eficacia de los medicamentos sean fraudulentos o engañosos. Sin embargo, es probable que la inmensa mayoría lo sean. Esos estudios que pretenden no encontrar vínculos entre el autismo y las vacunas son extremadamente cuestionables. Y cuando alguien dice algo como «no son necesarios más estudios», tienes la seguridad de que definitivamente hace falta proseguir con los estudios.

El cártel farmacéutico no es fiable y tiene antecedentes delictivos que prueban esta afirmación. AllBusiness.com incluye entre las cien corporaciones delictivas principales a diecinueve empresas farmacéuticas. Soborno, fraude, fijación de precios, comisiones para los médicos, ocultación de efectos secundarios fatales, infracciones medioambientales y venta ilegal son solo una muestra de la forma de hacer negocios del sector farmacéutico. De 1991 a 2010 estas empresas han estado envueltas en ciento sesenta y cinco casos de actividades delictivas que les han obligado a pagar sanciones por un valor de 19.800 millones de dólares. Cuatro empresas (GlaxoSmithKline, Pfizer, Eli Lilly y Schering-Plough) representaron más de la mitad de las sanciones económicas impuestas a empresas farmacéuticas durante las dos últimas décadas.[11] ¿Confiarías la salud de tu hijo a un sector corrupto que ignora descaradamente la salud de las personas en aras de los beneficios?

La controversia de la vacuna sigue en pie. Las empresas farmacéuticas están entre las más ricas del mundo. Tienen dinero y poder para manipular las investigaciones «médicas», comprar a los políticos e influenciar la política de salud pública. Han logrado inundar los medios de comunicación e internet con propaganda a favor de la vacuna y desacreditar a Andrew Wakefield y a otros que han hecho frente a su corrupción y a su engaño. En los medios encontrarás argumentos a favor y en contra de las vacunas. Los argumentos pueden ser convincentes y causar confusión y dudas, especialmente cuando representantes de la salud pública de alto nivel o celebridades promueven una postura o la otra. Sin embargo, la controversia se reduce a las empresas farmacéuticas contra los padres. ¿Cómo distinguir quién tiene razón? Primero, usa el sentido común. ¿Es sano inyectar virus agresivos y bacterias, mercurio y otras toxinas directamente en la corriente sanguínea? ¿Mejora la salud? Segundo, sigue la pista del dinero. ¿Quién se beneficia más de los datos presentados, las empresas o los niños?

Capítulo 3

¿LAS VACUNAS CAUSAN AUTISMO?

¿EL AUTISMO ESTÁ EN NUESTROS GENES?

La mayoría de los médicos y representantes de la salud pública afirma que el autismo es un trastorno «genético». Esta es la excusa que dan cuando no tienen ni idea de lo que causa una enfermedad. Y esta es la postura a la que se adhieren enérgicamente los fabricantes de fármacos, intentando así desviar la atención de las vacunas.

Como prueba, señalan a los estudios realizados con gemelos idénticos: si uno es autista, la probabilidad de que el otro tenga alguna forma de autismo es de alrededor del 60%.[1] Sin embargo, si este trastorno fuera genético, afectaría por igual a dos hermanos gemelos 100% idénticos, ya que comparten exactamente los mismos genes. Así que en realidad esta es una prueba de que el autismo *no* es genético.

Los promotores de las vacunas siguen sosteniendo que el autismo está causado por la genética y afirman que siempre ha existido. Aducen que el aparente incremento producido durante los últimos años es en realidad el resultado de unos mejores diagnósticos. Este argumento es ridículo dado que los síntomas del autismo son inconfundibles, especialmente para unos padres que ven cómo sus hijos, que se estaban desarrollando normalmente, de repente sufren una regresión social, verbal y de desarrollo mental. La mayoría de los casos de autismo se producen en una sola generación de niños. Si es genético, y por tanto ha existido siempre, ¿dónde están todos los autistas de cincuenta y sesenta años? Dado que últimamente los diagnósticos han mejorado, se podría identificar a estos autistas mayores.

Tras décadas de investigación intensa, aún no se ha descubierto ningún gen claro del autismo.[2] Algunos investigadores afirman haber hallado genes que posiblemente podrían tener relación con él, pero menos del 1% de los autistas tiene estos genes. Por tanto, ¿qué causa el autismo del restante 99%?

Pese a la presión del sector farmacéutico para convencer al mundo de que la genética es la causante del problema, el historial de este trastorno no sustenta esta hipótesis. Si el origen fuera genético, existiría evidencia de él en las generaciones anteriores; sin embargo, la mayoría de los niños autistas no tiene un historial de autismo en sus familias. La incidencia de este está aumentando tan rápidamente que no es posible explicarla por medio de la genética. Si hay un «gen del autismo», ¿cómo es que ha surgido repentinamente de la nada? El trastorno era prácticamente desconocido apenas hace una generación. Hoy en día, 1 de cada 68 familias estadounidenses tiene un niño autista. Ahora es uno de los trastornos infantiles que se diagnostican con mayor frecuencia. Los especialistas en genética indican que los trastornos genéticos no aumentan de repente en proporciones tan astronómicas. El autismo ha surgido inesperadamente y ha alcanzado una proporción casi epidémica. Su aparición se asemeja más a una plaga, lo que indica alguna causa ambiental. De hecho, la única explicación razonable es una causa ambiental.

Esta es la postura de la mayoría de los genetistas. El director del Instituto Nacional para la Investigación del Genoma Humano de Estados Unidos, el doctor Francis S. Collins, testificó en el Comité de la Cámara de los Representantes en mayo de 2006: «El reciente aumento de casos de enfermedades crónicas como la diabetes, el asma infantil, la obesidad o el autismo no puede deberse a cambios significativos del banco genético humano ya que estos tardan mucho más tiempo en producirse. Tiene que deberse a cambios en el medio ambiente».[3]

¿Cuáles son esos cambios medioambientales? Entre las condiciones ambientales figuran la alimentación, los medicamentos, las infecciones, los hábitos de vida y la exposición a toxinas naturales y artificiales. Uno de los cambios principales que se han producido durante las dos últimas décadas es el incremento espectacular de las vacunas infantiles. ¿Las vacunas causan autismo? Veamos su historial de seguridad.

¿HASTA QUÉ PUNTO SON SEGURAS LAS VACUNAS?

Sunil Sharma, un comerciante de tejidos de Ghaziabad (India), no podía creer lo que pasó. Sunil llevó a sus hijas gemelas de nueve meses al centro de salud local para una vacunación sistemática de MMR. A los quince minutos de recibir las inyecciones a ambas niñas empezó a fallarles la respiración. Se les pusieron los ojos en blanco y sus cuerpos se sacudieron violentamente con convulsiones. En cuestión de minutos, las dos niñas murieron. Después de que varios niños más fallecieran tras la vacunación, una vez más el programa de inmunización del país se interrumpió. No era la primera vez que ocurría una serie de muertes durante un programa de vacunación. En la India esta era la tercera catástrofe producida por las vacunas de ese año. Los otros dos desastres ocasionaron muertes y reacciones adversas tras las vacunas neumocócicas (HPV) y la de la *Haemophilus influenzae* tipo b (Hib), dos vacunas infantiles que se administran de forma sistemática.

Ese mismo año los funcionarios australianos suspendieron las vacunaciones de la gripe para los niños con menos de cinco años después de que 99 de ellos sufrieran fiebres peligrosamente altas y convulsiones (ataques intensos) tras la inmunización. Aunque las convulsiones son un efecto secundario conocido, la vacuna estaba causando cincuenta veces más ataques de lo que podía esperarse. Un análisis publicado en la revista *Eurosurveillance* calculó que esta vacuna causó de dos a tres veces más enfermedad de la que podía haber prevenido.

Más tarde, en ese mismo año, se usó en Estados Unidos una vacuna de la gripe muy parecida en miles de niños. Se hizo a pesar de las advertencias de Australia. No fue ninguna sorpresa cuando la FDA comenzó a informar de un elevado número de casos de ataques convulsivos en los niños. Las convulsiones se produjeron en las veinticuatro horas siguientes a la vacunación. El fabricante de la vacuna, Sanofi Pasteur, difundió unas declaraciones resaltando que no existía un vínculo claro entre su producto y los ataques. En otras palabras, las convulsiones que se producían inmediatamente después de las vacunaciones eran en su totalidad coincidencias. El prospecto preparado por Sanofi Pasteur que acompaña a la vacuna menciona específicamente las convulsiones como posible efecto adverso del fármaco. Eran muy conscientes del problema potencial. Sin embargo, a pesar de la avalancha de ataques convulsivos, la FDA se negó a interrumpir el programa de vacunación como se había hecho en Australia, y siguió aconsejando a los padres que vacunaran a sus hijos conforme al calendario previsto.

En Finlandia y Suecia el programa de vacunación contra la gripe se suspendió porque estaba vinculado a la narcolepsia, un trastorno del sueño. En Finlandia se informó de un alarmante aumento de casos, el 300%, de este raro trastorno cerebral. Todo esto en niños a los que se había vacunado.

En el Reino Unido, tras dieciocho años de batalla legal, una madre cuyo hijo sufrió daños cerebrales graves tras recibir una vacuna MMR logró finalmente una compensación. Robert Fletcher tenía trece meses cuando lo vacunaron. Dieciocho años después sigue siendo incapaz de hablar, de permanecer de pie sin ayuda o de alimentarse por sí mismo. Aunque no es autista, tiene un retraso mental grave, sufre frecuentes ataques epilépticos y requiere un cuidado continuo por parte de sus padres. Un grupo de evaluación consistente en dos médicos y un abogado concluyó que la responsabilidad recaía en la vacuna MMR.

«Mi marido John y yo hemos luchado durante dieciocho años para que la causa de la incapacidad de nuestro hijo sea reconocida oficialmente –dice la madre de Robert–. Nos explicaron que la vacuna era completamente segura. Como la mayoría de la gente, confiamos en lo que los médicos y las enfermeras nos ofrecían [...] lo que importa es que se reconozca que la causa de que esto sucediera fue la vacuna MMR».

Los incidentes que acabamos de ver son solo una pequeña muestra de los muchos casos relacionados con vacunas aparecidos en las noticias durante un solo año (2010). Lamentablemente, estos casos no son poco frecuentes sino que se repiten año tras año.

Muchos padres ven las vacunaciones como una parte normal de la niñez y apenas piensan sobre ello. Están condicionados para creer que las vacunas son totalmente seguras e incluso necesarias para evitar la enfermedad.

Ninguna vacuna es completamente segura. Cada vez que se vacuna a un niño, se corre el riesgo de provocar reacciones adversas. No es raro que un niño enferme tras recibir una inyección. Si está relativamente sano, la reacción será leve y solo temporal, algo de fiebre y un ligero malestar durante unos cuantos días. Sin embargo, en algunos casos puede causar complicaciones graves, entre ellas la muerte. Según el prospecto que el fabricante incluye en las vacunas, estas pueden provocar en los niños numerosos efectos secundarios perjudiciales, entre ellos encefalopatía (daño cerebral), trombocitopenia (hemorragia o sangrado en el cerebro) y episodios hipotónicos (flojedad y falta de respuesta muscular). Después de todo, las vacunas contienen virus y un conjunto de otros microorganismos y sustancias químicas que causan enfermedades para activar a propósito el sistema inmunitario y provocar en él un estado febril de intensidad. Inyectar estas

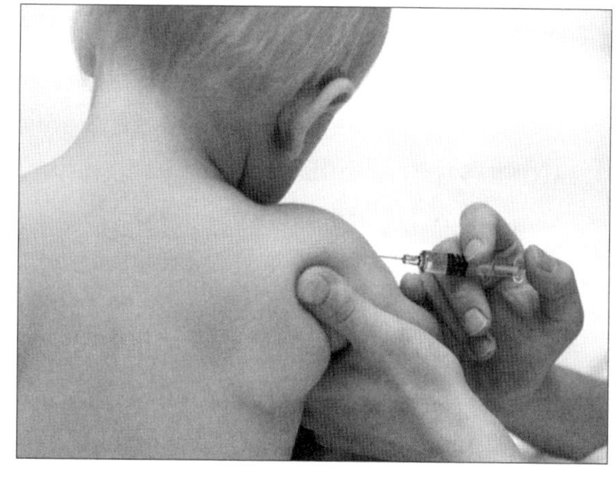

toxinas en la corriente sanguínea ha de tener necesariamente algunos efectos. Por desgracia, el cerebro es uno de los órganos más afectados.

Se nos dice repetidamente que las vacunas son seguras incluso para los niños pequeños. Veamos los efectos secundarios documentados oficialmente que reconoce el sector farmacéutico tan solo para la vacuna MMR. Estos datos han sido extraídos de la página web www.drugs.com: inmediatamente después de la vacunación de MMR, se puede esperar que el niño experimente uno o más de los siguientes efectos secundarios: enrojecimiento, dolor, hinchazón o un bulto en el punto de la inyección así como dolor de cabeza, mareo, fiebre, dolor de articulaciones o muscular, náuseas, vómitos, diarrea, dolor de garganta, tos e irritabilidad. Estas son las reacciones más frecuentes e incluso se da por hecho que, en un grado u otro, van a producirse.

Otras reacciones, menos frecuentes, pero más graves, que pueden presentarse en cualquier momento durante los treinta días posteriores a la vacunación son:

Artralgia/artritis. Dolor, inflamación e hinchazón articular.

Ataxia. Pérdida de coordinación debida a que el cerebro no regula la postura ni los movimientos corporales.

Conjuntivitis. Inflamación de la conjuntiva, la membrana fina que cubre la parte blanca del ojo.

Convulsiones (ataques). Actividad eléctrica anormal en el cerebro que causa espasmos musculares y temblores descontrolados.

Diabetes tipo 1. Trastorno inmunitario del páncreas que destruye las células que segregan insulina.

Encefalitis. Hinchazón e inflamación cerebral.

Encefalopatía. Daño cerebral con síntomas que van desde alteraciones leves del estado mental hasta demencia, convulsiones y coma.

Eritema multiforme. Una enfermedad de la piel y de las membranas mucosas que causa un sarpullido acompañado de ampollas y úlceras.

Linfadenopatía regional. Enfermedad de los nódulos linfáticos.

Meningitis aséptica. Inflamación de las membranas que recubren el cerebro (meninges), normalmente causada por un virus de la vacuna.

Mialgia. Dolor muscular.

Muerte. Muchas de las enfermedades que acabamos de ver pueden agravarse tanto como para causar la muerte.

Neumonitis. Inflamación de los pulmones. Causa dificultades para respirar y suele ir acompañada de tos.

Neuritis óptica. Inflamación del nervio óptico que puede causar ceguera parcial o completa.

Orquitis. Inflamación de los testículos.

Otitis media. Inflamación y dolor del oído medio causados generalmente por una infección. Se conoce comúnmente como dolor de oídos.

Pancreatitis. Inflamación del páncreas. Causa un dolor abdominal agudo. Puede ir acompañada de náuseas, vómitos y fiebre.

Panencefalitis esclerosante subaguda. Infección cerebral causada por el virus de la vacuna del sarampión.

Paniculitis. Inflamación del tejido graso, especialmente en la pared abdominal.

Parálisis ocular. Trastorno nervioso que causa la parálisis de los músculos que coordinan el movimiento y la posición oculares. Causa dificultades visuales, entre ellas la visión doble.

Parestesia. Trastorno nervioso que provoca una sensación de hormigueo, comezón, punzadas o escozor en la piel.

Polineuritis. Inflamación de los nervios de muchas partes del cuerpo acompañada por dolor, desgaste muscular y parálisis.

Polineuropatía. Inflamación e hinchazón crónicas de los nervios periféricos que provoca la pérdida de fuerza y de sensibilidad.

Púrpura. Hemorragia cutánea.

Retinitis. Inflamación de la retina que ocasiona ceguera nocturna y pérdida gradual de la visión periférica.

Rinitis. Inflamación de los conductos nasales. Normalmente asociada con la secreción nasal.

Sarampión atípico. Infección de sarampión causada por la vacunación.

Síncope. Pérdida parcial o completa de conciencia producida por una reducción del flujo sanguíneo y falta de oxígeno en el cerebro.

Sordera. Pérdida auditiva parcial o completa.

Trastorno de Guillain-Barre. Una enfermedad autoinmunitaria en la que el sistema inmunitario del cuerpo ataca a su propio sistema nervioso, causando daño en los nervios (hormigueo o entumecimiento, debilidad muscular y parálisis).

Trombocitopenia. Trastorno sanguíneo asociado con sangrado anormal.

Urticaria. Enfermedad de la piel caracterizada por ronchas que provoca comezón.

Vasculitis. Inflamación de los vasos sanguíneos.

Esta lista no incluye las diversas reacciones alérgicas que también pueden dar lugar a síntomas adicionales.

Observa la gran cantidad de síntomas que afectan al cerebro y al sistema nervioso. Resulta evidente que las vacunas pueden causar estragos en el cerebro y en el tejido nervioso. No hace falta ser cirujano cerebral para darse cuenta de que hay un posible vínculo con el autismo. De hecho, la doctora Julie Gerberding, presidenta de Merck Vaccines y antigua directora de los CDC, ha admitido que los trastornos autistas pueden surgir de una encefalopatía tras una vacunación.[4]

Como nota al margen, es interesante observar que los ejecutivos de las mayores empresas farmacéuticas son con frecuencia antiguos empleados de los CDC, como en el caso de la doctora Gerberding. Cuando los directivos de los CDC se retiran, se les suele ofrecer puestos con sueldos elevados en las empresas farmacéuticas, a modo de recompensa por su servicio fiel (y a favor del sector). Esto también sucede a la inversa. Los ejecutivos de las empresas farmacéuticas son contratados para ocupar puestos elevados en los CDC. Algunos de ellos luego regresan a un lujoso empleo en el sector farmacéutico. Esta relación estrecha entre la industria farmacéutica y los CDC le hace a uno preguntarse: ¿qué intereses son los que defienden los directores de los CDC, los del público o los de los fabricantes de medicamentos?

Como fuerza de control en los CDC, esgrimen un enorme poder para influenciar las políticas gubernamentales de vacunación. Esto puede explicar por qué los niños de Estados Unidos reciben más vacunas que los de los demás países del mundo, de entre doce y dieciocho vacunaciones más que los niños de la mayoría de los países europeos. Esto puede explicar también la absurda vacunación de todos los recién nacidos contra la hepatitis B, una enfermedad de adultos que se transmite por mantener relaciones sexuales sin protección o por compartir agujas infectadas. ¿Qué va a ser lo próximo que se les ocurra, vacunas infantiles para tratar la menopausia, la osteoporosis o los patrones de calvicie masculina?

Al examinar los múltiples efectos secundarios negativos mencionados, ten en cuenta que esta lista se refiere solo a la vacuna MMR. Cada una de las vacunas está asociada con una lista similar de síntomas adversos. Además de esto, los padres y los médicos han informado sobre muchos más problemas asociados con cada vacuna que no aparecen en ningún listado. Desde 1990 los CDC han venido reuniendo informes acerca de reacciones desfavorables resultantes de las vacunaciones. Esta base de datos se llama «Sistema de gestión de informes sobre incidentes adversos de las vacunas» (VAERS, por sus siglas en inglés). Es posible acceder a esta base de datos en http://vaers.hhs.gov/index. Puedes utilizar esta página web para informar sobre reacciones negativas o para examinar las expuestas por padres y médicos. Navegar por esta página resulta un poco complicado al principio, así que tendrás que invertir algún tiempo en ella.

Al examinar la base de datos VAERS te encontrarás con miles de informes de incidentes sucedidos año tras año que presentan cientos de síntomas, la mayoría de los cuales se repiten en numerosos casos. Muchos de los síntomas registrados (como trastornos de atención, conducta anormal, cambios de personalidad, problemas digestivos, y convulsiones son todos ellos rasgos comunes asociados con el autismo.

Con frecuencia los niños no tienen ningún problema en el momento de recibir la inyección, pero luego desarrollan un dolor insoportable que les hace chillar con un llanto agudo, como si los estuvieran torturando. El llanto continúa incesantemente durante varios días. El dolor no se calma por más atención y más mimos que reciban. Los niños caen dormidos periódicamente de puro agotamiento, pero despiertan chillando otra vez. Si le preguntas al pediatra sobre esto, te dirá que es una reacción «normal» a la vacunación y que no hay que preocuparse. Incluso tienen un nombre para esto. Lo llaman *llanto encefalítico*, lo que significa que está causado por la inflamación y la hinchazón cerebrales, que causan tanta presión en el cerebro que el dolor es insoportable. El niño está literalmente siendo torturado. ¡La encefalitis no es inofensiva! Puede provocar un daño cerebral grave.

La lista de reacciones adversas reconocidas se limita a los síntomas que se presentan durante los treinta días siguientes a la vacunación. Pero algunas de estas reacciones tal vez no sean evidentes hasta meses o años más tarde y puede parecer que no guardan relación ninguna con la vacunación. Si una vacuna deja a un niño con TDAH o una incapacidad para el aprendizaje, puede que esto no se diagnostique hasta que sea lo suficientemente mayor como para entrar en la escuela. Las vacunas podrían además crear las condiciones para que un niño desarrolle un trastorno autoinmunitario como la diabetes tipo 1, el asma, la enfermedad celíaca, la artritis reumatoide o la esclerosis múltiple, que quizá tarde años en diagnosticarse. Si la vacuna contenía virus vivos (como los de la viruela, el sarampión, las parotiditis y la rubeola), la infección podría permanecer en el cuerpo durante años. Estos microorganismos podrían establecerse en ciertas áreas, como el conducto intestinal, las articulaciones o el cerebro, donde podrían permanecer sin ser detectados o causar irritación e inflamación crónica local. Por ejemplo, una niña sana de tres años y medio desarrolló encefalitis veinte meses después de vacunarse contra la varicela. El análisis molecular confirmó que la cepa de virus de la vacuna era la causa.[5] Si el virus se establece en el aparato digestivo, podría provocar la enfermedad del intestino irritable crónico.[6] En las articulaciones puede causar artritis crónica.[7-23]

Cada vez que se vacuna a un niño este corre el riesgo de desarrollar al menos uno de estos efectos secundarios. ¿Qué tiene de extraño que llore incesantemente durante días después de una vacunación? ¿Vale la pena el riesgo? Los médicos dicen que sí, porque el peligro de contraer algún daño es mínimo, pero cuando los padres se quejan de que su hijo ha sufrido una reacción adversa grave, como convulsiones, autismo o síndrome de muerte súbita infantil, estos mismos médicos afirman que se trata solo de una coincidencia. Pasan por alto las consecuencias graves, negándose a reconocer lo obvio y a admitir que en realidad el riesgo es mucho más elevado de lo que nos habían hecho creer.

¿QUÉ TIENEN LAS VACUNAS?

Dan a entender que las vacunas contienen únicamente virus u otros microorganismos muertos (para que pensemos que son «inofensivos») en una solución salina. Cuando el cuerpo detecta al virus inactivo, nuestro sistema inmunitario reacciona como si estuviera vivo y empieza a generar anticuerpos contra el «invasor». De esta manera desarrolla una inmunidad natural a los virus sin llegar a sufrir una verdadera infección. Puede que hace años esto fuera así, pero las vacunas de hoy en día se fabrican en serie, normalmente meses o años antes de su uso, y están destinadas a provocar una reacción inmunitaria más fuerte para asegurar que el efecto sea más duradero. Esto requiere la adición de muchos otros ingredientes que pueden tener consecuencias muy graves para nuestra salud.

La lista de lo que se usa hoy en día en las vacunas le revolvería el estómago a cualquiera. El componente fundamental de cada vacuna son, evidentemente, los virus causantes de la enfermedad cuya inmunidad se quiere desarrollar. Los virus se obtienen a partir de líquidos corporales (sangre, orina, pus, etc.) de individuos infectados y se cultivan en tejidos animales como cerebros de ratas, riñones de monos y embriones de pollo. A veces se usan virus vivos. Los virus, vivos o muertos, se recogen y se mezclan con un surtido de conservantes y adyuvantes, sustancias tóxicas que estimulan la reacción inmunitaria. La vacuna acabada contiene alguna combinación de los siguientes elementos: formaldehído (desinfectante), mercurio (timerosal), aluminio (una neurotoxina conocida), glicol etileno (anticongelante), bencetonio, metilparabén (fungicida), polisorbato 80, glutaraldehído, sulfato neomicín, glutamato monosódico, micobacterias (bacterias usadas para activar una mayor reacción inmunitaria) y otras sustancias químicas, así como residuos de la sangre y los tejidos de los animales muertos (cerdo, mono, perro, etc.) en los que se cultivaron los virus. Finalmente la vacuna se guarda en un envase esterilizado para protegerte.

La contaminación es otro problema. En 2009 la farmacéutica Baxter International envió a Europa su nueva vacuna contra la gripe estacional para su distribución en dieciocho países. Antes de mandar la vacuna a varias clínicas, las autoridades sanitarias de la República Checa probaron un lote en hurones. Quedaron espantadas al comprobar que todos los animales murieron. Al investigar se descubrió que la vacuna estaba contaminada con el virus mortal de la gripe aviar (H5N1). Si se hubiera distribuido al público, habría matado a millones de personas. Baxter declaró que se trataba de un error.

¡Cualquiera pensaría que un fármaco que va a ser inyectado a millones de personas estaría libre de contaminantes! Aparentemente no es así; hasta el 60% de las vacunas contienen virus y bacterias diversos, tanto vivos como muertos.[24-27]

Esta combinación tóxica se inyecta directamente en la corriente sanguínea, desde donde tiene fácil acceso al cerebro, al hígado, a los riñones y a todos los demás órganos del cuerpo. Ningún padre o madre administraría por vía oral estas sustancias a sus hijos por el daño que les pueden causar, ¿por qué iba a ser seguro inyectarlas en su corriente sanguínea?

No existe un nivel de seguridad para algunos de estos venenos, y mezclar toxinas incrementa su toxicidad. Las múltiples vacunaciones también incrementan la probabilidad de sufrir efectos adversos. El daño causado por estos venenos puede variar enormemente desde síntomas apenas perceptibles hasta un daño cerebral grave o incluso la muerte. No puedes inyectar tóxicos en el cuerpo sin que tengan algún efecto. Lo único que varía es la gravedad del daño.

De todos los componentes de las vacunas, el más cuestionable es el timerosal. En peso el timerosal consiste en un 50% de mercurio, que resulta tóxico en cualquier cantidad. Tras muchas quejas de padres y médicos y bajo la abrumadora evidencia científica de su peligro, en 1999 los CDC junto con la Academia Americana de Pediatría (AAP, por sus siglas en inglés), pidió a las empresas farmacéuticas que suprimieran voluntariamente el timerosal de sus vacunas. Para 2001 había dejado de añadirse a la mayoría de las vacunas; sin embargo, las reservas de vacunas contaminadas de mercurio siguieron vendiéndose constantemente hasta 2004. Aunque el mercurio se ha eliminado de la mayoría de las vacunas, la mayor excepción es la vacuna anual de la gripe, que sigue conteniendo timerosal.

La AAP, que siempre ha apoyado al sector de las vacunas y que en un principio se opuso a eliminar el timerosal, difundió una declaración de prensa en la que decía: «Los padres no deben preocuparse por la seguridad de las vacunas. Los niveles actuales de timerosal no dañan a los niños, pero reducir esos niveles hará que las vacunas sean todavía más seguras. Aunque nuestras estrategias actuales de inmunización son seguras, tenemos la oportunidad de incrementar el margen de seguridad». Tras leer esta declaración podrías preguntarte: si se pudiera confiar en el timerosal como afirman, ¿cómo es que suprimir algo que es «seguro» hace que las vacunas sean más seguras? Suena a hipocresía, a un intento de ocultar el hecho de que el mercurio, sea cual sea la cantidad en que se utilice, no es fiable.

Los CDC y la AAP siguen insistiendo en que las vacunas son seguras. Dicen que el mercurio, el aluminio, los virus, las bacterias y otras sustancias tóxicas que las componen son inocuas y no causan autismo ni ningún daño grave. Pero ¿dónde está la prueba?

Quizá te preguntes si no hay estudios inequívocos que demuestren la seguridad de las vacunas. Desgraciadamente, no. La seguridad de las vacunas nunca se ha demostrado. Aunque ha habido algunos estudios a corto plazo que realizaban un seguimiento de los pacientes durante unos cuantos días, nunca se han realizado investigaciones a largo plazo, doble ciego, controladas con placebo, que establecieran de forma contundente que las vacunas son seguras para los seres humanos. Las empresas farmacéuticas se niegan a llevar a cabo esos estudios, aduciendo que requerirían que se le negara la vacuna a los participantes del grupo de control, lo cual sería una injusticia para ellos. Suena a otra excusa hipócrita para evitar que se haga un estudio que podría poner en peligro la posición de las vacunas. En realidad el grupo de placebo sería el afortunado.

La evidencia disponible que vemos en multitud de reacciones adversas demuestra que las vacunas pueden causar, y de hecho causan, diversos trastornos cerebrales y nerviosos. Los estudios con animales también han confirmado que las vacunas afectan al desarrollo cerebral. Cuando a las crías de los monos rhesus se les administran vacunas en dosis equivalentes a las que reciben los niños humanos, desarrollan anormalidades en las áreas del cerebro que controlan el comportamiento social y emocional.[28]

EL CÁRTEL FARMACÉUTICO

La venta de fármacos y las vidas humanas

Las cantidades de los diversos componentes de las vacunas no están medidas ni controladas con tanta precisión como podríamos pensar. Las vacunas no están estandarizadas entre los fabricantes. E incluso para un determinado fabricante, cambian de un lote al siguiente. La forma en que se preparan y se guardan las vacunas también afecta a su potencia y a su reactividad.

El nivel de elementos tóxicos y contaminantes en las vacunas puede variar enormemente de un lote a otro. Quienes las elaboran reconocen este problema e incluso tienen un término que usan para los lotes que han identificado como causantes de un mayor número de reacciones adversas que otros. Los llaman «lotes calientes».

Lo lógico sería pensar que cuando se identifica un lote caliente el fabricante lo retirará de la circulación, igual que sucede en el sector de la alimentación o en el automovilístico. Cuando un alimento se identifica como contaminado con *E. coli*, por ejemplo, se retira inmediatamente. En cambio, con las vacunas, las empresas farmacéuticas logran salirse con la suya, no sucede esto.

En el Reino Unido, GlaxoSmithKline fue demandada por permitir que a miles de niños les inocularan una vacuna tóxica DTP (difteria, tétanos, tos ferina) aun sabiendo que había fallado en exámenes cruciales de seguridad.[29] Una familia demandó al fabricante del fármaco después de que su hijo sufriera daños permanentes en el cerebro por la vacuna. Durante el juicio, el abogado de la víctima presentó al tribunal una nota interna de la empresa farmacéutica en la que reconocía su conocimiento de ese lote específico y las instrucciones de los responsables de la empresa para que no lo mandaran solo a un lugar, sino que lo dispersaran para que no se concentraran las muertes y otros efectos secundarios graves en un solo lugar. GlaxoSmithKline perdió este caso en los tribunales. Este fue solo uno de los muchos casos contra esta y otras empresas farmacéuticas a lo largo de los años por el daño causado por diversos medicamentos y vacunas.

Para evitar demandas legales, las empresas farmacéuticas han buscado la protección de los gobiernos. Por ejemplo, SmithKline Beecham (GlaxoSmithKline) llegó a un acuerdo con el gobierno del Reino Unido, por el que lo indemnizaría por todos los litigios que surgieran de los efectos adversos causados por las vacunas. Si las vacunas son tan seguras como afirman, ¿por qué iban a hacer eso? Por lo visto, SmithKline sabía que sus vacunas no lo eran tanto como trataban de hacer creer a todo el mundo. En el momento en que llegaron a ese acuerdo con el gobierno, su vacuna MMR contenía una cepa del virus de la parotiditis (Urabe AM9), que se sabía que causaba meningitis.

Esta vacuna MMR se utilizó primero en Canadá, pero tras causar una epidemia de meningitis fue retirada rápidamente. A pesar del grave riesgo que comportaba para los niños, fue introducida en el Reino Unido y en otros países. Sin embargo, como GlaxoSmithKline sabía que tenían una responsabilidad, consiguieron que el gobierno les garantizara la inmunidad frente a cualquier acción legal. Su planteamiento debía de haber sido que destrozar las vidas de unos cuantos niños sería un pequeño precio que pagar a cambio del bienestar general de la población a la que se libraría de contraer esas enfermedades. Al menos esto es lo que daban a entender. Seguro que no mencionaron el extraordinario potencial de beneficios que les reportaría ni el hecho de que existían alternativas más seguras. La cuestión principal eran los dividendos de la empresa, no las vidas de los niños –aunque las empresas farmacéuticas suelen aparentar que les preocupan–. Pero ¿por qué imponer una vacuna peligrosa al público cuando existían alternativas más seguras?

Cuatro años después, esta vacuna con esta cepa viral peligrosa tuvo que ser retirada. Ninguna de las familias recibió compensación alguna por el daño causado y a la empresa no se le hizo ninguna amonestación en la que se reconociera su responsabilidad. A pesar de provocar estallidos de meningitis en el Reino Unido, Canadá, Japón y Australia, *no fue retirada del mercado*. Se almacenó y luego se envió a países del Tercer Mundo como Brasil y la India para ser usada en campañas de vacunación masiva. Los resultados fueron epidemias de meningitis en estos países. Al parecer, los beneficios de la empresa son más importantes que las vidas de los niños.

A los padres nunca les explicaron las verdaderas consecuencias de las vacunas, sino solo que previenen la enfermedad. Las vacunas no son tan seguras ni tan eficaces como nos han hecho creer. La verdad es que causan más enfermedad de la que previenen. Los fabricantes de vacunas lo saben, y por eso se esfuerzan tanto para obtener la inmunidad ante la acción legal. Si las vacunas fueran tan seguras como nos dicen, esta inmunidad no sería necesaria.

Antes de 1986, si tu hijo sufría lesiones por una vacuna, se te permitía interponer una demanda contra el fabricante para recibir compensación por las lesiones. Desde entonces las empresas farmacéuticas han conseguido que sea más difícil llevarlas a juicio. En 1982, los cuatro fabricantes principales de vacunas (Merck, Wyeth, Lederle y Connaught) amenazaron con dejar de vender sus productos en Estados Unidos a menos que el Congreso aprobara una ley que les concedía inmunidad total ante la acusación. Esa vez no tuvieron éxito. Sin embargo, en 1986, se aprobó una ley que concedía a las empresas farmacéuticas protección parcial contra dicha responsabilidad, lo que hizo que ponerles una demanda fuera mucho más difícil. Las farmacéuticas siguieron ejerciendo presión para lograr la inmunidad completa.

En febrero de 2011, consiguieron finalmente lo que querían. El Tribunal Supremo de Estados Unidos dictó una resolución para proteger a los fabricantes de fármacos de ser demandados por los padres cuyos hijos hubiesen sufrido alguna lesión por las vacunaciones. La decisión del tribunal priva a los progenitores de cualquier medio con el que responsabilizar a los fabricantes de vacunas. Si tu hijo queda paralizado, autista, epiléptico o retardado mentalmente debido a una vacunación, te tendrás que valer por tu cuenta. El juez del Tribunal Supremo Antonin Scalia realizó unas declaraciones en las que afirmaba que cuando una vacuna se administra a millones de niños, los efectos secundarios son «inevitables». Explicó que si se obligara a los fabricantes de fármacos a pagar indemnizaciones por todas las lesiones devastadoras, el sector de las vacunas se hundiría. En otras palabras, reconoció que los beneficios del sector farmacéutico son más importantes que la seguridad de nuestros hijos. Ahora que las farmacéuticas no tienen motivos para centrarse en los asuntos de seguridad, es probable que las vacunas se vuelvan todavía más peligrosas. Y los padres se han quedado sin recursos: lo único que pueden hacer es rechazar la vacunación, pero incluso eso está volviéndose cada vez más difícil, ya que el sector está presionando para que más vacunas sean obligatorias.

¿Son seguras las vacunas? Juzga por ti mismo.

Pruebas justificativas

Los promotores de las vacunas se niegan a aceptar los testimonios de los padres que afirman que estas causaron el autismo de sus hijos. Llaman evidencias anecdóticas a sus testimonios. Las evidencias anecdóticas no constituyen una prueba científica porque hay muchas variables desconocidas que podrían haber influenciado los resultados, como la alimentación, el medio ambiente, los medicamentos y la genética. Sin embargo, cuando muchos miles de personas están diciendo lo mismo, como sucede con el autismo, es altamente probable que haya alguna conexión.

Los partidarios de la vacuna quieren pruebas científicas irrefutables que demuestren la conexión entre autismo y vacunaciones. Proclaman a viva voz que no existen estudios revisados por homólogos, controlados con placebo, doble ciego y de carácter aleatorio que demuestren esta suposición. Y hasta que los haya, se niegan a creer en cualquier asociación de esta clase. Sin embargo, rápidamente citan estudios cuestionables, deficientemente diseñados, elaborados por escritores a sueldo y por otros ligados al sector farmacéutico como prueba definitiva de que las vacunas son seguras y no causan autismo, y luego, acto seguido, añaden que no son necesarias más investigaciones. Esto es irónico ya que exigen pruebas de que las vacunas causan autismo, pero niegan que sea necesario cualquier estudio adicional para proporcionar la prueba.

El autismo normalmente surge a los seis años, pero puede manifestarse en cualquier momento antes de esta edad. Alrededor del 40% de los padres con hijos autistas afirman que se estaban desarrollando normalmente y de repente experimentaron una regresión en su desarrollo después de ser vacunados. Esto representa alrededor de medio millón de padres declarando que han sido testigos de que sus hijos se volvieron autistas como consecuencia de las vacunaciones. Las declaraciones testimoniales de medio millón de personas pesan más que los datos estadísticos realizados con cien, quinientos o incluso mil sujetos que afirman demostrar que no existe una relación determinante entre autismo y vacunas.

Algunas verdades se reconocen porque son tan obvias que no se requieren estudios detallados para verificar su validez. Si te golpeas la mano con un martillo, sentirás dolor; si te caes desde lo alto de un edificio de tres plantas, es probable que resultes herido. Este tipo de situaciones son obvias porque se han visto una y otra vez. No hace falta ningún estudio revisado por homólogos, doble cero, controlado con placebo, para demostrarlas. Sin embargo, cuando medio millón de padres aseguran que sus hijos desarrollaron autismo inmediatamente después de ser vacunados, esto se descarta como si fuera una simple coincidencia.

¿Por qué es tan difícil creer que las vacunas causan autismo? Los fabricantes de vacunas pueden perder una gran cantidad de dinero si este trastorno se reconoce oficialmente como un efecto secundario de la vacunación, por eso han entablado una lucha despiadada. Ya hemos visto antes este tipo de cosas. Sucedió con el sector del tabaco cuando se afirmó que fumar causaba cáncer. Durante décadas las empresas tabaqueras negaron dicha asociación, incluso a la vista de pruebas abrumadoras. Sus propios estudios demostraban que fumar era inocuo y empleaban a científicos y a famosos para promover su causa. Sin embargo, después de muchos años, y de muchas más muertes por cáncer de pulmón, se demostró que no tenían razón e incluso fueron demandadas por ocultar evidencias que vinculaban el tabaco con el cáncer. ¿Tendremos que esperar dos o tres décadas antes de que haya una evidencia abrumadora que pruebe la conexión con el autismo? ¿Es necesario que millones de niños sufran mientras tanto?

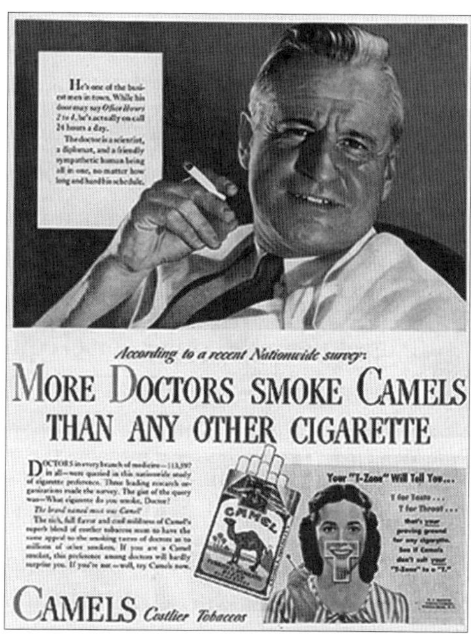

Típico anuncio de cigarrillos de los años cuarenta y cincuenta del pasado siglo. El mensaje del anuncio: «Confía en mí, soy médico».

El artículo de Andrew Wakefield de 1998 publicado en *Lancet* asestó un duro golpe a los defensores de las vacunas porque proporcionó un estudio de alta calidad, revisado por homólogos, que demostraba un posible vínculo entre vacunas y autismo. Básicamente lo que Wakefield descubrió fue que el aparato digestivo de cierto porcentaje de niños autistas está infectado con el virus del sarampión. Este virus irrita las paredes que recubren el aparato digestivo, causando inflamación, hinchazón y ulceración. El virus del sarampión que encontraron no era del tipo silvestre que infecta de manera natural a los niños, sino que era una cepa que se usaba solo en la vacuna MMR; este hecho demostró una relación entre las vacunas y los trastornos gastrointestinales, que son habituales en los niños autistas. Wakefield no afirmó que las vacunas causaran autismo, tan solo sugirió la posibilidad de una asociación y recomendó seguir investigando.

El sector de las vacunas lo atacó con virulencia y lo acusó falsamente de fraude y de falta de ética científica. Logró desacreditarlo y consiguió que se retirara su artículo. Aunque se presentaron numerosas acusaciones contra él, solo se le encontró culpable de actuar sin la necesaria aprobación ética de un consejo institucional de revisión (cosa que él niega) y de «conducta inapropiada» por someter a los niños a procedimientos médicos innecesarios como la colonoscopia, incluso a pesar de contar con el consentimiento de los padres. Estos fueron sus únicos «delitos». Basándose en ello, su estudio fue retirado. Sus resultados no fueron cuestionados ni se demostró que estuvieran equivocados: aún siguen siendo válidos. Los acusadores no pudieron encontrar fallos en su investigación ni en sus conclusiones.

Los críticos y los medios de comunicación exageraron tremendamente los «delitos» de Wakefield, haciéndole pasar por un farsante que había perpetrado un fraude muy elaborado y desacreditándole, a él y a su investigación, a los ojos del público. La mayoría se equivoca al creer que el estudio de *Lancet* fue retirado por ser fraudulento. No es cierto. Se retiró por deficiencias de procedimiento, como hemos visto, aunque la verdadera razón fue la presión ejercida por el sector farmacéutico.

El sector farmacéutico querría hacerte creer que Wakefield era el único que se limitaba a vincular las vacunas al autismo, pero no es así. Además de los *cientos* de estudios que prueban que las vacunas pueden causar daño cerebral y trastornos nerviosos, hay evidencia que demuestra una relación directa con el autismo.

Varias investigaciones han arrojado resultados similares a los descubiertos por Wakefield y sus colegas.[30-35] Por ejemplo, un estudio realizado en Japón encontró virus del sarampión procedente de la vacuna MMR en el aparato digestivo de niños autistas con la enfermedad de Crohn y colitis ulcerosa. Sin embargo, los niños que no eran autistas no tenían el virus.[36] Estas investigaciones sugieren que el virus del sarampión de la vacuna MMR puede infectar el cuerpo y contribuir al aluvión de acontecimientos que lleva al autismo.

Una serie de estudios del neurocirujano Russell Blaylock demostraron una clara conexión entre las vacunaciones y el autismo y otros trastornos del desarrollo mental. Blaylock explica en detalle y con exactitud cómo las vacunas pueden causar daños cerebrales que probablemente lleven al autismo.[37-39] Demuestra que cuanto antes recibe un niño las vacunas más aumenta la probabilidad de que desarrolle autismo o algún otro trastorno del desarrollo, y se incrementa todavía más a mayor cantidad administrada.

Investigadores de la Universidad Stony Brook de Nueva York han demostrado que la vacuna de la hepatitis B en los recién nacidos aumenta en más del triple su riesgo de desarrollar autismo.[40] Este estudio indica que las vacunas tienen una influencia directa sobre el autismo, confirmando los resultados de uno anterior de los mismos investigadores que usaba otra base de datos de sujetos.[41]

A los tres años de que el artículo de Wakefield fuera publicado, el *British Medical Journal* (*BMJ*) sacó a la luz un estudio con la intención de refutar las conclusiones de aquel.[42] En él se informaba que la incidencia del autismo comenzó a elevarse en los niños nacidos a finales de los años ochenta y se incrementó drásticamente en los nacidos entre 1989 y 1993. El programa de vacunación MMR fue introducido en el Reino Unido en 1988, justo cuando estaba empezando la epidemia de autismo. Para el año siguiente, más del 90% de los niños del país estaban recibiendo esta vacuna. Aunque la cobertura de la vacuna siguió siendo la misma, los índices de autismo continuaron creciendo. Por tanto, concluyen los autores, no se puede culpar a la vacuna MMR por el aumento continuo del autismo durante ese periodo de tiempo. Este estudio *reconoce* el aumento repentino del autismo en el mismo tiempo en que fue introducida la vacuna MMR. ¿Cómo explican los autores esta correlación? La llaman coincidencia. Parece que cualquier hecho que se oponga a las intenciones de los interesados se descarta como coincidencia. Al parecer, hay una gran cantidad de coincidencias con respecto a las vacunas y el autismo.

Como Wakefield mencionó específicamente la vacuna MMR, todos los estudios realizados para refutar su trabajo se han centrado exclusivamente en ella o en el timerosal, que se usó en esta vacuna en aquel momento. Al hacer esto, los investigadores ignoran el efecto del resto de las vacunas. Cuando se añade información sobre otras vacunas a los datos del estudio del *BMJ* mencionado anteriormente, resulta evidente que la cantidad de niños que desarrollan autismo se ha elevado no solo con el tipo de vacunas administradas sino también con su *número*. Sin proponérselo, este estudio proporciona más pruebas de la conexión entre vacunas y autismo.

Los autores crearon una gráfica que describía el crecimiento de este trastorno desde 1988 hasta 1993 y trataron de demostrar que no tenía correlación con la proporción de vacunas MMR. Sin embargo, no incluyeron el aumento en el total de vacunaciones efectuadas durante este tiempo (ver el gráfico de la página siguiente). El gráfico con la información añadida muestra el aumento inicial del autismo tras la introducción de la vacuna MMR en 1988. Los índices de autismo volvieron a dispararse cuando se aceleraron las vacunaciones de DTP en 1990, y de nuevo cuando en 1992 se introdujo la vacuna Hib.

Uno de los defectos de este y de otros estudios es asumir que el autismo solo surge inmediatamente después de una vacunación. Aunque esto es frecuente, no tiene por qué ser así. Algunos niños son más vulnerables que otros a las vacunas; por eso, la edad a la que aparece el autismo y el periodo de tiempo transcurrido desde la vacunación pueden variar ampliamente de un niño a otro. Algunos pueden desarrollarlo antes de su primer cumpleaños mientras que a otros no se les diagnostica hasta que llegan a los seis o siete años de edad, tras haber recibido muchas vacunaciones.

Sallie Bernard y sus colegas proponen que el autismo puede ser causado por una intoxicación de mercurio, ya sea por las vacunas o

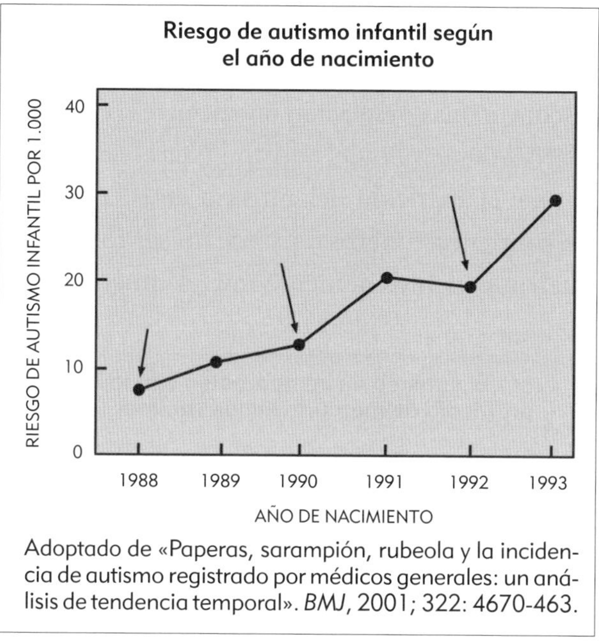

Adoptado de «Paperas, sarampión, rubeola y la incidencia de autismo registrado por médicos generales: un análisis de tendencia temporal». *BMJ*, 2001; 322: 4670-463.

por otras fuentes. Señalan que la exposición al mercurio puede ser la causa de los rasgos neurológicos, sensoriales, motrices y de comportamiento que definen el autismo.[43] El timerosal se ha convertido en la fuente principal de mercurio en aquellos niños que en sus dos primeros años de vida recibieron cantidades de este metal que exceden sobradamente las directrices de seguridad de la Agencia de Protección Ambiental (EPA, por sus siglas en inglés) y la FDA. Los investigadores señalan que hay factores genéticos y no genéticos que establecen una predisposición que hace a algunos niños más vulnerables a los efectos adversos del timerosal.

Una serie de estudios publicados por el doctor Mark R. Geier y sus colegas evaluó el impacto del timerosal en vacunas sobre el riesgo de autismo y otros desórdenes del desarrollo neurológico.[44-47] Utilizando los datos del Informe del Departamento de Educación de Estados Unidos sobre la prevalencia de varias enfermedades infantiles y la base de datos VAERS, Geier y sus colegas compararon los índices de autismo y de otros trastornos del desarrollo neurológico con la cantidad de timerosal que reciben los niños por medio de la vacuna DTaP.

Se comparó a los niños a los que se suministraron vacunas DTaP que contenían timerosal con niños que recibieron vacunas DTaP sin timerosal. Se descubrió una correlación lineal entre la cantidad de timerosal inyectada y el desarrollo del autismo (ver el gráfico). Las pruebas demuestran que la aparición del autismo «tras la administración de vacunas que contienen timerosal parece no ser fortuita». Estos estudios no prueban concluyentemente que el timerosal cause autismo

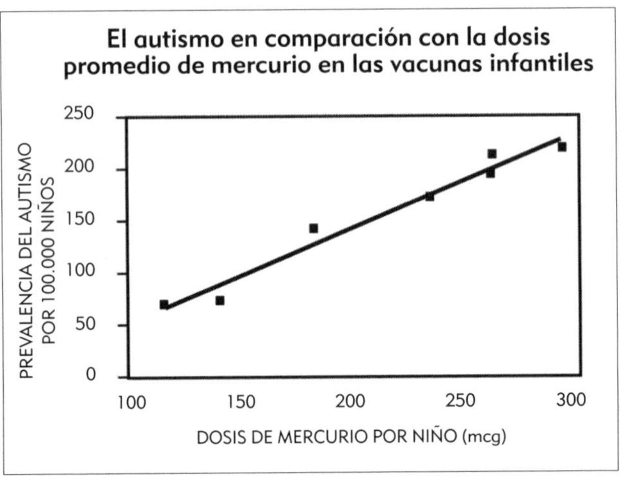

pero muestran claramente que incrementa el riesgo. Aunque ha sido eliminado de la vacuna MMR, todavía se sigue usando en la mayoría de las vacunas anuales para la gripe y en algunas contra el tétanos, la encefalitis y la vacuna contra el meningococo.[48] Es interesante resaltar que el autismo se descubrió en 1943, justo unos pocos años después de que los fabricantes empezaran a añadir timerosal a las vacunas.

Antes de 2001, un niño de dos meses podía recibir más de 62 mcg de mercurio por medio de vacunas en un solo día. El límite máximo permitido establecido por la EPA para esta edad es de solo 0,262 mcg. ¡Son ciento cincuenta veces más del límite máximo permitido! La vacuna de la gripe que se recomienda anualmente para niños a partir de los seis meses aún tiene 25 mcg de mercurio, setenta y seis veces el límite de la EPA para niños de esta edad (0,654 mcg). Geier y sus colegas calculan que por cada microgramo de mercurio presente en una vacuna, la incidencia de autismo aumenta en 1 caso por cada 100.000 niños.[44] Además, se aconseja la vacuna de la gripe a todas las mujeres embarazadas. Esta sobrecarga inmediata de mercurio en la corriente sanguínea de la madre tendrá un efecto no deseado sobre el feto en desarrollo.

Aunque eliminar el timerosal de la mayoría de las vacunas puede reducir algo el riesgo de autismo, no lo elimina. La exposición al mercurio puede darse por otras fuerzas aparte de las vacunas, como el pescado, los empastes y los pesticidas. Además, las vacunas también contienen muchas otras neurotoxinas aparte de mercurio. Las que no lo llevan pueden ser más seguras, pero todavía comportan un riesgo peligroso.

Otra línea de evidencia para la conexión con las vacunas es la ausencia de autismo entre niños no vacunados. Aunque es posible que un niño sin vacunar desarrolle este trastorno, es algo muy raro. Antes de que empezaran los programas masivos de vacunación infantil a finales de los años cincuenta del pasado siglo, el autismo era extremadamente raro. No se convirtió en un problema importante de salud hasta finales de los ochenta, cuando se iniciaron los programas de vacunaciones agresivas. De hecho, en las poblaciones del mundo donde aún no hay vacunaciones periódicas, es prácticamente inexistente.

Incluso en los Estados Unidos, quienes no se vacunan parecen estar protegidos del autismo. Por ejemplo, más de la mitad de los niños amish no están vacunados y la proporción de autismo entre ellos es de 1 de cada 5.000. En comparación, la proporción de autismo entre otros niños estadounidenses es de 1 de cada 91. ¡Esto significa que los niños amish tienen un índice de autismo cincuenta veces inferior al de los niños no amish que viven cerca de ellos y reciben todas las vacunaciones!

En una encuesta reciente que incluía a alrededor de 8.000 niños sin vacunar (ninguno de los cuales era amish), solo a 4 se les diagnosticó autismo. Entre la población general se esperaría que con el mismo número de niños 80 fueran autistas. De los autistas de esta población, al menos 2 indicaban signos de exposición excesiva al mercurio. En este punto, debo aclarar que la exposición al mercurio podría venir de diversas fuentes además de las vacunas.[49]

Resulta evidente que las vacunas incrementan el riesgo del autismo, pero ¿realmente lo causan? Claramente contribuyen a él y pueden ser el factor principal en su aparición, pero existen otras cuestiones importantes que también parecen jugar un papel en todo este asunto. Algunas de estas cuestiones se expondrán en el capítulo 6.

Capítulo 4

¿DEBERÍAS VACUNAR A TUS HIJOS?

VACUNOMANÍA

Los defensores de la vacuna tienden a culpar a la genética como causa del autismo, un claro intento de desviar la atención de un motivo más probable. Si miras el gráfico de la página 71, verás que la causa genética sería imposible. En solo una generación el autismo ha pasado de ser algo desconocido a convertirse en uno de los trastornos infantiles más frecuentemente diagnosticados. El número de incidencias coincide con el de una enfermedad contagiosa o el de alguna catástrofe ambiental. Obviamente, algo ha cambiado en el entorno durante las últimas tres décadas. ¿Qué podría ser? Como has podido comprobar en el capítulo anterior, el candidato más probable es el aumento espectacular del número de vacunaciones infantiles durante este mismo periodo de tiempo.

En los años cuarenta, cuando el autismo era extremadamente raro, los niños recibían solo cuatro vacunaciones: difteria, tétanos, tos ferina y viruela. En los ochenta, el número de vacunas administradas aumentó a siete: difteria, tétanos, tos ferina, sarampión, parotiditis, rubeola y polio. A los niños se les habían inyectado quince dosis de siete vacunas para cuando tenían dos años. Al mismo tiempo los índices de autismo empezaron a elevarse. Se añadieron más vacunas en los siguientes años y el autismo continuó su ascenso. Hoy en día a los dos años de edad los niños han recibido catorce vacunas diferentes administradas en treinta y siete dosis. Ahora 1 de cada 68 familias tiene un niño autista.

Nuestros hijos están padeciendo una epidemia de trastornos neurológicos y autoinmunes. Durante los últimos treinta años, a la par con esta epidemia, el número de vacunaciones que reciben se ha elevado vertiginosamente.

Durante ese mismo periodo de tiempo el número de niños con autismo, discapacidades de aprendizaje, TDAH, asma, trastornos intestinales y diabetes ¡ha aumentado más del triple! Según los CDC, en 1976, 796.000 niños tenían discapacidades de aprendizaje. Hoy en día 1 de cada seis niños estadounidenses está mentalmente discapacitado.

Un bebé recibe su primera vacuna el día de su nacimiento. A los dos meses de edad se le inoculan otras ocho vacunas, que pueden ser administradas de una sola vez. Ocho vacunas inyectadas en un bebé de dos meses y seis kilos de peso ¡es el equivalente a ochenta dosis en un adulto de sesenta kilos! Dos meses más tarde, se le administran siete vacunas más. Para cuando el niño tiene seis meses, ha recibido veinticinco dosis de nueve vacunas. En su primer año, treinta y dos dosis de catorce vacunas.

¿Qué efecto tienen todas estas vacunas en un niño pequeño? Los representantes de la salud pública nos dicen que son seguras aunque un niño reciba varias dosis al mismo tiempo. Quizá pienses que la seguridad de las vacunaciones múltiples se ha investigado a fondo; sin embargo, sorprendentemente, no es así. Aunque se ha realizado una serie de estudios a corto plazo para examinar los riesgos de las vacunaciones múltiples, no ha habido ninguno a largo plazo. Los representantes de la salud pública simplemente asumen que los efectos a largo plazo de recibir una dosis no difieren de los de recibir múltiples dosis. No hay estudios de seguridad que confirmen esto. Con objeto de identificar la conexión entre las vacunas y el autismo u otros trastornos de desarrollo, se requieren investigaciones a largo plazo.

Cuando se observan diferencias en los estudios a corto plazo, son ignoradas. En uno de ellos, por ejemplo, la seguridad y la eficacia de la administración simultánea de las vacunas MMR, DTP y polioviral trivalente oral (OPV, por sus siglas en inglés) en un grupo de prueba de niños fueron comparadas con las mismas vacunas en un grupo de control al que se administró MMR y luego, a los dos meses, dosis de DTP y OPV. Los índices de *reacciones graves* asociadas a la vacuna que se presentaron inmediatamente tras la vacunación fueron similares en ambos grupos. Sin embargo, los *efectos secundarios graves* fueron más elevados en el grupo de prueba. Los investigadores descontaron estos efectos secundarios porque juzgaron que «guardaban relación con el diseño del estudio más que con las diferencias en la seguridad de los dos calendarios de vacunas». Su conclusión fue que las vacunas múltiples eran seguras y efectivas.[1]

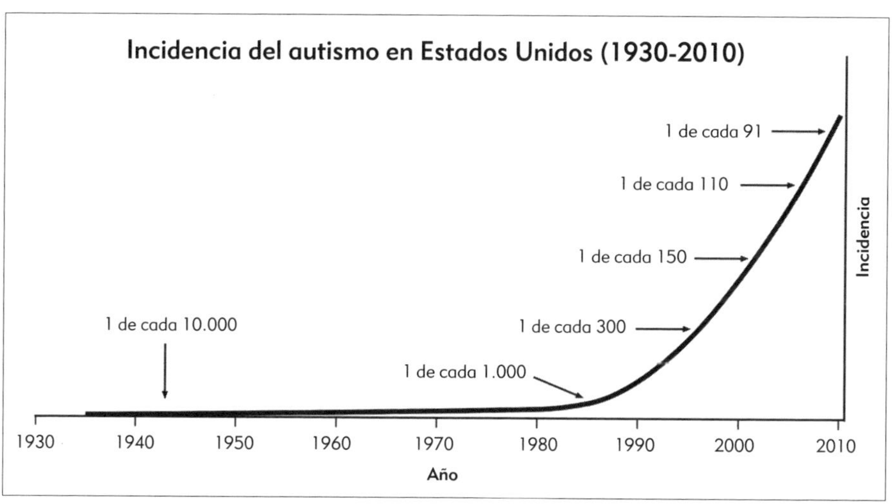

El autismo fue identificado por primera vez en 1943. A principios de los años cuarenta afectaba a menos de 1 de cada 10.000 niños en Estados Unidos. Siguió siendo una enfermedad relativamente rara hasta los años ochenta; a partir de entonces, los índices empezaron a elevarse espectacularmente. Para 1995, el número de niños con autismo se elevó a 1 de cada 1.000, y para el 2009, había pasado a ser 1 de cada 91 niños. Los datos más recientes (2011) hablan de 1 de cada 88.

Programa de vacunación para niños
Edad 0 hasta 6 años (Estados Unidos)

Edad	Vacuna
Nacimiento	Hepatitis B
2 meses	Hepatitis B, rotavirus, difteria, tétanos, tos ferina, Hib, PCV, polio
4 meses	Rotavirus, difteria, tétanos, tos ferina, Hib, PCV, Polio
6 meses	Hepatitis B, rotavirus, difteria, tétanos, tos ferina, Hib, PCV, polio, gripe
12 meses	Hib, PCV, sarampión, parotiditis, rubeola, varicela, hepatitis A
18 meses	Difteria, tétanos, tos ferina, gripe, hepatitis A
2-3 años	Gripe
4-6 años	Difteria, tétanos, tos ferina, gripe (2 dosis), sarampión, parotiditis, rubeola, varicela, polio

Hib = *Haemophilus influenzae* tipo b. PCV = vacuna conjuganda antineumocócica.

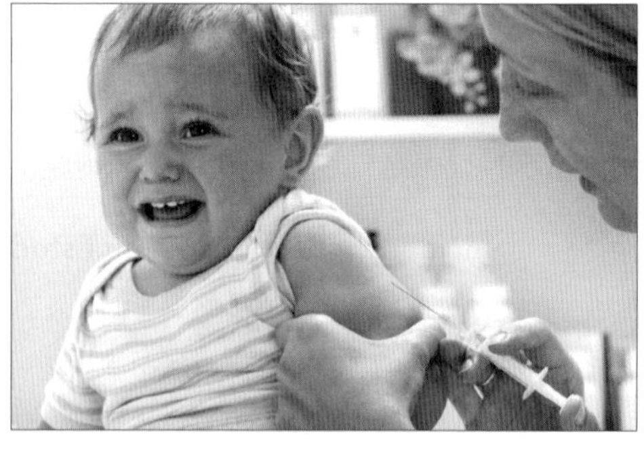

Este fue el programa de vacunación para 2011 (puede que en el futuro se añadan más vacunas). Para cuando tienen seis años, los niños han recibido un total de cuarenta y ocho dosis de catorce vacunas. La mayoría de los niños de los países occidentales han sido vacunados excesivamente. Puedes encontrar los programas para otros países en internet. Para información sobre determinados países, consulta los siguientes enlaces:

Canadá: http://www.phac-aspc.gc.ca/im/is-cv/
Reino Unido: http://www.patient.co.uk/doctor/Immunisation-Schedule-(UK).htm
Australia: http://www.health.act.gov.au/c/health?a=sendfile&ft=p&fid=1265849866&d
Nueva Zelanda: http://www.moh.govt.nz/moh.nsf/indexmh/immunisation-schedule
Japón: http://www.city.shinjuku.lg.jp/foreign/english/guide/fukushi/fukushi_2.html
Europa (Austria, Bélgica, Bulgaria, Croacia, Chipre, República Checa, Dinamarca, Estonia, Finlandia, Francia, Alemania, Grecia, Hungría, Islandia, Irlandia, Italia, Latvia, Lituania, Luxemburgo, Malta, Holanda, Noruega, Polonia, Portugal, Rumanía, Eslovaquia, Eslovenia, España, Suecia, Suiza y Turquía): http://www.euvac.net/graphics/euvac/vaccination/austria.html

Este estudio solo evaluaba a los niños durante unos pocos días. No había manera de averiguar qué sucedería con los efectos secundarios «menos graves» con el tiempo. De hecho, no había manera de averiguar si con el tiempo los efectos secundarios graves se volverían más graves en un grupo o en el otro, o si más tarde surgirían otros nuevos.

En los seres humanos el periodo más rápido de desarrollo cerebral ocurre durante el tercer trimestre de embarazo y continúa a lo largo de los dos primeros años de vida. A la edad de dos años el desarrollo cerebral está completo en un 80%. Las vacunas están llenas de componentes neurotóxicos; resulta inconcebible creer que estas toxinas no afecten adversamente al cerebro en pleno desarrollo de un niño.

Como puede verse en la base de datos VAERS, incluso una dosis puede tener efectos secundarios muy graves. Cuando combinas dos o más dosis, el riesgo o las probabilidades de experimentar una reacción adversa aumenta proporcionalmente. Los contenidos tóxicos de las vacunas pueden incluso sensibilizar a un niño de forma que la segunda dosis, o la tercera, o la que hace cuarenta y ocho, tenga un mayor impacto negativo en el cuerpo, de manera que puede que un niño no tenga reacción a la primera o segunda dosis, o esta reacción sea muy ligera, sufra una mayor reacción a la próxima dosis y luego, un daño grave en la siguiente.

¿Son realmente necesarias todas estas vacunas? ¿De verdad salvan vidas?

En Suecia la vacuna de la hepatitis B no se le da a todos los recién nacidos como se hace en Estados Unidos. Los suecos tienen más sentido común; esta vacuna solo se administra a los bebés cuando las madres dan positivo en la prueba del virus de la hepatitis B, es decir, solo a aquellos que están realmente en riesgo. En Estados Unidos los niños reciben hasta treinta y dos dosis de catorce vacunas para su primer cumpleaños. En Suecia, solo la mitad de esa cantidad, dieciocho dosis de seis vacunas. La tasa de mortalidad de los niños suecos menores de un año es de 2,74 por cada 1.000 alumbramientos vivos. En Estados Unidos esta tasa es más del doble de la de Suecia (6,06 por 1.000).[2] Los niños estadounidenses reciben el doble de vacunas y sufren más del doble de fallecimientos que los suecos. Lo mismo se puede decir de la mayoría de los países europeos. Los niños europeos reciben menos vacunaciones y tienen una tasa de fallecimiento inferior a la de los estadounidenses. Nos han asegurado que las vacunas salvan vidas, pero los hechos dicen lo contrario. Está claro que el programa agresivo de vacunación no funciona.

Es interesante observar que Estados Unidos gasta más dinero en asistencia médica y tiene un índice de vacunación infantil superior a la de ninguna otra nación del mundo. Sería lógico pensar que los niños estadounidenses estarían entre los más sanos; sin embargo, hay otros cuarenta y cinco países que tienen tasas de mortalidad infantil inferiores para el primer año. La tasa de mortalidad infantil en Estados Unidos es superior a la de la mayoría de las naciones industrializadas y no es mucho mejor que la de muchos países subdesarrollados en los que las enfermedades infecciosas siguen siendo problemas importantes de salud. Definitivamente, algo no va bien.

¿QUÉ VACUNAS NECESITAS REALMENTE?

Los estadounidenses reciben más de sesenta dosis de dieciséis vacunas distintas hasta los dieciocho años. ¿Son realmente necesarias todas estas vacunaciones? ¿Son más elevados hoy en día los riesgos para la salud de nuestros hijos que en los años setenta, cuando los niños recibían solo una fracción de las vacunas que se les administran actualmente? La mayoría de las vacunas son innecesarias. Algunas perjudican más que benefician. Otras solo son útiles bajo ciertas circunstancias. Sin embargo, *todas* las vacunas comportan riesgos. Antes de tomar una decisión sobre qué vacunas deberían recibir tus hijos, debes tener en cuenta los beneficios y los riesgos. La siguiente sección explica los atributos de cada una de las vacunas que se suelen administrar a los niños hasta los seis años.

Sarampión, parotiditis y rubeola (MMR)

El sarampión es una infección respiratoria contagiosa causada por el virus del sarampión. Se trata de una enfermedad frecuente en la infancia. No existe un tratamiento específico para el sarampión y la mayoría de los niños tardan de siete a diez días en recuperarse con un descanso adecuado. Los síntomas suelen ser la fatiga, mucosidad, ojos enrojecidos y fiebre.

Un niño sano se recuperará de la infección de sarampión sin problemas. La enfermedad puede ser mucho más grave en los adultos, incluso fatal. Gran parte de la aprensión o del miedo que sentimos ante la posibilidad de que uno de nuestros hijos contraiga el sarampión se basa en lo que puede sucederles a los adultos o a niños que de por sí ya están enfermos. Si tus hijos están sanos, una infección de sarampión no es un asunto grave. En cuanto desaparece la infección, los niños quedan inmunizados de por vida.

Los bebés suelen estar protegidos del sarampión durante los primeros seis o doce meses tras el nacimiento debido a la inmunidad que les han transmitido sus madres. La vacuna del sarampión normalmente se combina con la de la parotiditis y la de la rubeola: las tres se administran simultáneamente. La vacuna MMR se da dos veces a los niños: una vez entre los doce y los quince meses de edad, y otra entre los cuatro y los seis años.

Actualmente, el sarampión es muy poco frecuente en Estados Unidos y en la mayor parte del resto de las naciones industrializadas. Por lo general, se declaran menos de cien casos al año en Estados Unidos, y la muerte por sarampión es extremadamente rara hoy en día en este país. Según los CDC, durante el periodo de tres años desde 2005 hasta 2007 (los años más recientes de los que están disponibles todos los datos), en todos los grupos de edad combinados hubo un total de solo un fallecimiento. Entre los niños no hubo ninguno. En comparación, en todos los grupos de edad se produjeron veinte veces más muertes en Estados Unidos causadas por la malaria (normalmente considerada una enfermedad tropical) que por el sarampión.

La rubeola (el sarampión alemán), conocida también como «sarampión de los tres días», es otra enfermedad habitual en la infancia. La rubeola no es lo mismo que el sarampión. Son dos enfermedades distintas causadas por virus distintos. La rubeola es una enfermedad leve en los niños y sus síntomas pueden pasar inadvertidos. Sin embargo, este virus puede causar defectos importantes de nacimiento si una embarazada se lo transmite a su hijo no nacido. Esta es la única justificación para la vacunación.

Si el motivo de esta vacuna es proteger a los recién nacidos, ¿por qué se administra a todos los niños de sexo masculino? Es totalmente innecesario. Las mujeres que han sufrido la infección de niñas tienen una inmunidad natural y sus futuros hijos están protegidos mientras estén en el vientre materno y durante alrededor de un año después. Sin embargo, puede que las mujeres vacunadas no estén protegidas, ya que la inmunidad inducida por un fármaco puede desaparecer con el tiempo. Vacunar a niñas pequeñas puede en realidad incrementar el riesgo porque de ese modo no lograrán la protección de una inmunidad natural de por vida. Puede que de adultas, cuando tienen probabilidades de quedar embarazadas, cuenten con poca protección.

La parotiditis (paperas) es una enfermedad infantil habitual y contagiosa causada por el virus de la parotiditis. Puede producirse a cualquier edad, pero generalmente afecta a los niños de edades comprendidas entre los dos y los doce años que no han sido vacunados. En los niños la enfermedad dura entre diez y doce días, y desaparece por sí misma. Entre los síntomas están la fiebre, la pérdida de apetito y la inflamación de las glándulas salivares, que hace que las mejillas se hinchen, el signo distintivo de la enfermedad. En los niños es una dolencia leve y hasta el 20% de los infectados no muestran síntomas.

En los adolescentes y adultos la enfermedad es más grave. Las complicaciones pueden incluir inflamación de los testículos –que a veces provoca atrofia y esterilidad–, hinchazón e inflamación del páncreas o del cerebro, pérdida auditiva y, en las mujeres, inflamación de los ovarios y aborto durante el embarazo.

Se ha demostrado que la vacuna de la parotiditis es prácticamente inútil e incluso perjudicial. Cada año hay más de mil enfermos de parotiditis en Estados Unidos y casi todos ellos han sido vacunados contra esta enfermedad. La infección con el virus natural de la parotiditis transmite una inmunidad de por vida. Por el contrario, la inmunidad conseguida a través de una vacunación dura poco tiempo. Los niveles de anticuerpos declinan rápidamente, dejando a la persona vulnerable a la infección tras unos pocos años. Hay que repetir la vacunación una y otra vez para mantener la inmunidad. En realidad, esto causa una situación de mayor gravedad, porque las paperas, como el sarampión, son mucho más peligrosas cuando se contraen después de la infancia. Desde que comenzó la vacunación periódica de niños, un número creciente de jóvenes y adultos vacunados se están infectando. Lo que ha ocurrido es que una enfermedad infantil insignificante se ha transformado en una enfermedad mucho más peligrosa de adultos.

El sarampión, la parotiditis y la rubeola son enfermedades que prácticamente todo niño contrae si no se le vacuna. Ha sido así durante toda la vida. De hecho, si naciste antes de 1957, antes de que comenzaran las vacunaciones en masa de MMR, no necesitarías esta vacuna porque casi todo el mundo en este grupo de edad ha tenido cada una de estas enfermedades cuando niño y ahora es inmune.

Sería mejor si todos contrajéramos estas enfermedades en la infancia, lo mismo que nuestros abuelos, y nos las quitáramos de en medio sin necesidad de vacunaciones. Una vez vacunado, tienes un riesgo mayor durante el resto de tu vida porque la inmunidad inducida por los fármacos puede desaparecer con el tiempo y ya sabes que estas enfermedades son más peligrosas si se contraen tras la niñez. Una vez vacunada, una persona requiere vacunaciones repetidas para mantener la protección. Al vacunar a los niños, estos se vuelven dependientes de las vacunas durante el resto de sus vidas, una estrategia financiera muy inteligente por parte de la industria farmacéutica.

La vacunación ha reducido la incidencia de estas enfermedades en los niños. En años recientes muchos padres han elegido renunciar a la MMR debido a su preocupación acerca del autismo. A causa de esto la incidencia del sarampión, en particular, ha aumentado. Los trabajadores de la asistencia sanitaria y los defensores de la vacuna citan con frecuencia este hecho para instalar el miedo en los padres afirmando que si sus hijos no son vacunados, corren un gran riesgo de contraer estas enfermedades. ¡En realidad esto es bueno! Los niños *deberían* contraerlas, como lo han hecho durante generaciones. Estos niños serán mucho más sanos después y nunca tendrán que preocuparse de sufrirlas de adultos.

Varicela

La de la varicela es otra vacuna totalmente innecesaria. Por lo general, se trata de una enfermedad leve en los niños pero mucho más grave en los adultos. Aquí, de nuevo, la vacuna proporciona solo una inmunidad temporal. Merck produce ahora una vacuna que combina la MMR y la de la viruela. A esta combinación de cuatro en uno la ha llamado ProQuad o MMRV.

Rotavirus (RV)

Casi todos los niños están infectados con el rotavirus para cuando alcanzan los cinco años de edad. Una vez que esto ocurre, queda inmune el resto de su vida. El rotavirus es una de las causas más frecuentes de diarrea en los niños. Para la mayoría de ellos, la infección es relativamente leve y puede tratarse sin problemas con el suficiente líquido y un descanso apropiado.

Durante generaciones los niños han contraído este virus sin sufrir complicaciones, pero ahora las empresas de fármacos lo ven como una grave amenaza que hay que detener. Su respuesta es la vacunación. La vacuna del rotavirus se administra tres veces, a los dos, tres y cuatro meses. Producida por Merck y denominada Rota Teq, es la que inventó el doctor Paul Offit. Es una vacuna totalmente innecesaria, sin beneficios reales pero con gran cantidad de riesgos.

Difteria, tétanos y tos ferina (DTP y DTaP)

La vacuna de la difteria, el tétanos y la tos ferina es la primera que se da a los dos meses de edad seguida por cinco dosis de refuerzo a los doce años. La inmunidad protectora tras recibir todas las inyecciones recomendadas solo dura diez años, de manera que cualquiera que no tenga una dosis de refuerzo al cabo de ese tiempo será vulnerable. Esto incluiría a la inmensa mayoría de la población adulta.

La difteria está causada por una infección bacteriana que normalmente afecta a la nariz y a la garganta. Puede contagiarse a otros. Tal vez sea un problema en ciertas partes del mundo donde el saneamiento y la higiene personal están por debajo del nivel medio, pero en Estados Unidos y en otros países desarrollados apenas se conoce. De hecho, en Estados Unidos la enfermedad es tan poco frecuente que desde 1980 se ha producido menos de 1 caso al año por cada 100 millones de personas. Algunos argumentarán que la baja incidencia de la infección se debe a las vacunaciones; sin embargo, la mayoría de los adultos no ha recibido vacunaciones de refuerzo y la enfermedad sigue sin afectarlos. Tus probabilidades de contraer la enfermedad son muy escasas. Si a pesar de todo la contraes, existen antibióticos disponibles que pueden tratarla, de manera que la vacunación es completamente innecesaria.

El tétanos es otra infección bacteriana. Las bacterias que causan la enfermedad viven en los suelos de todo el mundo. Una infección puede sobrevenir cuando las esporas entran en el cuerpo a través de una herida abierta, por ejemplo al pisar un clavo herrumbroso. El tétanos no es contagioso y no puede pasar de persona a persona. También puede tratarse con antibióticos, de manera que la vacunación no es necesaria.

La tos ferina (o tosferina) también es una infección bacteriana. Se trata de una infección respiratoria altamente contagiosa que causa una tos violenta e incontrolable. Con frecuencia, al intentar respirar, el paciente emite un profundo sonido, una especie de «silbido». Cuando una persona infectada estornuda o tose, expele al aire minúsculas gotitas que contienen las bacterias, por eso puede propagarse fácilmente a otros. Aunque la tos ferina es potencialmente más grave que la difteria o el tétanos, sobre todo en los niños pequeños, también puede tratarse con antibióticos. Cada año se producen menos de 10.000 casos de tos ferina en toda Norteamérica y en la mayoría de estos casos los pacientes han sido vacunados. De manera que no hay garantía de que la vacuna proporcione la protección que promete. Como se sabe que las vacunas de la tos ferina causan convulsiones y daños cerebrales, los padres deben sopesar los riesgos de la vacunación comparándolos con los de la enfermedad.

La vacuna de células enteras de la tos ferina se ha venido usando desde los años cuarenta del pasado siglo. Los niños que la reciben sufren periódicamente fiebres y ataques que en ocasiones conducen al síndrome de Dravet, una forma grave de epilepsia. La vacuna requiere al menos cuatro dosis y está considerada solo entre un 50 y un 80% eficaz para prevenir la enfermedad. Algunos estudios demuestran una eficiencia clínica tan baja como el 36%. En otras palabras, entre el 20 y el 50% –y posiblemente tantos como un 64%– de quienes están apropiadamente vacunados, permanecen vulnerables a la enfermedad.[3] En años recientes la preocupación por la seguridad de la vacuna de células enteras de la tos ferina impulsó el desarrollo de una vacuna más limpia de impurezas asociada a menos reacciones adversas y prácticamente con la misma eficacia contra la enfermedad. La vacuna combinada DTP usa la vacuna de la tos ferina de células enteras, mientras que la DTaP emplea la vacuna purificada (acelular) de la tos ferina.

Poliovirus inactivado

La poliomielitis es una enfermedad contagiosa causada por el poliovirus. Se la contempla con miedo porque puede causar parálisis parcial o permanente. Todos hemos visto fotos de niños que han quedado profundamente afectados debido a sus efectos. Aunque el riesgo de parálisis existe, el peligro que imaginamos se ha exagerado enormemente. Para la inmensa mayoría de la gente, la polio es una enfermedad leve. Al menos el 90% de los infectados no experimentan síntomas apreciables; entre un 4 y un 8% de los casos, los síntomas no son peores que los de un resfriado o una gripe ligera. Entre un 1 y un 3%, el virus se abre camino hasta el sistema nervioso central donde pueden surgir las complicaciones. De cada 1.000 casos, entre 1 y 5 pueden terminar con algún grado de parálisis, la mayoría de las veces solo temporal.

La vacuna de la polio (IPV, por sus siglas en inglés) se administra por primera vez a los dos meses, seguida por tres dosis de refuerzo entre los cuatro y los seis años. Como otras vacunas, la inmunidad es solo temporal. La mayoría de los adultos que fueron vacunados de niños han dejado de ser inmunes. Pero no hay por qué preocuparse. Si vives en un país con un buen saneamiento y agua potable, las probabilidades de contraer la polio son prácticamente nulas. Norteamérica, Europa, Australia y otras docenas de países han sido declarados oficialmente países libres de polio. En Estados Unidos, el último caso natural de polio ocurrió en 1979. Los únicos brotes desde entonces han sido causados por la vacuna de la polio. En realidad, tienes más riesgos de contraer la enfermedad si estás vacunado que si no lo estás. Por eso quizá será de sentido común saltarse esta vacuna innecesaria.

Hepatitis B

En materia de vacunas, la práctica más irrazonable es la de administrar la vacuna B a los recién nacidos. Todos los recién nacidos de Estados Unidos reciben habitualmente esta inyección el día de su nacimiento. Se recomienda administrar al bebé otras dos dosis de refuerzo durante el primer año de vida. La hepatitis B no es una enfermedad infantil. Es una enfermedad adulta que se transmite únicamente al compartir agujas hipodérmicas sucias o al realizar prácticas sexuales sin protección con una persona infectada. La única forma en la que un bebé podría contraer la enfermedad es durante el nacimiento, si la madre está infectada. Por lo general, las madres saben si están infectadas. Si alguna lo desconoce, puede averiguarlo fácilmente con un examen sanguíneo. Pero esto no se está haciendo. Tan pronto como el bebé nace, se le lleva a la enfermería y se le aplica la vacuna. A la madre ni siquiera se le pregunta. Tanto si el recién nacido es un niño robusto de cuatro kilos y medio como si es prematuro y pesa poco más de un kilo, recibe exactamente la misma dosis. No se han realizado estudios sobre la seguridad de la vacuna de la hepatitis B en los recién nacidos. De manera que nadie sabe el efecto que puede tener en ellos. Sin embargo, hay más informes de reacciones adversas graves en niños al recibir esta vacuna que casos de hepatitis B infantil.

Gripe

En Estados Unidos, la gripe/neumonía constituye la octava causa de fallecimiento. Cada vez que va a empezar la época de la gripe, los CDC advierten que miles de ciudadanos morirán de gripe ese año. Los niños menores de cinco años y la población que supera los sesenta y cinco son quienes presentan mayor riesgo. De manera que cada año se aconseja insistentemente a estos sectores de la población que se vacunen contra la gripe y se anima al resto, sea cual sea su edad, a que también lo haga. Se recomienda que los niños reciban su primera inyección contra la gripe a los seis meses y luego, después de esto, una vez al año. Independientemente de nuestra edad, se nos dice que deberíamos vacunarnos contra la gripe año tras año hasta el fin de nuestras vidas.

Según los CDC, de 30.000 a 50.000 estadounidenses mueren anualmente de la gripe. Se nos hace creer que recibir la vacuna es la única manera de asegurarnos la protección. Sin embargo, un informe publicado en el *British Medical Journal* afirma que la tasa de mortalidad que los CDC cita cada año está enormemente exagerada y tiene como objeto asustar a la gente para que se vacune contra la gripe.[4] Los CDC reúnen los fallecimientos provocados por la gripe y los de la neumonía en una sola categoría, y esa es la cifra que se da a conocer anualmente. Por ejemplo, en 2007 se recoge un total de 52.717 muertes causadas por gripe/neumonía. Pero cuando separas ambas categorías, descubres que la gripe causó solo 411 muertes en todas las edades mientras que la neumonía fue la causa de las restantes 52.306 muertes. ¡El total de muertes de niños pequeños era solo de 13! Según los datos de la página web de los CDC, el número de fallecimientos por gripe en niños pequeños es normalmente menos de 20 cada año. Teniendo en cuenta los millones de niños que hay en el país, el riesgo es mínimo. Para poner esto en perspectiva, cada año mueren de cáncer cuatro veces más niños. ¡Tu hijo corre más riesgos de morir de cáncer que de la gripe!

A pesar de lo que hayas podido escuchar en los medios de comunicación, nunca se ha demostrado que las vacunas contra la gripe sean muy eficaces. Numerosos estudios incluso han demostrado que no tienen prácticamente ningún valor para los niños. Investigadores del hospital Strong Memorial de Nueva York evaluaron la efectividad de la vacunación contra la gripe en niños menores de cinco años y no descubrieron absolutamente ningún beneficio.[5]

Investigadores de la Universidad de Oxford analizaron cincuenta y un estudios para evaluar la efectividad de las vacunas en la protección contra la gripe. Descubrieron que en los niños menores de dos años no eran más eficaces que un placebo.[6]

Los CDC recomiendan la vacunación para mujeres que estén en su segundo o tercer trimestre de embarazo durante la época de la gripe. Sin embargo, según un estudio de cinco años de duración realizado por investigadores del Centro de Estudio sobre las Vacunas Kaiser Permanente de Oakland, en California, las mujeres sin vacunar no eran más vulnerables a la gripe que las vacunadas. Sus niños tampoco tenían mayor incidencia de gripe, estuviesen las madres vacunadas o no.[7]

A los niños pequeños la vacunación de la gripe no les proporciona una protección útil. En los mayores de sesenta y cinco años las vacunas parecen ser igual de inútiles. Durante las dos últimas décadas, en Estados Unidos los índices de vacunación entre los mayores han aumentado de un 15 a un 65%; sin embargo, no ha habido descenso de fallecimientos por gripe. De hecho, tanto los índices de admisión en hospitales como los de mortalidad de los de sesenta y cinco años y mayores se han incrementado con el aumento de la cobertura de vacunas.[8-10]

Una de las razones por las que las vacunas de la gripe tienen un éxito limitado es que proporcionan solo protección temporal contra unas determinadas cepas. Otras cepas no se ven afectadas. Los fabricantes tratan de adivinar qué cepa dominará la siguiente temporada de gripe y producen vacunas contra ella con meses de antelación. Si se equivocan en su cálculo, las vacunas no sirven para nada. Puede que haya numerosas cepas de gripe circulando al mismo tiempo y continuamente están surgiendo otras nuevas, de manera que la inmunización contra solo una o dos ofrece una protección muy limitada.

Incluso si a una persona se le diera la vacuna correcta, no le serviría para nada. El doctor J. Anthony Morris, antiguo jefe de control de vacunaciones en la FDA, ha declarado: «No hay pruebas de que ninguna vacuna de la gripe de las desarrolladas hasta ahora sea eficaz para prevenir o mitigar ningún ataque de gripe. Los fabricantes de estas vacunas saben que no sirven, pero de todas formas siguen vendiéndolas».[11]

La inmensa mayoría de quienes contraen la gripe cada año no sufren ninguna complicación y se curan en unos cuantos días. Al contrario que los que están vacunados, los afectados por una cepa natural de gripe quedan inmunes de por vida. Cuando la gripe porcina (virus H1N1) de 2009 estaba en todo su apogeo, los médicos se prepararon para una pandemia inminente, que afortunadamente nunca se produjo. A pesar de la amenaza potencial, a los mayores de sesenta y cinco años se les dijo que no necesitaban una vacuna contra la gripe. Prácticamente todos los pertenecientes a este grupo de edad habían estado expuestos a epidemias de una cepa similar de gripe allá por los años treinta y cuarenta, antes de que se iniciaran los programas de inmunización en masa. La mayoría de los ancianos tenía una inmunidad natural al virus H1N1 y no necesitaban la vacunación. Los niños a los que se les permite desarrollar una inmunidad natural a las distintas cepas de gripe quedarán protegidos durante toda su vida.

Otras vacunas

Actualmente, en Estados Unidos se recomiendan otras tres vacunas más (pneumococcal, Haemophilus influenzae tipo b y hepatitis A), que requieren un total de quince dosis para los niños menores de seis años. La pneumococcal y la Haemophilus influenzae tipo b están causadas por bacterias. Tenemos antibióticos disponibles que pueden combatir estas enfermedades, de manera que en líneas generales la gente sana no tiene por qué preocuparse. Lo mismo que con las demás infecciones, son los que ya tienen problemas de salud quienes corren el mayor riesgo.

La hepatitis A es una enfermedad del hígado causada por un virus. Normalmente se propaga por compartir agujas sucias o a través del sexo sin protección. El riesgo para los niños es minúsculo y la vacunación solo proporciona una inmunidad temporal. Para cuando los niños llegan a la edad adulta, cuando esta enfermedad es más probable que pueda preocuparnos, la inmunidad ya ha desaparecido. De manera que ¿qué sentido tiene?

En la mayoría de los casos una sola vacuna no es suficiente para inducir una inmunidad a largo término. Hay que repetir las vacunaciones en un periodo de varios meses o años. Una de las razones para ello es que la inmunidad adquirida con las vacunas casi siempre desaparece con el tiempo. Por ejemplo, la de la tos ferina solo tiene efecto durante tres años.[12] Por consiguiente, para cuando los niños cumplen doce años, se les ha administrado seis veces. Muchos de los brotes de enfermedades infantiles como la tos ferina y el sarampión no son causados por niños sin vacunar. Afectan a quienes están vacunados tan a menudo como a quienes no lo están. Tendemos a creer que quienes están vacunados se encuentran protegidos, cuando puede que no sea así. Como resultado, la mayoría de la gente vacunada tiene una falsa sensación de seguridad.

Es probable que en el futuro veas nuevas vacunas añadidas a la «Programación de inmunizaciones recomendadas». Las empresas farmacéuticas están trabajando actualmente en más de cien nuevas vacunas. Estas se producen en serie para prácticamente cualquier enfermedad imaginable, tanto si supone una verdadera amenaza como si no. Cuando estas nuevas vacunas estén disponibles, es probable que cada vez un número mayor de ellas logre entrar en el calendario de vacunaciones.

Siguiendo las actuales recomendaciones médicas, para cuando una persona llega a los setenta años de edad, habrá recibido al menos ciento treinta vacunas. Al ritmo que vamos ahora, este número puede doblarse o triplicarse para cuando nuestros hijos alcancen esas edades, si llegan a vivir tanto.

¿LAS VACUNAS MEJORAN LA SALUD?

El propósito de las vacunaciones es prevenir la enfermedad. Pero ¿realmente las vacunas nos vuelven más sanos? La evidencia sugiere que no. Con frecuencia los niños vacunados son tan susceptibles a las enfermedades contra las que teóricamente se han inmunizado como aquellos sin vacunar, y quizá incluso más ya que a menudo las vacunas causan la enfermedad que se supone que debían prevenir. Como has visto anteriormente con respecto a la de la gripe, no hay un beneficio evaluable. Esto probablemente se pueda decir de la mayoría de las vacunas. De hecho, una encuesta reciente demuestra que los niños sin vacunar sufren de dos a cinco veces menos enfermedades y discapacidades que los vacunados. La investigación cubría el historial clínico de más de 8.000 niños sin vacunar. Se registró la incidencia de numerosos problemas de salud como asma, TDAH, autismo, epilepsia, diabetes, desórdenes del sueño, infecciones auditivas, sinusitis, alergias y más. En todos los casos los niños vacunados mostraron una incidencia superior de estas enfermedades que aquellos sin vacunar.[13]

Esta encuesta confirma los resultados de otros estudios. Por ejemplo, en uno publicado en la *British Medical Journal* se observó durante los años 1990 hasta 1996, a 15.000 niños. Se concluyó que la tasa de fallecimiento en los vacunados contra la difteria, el tétanos y la tos ferina era el doble de alta de la de los no vacunados (10,5% contra 4,7%).[14]

Un estudio realizado en Nueva Zelanda mostraba también que los niños no vacunados eran significativamente más sanos. Los resultados se muestran a continuación.

Enfermedad	Vacunados (%)	No vacunados (%)
Asma	15	3
Eczema o erupción alérgica	32	13
Infecciones auditivas crónicas	20	7
Tonsilitis recurrente	8	2
Síndrome de muerte súbita infantil	7	2
Hiperactividad	8	1

Otro estudio llevado a cabo en Estados Unidos demostró que los niños no vacunados estaban más sanos que la población general. En él participaron 1.004 niños no vacunados y se los comparó con la población general (entre ella, tanto niños vacunados como no vacunados).[16]

Enfermedad	Población general (%)	No vacunados (%)
Asma	8-12	0
Dermatitis atópica	10-20	1,2
Alergias	25	3
TDAH	5-10	0,79

Debido a las agresivas tácticas de *marketing* de los fabricantes de vacunas y a los mandatos del gobierno, hoy día la mayoría de los niños están sujetos a un bombardeo de vacunaciones empezando por el mismo día de su nacimiento. ¿Tiene algo de extraño que 1 de cada 2 niños padezca problemas crónicos de salud y 1 de cada 5 presente una discapacidad de desarrollo?[17] Estas son las últimas estadísticas provenientes de distintos estudios publicados en las revistas *Pediatrics* (junio de 2011) y *Academic Pediatrics* (mayo-junio de 2011). Nuestros niños cada vez se están volviendo más enfermos. Está claro que la situación empeorará a medida que en un futuro cercano se vayan añadiendo más vacunas.

«Al vacunar en exceso a nuestros hijos –afirma el doctor Russell Blaylock–, los representantes de la salud pública están debilitando su sistema inmunitario, haciéndolos más vulnerables a un gran número de infecciones y menos capaces de combatirlas. Esto proporciona a estos representantes una fuente ilimitada de "historias de terror" para justificar vacunas adicionales».[18]

EL DECLIVE DE LA ENFERMEDAD INFECCIOSA

Hace un siglo las enfermedades infecciosas eran la causa principal de muerte en los niños pequeños. Hoy en día las causas principales de muerte en los niños menores de cinco años de edad son los accidentes, los trastornos genéticos, los trastornos del desarrollo, el síndrome de muerte súbita infantil y el cáncer. La razón de la disminución de fallecimientos por infecciones se suele atribuir a las vacunaciones.

La incidencia de parotiditis, difteria, polio, tos ferina y otras enfermedades contagiosas ha descendido espectacularmente. Los defensores de las vacunas señalan con orgullo este hecho como prueba de que las vacunaciones funcionan. También se usa para justificar sus esfuerzos para obligar a que todos se vacunen, asegurando que si la gente decidiera no hacerlo, estas enfermedades podrían una vez más alcanzar proporciones epidémicas.

Sin embargo, no es cierto. Las vacunaciones no fueron la causa de la espectacular disminución en los índices de enfermedad. Todas estas enfermedades estaban declinando pronunciadamente incluso antes de que comenzaran los programas de vacunación. Por ejemplo, la tasa de fallecimientos por sarampión en Estados Unidos bajó en un 97,7% durante los primeros sesenta años del siglo XX. En 1900 el índice de mortalidad era de 133 muertes por millón de personas, pero para 1960 había descendido a 0,3 muertes por millón. Este declive ocurrió antes de que hubiera una vacuna para combatirlo.

Lo mismo sucedió con la tos ferina, la parotiditis, la difteria, la polio y otras. Incluso en enfermedades como la fiebre escarlata, la tuberculosis y la fiebre tifoidea, para las que no ha habido programas de vacunación, han caído los índices de mortalidad. De hecho, los índices de mortalidad de todas las enfermedades infecciosas bajaron más del 90% durante la primera mitad del siglo XX, antes de que se hubieran introducido las vacunas. Obviamente, las vacunas no son la razón por la que las enfermedades infecciosas han declinado tan drásticamente durante el siglo pasado.

La verdadera razón de este descenso es el aumento de la disponibilidad de alimento y agua potable limpia, una mayor higiene y mejores condiciones de vida. En 1900 las calles estaban llenas de caballos y carruajes. El estiércol se amontonaba en ellas. La basura y las sobras de comidas solían arrojarse a las calles. Las moscas, los mosquitos y las ratas pululaban por todas partes, expandiendo enfermedades. Con

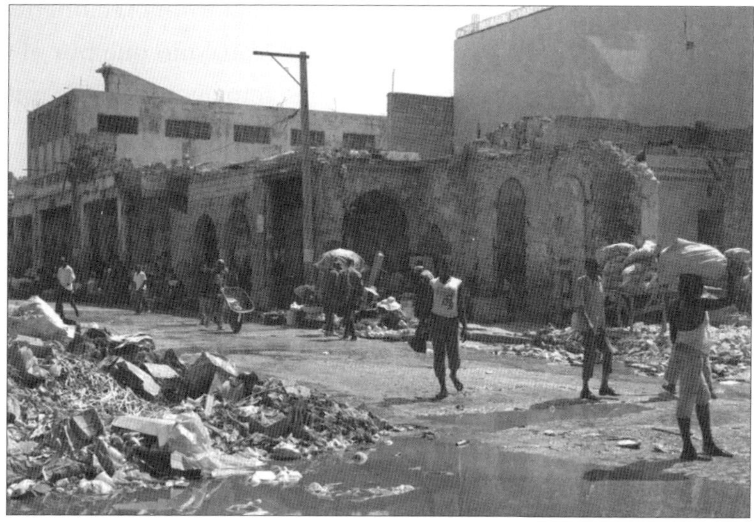

En las zonas del mundo donde el saneamiento es un problema sigue dándose una incidencia elevada de enfermedades infecciosas.

frecuencia las aguas residuales y los deshechos de animales contaminaban el agua potable. La gente no se lavaba las manos ni la ropa tan a menudo como debía. Incluso a finales del siglo XIX los médicos no se lavaban las manos entre pacientes. Tras realizar una autopsia al cadáver de la víctima de una enfermedad o una intervención quirúrgica a un paciente en estado crítico, se limitaban a limpiarse las manos con una toalla antes de atender a otro paciente o de asistir a un parto. Por esta razón la fiebre puerperal era una de las causas más frecuentes de muerte en recién nacidos y en madres tras el alumbramiento. A principios del siglo XX, el saneamiento y la higiene personal mejoraron enormemente y con ellos vino un descenso considerable de los índices de mortalidad. Aparentemente, las vacunas contribuyeron muy poco, o nada, al descenso general.[19-20]

Si miras los gráficos de las páginas siguientes, observarás que las curvas que muestran el índice medio de descenso no cambian cuando comenzaron las vacunas, lo que indica que tuvieron poco efecto general. Actualmente, los índices anuales de fallecimiento de niños pequeños por sarampión, parotiditis, rubeola, varicela, tétanos, difteria, polio y la mayoría del resto de las enfermedades infecciosas infantiles son prácticamente cero. ¡Mueren más niños por un crecimiento excesivo de cándida (infección de levaduras) cada año que por el resto de esas enfermedades juntas! Los índices actuales serían los mismos con vacunaciones o sin ellas.

Las madres que han sufrido estas enfermedades transmiten los anticuerpos a sus hijos, que quedan así protegidos durante los primeros seis o doce meses de sus vidas. Así, su sistema inmunitario tiene tiempo para madurar. Naturalmente, cuando los niños contraen una infección infantil, su respuesta es distinta de la inducida por una vacuna. No solo la inmunidad dura más tiempo, sino que prepara al sistema inmunitario para que se vuelva más eficaz a la hora de luchar contra otras infecciones y destruir células cancerosas. Por ejemplo, se ha descubierto que las mujeres que han tenido parotiditis durante la infancia presentan menos probabilidades de desarrollar cáncer de ovarios que aquellas que no contrajeron esta infección infantil.[21]

Los defensores de las vacunas frecuentemente tratan de intimidar y de presionar a los padres que deciden no vacunar a sus hijos. Intentan hacerles sentirse culpables afirmando que ese tipo de acciones serán la causa de una nueva epidemia que pondrá a todo el mundo en peligro. Bien, si sus propios hijos están vacunados, ¿por qué les importa? Están protegidos, ¿verdad? Eso es lo que nos dicen una y otra vez, que las vacunas ofrecen una protección adecuada. Solo quienes han decidido no vacunarse estarán en riesgo, y están dispuestos a aceptar ese riesgo.

No es probable que se produzca una nueva epidemia de enfermedades infecciosas infantiles. Los elevados índices de mortandad que vimos hace un siglo no volverían a producirse aunque todo el mundo se negara a vacunarse, como demuestran los gráficos. Las modernas prácticas de saneamiento lo garantizan. La incidencia de la enfermedad puede aumentar hasta cierto punto, pero esto no tiene por qué ser algo negativo. La razón por la que los niños morían en el pasado era que, para empezar, ya tenían una salud endeble debido a la desnutrición y a las condiciones insalubres de vida. Hoy en día los niños viven mucho mejor y no es probable que sufran ningún daño duradero con

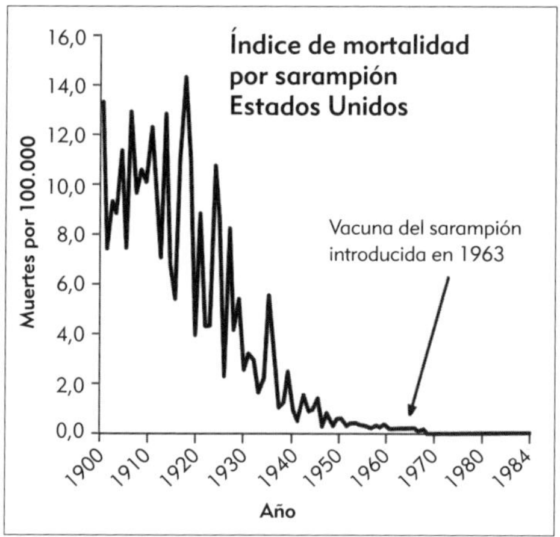

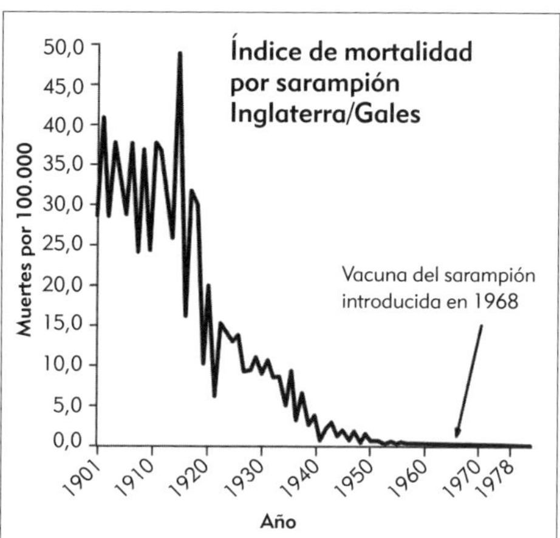

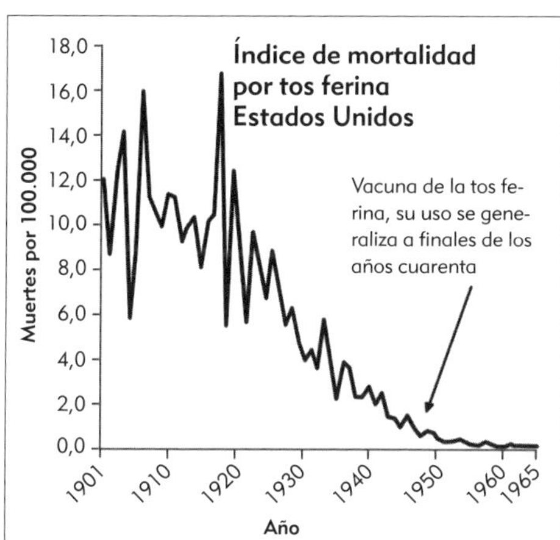

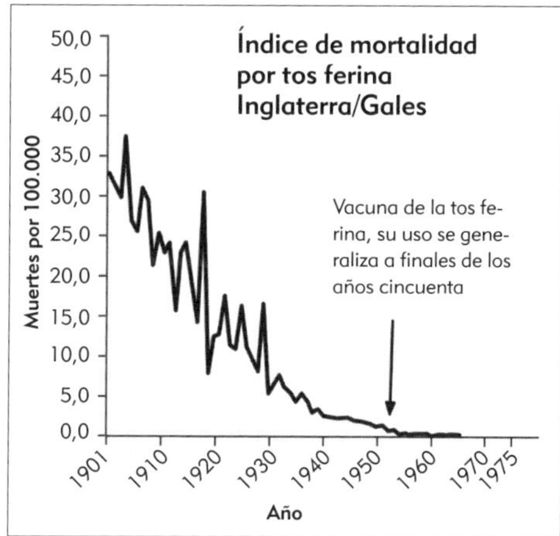

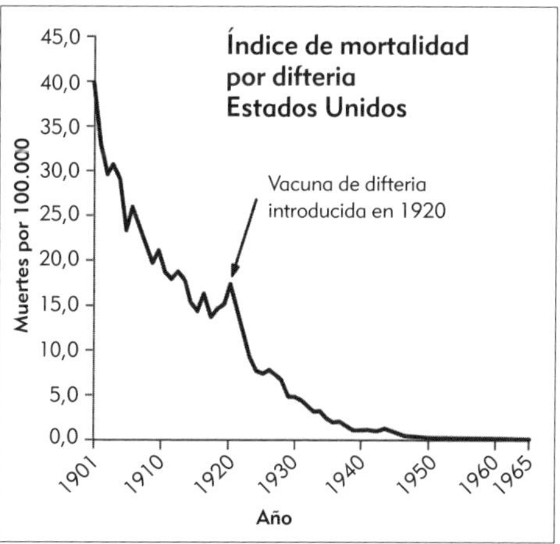

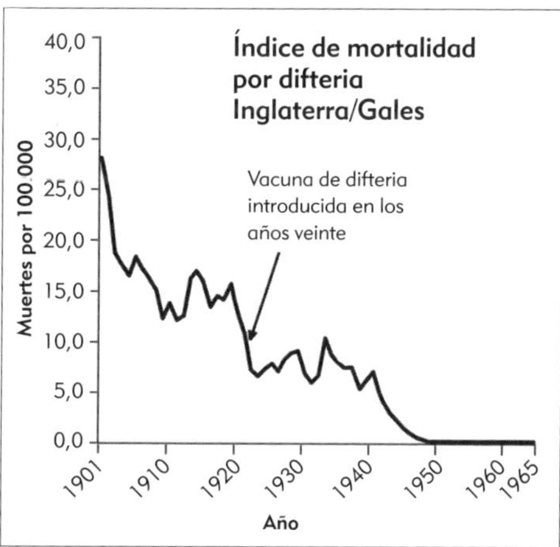

Los índices de mortalidad debidos a enfermedades infecciosas en Estados Unidos y el Reino Unido empezaron a declinar rápidamente durante el siglo XX, mucho antes de que aparecieran las vacunas. Este declive se corresponde con las mejoras en saneamientos, no con la introducción de vacunas.

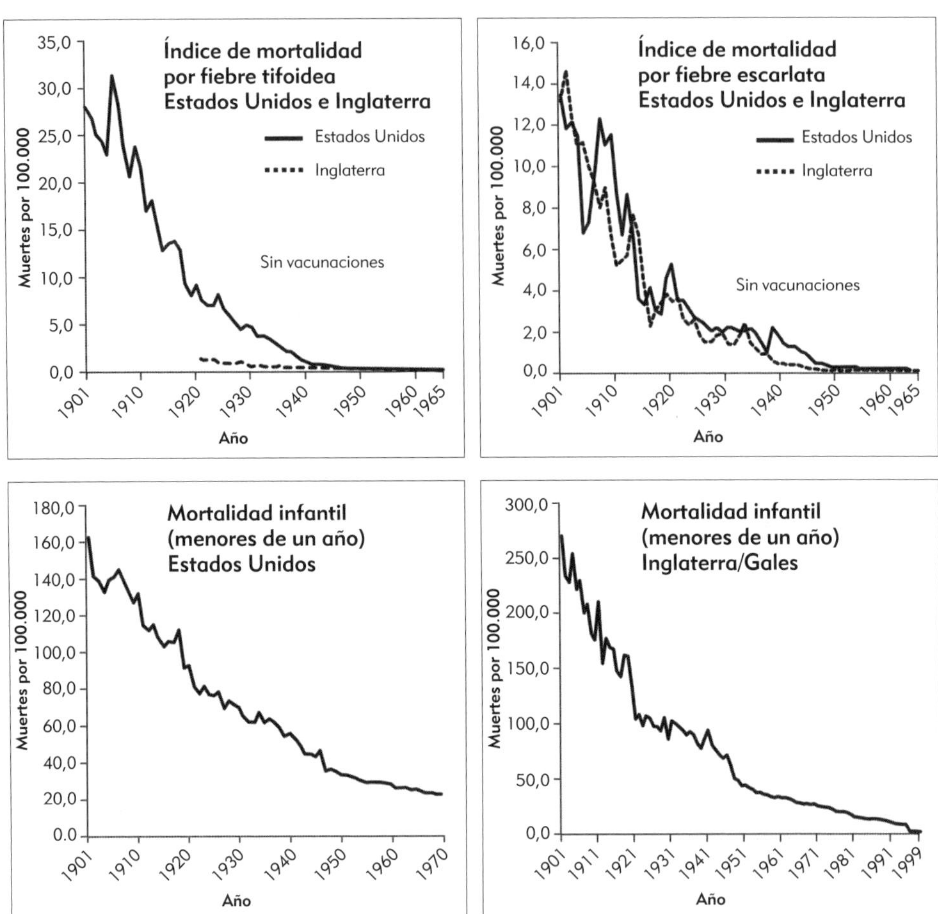

El índice de mortalidad de todas las enfermedades infecciosas declinó durante el siglo XX, incluso el de aquellas para las que no había vacunas.

la mayoría de las enfermedades infecciosas. En realidad, contraer estas enfermedades es beneficioso, ya que les permite fortalecer su resistencia a la infección y al cáncer y volverse inmunes de por vida a la enfermedad. En el pasado los padres esperaban e incluso recibían con agrado estas infecciones como un rito de pasaje para superar la infancia. No era extraño que las madres expusieran a sus hijos a propósito a otros niños con infección para que contrajeran pronto la enfermedad y así poder desarrollar la inmunidad.

En lugar de prevenir las enfermedades, puede que las vacunas sean la causa de gran parte de ellas. Desde que su uso se ha extendido ampliamente, enfermedades que antes eran infrecuentes o trastornos desconocidos han irrumpido en escena. Una de ellas es el síndrome de muerte súbita infantil (SMIS). El SMIS es la causa principal de muerte en niños menores de un año. Los investigadores han descartado como causa la asfixia, el vómito o el atragantamiento, los defectos de nacimiento y las infecciones. Seguimos sin saber cómo se produce exactamente el SMIS. Sin embargo, cuantas más vacunaciones recibe un niño, mayor es el riesgo de sufrirlo. Siguiendo la programación de inmunización recomendada por los CDC, un niño recibe hasta dieciocho vacunas en sus primeros seis meses de vida, el periodo de tiempo en el que suele producirse el SMIS. Una vez más, no se han llevado a cabo estudios de seguridad para saber cómo afectan todas estas vacunas a los recién nacidos.

CONCLUSIÓN

¿Qué vacunas deberían recibir tus hijos? En la mayoría de los casos, ninguna. Los niños sanos tienen poco que temer de las enfermedades para las que se usan las vacunas. Son lo suficientemente fuertes para presentar una resistencia sólida y superar estas infecciones. Los niños cuyos sistemas inmunitarios no funcionan al mismo nivel o cuya salud esté de algún modo afectada son los que sufrirán más si contraen alguna de estas infecciones. Estos son los que podrían sacar más provecho de la inmunización; sin embargo, también son los que experimentarán las mayores reacciones adversas. Son los que terminarán con autismo, epilepsia o trastornos del desarrollo. Irónicamente, quienes más pueden beneficiarse de las vacunaciones son también quienes resultan más perjudicados por ellas.

No siempre es fácil distinguir qué niños tienen problemas de salud que podrían ponerlos en peligro por las vacunaciones. Cualquier niño con problemas claros de salud o de desarrollo corre un riesgo elevado. Si tu hijo ha sufrido una enfermedad grave de cualquier tipo, aunque la enfermedad esté ahora bajo control, corre un alto riesgo.

No siempre resulta fácil identificar si la salud de un niño está en peligro y si es vulnerable a las vacunaciones. Los niños con problemas de salud pueden parecer que se desarrollan normalmente. Así que ¿cómo puedes distinguirlo? Aquí te muestro algunas posibles pistas:

Niño

- Tiene o ha tenido cólicos, ictericia, infección de oídos, sarpullidos o alergias.
- Enfermedades frecuentes.
- Alimentado con biberón en lugar de con el pecho.
- Llora con frecuencia.
- Nacimiento prematuro.
- Pesa poco al nacer.
- Sufrió una mala reacción por una vacunación anterior.

Madre

- Vacunada durante el embarazo.
- Enferma con frecuencia.
- Hábitos perjudiciales (tabaquismo, alcohol, cafeína, drogas, etc.).
- Alimentación deficiente o desnutrición.
- Diabética/resistente a la insulina.
- Diabetes gestacional.
- Trastorno autoinmune (asma, alergias, lupus, etc.).
- Numerosos empastes dentales de amalgama.
- Expuesta a toxinas ambientales o industriales durante el embarazo.
- Enfermedad grave durante el embarazo.

Para la mayoría de los niños lo mejor es no recibir ninguna vacuna. Los que están sanos normalmente no las necesitan y los menos sanos son los que más daños sufren al vacunarse. Las únicas excepciones serían si hay una amenaza inmediata y directa. Por ejemplo, si la madre tiene hepatitis B, habría que vacunar al recién nacido.

Si decides vacunar a tus hijos, espera hasta que tengan al menos dos años. Asegúrate de que la vacuna no contiene timerosal ni virus vivos (excepto en el caso de la viruela si alguna vez se produce una epidemia). Adminístrales solo una vacuna cada vez, no una combinación (como MMR, MMRV o DTaP) y deja un espacio de seis meses para permitir que el sistema inmunitario tenga el tiempo suficiente para recuperarse. Los virus vivos suelen estar en las siguientes vacunas:

- Gripe.
- Polio.
- Viruela.
- MMR.
- Antineumocócica polisacárida (PPSV).
- Varicela.
- BCG (tuberculosis).

Normalmente, para los quince años la mayoría de los niños sin vacunar ha tenido sarampión, paperas y rubeola, por lo que han adquirido una inmunidad natural a estas enfermedades. Así es como ha sido durante generaciones. Cuando uno queda infectado siendo niño, estas enfermedades son relativamente ligeras y con frecuencia sin síntomas y pueden pasar totalmente inadvertidas. Cuando nos hacemos mayores, pueden causar más problemas. Si te preocupa que tus hijos sin vacunar contraigan una de estas enfermedades más tarde en su vida, podrías plantearte esperar hasta que tengan quince o dieciséis años y someterlos a un examen. Si las pruebas sanguíneas muestran que no han estado expuestos a estas enfermedades, podrías vacunarlos en ese momento. Si es posible, adminístrales cada vacuna por separado, con seis meses de intervalo.

CÓMO EVITAR VACUNAS NO DESEADAS

Una vez que hayas tomado la decisión de renunciar a una vacunación, tendrás que enfrentarte a los que se oponen, ya que intentarán convencerte de que no lo hagas. Te atacarán con todas las medias verdades y falacias que el sector farmacéutico lleva años propagando. Puede que incluso te ridiculicen tratando de hacerte sentir culpable o estúpido.

Algunos te aconsejarán diciéndote cosas como: «Habla con tu médico de familia y sigue sus recomendaciones. Él tiene la formación y la experiencia necesarias para saber lo que te conviene». Aunque esto puede sonar lógico, no es verdad. A los médicos se los instruye para seguir la programación recomendada de vacunaciones. A menos que se hayan tomado el tiempo de investigar el asunto por sí mismos, cosa que la mayoría no hace, su único acervo de conocimiento sobre las vacunas viene directamente de los fabricantes de vacunas, que escriben las publicaciones que ellos leen y que patrocinan los seminarios educacionales a los que asisten. Repitiendo como loros las recomendaciones de las empresas farmacéuticas, los médicos te dirán que las vacunas son completamente sanas y que estás exponiendo a tus hijos a un riesgo mayor al no hacer que se vacunen. Bueno, tú sabes lo que es mejor.

Si estás embarazada, hazte una prueba de la hepatitis B. Si estás infectada, tu bebé debería recibir la vacuna. Si no, no hay absolutamente ninguna razón para vacunarlo. Si no quieres que a tu hijo recién nacido le administren esta vacuna, puedes modificar los formularios de «consentimiento para el tratamiento médico» que firmas al entrar en el hospital antes de dar a luz. Indica en el formulario que no das el consentimiento para que tu bebé reciba la vacunación de la hepatitis B. Luego asegúrate de que los médicos y las enfermeras sean conscientes de esto cuando haya nacido para que no lo olviden.

Tras el parto, se supone que debes llevar periódicamente a tu bebé al médico para que lo examine. Es entonces cuando los niños suelen recibir las dosis de refuerzo contra la hepatitis B, además de otras vacunas. Si el médico insiste en que tu hijo reciba una vacuna determinada, solo tienes que negarte. Mantente firme. Pese a sus posibles objeciones, tienes el derecho de decidir lo que inyectan en el cuerpo de tus hijos. Nadie puede obligar a tus hijos a ser vacunados.

El próximo obstáculo lo encontrarás cuando tus hijos alcancen la edad para entrar en la escuela. En la totalidad de los cincuenta estados de Estados Unidos para que los niños entren en preescolar o en la escuela pública se requiere que estén inmunizados contra el sarampión, la difteria, la *Haemophilus influenzae* tipo b (Hib), la polio y la rubeola. En cuarenta y nueve estados se exige además la vacuna contra el tétanos; en cuarenta y siete, contra la hepatitis B y la parotiditis, y en cuarenta y tres, contra la varicela. Si tus hijos están escolarizados en casa, no hay problema. Si no, tendrás que conseguir una dispensa para poder asistir al colegio.

Hay tres tipos de dispensas: médica, religiosa y filosófica. Los cincuenta estados permiten la dispensa médica. Por ejemplo, si tu hijo es alérgico a un ingrediente de las vacunas, se te garantizará una dispensa médica. Necesitarás una carta firmada por su pediatra.

Todos los estados, con la excepción de Mississippi y Virginia Occidental, permiten una dispensa religiosa, aunque solo para las religiones cuya doctrina se opone por escrito a las vacunaciones. Hace falta una carta del dirigente de tu iglesia. California no permite específicamente una dispensa religiosa; sin embargo, la filosófica puede comprender creencias religiosas personales, que esencialmente confieren una dispensa religiosa.

Dieciocho estados permiten una dispensa por creencias filosóficas, personales o de conciencia: Arizona, Arkansas, California, Colorado, Idaho, Louisiana, Maine, Michigan, Minnesota, Nuevo México, Dakota del Norte, Ohio, Oklahoma, Texas, Utah, Vermont, Washington y Wisconsin.

Los requerimientos y las dispensas son diferentes en cada estado y las leyes cambian periódicamente. Debes familiarizarte con los requerimientos específicos para las vacunas de tu estado. Puedes encontrar información sobre cada estado en http://www.nvic.org/Vaccine-Laws/state-vaccine-requirements.aspx.

Para obtener información sobre Canadá, ve a http://vran.org/exemptions. Puedes disponer de datos adicionales en www.vaclib.org. Para Australia, consulta http://www.vaclib.org/exempt/australia.htm. En el Reino Unido y Nueva Zelanda la vacunación no es obligatoria. Para el resto de los países, encontrarás lo que buscas en internet.

No hay garantía de que las vacunas te protejan contra ninguna enfermedad infecciosa ni de que la inyección no te cause complicaciones, lesiones o muerte. Si tu hijo resulta perjudicado por una vacuna, tú eres el responsable. Contarás con pocos recursos y tendrás que lidiar tú solo con las consecuencias. Tienes derecho a tomar una decisión con conocimiento de causa sobre la salud de tus hijos. Los padres deberían ser los únicos que puedan tomar esa decisión, no los dirigentes del gobierno ni las empresas farmacéuticas, los directores de los centros escolares o los médicos, siguiendo algún programa predeterminado de vacunas. Es responsabilidad de los padres investigar los pros y los contras de la vacunación antes de decantarse por una u otra opción. De hecho, es irresponsable no investigar las consecuencias de exponer a tus hijos a fármacos potencialmente letales. No puedes basarte en las opiniones de otros, especialmente cuando son quienes se benefician de la vacunación de tu hijo. Si sigues teniendo preguntas o preocupaciones sobre este tema, quizá antes de tomar una decisión deberías consultar alguna de las siguientes páginas web:

- Centro Nacional de Información sobre las Vacunas, www.nvic.org.
- La era del autismo, www.ageofautism.com.
- La coalición para las mentes seguras, www.safeminds.org.
- Dodctor Mercola, http://vaccines.mercola.com.
- Piénsatelo dos veces, http://www.thinktwice.com.
- Información sobre los daños causados por las vacunas, www.vaccineinjury.info.

Capítulo 5

LA CAUSA SUBYACENTE DEL AUTISMO

ESTRUCTURA BÁSICA DEL ENCÉFALO

El sistema nervioso consiste en el encéfalo, la médula espinal y los nervios periféricos. En el centro de esta red están el encéfalo y la médula espinal, que funcionan como el centro de control del cuerpo y que en conjunto se conocen como sistema nervioso central.

Las tres estructuras principales del encéfalo son el tronco cerebral, el cerebelo y el cerebro. Todas las áreas del encéfalo tienen una función asociada, aunque muchas funciones pueden involucrar a distintas áreas. El tronco cerebral es una extensión de la médula espinal y controla las actividades involuntarias, como la respiración y la digestión. El cerebelo coordina movimientos musculares y controla la postura y el equilibrio. El cerebro, que ocupa la parte superior del encéfalo, es con diferencia el órgano más grande de los tres y comprende el 70% del peso total del sistema nervioso. Tiene una apariencia intrincada y plegada sobre sí misma. Su superficie externa se denomina córtex cerebral y contiene casi todos los controles maestros del cuerpo. En el córtex se analizan los datos sensoriales –pensamos, recordamos y razonamos– y se originan los impulsos que controlan todo el espectro de la actividad muscular y glandular. Bajo el córtex cerebral, en lo más profundo del cerebro, se encuentra el asiento de las emociones y el aprendizaje.

Comparados con otras células del cuerpo, los nervios contienen una cantidad desproporcionadamente alta de lípidos (grasa y colesterol). Dejando a un lado el contenido en agua, el encéfalo consiste en alrededor de un 60% de grasa. Esto le da una consistencia blanda parecida a la de la gelatina. Al ser un órgano delicado y vital, está encapsulado dentro del duro caparazón protector del cráneo, envuelto en una membrana de fibra resistente llamada duramadre y rodeado de un líquido denominado líquido cerebroespinal, que actúa como un amortiguador que absorbe el impacto de caídas y golpes.

Los vasos sanguíneos del encéfalo proporcionan otra forma de protección. El encéfalo es muy sensible a los ataques químicos y microbianos. Las toxinas y los microorganismos que suele transportar la sangre podrían causar un enorme daño a los tejidos sensibles cerebrales si no existieran defensas. Para eliminar las sustancias nocivas, las células de las paredes de los vasos sanguíneos del encéfalo están unidas estrechamente formando lo que se llama la barrera hematoencefálica. Esta barrera impide la entrada a la mayoría de las sustancias indeseadas.

El encéfalo consiste en miles de kilómetros de células nerviosas conectadas entre sí (alrededor de cien millones en total) con innumerables extensiones que controlan cada movimiento, cada sensación, cada pensamiento y emoción que forma parte de nuestra vida. Existen diversas variedades de células nerviosas con distintas funciones. Algunas transmiten información sensorial de los nervios periféricos a través del cuerpo, hasta el encéfalo; otras envían órdenes del encéfalo al resto del organismo, y por último otras funcionan como una plataforma de apoyo a otros nervios. Pese a estar compuesto enteramente por células nerviosas, el encéfalo por sí mismo no siente el dolor. Sus nervios carecen de receptores del dolor. El dolor de cabeza se siente por los impulsos sensoriales que surgen principalmente de los tejidos que rodean al cráneo.

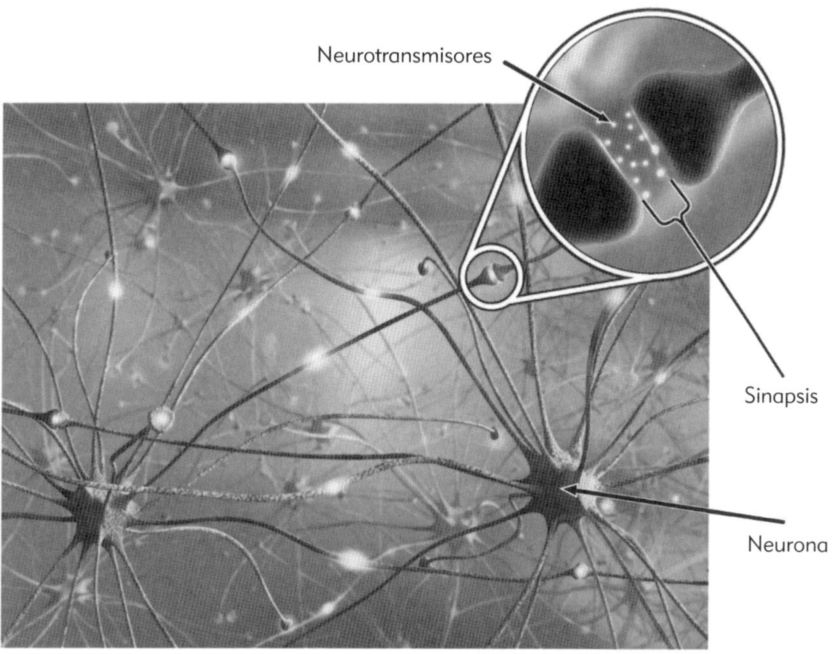

El encéfalo contiene dos tipos de células nerviosas: glías y neuronas. Las glías (que en latín significa «pegamento») son las más numerosas y proporcionan el apoyo estructural, el adhesivo, por así decirlo, que mantiene juntas las células cerebrales. Hay varios tipos de células gliales; cada uno realiza distintas funciones de una gran importancia, entre ellas el apoyo nutricional, aislar a unas neuronas de otras, combatir los agentes patógenos, eliminar las neuronas muertas y regular las condiciones del líquido cerebroespinal que rodea al cerebro. Sin embargo, las glías no transmiten señales: esta es la función de las neuronas. Las neuronas transmiten señales por medio de impulsos electroquímicos que nos permiten pensar, actuar y percibir nuestro entorno. Una sola neurona puede estar directamente ligada a decenas de miles de otras neuronas, creando una totalidad de más de cien billones de conexiones, cada una capaz de realizar cientos de cálculos por segundo. Esto forma la base de la capacidad del cerebro para la memoria y el pensamiento.

Las neuronas consisten en tres partes básicas: el cuerpo celular, que contiene la mayoría de los orgánulos de la célula (órganos celulares); el axón, una larga proyección de la célula en forma de cable, y las dendritas o terminaciones nerviosas, que se ramifican como los árboles para establecer conexiones con otras células y permitir que las neuronas «hablen» entre sí o perciban el entorno.

Las neuronas mandan mensajes a la velocidad del rayo en la forma de pulsos electroquímicos. No existe un pulso parcial, es decir, o activan una transmisión o permanecen en silencio. El número de neuronas que se activan y la rapidez con que lo hacen determina la intensidad. Una reacción fuerte hace que muchas de ellas se activen en una rápida sucesión. Las neuronas activan una pulsación cada vez que se les indica que lo hagan. Una pulsación puede activarse por las sensaciones de los nervios periféricos o por órdenes o pensamientos del cerebro. Las neuronas transmiten señales electroquímicas de una célula nerviosa a otra, solo en una dirección. Las señales son recibidas por las dendritas y transportadas a través de la célula por el axón; a continuación, se expanden a las diversas terminales del axón y se pasan a las dendritas de las neuronas conectadas.

En realidad, las terminales de axón no tocan las dendritas de las neuronas vecinas. La señal electroquímica debe «saltar» de una célula a la siguiente. Al hueco entre la terminal de un axón y una dendrita se le llama sinapsis, un espacio increíblemente estrecho, de solo dos millonésimas de centímetro. Cada neurona tiene normalmente entre mil y diez mil sinapsis. Cuando un impulso nervioso llega al final de un axón, transfiere la señal a la siguiente neurona segregando unas sustancias químicas llamadas neurotransmisores en este espacio lleno de líquido. Estos neurotransmisores cruzan la sinapsis hasta la siguiente neurona, activando un impulso electroquímico que se transmite a la próxima neurona de una manera parecida.

Los neurotransmisores son los medios por los que las neuronas se comunican entre sí. Hay diferentes tipos. Algunos de los más conocidos son las endorfinas, la epinefrina, la melatonina, la glutamina y la dopamina. En diferentes partes del cerebro determinadas neuronas emplean determinados neurotransmisores. Las drogas psicoactivas ejercen sus efectos activando los receptores de los neurotransmisores de las neuronas. Por ejemplo, la cocaína, la anfetamina y la heroína activan las neuronas sensibles a la dopamina.

EL DESARROLLO DEL ENCÉFALO HUMANO

El encéfalo, igual que los ordenadores, cuenta con un intrincado sistema de circuitos que almacenan, procesan, recuperan y transmiten la información. Sin embargo, al contrario que los ordenadores, no nacemos con este circuito instalado. Los miles de millones de circuitos y conexiones se forman y ordenan por sí mismos gradualmente como respuesta a las experiencias vitales. Por medio de una actividad neurológica repetida, este circuito se refuerza y se fusiona.

Utilizando pruebas de resonancia magnética y de tomografía de emisión de positrones, los investigadores han podido observar cómo madura y se desarrolla el encéfalo con el tiempo. El periodo más rápido de crecimiento y desarrollo cerebral ocurre durante el último trimestre de embarazo y los dos primeros años después del nacimiento. Durante este tiempo el tamaño del cerebro aumenta más del cuádruple. A esto se lo conoce como crecimiento acelerado del cerebro y es la fase más crítica del desarrollo cerebral. Durante este tiempo se produce un superdesarrollo de las conexiones sinápticas.

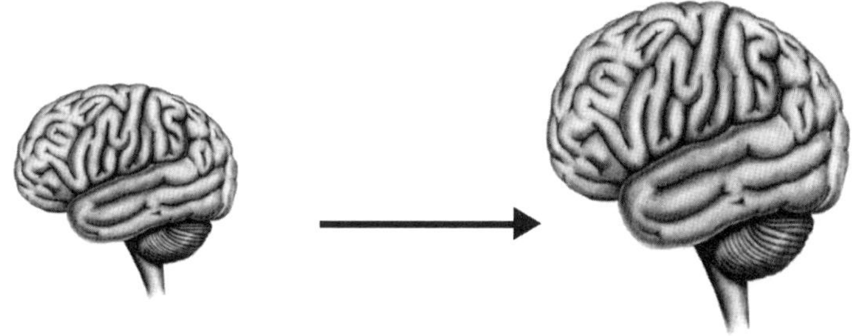

A los dos años, el cerebro de un niño normal ha aumentado de 350 a 1.200 gramos de peso.

En el cerebro se forman cada día aproximadamente un millón de estas conexiones. Durante los primeros años de la infancia, y hasta la adolescencia, el exceso de conexiones, que puede interferir en la adecuada función cerebral, se elimina o «poda» gradualmente. El córtex cerebral, que regula las funciones cerebrales superiores como las emociones, el control emocional, la resolución de problemas y el lenguaje, es la parte del cerebro que tarda más en madurar.

El proceso de poda es esencial para agilizar y organizar el circuito cerebral. En los autistas este proceso se ha interrumpido. Las conexiones son deficientes, y esto provoca errores en la comunicación entre las células del cerebro.

Los estudios de imágenes cerebrales han revelado que las fibras nerviosas de los niños autistas están desorganizadas, lo que causa una maraña de señales contradictorias y conflictivas, que aturden a la mente. Este desbarajuste de señales eléctricas básicamente crea una «estática» que interfiere en la función adecuada del cerebro y afecta a la comprensión, la atención, el razonamiento y el lenguaje.

Es como sintonizar una emisora de radio. Si no sintonizas bien la frecuencia, la señal queda ahogada por la estática. Dependiendo de la cantidad de estática, podría ser muy difícil que se entienda lo que se está emitiendo y tenga algún sentido. Lo mismo puede decirse de un niño autista. Las señales que recibe están mezcladas y son incoherentes, lo que hace que le resulte imposible entender lo que está sucediendo a su alrededor y saber cómo responder apropiadamente. Algunos sonidos puede que sean incluso dolorosos o molestos. Esto puede frustrar sobremanera al niño y dar lugar a arrebatos y a comportamientos inapropiados.

Cualquier cosa que interfiera en la diferenciación y desarrollo normal del cerebro puede provocar defectos en el circuito. El momento más crítico para el desarrollo cerebral del niño es durante los primeros veintiséis meses. Sin embargo, como el cerebro continúa madurando durante muchos años, los trastornos de desarrollo pueden producirse durante toda la infancia.

LA FUNCIÓN INMUNITARIA

El sistema inmunitario protege contra los organismos infecciosos y las toxinas; recicla las células viejas, enfermas o renegadas (cáncer), y promueve la reparación y curación de los tejidos. Su columna vertebral es el ejército de células sanguíneas blancas, que constantemente vigilan el cuerpo. Hay muchas variedades de células sanguíneas blancas, todas con distintas funciones. Algunas actúan como fagocitos y devoran a los invasores extraños; otras segregan sustancias letales sobre ellos, y hay otras que producen anticuerpos, proteínas creadas para neutralizar microorganismos específicos.

Normalmente el sistema inmunitario es capaz de proporcionar una protección adecuada contra la infección. Sin embargo, debido a la barrera hematoencefálica, el sistema nervioso suele ser inaccesible a las células sanguíneas blancas y a los anticuerpos. Por tanto, el cerebro tiene su propio sistema inmunitario, separado del resto del cuerpo. Unas células glías especializadas, llamadas microglías, actúan como sistema de defensa primario del cerebro.

Normalmente las microglías permanecen en un estado de reposo y pasan bastante inadvertidas. Cuando son activadas por un intruso o una lesión, pasan a la acción, con gran rapidez proliferan, se agrandan, se movilizan y atacan, engullendo las sustancias extrañas y eliminando las células dañadas. Básicamente adquieren las funciones y la naturaleza de las células sanguíneas blancas. En el proceso mandan señales que incrementan el flujo sanguíneo, estimulan la inflamación y reúnen varias sustancias que les sirven de ayuda. Una vez que se pasa la crisis, las microglías vuelven gradualmente a la dócil existencia que llevaban antes del ataque.

Normalmente este proceso protege al cerebro de ataques debidos a infecciones, lesiones y toxinas, al tiempo que estimula la limpieza y la reparación. Sin embargo, se producen algunos daños colaterales. Es, de alguna manera, como cuando los bomberos apagan un fuego. Al inundar de agua el edificio ardiendo y romper las ventanas para que circule el aire, no pueden evitar causar daños. Pero estos daños son necesarios para salvar al edificio de la destrucción total e impedir que el fuego se propague. Una vez que el fuego está apagado, la limpieza y la restauración devuelven al edificio a su antiguo estado.

Cuando las microglías están activadas, inician la liberación de varias sustancias para ayudar a la defensa del cerebro. Aunque a corto plazo son beneficiosas, algunas de estas sustancias, como las citoquinas y las quimoquinas proinflamatorias, el óxido nítrico, las excitotoxinas, las protasas y los radicales libres, pueden ser perjudiciales para los tejidos cerebrales.

La exposición frecuente a factores de estrés como metales pesados, fármacos, toxinas o infecciones puede mantener continuamente activadas a las microglías; esto aviva las llamas de la inflamación y promueve el daño de los tejidos. La inflamación también interrumpe la barrera hematoencefálica, haciendo que se vuelva franqueable. Las células sanguíneas blancas, las proteínas sanguíneas, las bacterias y otras sustancias que se habían mantenido alejadas del sistema nervioso central pueden ahora entrar, fomentar más problemas, activar más microglías y producir más información, creando un círculo vicioso. Siempre que la inflamación esté presente, el daño colateral en el tejido cerebral continúa y las células encargadas de la limpieza son incapaces de terminar el trabajo de reparación y reconstrucción. En los adultos se pierde la función cerebral, y esto provoca párkinson, alzheimer y varias formas de demencia.[1-3] En un niño pequeño, la función cerebral no solo se pierde sino que también se interrumpe el desarrollo normal, dando lugar a epilepsia, autismo y otras enfermedades de aprendizaje y desarrollo.[4-6]

ACTIVACIÓN INMUNITARIA CRÓNICA: LA CAUSA RAÍZ DEL AUTISMO

El sistema inmunitario de un recién nacido es incapaz de combatir una infección grave. Los bebés dependen de los anticuerpos maternos para protegerse durante los primeros meses de vida. Al nacer tienen un alto nivel de estos anticuerpos que circulan en su corriente sanguínea. La leche materna proporciona otros adicionales, además de otras sustancias que combaten los microbios.

Durante los primeros meses de vida, los anticuerpos pasados de la madre al bebé disminuyen constantemente. Cuando un bebé sano tiene entre dos y tres meses, empieza a producir sus propios anticuerpos. En este momento, los niveles están al mínimo porque los anticuerpos iniciales transmitidos por la madre están casi agotados y su propio sistema inmunitario produce anticuerpos a un ritmo mucho más lento que en los adultos. Hacen falta seis meses para que el sistema inmunitario del niño alcance un punto en el que sea capaz de defenderse por sí mismo. Y aún continuará madurando durante varios años. Por consiguiente, la reacción inmunitaria es radicalmente diferente entre los recién nacidos, los niños que empiezan a caminar, los adolescentes y los adultos. El feto es el más vulnerable. La razón es que incluso infecciones relativamente leves como la rubeola pueden ser devastadoras para un niño que está por nacer. La rubeola de la madre puede provocar varios defectos de nacimiento y se sabe que es una causa de autismo, aunque cualquier infección puede ser peligrosa para un feto.

En 2003, el neurocirujano Russell Blaylock propuso la hipótesis de que el autismo estaba provocado por una activación excesiva del sistema inmunitario del cerebro. La estimulación inmunitaria repetida causada por vacunas, infecciones y toxinas (entre ellas el mercurio y el aluminio) podía dar lugar a una interrupción grave del desarrollo cerebral apropiado. Asimismo señaló que eliminar el mercurio de las vacunas ayudaría a reducir el problema, pero no lo eliminaría.[7] Todo lo que dijo ha demostrado ser cierto.

A los dos años de la publicación del estudio de Blaylock, investigadores de la Universidad Johns Hopkins sacaron a la luz un estudio que apoyaba esta hipótesis. Examinaron tejidos cerebrales de 18 enfermos de autismo, de entre cinco y cuarenta y cuatro años de edad, que habían muerto por accidentes o heridas. Además midieron los niveles de proteínas inflamatorias en el líquido cerebroespinal (el líquido que rodea al cerebro y la médula espinal) en 6 pacientes autistas vivos, de entre cinco y doce años. En cada caso descubrieron una activación extensiva de las microglías y una elevada inflamación generalizada. Las pruebas indicaban que la activación inmunitaria del cerebro había persistido durante años.[8] Su conclusión fue que la estimulación del sistema inmunitario del cerebro juega un papel principal en la patogénesis del autismo. Sugirieron el uso de terapias que modificaran las respuestas inmunológicas del cerebro como forma de tratar a los pacientes autistas. Estos descubrimientos han sido confirmados por varios investigadores más.[9-13]

Es evidente que el cerebro de los autistas sufre un estado inflamatorio crónico. Los elevados niveles de componentes neurotóxicos generados en este proceso interfieren en el desarrollo apropiado del cerebro, y esto es lo que causa el autismo.[14]

¿Qué origina la activación de las microglías y la inflamación crónica? Las vacunas, los microorganismos patógenos, los metales tóxicos, la polución ambiental, las neurotoxinas de los alimentos, los traumatismos encefálicos, los medicamentos que alteran la mente y las reacciones alérgicas pueden contribuir a la neuroinflamación. El autismo puede presentarse cuando un niño o un feto son expuestos a una combinación de estos factores en un periodo extenso de tiempo. El próximo capítulo explora las diversas circunstancias que pueden provocar la neuroinflamación.

Capítulo 6

CAUSAS DE LA NEUROINFLAMACIÓN

LAS VACUNAS

Las vacunas inyectan una mezcla de microbios y toxinas directamente en la corriente sanguínea con el propósito de provocar una reacción inmunitaria. Cuanto menor es el niño al recibir la inyección, mayor perturbación le provoca. El sistema inmunitario inmaduro de un bebé será incapaz de oponer una defensa controlada normal. La reacción será lenta e ineficaz para expulsar del cuerpo estos venenos. Con frecuencia se necesitan dosis de refuerzo para inducir una respuesta lo suficientemente fuerte como para que sea eficaz. Cada dosis causa un periodo prolongado de inflamación, que podría durar de uno a seis meses, en el cerebro inmaduro.

Administrar vacunas a niños de muy corta edad ya es de por sí perjudicial, pero la administración repetida de vacunas crea un peligro incluso mayor. Los niños nunca han recibido tantas vacunas como ahora en ningún momento de la historia. Durante este mismo periodo de tiempo los trastornos del desarrollo han aumentado hasta alcanzar proporciones casi epidémicas. No es una coincidencia.

Siguiendo la programación recomendada de vacunas, los niños reciben su primera dosis el mismo día de su nacimiento. Cuando tienen entre uno y dos meses de edad, reciben seis dosis más. Dos meses después, otras seis dosis. A todo esto se le suman, al cabo de otros dos meses, cuatro dosis más. Durante los cuatro años siguientes, se les administran otras dieciocho dosis. Como la activación de las microglías puede persistir hasta seis meses con cada inyección, el cerebro podría permanecer en un estado continuo de intensa hiperactividad inmunitaria durante los primeros años de vida del niño. Durante este tiempo, este órgano estará sometido a una agresión continua por la inflamación descontrolada, los radicales libres y las nocivas excitotoxinas creadas por la respuesta inmunitaria. Las microglías se vuelven más sensibles a medida que se van añadiendo vacunas. Cada vacuna intensifica la respuesta inmunitaria del cerebro, incrementando la probabilidad de un daño cerebral grave.

Otro problema de las vacunas es que pueden sobrecargar el sistema inmunitario, debilitando su capacidad para combatir las infecciones naturales.[1-5] Aunque nos pueden ayudar a defendernos de algunas infecciones, podrían debilitar la capacidad de nuestro cuerpo de combatir otras. Las infecciones naturales como la gripe, los resfriados, las otitis o el crecimiento excesivo de cándida (por ejemplo, erupciones cutáneas causadas por los pañales, sarpullidos) hacen que aumente la inflamación, con lo que la situación empeora aún más.

En algún momento la intensa actividad inmunitaria puede llegar a perpetuarse de forma automática, provocando el autismo. En algunos casos esto puede producirse al inicio de la vida del niño, antes de que pueda comunicarse de forma significativa. En otros casos el niño se desarrollará con normalidad durante, aproximadamente, el primer año y luego retrocederá a un estupor autista.

INFECCIONES

Infecciones cerebrales

Las infecciones son una causa frecuente de trastornos neurodegenerativos y del neurodesarrollo. Si las bacterias, los virus o los hongos penetran la barrera hematoencefálica, pueden causar una infección local en el encéfalo. En algunos casos esto provoca una infección aguda: encefalitis. En otros, el sistema inmunitario puede ser capaz de impedir que la infección progrese hasta convertirse en encefalitis; sin embargo, no la erradica por completo. En esta situación, puede producirse una infección crónica menor que podría persistir durante años. A lo largo del tiempo en que está activado el sistema inmunitario del encéfalo, los subproductos nocivos van corroyendo a este. En realidad, la actividad excesiva del sistema inmunitario causa más daño que la infección en sí.

Muchos casos de demencia, párkinson y otros trastornos neurodegenerativos están ocasionados por infecciones cerebrales crónicas.[6-11] En la inmensa mayoría de estos casos la infección no se descubre hasta que se realiza una autopsia.

En un niño o en un feto la infección puede destruir el tejido cerebral e interferir en el desarrollo normal del cerebro, ocasionando el autismo. Ya en los años setenta, se reconoció como causa del autismo la infección de la madre con el virus de la rubeola durante el embarazo.[12-13] El virus puede propagarse al feto y causarle una serie de defectos de nacimiento, entre ellos ceguera, sordera, defectos cardiacos y musculares y autismo.[14] El virus de la rubeola no es la única causa conocida de autismo. La infección por *Borrelia burgdorferi* y citomegalovirus (CMV) durante el embarazo también se ha vinculado con él.[15-16]

La *Borrelia burgdorferi* es la bacteria que causa la enfermedad de Lyme. La enfermedad de Lyme se transmite por la picadura de las garrapatas de ciervo infectadas. Como estos insectos son muy pequeños, las picaduras suelen pasar inadvertidas. Pueden aparecer síntomas parecidos a los de la gripe, que podrían confundirse con una infección de gripe corriente. Si no se trata, la enfermedad puede afectar a las articulaciones, el corazón y el sistema nervioso central.

El citomegalovirus es un virus del herpes. Como todos los virus del herpes, tras la infección inicial el CMV suele permanecer en estado latente en el cuerpo, y reactivarse cuando surge un desafío para el sistema inmunitario, por ejemplo durante una enfermedad o cuando se está sometido a un intenso estrés. El virus es muy común: infecta al menos al 50% de la población. En los adultos, una infección aguda causa únicamente síntomas leves y dura solo unas pocas semanas. Los fetos pueden infectarse si las madres se infectan con el virus o si se reactiva un virus latente. Normalmente los niños infectados durante el periodo de gestación no muestran síntomas al nacer; sin embargo, con el tiempo desarrollan problemas de audición, de visión, neurológicos y de desarrollo. Algunos se vuelven autistas. En Estados Unidos se estima que alrededor del 1% de todos los recién nacidos está infectado de CMV.

Aunque los niños que aún se encuentran en el vientre de la madre corren el riesgo más elevado, cualquier microorganismo que infecte el cerebro tiene el potencial de causar autismo, independientemente de la edad de la persona. Existen evidencias de que la encefalitis causada por el virus herpes oral común (herpes simple) provoca autismo en individuos de mayor edad. En un caso, una niña de catorce años que se desarrollaba normalmente contrajo este trastorno por una infección de herpes en el encéfalo.[17] En otro caso, un hombre sano de treinta y un años sufrió encefalitis por herpes y durante los meses posteriores desarrolló todos los síntomas que se consideran parte del diagnóstico del autismo.[18] Cualquier microorganismo infeccioso que entre en el encéfalo puede causar daños cerebrales o autismo independientemente de la edad de la persona. En individuos de mayor edad, la encefalitis suele causar demencia u otras enfermedades neurodegenerativas relacionadas; en los niños pequeños cuyos cerebros están aún desarrollándose y madurando, el resultado suele ser el autismo u otros defectos del desarrollo.

Entre los microorganismos infecciosos que se asocian al desarrollo del autismo figuran el sarampión, la rubeola, el virus del herpes simple, el virus-6 del herpes humano, la parotiditis, la varicela, el citomegalovirus, el micoplasma y la *Chlamydia pneumoniae*.[19-21]

Infecciones sistémicas

Una infección activa puede causar autismo sin ni siquiera estar presente en el encéfalo. Es cierto. ¡Un microorganismo infeccioso no tiene que hallarse en el encéfalo para causar un daño neurológico! Es muy importante comprender esta idea. Las infecciones de cualquier tipo, ya sean de gripe, intoxicación alimentaria, infección de la vejiga, colitis, infección de levaduras, neumonía o incluso periodontitis (infección de encías), liberan citoquinas proinflamatorias, proteínas especiales manufacturadas por el sistema inmunitario para activar la inflamación. Cualquier herida o infección causan la liberación de citoquinas en la corriente sanguínea para estimular la inflamación. Cuando estas proteínas atraviesan la barrera hematoencefálica, activan las microglías, provocando una reacción inflamatoria en el cerebro. Incluso aunque realmente ningún organismo infeccioso haya entrado en el encéfalo, las microglías aumentan su actividad como si lo hubiera hecho.[22-25]

La neuroinflamación activada por la infección sistémica puede afectar al comportamiento y a la función mental. Los médicos están muy familiarizados con el delirio, un estado temporal de confusión mental acompañado de ansiedad, alucinaciones, dificultades en el habla y deficiencias de cognición asociadas con alguien que está luchando contra una infección. Si una persona está ya padeciendo un trastorno neurodegenerativo o de neurodesarrollo, una infección sistémica puede acelerar el deterioro mental.[26]

Este proceso ha sido documentado en varias enfermedades neurodegenerativas como el alzheimer. Un problema importante del alzheimer es, como en el autismo, la activación crónica de las microglías. Por ejemplo, en un estudio se demostró que incluso una infección menor como el resfriado acelera el deterioro mental y duplica el índice de pérdida de memoria. En este estudio participaron 222 pacientes con diferentes grados de alzheimer, de leve a grave. Durante seis meses se tomaron periódicamente muestras de sangre de cada uno de ellos para medir los niveles de citoquinas. Durante el periodo del estudio, cerca de la mitad de los pacientes tuvo uno o más resfriados u otras infecciones respiratorias o gastrointestinales. Quienes experimentaron niveles de citoquinas elevados debido a estas infecciones, sufrieron un índice de deterioro cognitivo que era el *doble* del de quienes presentaban niveles normales.

Es interesante observar que algunos de los pacientes mostraban niveles elevados de citoquinas al principio del estudio debido a enfermedades inflamatorias crónicas como la artritis, el síndrome del colon irritable, hemorroides, etc. Si se infectaron durante el periodo en el que se desarrolló el estudio, sufrieron una pérdida de memoria *diez veces* superior.[27] Comenzaron con niveles elevados de citoquinas, y la inyección tan solo incrementó estos niveles, acelerando aún más su deterioro mental. Cuanto más altos son los niveles de citoquinas, mayor es el efecto que tienen sobre la activación de las microglías, y por consiguiente sobre la salud cerebral.

Las enfermedades agudas y crónicas que aumentan la inflamación, aunque sea fuera del sistema nervioso central, pueden tener graves consecuencias sobre la función cognitiva y el desarrollo mental. Los autores del estudio resaltaron que el deterioro de la función mental no era un efecto temporal sino que permanecía después de que la enfermedad y la inflamación hubieran pasado.

Muchos niños con autismo tienen un largo historial de infecciones crónicas y enfermedades, lo que indica una función inmunitaria menos desarrollada de lo normal. Esto los hace altamente vulnerables a los virus vivos que contienen las vacunas de MMR, varicela, polio, gripe, neumococo de la neumonía (PPSV) y tuberculosis, así como a las infecciones de fuentes naturales. Estas vacunas comportan un peligro especial debido a que los virus pueden establecerse permanentemente en el cuerpo, escondidos en los riñones, el bazo, el hígado, los pulmones, los intestinos, los nervios o el cerebro. Estas infecciones leves o subclínicas estimulan continuamente la liberación de citoquinas proinflamatorias en la corriente sanguínea.

La presencia de anticuerpos a la vacuna MMR (especialmente al virus del sarampión) ha resultado ser significativamente superior en los niños autistas que en los que no lo son. Esto apunta a la implicación de la vacuna MMR en el desarrollo del autismo en estos niños.[28]

También indica que el virus del sarampión se ha establecido permanentemente en algún lugar del cuerpo, causando una infección leve, o quizá una autoinmunidad inducida por un virus que afecta al sistema nervioso central. Por ejemplo, en un estudio, de 125 niños autistas, 75 (el 60%) presentaban un elevado número de anticuerpos a la vacuna MMR, pero ni uno solo de los 92 niños sin este trastorno examinados había mostrado niveles elevados.[29] En un estudio parecido realizado con 88 sujetos autistas, se descubrió un nivel elevado de anticuerpos a la vacuna MMR en el 83% de ellos, y en ninguno de los 47 niños no autistas examinados.[30]

Los estudios han demostrado que el virus del sarampión de las vacunas puede entrar en los intestinos y establecerse allí, causando colitis crónica (inflamación del conducto gastrointestinal). Potencialmente, cualquier virus vivo de vacuna puede hacer esto. Los estudios muestran que un gran número de niños autistas tienen problemas gastrointestinales: dolor abdominal, hinchazón, diarrea y estreñimiento.[31-32] Estos problemas suelen ir acompañados por niveles de inflamación de leves a moderados tanto en el intestino grueso como en el delgado.[33] Existe una fuerte correlación entre los síntomas gastrointestinales y el autismo, y cuanto más grave es la inflamación, mayor la gravedad del autismo.[34]

Es importante comprender que una infección que se produzca en cualquier parte del cuerpo pone en marcha la activación de las microglías del cerebro. Las infecciones crónicas, como la colitis, pueden mantenerlas constantemente activadas. Las infecciones agudas frecuentes, especialmente al combinarlas con vacunaciones periódicas, pueden hacer lo mismo. Muchas infecciones leves a las que normalmente no se les concede mucha importancia, como las de los senos nasales, los oídos, la garganta y las periodontales, pueden también contribuir al problema.

Infecciones maternales

Las infecciones durante el embarazo pueden incrementar el riesgo de trastornos neurológicos en la descendencia. En una serie de estudios realizados en el Centro Médico de la Universidad Rush, en Chicago, los investigadores inyectaron a las ratas preñadas lipopolisacáridos (LPS), uno de los principales componentes de la pared celular de ciertas bacterias. Los LPS activan una reacción de inmunidad en el anfitrión sin provocar una verdadera infección de bacterias vivas. Eligieron este método porque la vaginosis bacteriana se produce en hasta el 20% de las mujeres embarazadas y puede también afectar al útero.

Las crías de ratas que fueron expuestas a LPS cuando estaban en el útero de la madre nacieron con aproximadamente entre un 25 y un 30% menos de neuronas de dopamina que las crías normales. Esta pérdida de neuronas no resultaba apreciable en el comportamiento de las ratas porque para que los síntomas se vuelvan evidentes debe producirse una pérdida de entre un 70 y un 80%. Sin embargo, con el tiempo gradualmente fueron desapareciendo más neuronas de dopamina, de manera que a los diecisiete meses de edad, estas ratas tenían un 46% menos de neuronas de dopamina en comparación con ratas de la misma edad.

La tasa de pérdida neuronal se aceleró al exponer a las crías a una de estas dos toxinas ambientales: 6-hidroxidopamina y rotetona. Esta última es un pesticida utilizado habitualmente que se sabe que daña a las neuronas de dopamina. Durante el nacimiento, así como a lo largo de toda la vida de los animales, el tejido cerebral de las ratas expuesto a LPS mostró signos de un aumento de inflamación. Los LPS provocaron una inflamación en el útero, y la exposición a toxinas ambientales alimentó el fuego, manteniendo viva la inflamación; esto llevó a una pérdida continua de neuronas de dopamina.[35-37] Esto es un ejemplo de cómo una combinación de ataques al cerebro puede acelerar enormemente el daño cerebral e interferir en el desarrollo normal del cerebro.

Aunque los investigadores observaron la posibilidad de que las bacterias llegaran al útero debido a la vaginosis bacteriana, las bacterias o sus toxinas podrían también proceder de otros tipos de infecciones. Otra fuente común son las infecciones orales de la madre. Los estudios demuestran que las bacterias que normalmente se encuentran en la boca y están asociadas con la enfermedad periodontal pueden abrirse camino hasta el líquido amniótico de las embarazadas.[38] De hecho, la enfermedad de las encías es un factor de riesgo bien documentado para los bebés prematuros y con poco peso.[39] Estos presentan un desarrollo incompleto y problemas potenciales de salud en el futuro, entre ellos un riesgo más elevado de autismo.

Cualquier tipo de infección maternal puede afectar de manera adversa al feto tanto si realmente se contagia como si no. La respuesta de una madre a la infección implica la liberación de citoquinas proinflamatorias que atraviesan la placenta y cruzan la barrera hematoencefálica del feto, activando la neuroinflamación.[40] Se ha registrado que durante el embarazo las madres de niños autistas suelen tener una cantidad más elevada de fiebres e infecciones virales.[41-43] En un estudio, por ejemplo, se declaró que el 43% de las madres con un hijo autista sufrieron durante el embarazo infecciones de las vías respiratorias superiores, parecidas a una gripe, así como infecciones urinarias o vaginales, comparadas con solo el 26% de las madres con niños no autistas.[44] En otro estudio las mujeres presentaban más probabilidades de tener un hijo autista si entraron en el hospital con una infección bacteriana durante el embarazo.[45]

ALERGIAS

Las alergias alimentarias y medioambientales también causan una inflamación sistémica que puede poner en marcha la activación de las microglías. Una alergia es una reacción hipersensitiva inapropiada a una sustancia normalmente inofensiva. Las sustancias que causan reacciones alérgicas se denominan antígenos. Un antígeno activa una respuesta inmunitaria, produciendo anticuerpos y citoquinas proinflamatorias, como cuando se lucha contra un microorganismo infeccioso. Las alergias, aunque habituales, no son una reacción normal. Son el resultado de un funcionamiento imperfecto del sistema inmunitario, algo frecuente en los niños autistas.

Algunas alergias solo causan una respuesta leve y pueden pasar inadvertidas. Otras provocan una respuesta violenta que da lugar a una conmoción anafiláctica, que podría ocasionar la muerte.

Los síntomas alérgicos habituales son dolor abdominal, náuseas, vómitos, diarrea, membranas nasales inflamadas (congestión nasal), dolor de pecho, urticaria, hinchazón, dolor de cabeza y baja presión arterial. Las alergias alimentarias pueden también influenciar el comportamiento, causando irritabilidad, agresividad, hiperactividad y depresión.

Prácticamente cualquier alimento puede provocar una alergia. Sin embargo, algunos tienden a ser más problemáticos que otros. Los que con más frecuencia causan alergias son el trigo, la leche, las nueces, los cacahuetes, la soja, los huevos, el pollo, el pescado y el marisco. Las reacciones alérgicas a un solo alimento, como la leche, son habituales. Se estima que entre el 2 y el 3% de los niños de los países occidentales son alérgicos a la leche de vaca. Las reacciones a dos o más alimentos, como la harina y la leche, son mucho menos comunes.

Las alergias pueden fomentar el autismo en ciertos casos.[46] Por tanto, eliminar los alérgenos de la alimentación del niño posiblemente le proporcionará una notable mejoría. Se ha prestado una gran atención a la leche y al trigo en relación con el autismo. Una serie de estudios han demostrado una mejoría en el comportamiento cuando los niños autistas son sometidos a una dieta sin trigo ni leche.[47]

Normalmente, los antígenos son grandes moléculas proteínicas que forman parte de los alimentos; en el trigo el gluten es el más problemático, y en la leche, la caseína. Una dieta sin gluten y sin caseína es lo que se suele recomendar para ayudar a tratar el autismo. Una encuesta de 2008 realizada por el Instituto de Investigación del Autismo demostró que de los 2.500 casos en los que se siguió una dieta sin gluten ni caseína en el tratamiento de este trastorno, el 66% de los niños experimentaron algún tipo de mejoría. Sin embargo, no todos los niños con autismo experimentan beneficios al eliminar la leche o el trigo.[48] Esto es lógico, ya que no todos tienen alergia a esos alimentos.

Algunos niños tienen una sensibilidad al gluten llamada enfermedad celíaca, o celiaquía, un trastorno autoinmunitario en el que el gluten daña el recubrimiento del intestino delgado. El daño deteriora gravemente la absorción de nutrientes, dando lugar a una pérdida de peso y a deficiencias vitamínicas y minerales. No se conoce exactamente cómo se produce este daño, pero el proceso conlleva una respuesta inmunitaria anormal. El sistema inmunitario se vuelve sensible al gluten y reacciona como lo haría frente a un antígeno. La proporción de individuos afectados por la enfermedad varía ampliamente según los diferentes países y poblaciones. Se estima que en Estados Unidos 1 de cada 133 individuos está afectado.

La gravedad de la celiaquía varía, y mucha gente nunca desarrolla síntomas apreciables. Estas personas pueden vivir sin ser conscientes de que no están absorbiendo los nutrientes adecuadamente y de que padecen niveles subclínicos de desnutrición. Los síntomas varían desde una vaga sensación de cansancio y dificultad para respirar hasta una pérdida de peso, diarrea, gases, vómitos, dolor abdominal e hinchazón en las piernas. En los niños la enfermedad celíaca ha estado también asociada con la epilepsia, trastornos de aprendizaje, el trastorno de déficit de atención e hiperactividad (TDAH) y trastornos de desarrollo.[49] Aunque puede que la conexión entre el cerebro y el intestino no sea obvia, si comprendes que la inflamación de cualquier parte del cuerpo puede activar la inflamación del cerebro, los síntomas neurológicos parecen razonables.

El único tratamiento eficaz para la enfermedad celíaca es una abstinencia de por vida del gluten. Todos los alimentos que contienen gluten, entre ellos el trigo (durum, semolina, kamut y espelta), el centeno y la cebada, deben evitarse. Aunque la avena no contiene gluten suele elaborarse con cereales que se vuelven contaminados con gluten, por eso también hay que evitarlos. Cuando se elimina el gluten de la alimentación, el recubrimiento del intestino tiene una oportunidad para sanar. En unas pocas semanas los síntomas generalmente desaparecen y el paciente empieza a disfrutar de una salud normal. Aunque la salud mejora, nunca puede volver a introducirse el gluten en la alimentación. La sensibilidad al gluten es una enfermedad permanente.

TOXINAS AMBIENTALES E INDUSTRIALES

En la historia reciente, la humanidad ha alterado drásticamente la composición química del entorno en el que vivimos. Desde el fin de la Segunda Guerra Mundial, hemos sido inundados con decenas de miles de sustancias químicas sintéticas. Muchas de ellas son altamente tóxicas. Cada año se esparcen en todo el planeta más de quinientos millones de kilos de sustancias químicas en el medio ambiente. A consecuencia de esto, estamos expuestos a una infinita variedad de toxinas en el aire que respiramos, en los alimentos que comemos y en el agua que bebemos. También estamos expuestos a sustancias químicas en objetos con los que entramos en contacto diariamente, como alfombras sintéticas, pintura, espray para el cabello, cosméticos, barniz para muebles, medicamentos, aditivos alimentarios, pasta de dientes, detergentes, productos de limpieza para la casa, herbicidas, pesticidas, gasolina, etc. Algunos de estos productos químicos son potentes neurotoxinas que pueden dañar al cerebro de un feto en desarrollo o de un niño pequeño.

Estamos en medio de una «pandemia silenciosa», dice el doctor Philippe Grandjean del Departamento de Salud Ambiental de la Facultad de Salud Pública de Harvard. Trastornos del desarrollo neurológico como el autismo, el TDAH y el retraso mental afectan a millones de niños en todo el mundo y, según el doctor Grandjean, la exposición a sustancias químicas industriales durante el periodo fetal y el periodo inicial de la infancia es en gran medida responsable de ello. Grandjean y sus colegas de Harvard examinaron sistemáticamente la información accesible al público sobre la toxicidad química e identificaron más de doscientas sustancias químicas, además de las ya conocidas, que tienen la capacidad de dañar al cerebro humano.[50] Se cree que el número total de neurotoxinas supera el millar, aunque no hay ninguna estimación oficial disponible.[51]

La exposición a estas sustancias químicas durante el inicio del desarrollo fetal puede causar lesiones cerebrales en dosis mucho más bajas de las necesarias para afectar al cerebro adulto.

Muchas de estas sustancias químicas tienen un efecto doblemente adverso porque no solo son neurotóxicas sino que deprimen el sistema inmunitario, incrementando la vulnerabilidad a la infección y a la inflamación subsiguiente. Los insecticidas, herbicidas y fungicidas son de este tipo.

Es obvio que la exposición directa a altas cantidades de pesticidas podría causar serios problemas de salud a los niños y a los adultos. Lo que no es tan obvio es el efecto que puedan tener las pequeñas dosis. En un estudio, los investigadores compararon la exposición de pesticidas provenientes de granjas cercanas con los índices de autismo. La conclusión fue que las embarazadas que vivían a unos quinientos metros de los terrenos que habían sido rociados con pesticidas tenían seis veces más probabilidades de dar a luz a un niño autista. El riesgo se elevaba en la medida en que aumentaba la frecuencia del uso de pesticidas y de lo cerca que la madre vivía del terreno.[52] Los pesticidas agrícolas no son el único problema; los empleados en casa pueden ser igualmente peligrosos.

Al parecer, los ftalatos, las sustancias químicas empleadas en los plásticos (especialmente PVC), son parte del problema. Investigadores que estudiaban una posible conexión entre los recubrimientos plásticos de los suelos y las alergias descubrieron accidentalmente un aumento en la incidencia del autismo. Detectaron que los recién nacidos o los niños pequeños que dormían en dormitorios con suelos de plástico tenían el doble de probabilidades de desarrollar este trastorno. Los suelos de plástico suelen emitir ftalatos que contaminan el aire de la casa. La escasa ventilación de los dormitorios contribuye a agravar el problema.[53]

Los suelos de madera y de linóleo no tenían relación con el autismo. El estudio se realizó en Suecia, donde solo alrededor del 1% de las casas tiene suelos enmoquetados. Las moquetas contienen otros productos contaminantes, entre ellos pesticidas y materiales ignífugos bromados que, en los estudios realizados con animales, se ha demostrado que dañan el desarrollo del cerebro. Las moquetas viejas que han pasado por un largo periodo de eliminación de gases y por múltiples limpiezas tienen menos probabilidades de causar problemas.

Los ftalatos aparecen en una gran variedad de productos industriales, domésticos y de consumo, entre ellos revestimientos de plástico para paredes y suelos, materiales para techar, vidrios de seguridad, piezas de automóviles, aceites lubricantes, detergentes, empaquetado de alimentos, adhesivos, pintura, tinta, entubados médicos, productos farmacéuticos, calzado, cableado eléctrico, papelería, esmalte de uñas, espray para el cabello, jabones líquidos, champú, perfumes e hidratantes. Estas sustancias químicas se filtran en el medio ambiente y llegan a los seres humanos a través de la ingestión, la inhalación y la absorción por la piel. Se ha descubierto que, en general, los niños con trastornos de desarrollo tienen concentraciones más elevadas de ftalatos en su orina que los demás niños.[54]

Se sabe desde hace mucho tiempo que la exposición prenatal a la nicotina afecta al desarrollo del cerebro del feto. Los índices de autismo son superiores entre las mujeres que fuman durante el embarazo.[55] Incluso tras el nacimiento, la exposición pasiva al humo de tabaco puede afectar. Las investigaciones demuestran que los niños expuestos de forma pasiva al humo del tabaco pueden desarrollar síntomas de varios problemas de salud mental.[56]

Aparentemente la polución atmosférica de diversas fuentes puede afectar a la salud cerebral. En otro estudio los investigadores descubrieron que los niños cuyas madres vivían cerca de autopistas tenían un aumento del riesgo de autismo. Examinaron a niños de comunidades alrededor de Los Ángeles, San Francisco y Sacramento. Recopilaron información sobre dónde vivían las madres durante el embarazo y también en el momento del nacimiento, así como de la proximidad de sus hogares a una carretera principal o a una autopista. Los niños que vivían a unos trescientos metros de una autopista al nacer presentaban el doble de incidencia de autismo.[57]

El estudio no encontró un vínculo entre autismo y proximidad a otras carreteras, aparentemente debido al volumen reducido del tráfico. En Los Angeles por algunas autopistas circulan más de trescientos mil vehículos al día.

El tipo de polución afecta a los índices de autismo. Un estudio del área de la bahía de San Francisco descubrió que había una correlación entre cinco contaminantes del aire y la incidencia de autismo, y que la mayor correlación correspondía al mercurio.[58] Del mismo modo, otro estudio halló un fuerte vínculo entre las emisiones de mercurio de las plantas de combustión del carbón y la incidencia de autismo en condados de Texas.[59]

METALES TÓXICOS

Metales pesados

Los metales pueden afectar a la mente. La exposición excesiva a ciertos metales como hierro, manganeso, cobre, cinc, aluminio, níquel, cobalto, cadmio, cromo, mercurio y plomo puede propiciar la inflamación e interferir en la actividad normal de las enzimas y en el metabolismo de la energía. En medicina, en términos generales, se conoce a estos elementos como «metales pesados» y de forma más específica como «metales tóxicos». Algunos son más tóxicos que otros. Unos pocos, como el hierro, el manganeso, el cobre, el cinc y el cromo, son necesarios en cantidades minúsculas para el cuerpo; actúan como nutrientes en pequeñas cantidades pero como toxinas en cantidades mayores. Los demás no tienen ningún propósito conocido en el organismo y son tóxicos en cualquier cantidad. Muchos de estos metales son contaminantes peligrosos de nuestro medio ambiente. La exposición a los metales pesados puede provenir de fuentes industriales, medioambientales o médicas.

Las investigaciones han demostrado que muchos trastornos neurodegenerativos como el alzheimer, el párkinson, y la esclerosis lateral amiotrófica (ELA), así como trastornos del desarrollo neurológico como el autismo, están asociados con frecuencia con la acumulación de metales pesados en los tejidos del cerebro y del resto del cuerpo.[60-67] De hecho, los estudios han demostrado que la gravedad del autismo puede estar asociada directamente con la cantidad de metales tóxicos en el organismo de los niños.[68]

Aunque la exposición a los metales tóxicos puede producirse a través de fuentes industriales, las dietéticas son quizá más preocupantes porque afectan a más gente y lo hacen sin ninguna advertencia. Si vives o trabajas cerca de metales tóxicos, sabes que existe un riesgo de exposición. Pero quienes consumen alimentos o medicinas probablemente no tengan la menor idea de estar exponiéndose y exponiendo a los hijos que tengan en el futuro a un peligro potencial. Dos de los metales tóxicos más habituales y que causan una mayor preocupación son el mercurio y el aluminio.

Mercurio

La exposición al mercurio ha sido un tema muy controvertido entre los padres afectados, los médicos y los defensores de la vacuna. Mucha gente no entiende lo venenoso que es. Se trata del elemento no radioactivo más tóxico que conoce la ciencia. Exponer la piel a una minúscula cantidad de mercurio puede provocar la muerte inmediata. Cantidades microscópicas pueden causar daño cerebral. Es incluso más mortal cuando se traga, se inhala o se inyecta. Pensar que la exposición a «solo una pequeña cantidad» podría ser inofensiva es ilógico; sin embargo, los defensores de las vacunas siguen asegurando que el timerosal no causa daños. Como prueba señalan recientes estudios que muestran que no hay conexión entre el timerosal y el autismo. Las huellas de las empresas fabricantes de vacunas están presentes en cada una de las páginas de estos estudios. Algunos incluso demuestran que el timerosal protege contra el autismo. Sugerir que el mercurio no solo es seguro sino saludable es absurdo. «Es imposible elaborar siquiera un estudio que demuestre que el timerosal es seguro –afirma el doctor Boyd Haley, director del Departamento de Química de la Universidad de Kentucky y una de las principales autoridades sobre la toxicidad del mercurio–. Es extremadamente tóxico. Si le inyectas timerosal a un animal, su cerebro enferma. Si lo aplicas a un tejido vivo, se mueren las células. Si lo pones en una placa de Petri, el cultivo muere. Sabiendo esto, sería asombroso que pudiéramos inyectárselo a un niño pequeño sin causarle daños».[69]

Los estudios realizados por los propios laboratorios del fabricante de medicamentos Eli Lilly han demostrado que el timerosal es tóxico para los tejidos celulares en concentraciones tan pequeñas como una parte por millón, cien veces más débiles que la concentración en una vacuna normal. Aun así, la empresa sigue asegurando que es seguro. En 1977 produjo un desinfectante tópico que contenía timerosal como conservante «no tóxico». En Toronto 10 bebés murieron tras aplicar una pequeña cantidad del desinfectante a sus cordones umbilicales.[69] El timerosal es un veneno mortal incluso aplicado tópicamente.

La exposición a grandes cantidades tiene un efecto inmediato. Pero con dosis más pequeñas, que siguen siendo letales, puede haber un periodo de latencia de meses o incluso de años. Un ejemplo dramático de esto ocurrió en 1996. En agosto de ese año la doctora Karen Wetterhahn, profesora de química de la Universidad de Dartmouth, estaba trabajando en el laboratorio cuando derramó una gota de dimetilmercurio sobre su guante de látex. Rápidamente se quitó los guantes y se lavó las manos. Luego limpió el laboratorio y regresó a casa sin volver a pensar en el incidente. En aquel tiempo esto no se sabía, pero los guantes de látex que llevaba no eran una protección adecuada contra el mercurio derramado. Aunque se expuso a solo una minúscula cantidad de mercurio, finalmente resultaría ser mortal. Durante los cinco meses siguientes Wetterhahn no sufrió ningún síntoma y continuó con su vida como siempre. Luego, de repente, en enero de 1997 empezó a sentir hormigueos en los dedos de las manos y de los pies, su campo de visión comenzó a estrecharse, su habla se volvió confusa y empezó a tener problemas de equilibrio. Tropezaba con las puertas, caminaba de forma inestable y sufría caídas, hasta que finalmente la llevaron al hospital. Le diagnosticaron envenenamiento por mercurio. Las pruebas revelaron que tenía un nivel de mercurio en la sangre ochenta veces superior al umbral tóxico. Tras dos semanas, cayó en un coma del que nunca despertó; murió unos cuantos meses más tarde.

Analizando sus cabellos, se descubrió que había estado expuesta a una única dosis letal de mercurio en agosto, cuando tuvo el accidente en el laboratorio. Lo interesante del caso es que pasaron cinco meses antes de que le hiciera algún efecto. Este incidente demuestra que el envenenamiento por mercurio puede tener un largo periodo de latencia. Si una dosis letal puede pasar sin ser detectada durante meses, podríamos razonar que una dosis subletal, como la encontrada en las vacunas, podría pasar inadvertida durante mucho tiempo antes de que surjan síntomas.

El mercurio aparece en formas orgánicas e inorgánicas. La forma inorgánica puede dividirse en mercurio elemental, como por ejemplo el de un termómetro, y sales de mercurio. El mercurio de un termómetro es mercurio elemental. El orgánico se forma cuando el mercurio elemental se mezcla con elementos orgánicos. Dos ejemplos comunes y letales son el metilmercurio y el dimetilmercurio. El mercurio en cualquiera de sus formas es tóxico, pero el orgánico lo es más que el inorgánico. El envenenamiento por mercurio puede producirse por inhalación de vapor, ingestión, inyección o absorción a través de la piel.

El mercurio tiene muchas aplicaciones en la industria. Se usa en recubrimientos de bronce, galvanizado, elaboración de papel, fotografía, producción de plata y de oro, embalsamamientos, taxidermia, producción de cloruro vinílico y preservación de la madera, así como en la fabricación de lámparas fluorescentes y de neón, pinturas, pilas, explosivos, fungicidas, insecticidas y otros muchos productos.

Una de las principales fuentes de exposición al mercurio es el consumo de pescado contaminado. A las embarazadas se les advierte sobre el peligro de comer pescado ya que su contenido en mercurio puede causar defectos de nacimiento. La FDA estima que en estados Unidos 1 de cada 6 mujeres tiene niveles de mercurio que incrementan el riesgo de daños neurológicos en sus hijos.[70]

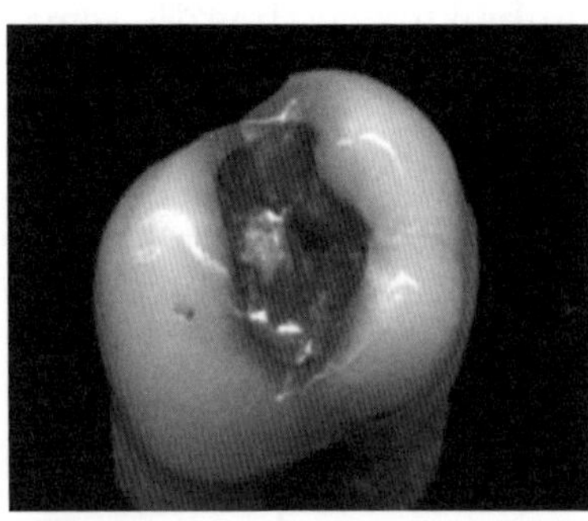

Nuestra mayor exposición al mercurio viene de la amalgama de los empastes dentales.

Otra fuente principal de exposición al mercurio son los medicamentos, especialmente las vacunas, y los empastes dentales. Los dentistas empezaron a usar una mezcla de mercurio, cobre, cinc y plata para hacer empastes de amalgama a principios del siglo XIX. Estos empastes de «plata» ofrecían una alternativa a los más caros de oro. La única característica que ha hecho que el mercurio sea tan valioso en la odontología es el hecho de que es el único metal que es líquido a temperatura ambiente. Cuando se mezcla con metales más duros, la amalgama resultante es blanda y flexible, lo que permite que pueda moldearse con facilidad para ajustarla a la caries de un diente. Aunque en ese momento se sabía que el mercurio es un veneno mortal, quienes utilizaban amalgamas de mercurio creían que al mezclarlo con otros metales el mercurio se ligaba estrechamente a la amalgama y no representaba ninguna amenaza para la salud. Sin embargo, no es así.

La amalgama de los empastes tiene una enorme proporción de mercurio, ¡un 50%! La cantidad de este metal presente en un solo empaste es más que suficiente para causar un daño cerebral e incluso la muerte. Cuando el empaste se fija en el diente, desprende constantemente vapor de mercurio, que el cuerpo absorbe. Una vez que se coloca el empaste, y durante el tiempo que permanezca en la boca, emitirá vapor de mercurio continuamente. Los estudios con animales demuestran que la exposición al vapor de mercurio en las concentraciones que sabemos que desprenden las amalgamas dentales en los seres humanos produce lesiones cerebrales idénticas a las que se ven en el alzheimer.[71] Además, el mercurio corroe la capa de mielina que cubre las células cerebrales y nerviosas, lo que sugiere una conexión con la esclerosis múltiple.[72]

El mercurio elemental, el tipo que se usa en la amalgama de los empastes, emite vapor a temperatura ambiente. En el entorno ácido y cálido de la boca, este vapor se libera a un ritmo mucho mayor. Cuando se consumen alimentos, la abrasión de los empastes producida al masticar, junto con la exposición a alimentos calientes y ácidos, acelera la liberación de mercurio. Incluso la Asociación Dental Norteamericana (ADA, por sus siglas en inglés) reconoce la liberación de vapor de mercurio en la boca (admitiendo que el mercurio no está tan estrechamente ligado como creían), pero alega que la cantidad absorbida es solo perjudicial para una pequeña cantidad de personas altamente sensibles y que para la mayoría de la gente hay poco de lo que preocuparse. ¡Lo que no reconoce es que el mercurio es tóxico en *cualquier* cantidad!

En 2006, en una audiencia de la FDA acerca de la seguridad de la amalgama de los empastes, los expertos odontológicos testificaron sobre sus efectos nocivos en la salud. Entre otras cosas se reveló que en los estudios de autopsias humanas la cantidad de mercurio en el cerebro de los sujetos estudiados era directamente proporcional al número de empastes dentales que tenían. No era proporcional con respecto a ningún otro factor, como el consumo de pescado. Así que existía una relación directa entre los empastes de amalgama y los niveles de mercurio en el cerebro. La audiencia reveló también que los niños cuyas madres tenían empastes de amalgama nacían con niveles elevados de mercurio en el cuerpo. De hecho, la cantidad de mercurio encontrada en el pelo del bebé era directamente proporcional al número de empastes de los dientes de la madre.[73] Las mujeres con empastes de amalgama están exponiendo a sus futuros hijos a los efectos nocivos del mercurio e incrementando el riesgo de que padezcan autismo sin ni siquiera ser conscientes de ello.

El Consejo de la ADA sobre Materiales Dentales asesora sobre cómo podemos protegernos contra los peligros de la manipulación de los deshechos de las amalgamas. Al extraerlas, tienen que ser tratadas como residuos peligrosos. Entre otras muchas precauciones, se advierte a los dentistas que impidan que entren en contacto con la piel. Los efluvios que salen de los empastes de amalgama son tan tóxicos que se los instruye para que eviten respirar estos vapores invisibles y almacenen la amalgama sumergiéndola en agua en recipientes irrompibles sellados herméticamente. El área de trabajo debe estar bien ventilada y todos los empleados han de estar al corriente de la manera adecuada de manipular este material peligroso. Asimismo se aconseja que todos los empleados de las clínicas dentales se sometan anualmente a un examen para ver sus niveles de mercurio. A pesar de estas precauciones, los trabajadores dentales siguen corriendo un riesgo elevado de envenenamiento por mercurio.[74]

Este desperdicio tóxico que debe ser manipulado con tanta precaución es exactamente el mismo material que se pone en tu boca. Sin embargo, la ADA afirma que cuando se coloca en un diente, de repente pierde toda su toxicidad y se vuelve inocuo. Esto es sencillamente absurdo. Teniendo en cuenta las pruebas que existen en contra del uso de los empastes de amalgama y las propias advertencias que la ADA hace a los dentistas, uno se pregunta si las regalías* que esta asociación recibe de los empastes de amalgama tienen algo que ver con su postura en el asunto. Otra razón puede ser que ha estado negando el peligro de los empastes de mercurio durante tanto tiempo que si de repente admitiera que estaba equivocada, sería una tremenda vergüenza y perdería toda su credibilidad en la comunidad científica.

Aluminio

Desde hace mucho se sabe que el aluminio es tóxico para los tejidos vivos. En los adultos se ha identificado como causa de demencia.[75] Se ha usado en vacunas como adyuvante para reforzar la respuesta inmunitaria del cuerpo a la vacuna. Los elementos tóxicos, como el aluminio, estimulan al máximo el sistema inmunitario, impulsando la producción de anticuerpos en el organismo. Debido a esto, el fabricante de vacunas puede usar una cantidad más pequeña de antígeno (microorganismo causante de enfermedades), lo que hace que la producción resulte menos cara. El mercurio se añade a las vacunas como conservante además de adyuvante. Con la eliminación de este metal, los fabricantes de vacunas han incrementado la cantidad de aluminio para conseguir la misma respuesta inmunológica.

Uno de los argumentos contra la afirmación de que el mercurio tiene relación con la aparición del autismo es que a pesar de que se ha eliminado de la mayoría de las vacunas, los índices de autismo han seguido aumentando. Los fabricantes exclaman: «¿Os dais cuenta? ¡No es el mercurio (o las vacunas) lo que causa el autismo!». Intentar

*. La ADA recibe el pago de *royalties* de los fabricantes de amalgamas, así como de los fabricantes de cepillos de dientes, enjuagues bucales, hilo dental y otros productos, a través de su programa «sello de aceptación». Al recibir financiación de los fabricantes, la ADA se compromete a su vez a promover el producto entre sus miembros y entre el público en general. Ha declarado, por medio de su «sello de aceptación», que ha investigado la seguridad de la amalgama de mercurio y que ha llegado a la conclusión de que es segura. La verdad es que nunca ha realizado un estudio revisado por homólogos que demuestre la seguridad de los empastes de mercurio.

exonerar a las vacunas de su responsabilidad sustituyendo una neurotoxina por otra no hace que sean más seguras. De hecho, incrementar la cantidad de aluminio en ellas puede que las haga incluso más tóxicas que las que llevaban mercurio.

Las compañías farmacéuticas siguen garantizando al público que las vacunas son seguras y que la cantidad de aluminio que emplean no implica ningún peligro. Esta afirmación fue cuestionada duramente por el doctor Chris Shaw y sus colegas de la Universidad de British Columbia, en Vancouver (Canadá). Una serie de estudios han vinculado al aluminio con enfermedades neurodegenerativas como el alzheimer, el párkinson y la esclerosis lateral amiotrófica. Tras la primera guerra del Golfo en 1991, los veteranos regresaron con varios problemas neurológicos, en particular ELA, un trastorno neuromuscular. Aunque se sugirieron muchas causas medioambientales, la vacuna del ántrax fue sometida a controles cada vez más estrictos por su posible relación con este trastorno. El doctor Shaw y sus colegas decidieron examinar el adyuvante, hidróxido de aluminio, utilizado en la vacuna.

En la investigación se inyectó únicamente el adyuvante (sin bacterias, sin conservantes, etc.) a ratones jóvenes en una dosis equivalente a la administrada al personal del ejército estadounidense. Luego, durante un espacio de seis meses, los ratones fueron sometidos a una batería de pruebas de comportamiento motriz y cognitivo. Tras esto, se examinaron los tejidos cerebrales buscando evidencias de inflamación y de muerte celular. Lo que descubrieron los investigadores los dejó impresionados. Los ratones mostraban una pérdida importante de control neuromuscular similar a la que se produce con la ELA y exhibían defectos significativos en el aprendizaje de laberintos de agua comparados con el grupo de control. Los ejemplos tomados del tejido cerebral revelaron que las células se estaban autodestruyendo.[76]

El adyuvante de aluminio estaba causando la inflamación y la muerte de las células cerebrales. Tras observar sus efectos, Shaw exclamó: «Nadie del laboratorio quiere vacunarse [...] Esto nos ha impresionado muchísimo. No nos habíamos propuesto buscarles defectos a las vacunas. Pero de repente, Dios mío [...] ¡Nos tropezamos con que destruyen las neuronas!»[77]

Este nivel de toxicidad fue evidente con el aluminio usado en una sola vacuna. ¿Qué daño se producirá cuando se aplican múltiples vacunas, como se recomienda en el programa de vacunación infantil? Hoy día los niños reciben concentraciones de aluminio de entre diez y veinte veces superiores que las de mercurio. El aluminio no solo es tóxico por sí mismo, sino que también perjudica a la capacidad de tu cuerpo para excretar el mercurio. Como consecuencia de esto, el aluminio hará que cualquier cantidad de mercurio a la que estés expuesto (por las vacunas, la alimentación, los empastes dentales, etc.) resulte más tóxica.

No se han realizado estudios de seguridad a largo plazo que evalúen el contenido de aluminio de las vacunas, pero ha habido estudios sobre otras fuentes de aluminio inyectado. Este metal es un contaminante habitual en las soluciones de suero intravenoso (IV) comerciales. Según la Sociedad Norteamericana para la Nutrición Parenteral y Enteral (ASPEN, por sus siglas en inglés), las soluciones IV de suero alimenticio no deberían contener más de 4 o 5 mcg de aluminio por kilogramo de peso corporal. Para un niño de cinco kilos, eso sería entre 20 y 25 mcg al día.[78] La ASPEN requiere incluso que se coloque una etiqueta de advertencia en el prospecto de las soluciones nutricionales IV en la que se alerte a los usuarios del peligro de posible envenenamiento por aluminio. En particular están en riesgo los niños prematuros porque el funcionamiento de sus riñones no ha madurado aún y son incapaces de eliminar totalmente las toxinas de ciertos contaminantes como el aluminio.

Estas cifras y advertencias están basadas en parte en un estudio realizado por la Unidad de Nutrición Dunn del Consejo de Investigación Médica, de Cambridge (Reino Unido). Los investigadores compararon el desarrollo neurológico a los dieciocho meses de edad de 182 niños que habían nacido prematuramente y habían recibido alimentación por suero IV. A la mitad de los niños se les administró una solución IV nutricional estándar que contenía aluminio, y a la otra mitad una solución que había sido filtrada para eliminar la mayor parte de este metal. Descubrieron que los niños que recibieron la solución sin filtrar tenían más probabilidades de sufrir una «atrofia del desarrollo neurológico». Estuvieron expuestos a 500 mcg de aluminio durante un periodo de diez días, equivalente a unos 50 mcg diarios. El otro grupo recibió solo unos 10 mcg de aluminio al día, o entre 4 y 5 mcg por kilo de peso corporal diarios.[79]

En un principio el estudio incluía a 227 niños prematuros, pero 45 murieron antes de llegar a los dieciocho meses de edad. Una autopsia practicada a uno de ellos, que según los informes murió del síndrome de muerte súbita infantil, reveló concentraciones elevadas de aluminio en su cerebro.

Si el aluminio que se inyecta en la corriente sanguínea con una solución de vitaminas, minerales y otros nutrientes puede causar daños cerebrales, ¿por qué no iba a hacer lo mismo el inyectado con una vacuna que contiene bacterias, virus, conservantes y otras sustancias químicas nocivas?

De media, las vacunas contienen de 200 a 400 mcg de aluminio por dosis. El Prevnar (una vacuna neumococo) tiene al menos 125 mcg y Pediarix (una combinación de DTaP-hepatits B-polio) es la que más, nada menos que 850 mcg por dosis.

En el momento de su nacimiento, el bebé recibe una dosis de 250 mcg de aluminio a través de la vacuna de la hepatitis B. Ten en cuenta que de acuerdo con las directrices de la ASPEN, un bebé de tres kilos y medio no debería recibir más de entre 14 y 17 mcg de una vez. ¡En un día a un recién nacido se le administra quince veces el límite máximo solo con la vacuna de la hepatitis B! Si un niño nace prematuramente o con complicaciones, puede que reciba también un aporte adicional de aluminio a través del suero alimenticio intravenoso.

La vacuna de la hepatitis se repite un mes más tarde, y de nuevo al mes siguiente. A los dos meses de edad un niño ha recibido al menos seis inyecciones con un aporte de hasta 1.225 mcg de aluminio en un solo día.[80] Esto se repite dos meses más tarde, seguido por más vacunas en los próximos años. Es difícil imaginar que una dosis tan alta de una neurotoxina conocida no haga ningún daño. Recuerda, el aluminio de una sola vacuna era todo lo que hacía falta para que el doctor Shaw y sus colegas de la Universidad de British Columbia vieran neuroinflamación y destrucción de neuronas, ¡y esto fue a los seis meses de la vacunación! Las vacunaciones repetidas pueden mantener este proceso destructivo continuamente activado. Se sabe que el aluminio se acumula en los tejidos, causando inflamación crónica.[81]

Las vacunas, las medicaciones inyectadas y el suero alimenticio no son nuestra única fuente de exposición al aluminio. Estamos expuestos a él a través de los productos que consumimos a diario. El aluminio aparece en algunos quesos procesados, en la levadura para hornear, la sal de mesa, los antiácidos (Di-Gel, Maalox, Gelusil, Mylanta y Rolaids), la aspirina aminorada (Bufferin), las preparaciones antidiarreicas (Donnagel, Kaopectate y Rheaban), los desodorantes y los alimentos cocinados en ollas de aluminio y el café hecho en cafeteras de este mismo metal. Asimismo, las latas de ese material pueden transferir cantidades significativas de aluminio a las bebidas. Los alimentos envueltos en papel de aluminio pueden absorber el material, especialmente si el alimento es ácido. Puede encontrarse también como ingrediente añadido en algunos alimentos enlatados como pescado y crustáceos, huevos enteros líquidos o congelados y claras de huevo, huevos secos, cerveza y encurtidos.

Puedes evitar las fuentes dietéticas de aluminio eligiendo tus alimentos con cuidado y leyendo la etiqueta de ingredientes. Evita todos aquellos en los que figure cualquier ingrediente que contenga la palabra «aluminio», como sulfato de amonio y aluminio, silicato de aluminio y calcio, aluminosilicato de sodio y fosfato de aluminio de sodio. La levadura contiene normalmente fosfato de aluminio de sodio. La mayoría de los productos de bollería que llevan levadura incluyen este ingrediente. Esto abarca prácticamente todas las rosquillas, las magdalenas, las tortitas, las mezclas para preparar tartas, los dulces y todos los productos parecidos que pueden comprarse en tiendas de alimentación y restaurantes. Puedes comprar levadura sin aluminio, pero la mayoría de los productos comerciales horneados que la incluyen en su lista de ingredientes usa la clase de levadura que contiene aluminio. A la sal de mesa se le suele añadir como agente antiaglomerante, pero puedes comprarla sin aluminio. La sal marina natural es una buena elección. Algunos quesos procesados (tiernos) contienen aluminio, pero el queso auténtico no. Puedes distinguir el procesado del auténtico porque el primero está etiquetado como «queso preparado pasteurizado» o algún término similar.

FÁRMACOS

Los fármacos en su mayor parte son sustancias químicas sintéticas ajenas al cuerpo humano. Además, son tóxicos (unos más que otros). Algunos están dirigidos al cerebro. Cualquier medicamento que afecte al cerebro tiene el potencial de causar la interrupción de determinadas funciones cerebrales e incluso la inflamación de este órgano.

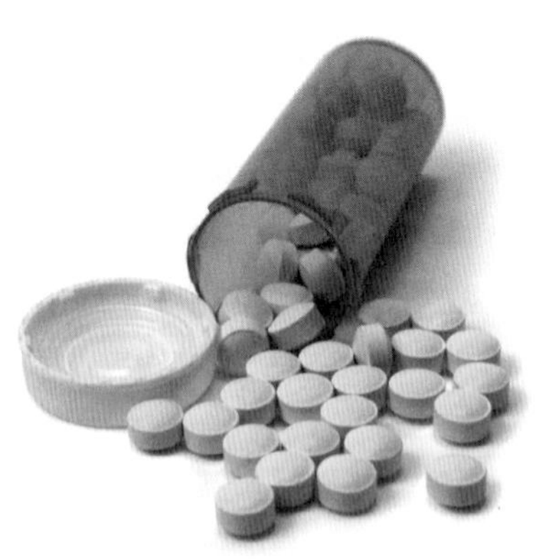

Hay muchos fármacos que pueden afectar al cerebro. Algunos de ellos pueden atravesar la placenta y afectar también al cerebro del feto. Unos benefician en cierta medida al feto y otros pueden causar daños graves. Unos cuantos han sido vinculados directamente al autismo.

La talidomida es uno de esos medicamentos perjudiciales.[82] Durante un tiempo fue muy popular para combatir las náuseas durante el embarazo, hasta que se descubrió que causaba defectos graves de nacimiento. Aunque se retiró del uso general, sigue utilizándose para infecciones provocadas por la lepra y algunas formas de cáncer. También ha sido recomendada para el tratamiento del lupus y de la artritis reumatoide. Sin embargo, el elevado índice de neuropatía (dolor nervioso) ha reducido al mínimo su uso.

El misoprostol es otro fármaco destructor del cerebro que afecta al feto. Se emplea para prevenir úlceras gástricas, pero puede también usarse como abortivo. Se sabe que el autismo es una de las consecuencias de los intentos fallidos de aborto empleando este fármaco.

El consumo de antipiréticos (reductores de la fiebre) como el acetaminofeno durante el embarazo o en niños pequeños, puede interferir en el desarrollo inmunitario normal del cerebro, provocando trastornos del desarrollo neurológico como el autismo.[83] En ocasiones se les da acetaminofeno a los niños para aliviar el dolor y bajarles la fiebre. Si un niño tiene una mala reacción a una vacuna, administrarle acetaminofeno podría complicar el problema e incluso causarle autismo.[84] Este principio activo se usa como componente de varios calmantes y medicamentos para el resfriado y la gripe sin receta. Algunas de las marcas que lo contienen son Tylenol, Anacin, Panex, Pain-Eze, St. Joseph sin aspirina, Allerest Sinus, Contact Sinus, Dimetapp resfriado y fiebre, Dristan resfriado, el medicamento para el resfriado NyQuil, Sinutab, Sudafed Sinus, Sominex calmante y Alka-Seltzer resfriado y sinusitis. Para un listado más completo de cientos de fármacos con acetaminofeno, consulta http://www.ncbi.nlm.nih.gov/pubmedhealth/PMH0000521/.

Lo irónico del caso es que algunos medicamentos usados para tratar los síntomas asociados con el autismo pueden en realidad provocarlo. El ácido valproico es un antiespasmódico que se emplea para controlar ataques epilépticos, un síntoma común asociado con el autismo. Sin embargo, puede hacer que empeoren otros síntomas de este trastorno.[85] Lo mismo sucede con el haloperidol, utilizado para tratar la hiperactividad, los problemas de conducta y los trastornos de estados de ánimo, que también agrava el autismo.[86]

Los anticolinérgicos son una clase de fármacos que no están específicamente ligados al autismo pero que desestabilizan la función cerebral y su uso excesivo puede contribuir al problema. La mayoría de las píldoras para dormir, medicamentos para la alergia y medicinas para el resfriado son anticolinérgicos. Se encuentran entre los medicamentos más comunes del mercado. Funcionan interfiriendo en las funciones normales del cerebro. Los anticolinérgicos inhiben la acción de las neuronas colinérgicas bloqueando al neurotransmisor acetilcolina. Esto impide las transmisiones nerviosas que controlan los movimientos involuntarios de los músculos suaves del aparato digestivo, el aparato urinario y los vasos sanguíneos.

Casi todos los antihistamínicos usados para el tratamiento de las alergias y los resfriados son anticolinérgicos. Estos fármacos también son útiles para inducir el sueño. Los anticolinérgicos sirven para tratar varios trastornos más, como úlceras de estómago, gastritis, acidez estomacal, colitis ulcerosa, cistitis, asma, bronquitis crónica, cinetosis, espasmos musculares y presión sanguínea elevada.

Como es de esperar, cualquier fármaco que altere la composición química del cerebro y afecte a tantos sistemas corporales ha de tener algunas reacciones adversas. Ya sean tomados durante el embarazo o dados directamente a un niño, estos medicamentos pueden desestabilizar la función cerebral. Para un cerebro joven en pleno desarrollo, esto no es bueno. Algunos de los efectos secundarios sobre el sistema nervioso recogidos en los informes son ansiedad, delirio, confusión, desorientación, agitación, pérdida de memoria, alucinaciones, incapacidad para concentrarse o para mantener un pensamiento fluido, habla incoherente, sensibilidad inusual a sonidos repentinos, pensamiento ilógico y convulsiones. Las personas mayores que toman medicamentos anticolinérgicos experimentan una rápida aceleración de la pérdida de memoria y un deterioro cognitivo. Algunos médicos se refieren a ellos como «píldoras tontas», porque aceleran el envejecimiento y la degeneración del cerebro. Por esta razón, se suele recomendar a la gente de edad que no los tomen. Ciertamente, estos medicamentos no son más sanos para los niños. Algunas de las marcas con las que podrías estar familiarizado son Benadryl, Tylenol alergia para niños, Contac, Jack and Jill Bedtime, Sominex, Anacin PM, Tylenol para el alivio nocturno del resfriado y Vicks NyQuil alivio del resfriado y la gripe.

Los antibióticos pueden causar problemas ya que estimulan el crecimiento excesivo de ciertas bacterias productoras de neurotoxinas que alteran el cerebro y que pueden fomentar y amplificar la toxicidad del mercurio. Este tipo de fármacos se prescriben para luchar contra las infecciones bacterianas. No tienen efecto sobre las infecciones virales o micóticas (levaduras). Por tanto, no sirven para combatir muchas enfermedades habituales como los resfriados y la gripe, la mayoría de los dolores de garganta, infecciones de los senos nasales, infecciones respiratorias superiores y otras por el estilo.

Los médicos suelen recetar antibióticos de forma indiscriminada, más para contentar al paciente o a los padres que para tratar realmente una enfermedad. En la mayoría de las infecciones virales se puede hacer muy poco. Cuando los padres llevan a su hijo moqueante al pediatra, en realidad este no puede hacer nada. El cuerpo debe combatir la enfermedad por sí mismo. Las visitas clínicas son caras y cuando las haces esperas recibir alguna ayuda. Si el médico te examina durante cinco minutos y te manda a casa con una factura elevada y solo te recomienda que descanses mucho, puede que te sientas engañado. Por eso, para satisfacer al paciente, los médicos prescriben habitualmente antibióticos que saben que no van a ayudar y que, en realidad, pueden hacer bastante daño.

Los antibióticos tienden a destruir todo tipo de bacterias en el cuerpo, entre ellas las que están en el aparato digestivo. Muchas de estas bacterias son esenciales para la buena salud. Producen una cantidad de nutrientes que nos benefician y ayudan a mantener bajo control las bacterias, virus y hongos perjudiciales. Cuando los antibióticos destruyen estos nutrientes, se permite que los virus y las levaduras se multipliquen de forma desorbitada por el aparato digestivo. Por eso pueden provocar un crecimiento excesivo de cándida o de infecciones de levaduras. Aunque los intestinos terminan recuperando su población de bacterias tras interrumpir el uso de los antibióticos, se altera la totalidad del ecosistema del aparato digestivo. Sin la competencia de las bacterias beneficiosas, las perjudiciales causantes de enfermedad encuentran el campo abierto para florecer. Esto puede tener un efecto dramático en el aparato digestivo y en la salud general.

Varios estudios han descubierto que entre los niños con autismo se da un uso mucho más elevado de antibióticos orales que entre otros niños. Los niños autistas pueden experimentar, o no, más infecciones que el resto, pero tienden a emplear antibióticos con mucha más frecuencia, especialmente durante sus treinta y seis primeros meses de vida. Un estudio demostró que a esta edad los niños autistas habían tomado este tipo de fármacos una media de once veces, en comparación con solo cinco en los niños no autistas.[87] La inmensa mayoría de los antibióticos se prescribieron para las infecciones de oído. Esto es realmente triste porque los estudios han demostrado que no son eficaces para este tipo de infecciones.

Los estudios realizados ya a principios de los años noventa del pasado siglo demostraron que los antibióticos no evitan las infecciones de oídos.[88-89] Estudios más recientes han demostrado que tampoco son útiles en su tratamiento.[90] Por tanto, no hay razón para usarlos. De hecho, uno de los medicamentos más populares a la hora de tratar las infecciones de oído, el Augmentine, puede incluso causar autismo.[91]

El Augmentine es un antibiótico muy recetado que se emplea para tratar las infecciones de oído, la sinusitis, la neumonía, la bronquitis, las infecciones del aparato urinario y las de piel. Se sospecha que causa intoxicación por urea, lo que conlleva efectos tóxicos en el cerebro y corroe el aparato digestivo.

Los niños autistas tienden a tener bacterias del intestino (microflora) anómalas.[92-94] El uso más elevado de antibióticos orales en la infancia puede también explicar parcialmente la alta incidencia (aproximadamente el 50%) de problemas digestivos crónicos en los individuos con autismo. Un estudio descubrió que el 94% de 80 niños con autismo regresivo y problemas crónicos de estreñimiento/diarrea tenía aproximadamente diez mil veces el nivel normal de *Escherichia coli* (*E. coli*) en sus heces.[95] Otros estudios han descubierto cantidades significativamente superiores y una mayor variedad de especies de clostridium, entre ellas las que causan el tétanos y el botulismo. El virus del sarampión también ha sido detectado en el aparato digestivo de un número sustancial de niños autistas.[96] Además, los niños autistas carecen, o tienen niveles bajos, de gran parte de la microflora que aparece habitualmente en los sistemas digestivos saludables.[97]

Algunas de las bacterias nocivas, como el clostridium, el ruminococcus y el *E. coli*, producen neurotoxinas potentes. Se ha sugerido que estas neurotoxinas son absorbidas en la corriente sanguínea y transportadas al cerebro, donde pueden estimular la inflamación y la activación microglial. Como estas bacterias pueden establecerse permanentemente en el aparato digestivo, son una fuente constante de irritación e inflamación para el cerebro.

Los investigadores han especulado con la posibilidad de que reducir el número de estas bacterias que producen toxinas en el intestino sea útil para el tratamiento del autismo. Esta idea se ve reforzada por el hecho de que algunos padres afirman que los síntomas de sus hijos mejoraron temporalmente tras el tratamiento antibiótico. Esto llevó a investigadores del hospital infantil de Chicago a examinar el efecto de la terapia antibiótica como posible tratamiento para el autismo. Su estudio demostró que algunos niños autistas mejoraron ligeramente con esta terapia, pero esa mejoría duró poco. Llegaron a la conclusión de que el tratamiento antibiótico no era una terapia útil para el autismo.[97] Los antibióticos funcionaron a corto plazo porque destruían todas las bacterias, entre ellas las dañinas, pero una vez que se deja de tomarlos, estos microbios se restablecen rápidamente, de manera que no se logran beneficios duraderos. Los antibióticos son probablemente la causa de la flora intestinal anómala, de manera que administrar más no va a mejorar la situación.

La microflora normal juega además un papel importante a la hora de protegernos de la intoxicación de mercurio. Estas bacterias beneficiosas son capaces de convertir el mercurio orgánico (como el metilmercurio), que es rápidamente absorbido en el cuerpo, en inorgánico, que es difícilmente absorbido y se excreta en su mayor parte. Al contrario, la mayoría de las cepas de levadura (cándida) y de *E. coli* producen la reacción opuesta, en concreto convierten el mercurio inorgánico en mercurio orgánico.[98] El uso frecuente de antibióticos daría lugar a una pérdida de flora intestinal normal y un incremento de las poblaciones de levadura y *E. coli*. Esto reduciría y podría incluso inhibir completamente la excreción del mercurio, lo que permitiría que sea absorbido en el cuerpo, incluso en el cerebro. Esta puede ser una de las razones por las que los niños autistas con frecuencia presentan mayores niveles de mercurio que el resto de los niños.[66]

ADITIVOS ALIMENTICIOS

Colorantes y conservantes sintéticos

Las sustancias químicas sintéticas añadidas a los alimentos, como ciertos fármacos, pueden afectar a la función cerebral. Muchos padres ven que la conducta de sus hijos y su interacción social mejora cuando eliminan de su alimentación los colorantes, aromatizantes y conservantes artificiales. De hecho, en una encuesta del Instituto de Investigación del Autismo realizada en 2009 con más de 27.000 niños autistas, el 58% de los padres declaró que los síntomas de sus hijos habían experimentado una mejoría tras eliminar alimentos que contenían aditivos artificiales.

Diversos estudios han demostrado un vínculo entre los problemas de comportamiento y de aprendizaje y los colorantes (amarillo 5, amarillo 6, rojo 3, rojo 40, azul 1, azul 2, verde 3 y naranja B), los conservantes (BHA, BHT, TBHQ, benzoato sódico) y los aromatizantes artificiales.[99-101]

Los aditivos alimentarios artificiales se usan habitualmente en alimentos procesados, empaquetados y preparados, como caramelos, chicles, cereales para el desayuno, soda, bebidas aromatizadas, helados, polos, mermelada, patatas fritas, galletas, pasteles, pizza congelada y comidas preparadas para el microondas. La mayoría de estos alimentos están considerados «comida basura» porque proporcionan poca nutrición y están repletos de azúcar e ingredientes artificiales.

El personal docente también ha observado una mejora en los estudiantes cuando se eliminan los aditivos de la alimentación. Cuando la Escuela Primaria de New End, en Hampstead (Inglaterra), prohibió la comida basura, los profesores fueron testigos de una mejora espectacular en el comportamiento de los alumnos. En la escuela Deganway, en Gales, se prohibieron los aditivos en el menú escolar. Los alimentos envasados que contenían aditivos artificiales fueron reemplazados por frutas y verduras frescas. Se produjo una mejora en el comportamiento y la concentración de los estudiantes. El centro educativo elemental de Melrose, en Tampa (Florida), renovó enteramente su menú del almuerzo, eliminando alimentos con un contenido elevado en azúcar e ingredientes artificiales. El director de la escuela señaló que los efectos fueron «extraordinarios». Un experimento en el que participaban dos gemelos idénticos con problemas de desarrollo proporciona una evidencia impresionante del impacto que los aditivos alimentarios pueden tener en el comportamiento y en la capacidad de aprendizaje de un niño. Michael y Christopher Parker, de cinco años, fueron sometidos a dos dietas diferentes durante dos semanas. La de Michael era una dieta sin aditivos alimentarios que prohibía todos los dulces, refrescos y patatas fritas. Durante el periodo de estudio Michael se volvió mucho más asertivo y más tranquilo que su hermano gemelo y lo superó en las pruebas de CI. Antes del experimento ambos hermanos cometían los mismos fallos en estas pruebas y tardaban exactamente lo mismo en completarlas. Tras las dos semanas de experimento, la puntuación de Michael mejoró en un 25%. «No puedo creer los cambios que Michael ha mostrado en su comportamiento –dice su madre, Lynn. Y añade–: Ha desarrollado un gran sentido del humor y se ha vuelto mucho más comunicativo».[102]

Excitotoxinas

Muchos de los alimentos de la tienda a la que acudes a comprar contienen neurotoxinas. Ese perrito caliente que comiste para el almuerzo o el refresco *light* que bebiste para acompañarlo pueden dañar tu salud y destruir valiosas neuronas. «Carol Hamm era una amiga íntima –relata el doctor James Bowen–. Jugábamos a las cartas un par de veces a la semana y ella tenía a todas horas en la mano una bebida *light* mientras jugaba. Fui testigo de cómo, tras un breve periodo de unas pocas semanas tomando estas bebidas, sufría no solo un deterioro físico visible, sino también mental. Era evidente; ¡incluso empeoró su juego! Me miraba a los ojos con aire desafiante mientras tomaba sus refrescos *light* para dejarme claro que no le importaba la advertencia que le hice con lo que sabía sobre el aspartamo que contenían. ¡Iba a satisfacer su adicción como le diera la gana! ¡Pasara lo que pasase! Lo que pasó fue que una noche no apareció para jugar a las cartas, y su hija, Debby, llamó a la policía. Cuando llegamos a su casa, yacía muerta en la cama y un líquido sanguinolento caía de su boca».

Carol fue víctima de lo que ha dado en llamarse la enfermedad del aspartamo –una intoxicación causada por consumir alimentos que contienen este endulzante artificial (AminoSweet, NutraSweet, Equal, Spoonful y Equal-Measure)–. El aspartamo es responsable de más del 75% de las reacciones adversas a los aditivos alimentarios que registra la FDA cada año. Hay más de noventa efectos negativos diferentes en los informes sobre el consumo de aspartamo, entre ellos dolores de cabeza, pérdida de memoria, habla confusa, temblores, irritabilidad, ansiedad, depresión, convulsiones e incluso muerte. Alrededor del aspartamo se ha construido toda una industria del adelgazamiento. Se añade a miles de postres, aperitivos, bebidas *light* o bajas en calorías y al chicle sin azúcar.

El aspartamo está formado por tres sustancias químicas: metanol (10%), fenilalanina (50%) y aspartato (40%). El metanol, conocido también como alcohol de madera, es tóxico. En el cuerpo se descompone en ácido fórmico y formaldehído, también tóxicos. La Agencia de protección ambiental (EPA, por sus siglas en inglés) recomienda limitar el consumo de metanol a 7,8 mg/día. Una sola botella de un litro de bebida endulzada con aspartamo contiene 56 mg de metanol, siete veces el límite establecido por la EPA. Los grandes consumidores de productos que contienen aspartamo toman diariamente el doble o el triple de esta cantidad, tanto como 168 mg de metanol, es decir, veintidós veces este límite.

La fenilalanina, el componente más abundante del aspartamo, es un aminoácido que aparece de forma natural en algunos alimentos. Las personas con el trastorno genético llamado fenilcetonuria (PKU) no pueden metabolizarla. Esto da lugar a niveles peligrosamente elevados, o incluso fatales, de fenilalanina en el cerebro. Se ha demostrado que ingerir aspartamo, especialmente con hidratos de carbono (azúcar y almidones), puede llevar a niveles excesivos de fenilalanina en el cerebro también en personas que no sufren de PKU. Esto puede causar que los niveles de seratonina, un neurotransmisor del cerebro, disminuyan, provocando trastornos emocionales.

El nombre «aspartamo» deriva de su tercer ingrediente, el aspartato. El aspartato es además un aminoácido, parecido al glutamato, otro aminoácido. Tanto el aspartato como el glutamato aparecen en varios niveles en los alimentos. Nuestras células pueden convertir el aspartato en glutamato y viceversa. Ambos son neurotransmisores importantes. De hecho, son los neurotransmisores más abundantes del cerebro. Sin embargo, el aspartato y el glutamato de la dieta pueden transformarse en potentes excitotoxinas, sustancias que causan una estimulación excesiva que provoca la muerte celular.

El glutamato y el aspartato son neurotransmisores excitativos. En una gran cantidad, pueden sobreestimular las neuronas, excitándolas y provocándoles una actividad eléctrica enfebrecida, lo que agota sus reservas de energía y provoca su muerte. Durante el proceso se generan un gran número de radicales libres, y esto a su vez causa inflamación y daño celular, complicando el problema.

El cuerpo es capaz de manejar el exceso de neurotransmisores hasta una cierta cantidad. Los receptores y las enzimas los mantienen bajo control. Pero si el efecto de los neurotransmisores es mayor que nuestra capacidad para controlarlos, las neuronas pueden alcanzar una excitación que las destruya. Si la situación se repite una y otra vez, morirán cada vez más neuronas. Con el tiempo la pérdida acumulativa de células cerebrales se manifestará en forma de diversas anormalidades neurológicas. Un número creciente de estudios está ligando la excitotoxicidad del glutamato a trastornos neurodegenerativos y del desarrollo neurológico como el alzheimer, el párkinson, la ELA, el autismo, la epilepsia y la esquizofrenia.[103-116]

La fuente más frecuente de aspartato es el endulzante artificial aspartamo. La de glutamato, el potenciador de sabor glutamato monosódico (GMS). El GMS se añade a una gran cantidad de alimentos envasados comercialmente: sopas, comidas congeladas, pizzas, salsas, patatas, picatostes, embutidos, consomé, atún enlatado y aderezo de ensaladas. Con frecuencia se encuentra en las comidas de los restaurantes. Incluso puedes comprar GMS como potenciador de sabor en la sección de especias de la tienda de comestibles. Se vende bajo la marca Accent.

Los efectos perjudiciales del glutamato fueron observados por primera vez en 1954 por un científico japonés que descubrió que la aplicación directa de glutamato al sistema nervioso causaba actividad convulsiva. Este informe, desgraciadamente, pasó inadvertido durante varios años. Más tarde, en 1957, dos oftalmólogos, D. R. Lucas y J. P. Newhouse, advirtieron su toxicidad cuando la administración de glutamato monosódico a ratones recién nacidos destruyó las neuronas de las capas internas de la retina. Posteriormente, en 1969, el neuropatólogo John Olney replicó el experimento de Lucas y Newhouse y halló que el fenómeno no se limitaba a la retina, sino que afectaba a todo el cerebro. Acuñó el término «excitotoxicidad» para referirse al daño neural que pueden causar el glutamato, el aspartato, la fenilalanina, la cisteína, la homocisteína y otras excitotoxinas.

Los estudios con animales han demostrado que el GMS añadido a la dieta puede provocar convulsiones. La duración y la intensidad de estas son más pronunciadas a edades más tempranas, cuando el cerebro y el sistema inmunitario aún no están completamente desarrollados.[117] Resulta descorazonador ver como el GMS se suele añadir de una u otra forma a los alimentos infantiles y a la leche en polvo para bebés.

En 1994, el doctor Russell L. Blaylock, que en aquel tiempo era profesor asistente clínico de neurocirugía en el Centro Médico de la Universidad de Mississippi, publicó un libro titulado *Excitotoxins: The Taste That Kills* (*Excitotoxinas: el sabor que mata*). Tanto su padre como su madre sufrían de párkinson, lo que le llevó a investigar la enfermedad a fondo, buscando la causa y un tratamiento eficaz. Su investigación le hizo entender los efectos devastadores de los aditivos alimentarios excitotóxicos y su influencia sobre las diversas formas de degeneración neurológica. Su libro resume la investigación que vincula a las excitotoxinas con los trastornos de degeneración neurológica y ofrece información sobre los tipos de alimentos que hay que evitar.

Si solo unos pocos alimentos contuvieran glutamato o aspartato, esto no sería un problema importante. Las pequeñas cantidades de estas sustancias en la alimentación pueden sobrellevarse sin preocuparse excesivamente. El problema es que la inmensa mayoría de los alimentos procesados y envasados, o de los que sirven en los restaurantes, contiene excitotoxinas. Es muy difícil encontrar en el supermercado alimentos enlatados, congelados, envasados o preparados que no contengan alguna forma de aditivos excitotóxicos.

El aspartamo y el GMS son algunos de los aditivos más corrientes. Debido a la atención pública creciente acerca de los peligros del glutamato monosódico, los fabricantes de alimentos con frecuencia ocultan este ingrediente presentándolo bajo una forma distinta. Entre los aditivos que contienen GMS están la proteína vegetal hidrolizada, el caseinato de sodio, el extracto de levadura, la levadura autolizada, la proteína de soja aislada y la proteína texturada. De todas estas sustancias, la proteína vegetal hidrolizada es probablemente la peor porque además contiene otras dos excitotoxinas, el aspartato y la cisteína. Algunos fabricantes de alimentos han tratado de vender la idea de que este aditivo es «completamente natural» o «seguro» porque está hecho de vegetales, pero eso no es cierto. El doctor Blaylock afirma: «Experimentalmente se pueden producir las mismas lesiones cerebrales usando la proteína vegetal hidrolizada, el GMS o el aspartato». Un ingrediente muy ambiguo y al mismo tiempo muy común es el «potenciador de sabor natural». A pesar de la palabra «natural», este es un término general que a menudo contiene GMS. Deberías acostumbrarte a leer la etiqueta de ingredientes de todo lo que compras y evitar aquellos alimentos que contengan estos aditivos o cualquier otro con un nombre parecido.

Los aminoácidos se han vuelto populares como suplementos dietéticos. Puedes encontrar excitotoxinas individuales purificadas que se venden como suplementos dietéticos llamados glutamina L, cisteína L y fenilalanina L. También puedes verlas combinadas con otros aminoácidos o con vitaminas múltiples y suplementos minerales. Pese a su propaganda de ser saludables, no son más que fármacos que destruyen el cerebro, y lo mejor es evitarlos por completo.

Algunas personas son más sensibles a las excitotoxinas que otras y sufren reacciones alérgicas. A esto se le ha llamado el «síndrome del restaurante chino», porque en la comida asiática el GMS se usa habitualmente. Los síntomas pueden ser dolor de cabeza, náuseas, diarrea, palpitaciones cardiacas, mareos, dificultad para concentrarse, cambios de humor, ardor, erupciones cutáneas y asma. Los alérgicos al glutamato monosódico son afortunados. Saben que tienen que evitar comer alimentos con este aditivo. Pero el resto de nosotros puede ignorar por completo el daño que se está produciendo.

Quienes defienden el uso del GMS afirman que el glutamato es una sustancia natural que aparece normalmente en muchos alimentos; si los alimentos que contienen glutamato no son perjudiciales, eso significaría que el GMS tampoco lo es. Nuestros cuerpos toleran las fuentes alimenticias naturales de glutamato que encontramos en carnes, verduras, etc. Esto se ve claramente en quienes son alérgicos al aditivo. Pueden comer setas, salsa de tomate, carne roja y otros alimentos ricos en glutamato natural sin problemas, pero cuando toman alimentos con GMS añadido sufren de inmediato reacciones adversas. Obviamente, hay una gran diferencia entre el glutamato que encontramos de manera natural y el de los aditivos alimentarios.

La proteína se forma a base de aminoácidos. El glutamato es uno de los veintidós aminoácidos que constituyen las proteínas de la alimentación humana. Muchas de las proteínas vegetales y animales de nuestros alimentos contienen glutamato, que está siempre ligado a otros aminoácidos. El proceso de descomponer las proteínas en aminoácidos individuales lleva tiempo, por eso los aminoácidos se liberan lentamente. Los niveles sanguíneos de glutamato se mantienen dentro de los límites razonables que el cuerpo es capaz de tolerar. Además, el glutamato vinculado a otros aminoácidos o proteínas no puede pasar por la barrera hematoencefálica, de manera que no supone un problema. En cambio, el GMS se encuentra en su forma libre y no tiene que descomponerse de una proteína, de modo que absorbes una dosis elevada más rápidamente. El GMS en esta forma más purificada actúa como un fármaco, pasando a través de la barrera hematoencefálica con un efecto inmediato.

Los niveles elevados de glutamato libre en la alimentación tienden a abrir la barrera hematoencefálica, lo que permite que entre más glutamato en el cerebro además de otras neurotoxinas.[118]

Este glutamato extracelular, junto con otras neurotoxinas, interfiere en los transportadores de glutamato, activa la inflamación y estimula la producción de radicales libres. Esta excitotoxicidad causa la liberación de glutamato intracelular almacenado en las células del cerebro. Este se inunda de glutamato, lo que causa mayor inflamación y produce más radicales libres, y esto a su vez libera más glutamato. El círculo vicioso continúa, provocando la destrucción de neuronas.[119]

Incluso una pequeña concentración de excitotoxinas que entre en el cerebro puede activar este ciclo destructivo. Los niños autistas deberían dejar inmediatamente de comer alimentos con aditivos excitotóxicos. Con esto me refiero a los alimentos más procesados, a las comidas preparadas y empaquetadas que se venden en el supermercado. Reemplázalos por alimentos naturales frescos, y cocina más en lugar de usar ingredientes preparados.

Nitratos, nítricos y nitrosaminas

¿Cuál de las dos comidas siguientes favorece la salud cerebral y cuál la afecta negativamente?

1. Huevos revueltos fritos en mantequilla, aderezados con queso y crema agria.
2. Ensalada mixta con picatostes y daditos de pavo aliñada con aderezo para ensaladas Thousand Island bajo en grasa.

La número 1 es la mejor elección. Los huevos son muy nutritivos y realmente buenos para la salud cerebral. La número 2, por muy nutritiva que pueda parecer la ensalada, podría generar muchos problemas. Aunque las verduras son buenas, los ingredientes adicionales quizá no lo sean. Los picatostes, el pavo y el aderezo para ensaladas seguramente contengan una cantidad de aditivos que dañan al cerebro, entre ellos GMS, aspartamo y, en el pavo, nítricos. Los nítricos por sí mismos no son perjudiciales, pero al comerlos pueden transformarse en uno de los muchos componentes de las nitrosaminas, y eso puede ser desastroso.

Las nitrosaminas son unas potentes sustancias químicas cancerígenas formadas en el estómago por una reacción entre el nitrito añadido a los alimentos y los aminos (encontrados en proteínas que aparecen normalmente en el cuerpo). Son carcinógenos en grandes dosis y causan daño hepático, resistencia a la insulina y degeneración neurológica en dosis más pequeñas.

Los nítricos se añaden a muchos alimentos procesados, como beicon, salchichas, jamón, mortadela, salami, pepperoni, pastrami, mortadela con aceitunas, salchicha polaca, salchichón, cecina, barritas de carne, carne enlatada, carne ahumada, conservas de pescado y productos derivados del pescado. Asimismo puede encontrarse en algunas verduras procesadas, leche en polvo desnatada y quesos.

La gente tiende a emplear indistintamente las palabras «nítrico» y «nitrato». Aunque químicamente son parecidas, se trata de dos sustancias distintas. Estamos expuestos a los nítricos principalmente por medio de los alimentos procesados. Los nitratos, en menor cantidad, se añaden también a los alimentos; sin embargo, son un problema más grave en el agua potable contaminada. El nitrato de los fertilizantes y de los desperdicios humanos y animales puede transportarse por medio de la lluvia, la irrigación u otras aguas superficiales a través del suelo y llegar a las aguas subterráneas, contaminando finalmente los acuíferos. El agua de los pozos es la más perjudicada. En el aparato digestivo, el nitrato se convierte en nítrico –diez veces más tóxico–, que a su vez puede convertirse en nitrosamina.

Los nitratos aparecen naturalmente en algunas verduras de hojas verdes y en hortalizas de raíz, pero en estas fuentes no debe preocuparnos porque están siempre mezclados con nutrientes antioxidantes como las vitaminas C y E, el beta-caroteno y los flavonoides, que impiden su conversión en nitrosaminas. Las empresas cárnicas tratan a menudo de disipar los miedos sobre los que añaden a sus productos señalando que los nitratos (no los nítricos) aparecen de forma natural en algunas verduras. Se olvidan de mencionar que los nitratos son diez veces menos peligrosos que los nítricos, el tipo que más se usa en el sector cárnico. Tampoco mencionan que la toxicidad del nitrato queda neutralizada gracias a otras sustancias de las verduras que no se encuentran en los productos de carne procesada.

Normalmente verás que los nítricos figuran en las listas de ingredientes de las etiquetas de los alimentos como nitrato de sodio o de potasio. Se les añade como conservante. Impide la producción de toxinas por la bacteria *Clostridium botulinum*, responsable de causar el botulismo. Debido al elevado potencial carcinogénico de los nítricos, este ha sido un problema importante en el sector de la alimentación. Las agencias reguladoras querrían prohibir completamente esta sustancia química de todos los alimentos, pero eso incrementaría el riesgo de intoxicación por botulismo. Para limitar el riesgo de cáncer, y al mismo tiempo seguir proporcionando protección contra el botulismo, el gobierno de estados Unidos limita la adición de nitrato de sodio o de potasio a ciento veinte partes por millón. Se ha demostrado que este es el nivel mínimo eficaz para controlar el crecimiento y la producción de toxinas de las bacterias.

Otra fuente de nitratos es el mononitrato de tiamina, que se encuentra con frecuencia en los productos de bollería, la alimentación infantil y la leche en polvo para bebés. Cuando el trigo integral se procesa para elaborar harina blanca, se eliminan muchas de las vitaminas y de los minerales. Una de estas vitaminas es la tiamina (vitamina B_1). Como la tiamina es un nutriente esencial, el gobierno ha establecido que esta y otros cuatro nutrientes (riboflavina, niacina, ácido fólico y hierro) se añadan a la harina blanca. A esto se le llama harina blanca «enriquecida», porque se le han añadido estos nutrientes de los que carecía. Los fabricantes pueden añadir tiamina natural o sintética (mononitrato de tiamina). El mononitrato de tiamina aparece en la leche en polvo para bebés Carnation y en algunos alimentos para bebés en tarritos, especialmente en las combinaciones júnior, los cereales y otras comidas preparadas para niños. Si el mononitrato de tiamina aparece en la lista de ingredientes, no compres ese producto.

Desde hace mucho se ha vinculado el consumo de nítricos y nitrosaminas con un incremento del riesgo de cáncer de pulmón, estómago, esófago, páncreas, bazo, colon e hígado en los seres humanos así como de diabetes y enfermedades hepáticas. Recientemente, se ha descubierto que además las nitrosaminas fomentan la aparición del alzheimer y de otros trastornos neurodegenerativos. Un elemento de esta llamado estreptozotocina es usado habitualmente por los investigadores para producir de forma intencional diabetes en los animales de laboratorio. La doctora Suzanne de la Monte y sus colegas de la Universidad Brown de Providence, en Rhode Island, descubrieron accidentalmente que dar estreptozotocina a sus ratones de laboratorio hacía que desarrollaran el equivalente al alzheimer.[120]

Las nitrosaminas causan daños al ADN, estrés oxidativo (producción de radicales), peroxidación lipídica y activación citoquínica proinflamatoria, que conducen a un incremento de la degeneración y muerte celular, fomentando así la degeneración neurológica. En niños pequeños, promueven las condiciones físicas que llevan al autismo.

Sería inteligente evitar todos los alimentos procesados que contienen nítricos y nitratos. Esto incluye la mayoría de la charcutería y carnes curadas, así como productos que las contienen, como la pizza y la sopa enlatada. Además, estos alimentos incluyen GMS y a veces también aspartamo. Evita todos los alimentos infantiles con mononitrato de tiamina. Lee la etiqueta de ingredientes. Afortunadamente, los supermercados están aumentando su oferta de marcas de carnes procesadas y productos de bollería sin nítricos. En los establecimientos normales de comestibles tienes que buscarlas, pero ya están disponibles en la mayoría de las tiendas de productos naturales. Las carnes frescas casi siempre están libres de nítricos añadidos.

CONCLUSIÓN

Uno de los problemas para solucionar el misterio del autismo es que hasta hace poco no ha habido una teoría que pudiera unir todas estas claves. Las vacunas por sí mismas no causan este trastorno; la mayoría de los niños vacunados no se vuelven autistas. Existe algo más. Las vacunas son solo una pieza del rompecabezas. Otros factores, como infecciones, toxinas ambientales, alergias alimentarias, intoxicación por metales pesados, ecología digestiva anormal, fármacos, nutrición deficiente, aditivos alimentarios y excitotoxinas, pueden contribuir al autismo. Es muy raro que la causa sea uno solo de estos factores. Por eso es por lo que los tratamientos para solo uno o dos problemas al parecer funcionan con algunos niños autistas pero no con otros. Todos estos factores pueden contribuir. Lo que los une es que todos causan inflamación y una activación microglial excesiva. Llega un momento en el que los ataques repetidos de una combinación de estos factores hace que el sistema inmunitario del cerebro se cierre en un estado perpetuo de activación que permanece activado indefinidamente hasta que suceda algo que desactive las microglías.

La intensidad y la frecuencia con las que el individuo padece enfermedades neuroinflamatorias determinan la edad a la que aparece el autismo y su gravedad. El autismo temprano infantil está causado por una combinación de enfermedades prenatales y ataques precoces, como las vacunas durante los primeros meses de vida. La aparición tardía o autismo regresivo suele darse tras un periodo de tiempo de lenguaje y desarrollo social normales seguido por una regresión repentina. Durante los años formativos, y sobre todo en los veintiséis primeros meses, cuando el cerebro se está desarrollando rápidamente, es cuando un niño es más vulnerable a los accidentes que provocan el autismo.

Es bien conocido el aumento y disminución de los síntomas autistas.[121] Esto ocurre probablemente como resultado de la intensidad fluctuante de la neuroinflamación. Cada nuevo ataque al cerebro causa un aumento de la actividad microglial y de la gravedad de los síntomas. Esto también sucede a la inversa. A una reducción de la actividad microglial que calma la inflamación le sigue una mejoría de los síntomas.

Como la inflamación neurológica es un factor subyacente del autismo, se ha deducido que los medicamentos antiinflamatorios pueden ayudar a tratarlo. Cuando trabajaba en el hospital Royal Free, Andrew Wakefield declaró haber tenido un éxito modesto a la hora de aliviar algunos de los síntomas empleando antiinflamatorios. Sin embargo, esta teoría se ha intentado poner a prueba con otros trastornos neuroinflamatorios sin mucho éxito. Por ejemplo, cuando se administró a pacientes de alzheimer fármacos antiinflamatorios no esteroideos como Celebrex y Aleve, de hecho esto aceleró su deterioro mental, empeorando su enfermedad.[122-123] La teoría era sólida, pero los fármacos en sí causaban más daño que beneficios. Puede que otros medicamentos o tratamientos menos tóxicos tengan éxito.

En los siguientes capítulos aprenderás a calmar la neuroinflamación y estimular la curación y reparación del cerebro usando métodos inocuos y naturales basados en la alimentación, la nutrición y los suplementos. Descubrirás cómo prevenir y revertir el autismo y otros trastornos del desarrollo neurológico.

El mejor momento para empezar a tratar el autismo es cuando el cerebro es joven y se halla en su estado más dinámico de desarrollo. Cuando madura, es más difícil hacer cambios significativos en la estructura y circuito cerebrales. Cuanto antes se inicie el tratamiento, mayores serán las probabilidades de éxito.

Capítulo 7

EL MILAGRO DE LAS CETONAS

UNA DIETA «MÁGICA» CURA EL TRASTORNO CEREBRAL

«El 11 de marzo de 1993, estaba empujando a mi hijo, Charlie, en un columpio cuando agitó bruscamente la cabeza y levantó de repente el brazo derecho –recuerda Jim Abrahams–. Fue todo tan leve que ni siquiera se lo mencioné a Nancy, mi esposa, hasta un par de días más tarde, cuando volvió a repetirse. Me dijo que ella había visto un incidente parecido. Ese fue el principio de un tormento que no tengo palabras para describir».

De repente Charlie pasó de ser un niño normal y activo de un año a convertirse en uno que sufría convulsiones violentas. Se le diagnosticó el síndrome de Lennox-Gastaut, una forma grave de epilepsia. Sus ataques se volvieron tan fuertes que sus padres acolcharon las paredes de su habitación y le hacían llevar un casco de fútbol americano para evitar que se hiciera daño.

Durante los meses siguientes, Charlie sufrió miles de ataques epilépticos, tomó una cantidad tremenda de fármacos y se vio sometido a docenas de extracciones de sangre, ocho hospitalizaciones, una montaña de electroencefalogramas, resonancias magnéticas, CAT, tomografías por emisión de positrones y una operación infructuosa de cirugía cerebral. Fue tratado por cinco neurólogos pediátricos en tres ciudades, por dos homeópatas y hasta por un curandero. A pesar de todo esto, no consiguieron frenar sus convulsiones, y el pequeño sufrió un retraso en el desarrollo mental. Se le pronosticaron ataques continuos y retraso progresivo.

A los veinte meses de edad, Charlie pesaba solo ocho kilos y medio. Tomaba cuatro medicamentos pero seguía sufriendo cientos de convulsiones diarias. Los efectos secundarios de estos fármacos eran casi tan nocivos como su enfermedad, lo que aumentaba todavía más su sufrimiento.

Jim, que se resistía a darse por vencido, fue a la biblioteca a investigar la enfermedad. Allí encontró un libro del doctor John Freeman, profesor de neurología de la Universidad Johns Hopkins, que contenía referencias a un tratamiento dietético de la epilepsia llamado la dieta cetogénica. Jim aprendió que la dieta cetogénica se había usado con éxito durante más de setenta años para tratar casos graves de epilepsia.

Llevó a Charlie a ver al doctor Freeman al hospital Johns Hopkins de Baltimore, en Maryland, el único lugar del país que en aquel momento prescribía la dieta cetogénica. Se trata de una dieta de esteroides baja en hidratos de carbono, rica en grasas con las proteínas adecuadas, un poco de hidratos de carbono y nada de azúcar. Charlie comenzó la «dieta mágica» y a los dos días sus convulsiones violentas cesaron milagrosamente.

«Desde entonces prácticamente no ha vuelto a tener ataques, ni a tomar absolutamente ningún medicamento, y ha sido un niño estupendo –dice Jim–. Ha tenido que seguir tomando una versión modificada de la dieta cetogénica tras seguirla a rajatabla durante dos años, pero ahora va a la escuela y lleva una vida normal y feliz». Cuando tenía siete años, Charlie abandonó con éxito la dieta. A pesar de las preocupaciones sobre un posible retraso de su desarrollo, la dieta le había corregido su problema cerebral y le permitió desarrollarse normalmente tanto en lo físico como en lo mental.

Inspirados por el éxito de Charlie, sus padres fundaron la Fundación Charlie para ayudar a curar la epilepsia pediátrica, con objeto de apoyar la investigación médica y la educación sobre la dieta cetogénica. Jim alcanzó el éxito como productor y director de cine en Hollywood. En 1997 escribió una película basada en la experiencia de su hijo titulada *Juramento hipocrático* y protagonizada por Meryl Streep y Fred Ward. En ella también aparecían un elenco de figurantes que, en la vida real, se habían curado de la epilepsia empleando la dieta cetogénica. Millicent Kelly, una dietista que había ayudado a dirigir el programa de la dieta cetogénica en el hospital Johns Hopkins, hizo de sí misma en la película.

Los ataques pueden ser espectaculares, con movimientos bruscos violentos, incontrolables, y pérdida de conciencia; o tan leves como dejar de ser conscientes brevemente del propio entorno y pasar prácticamente inadvertidos por quienes se encuentren junto al paciente.

Se estima que entre el 30 y el 82% de los niños autistas, dependiendo de la sensibilidad de la prueba, sufren ataques habitualmente. Los ataques se producen a consecuencia de fallos en la emisión de señales eléctricas en el cerebro. En el autismo ya existe de por sí un defecto en el circuito cerebral, de manera que es de esperar que se produzcan esos fallos. Para entenderlo, podemos imaginarnos una tormenta eléctrica. El cerebro genera cargas eléctricas bioquímicas que permiten a las neuronas comunicarse unas con otras. El ataque se produce cuando surge esta electricidad, como un rayo golpeando una caja de fusibles, sobrecargando partes del circuito cerebral. Sabemos que en los niños autistas que muestran una regresión del desarrollo mental se produce una incidencia significativamente superior de ataques grandes y pequeños con respecto a aquellos que no presentan una regresión.

Los médicos no están completamente seguros de por qué se producen estos ataques ni de cómo detenerlos. Aunque existen muchos medicamentos anticonvulsivos disponibles para tratar los síntomas, ninguno carece de efectos secundarios ni es completamente eficaz, y ninguno podría ser considerado, ni mucho menos, una cura. El tratamiento con mejores resultados para la epilepsia es la dieta cetogénica. No solo puede reducir la aparición de ataques, sino que en muchos casos logra proporcionar una cura completa y duradera. En general, los pacientes siguen la dieta durante un periodo de dos años. En algunos casos muy graves, se puede continuar con una dieta cetogénica modificada durante un mayor periodo de tiempo; esto le proporciona al cerebro el tiempo adecuado para sanar. Pasado ese tiempo, un gran porcentaje de pacientes puede volver a comer normalmente sin volver a sufrir nunca otro ataque.

La dieta cetogénica ha ayudado a miles de niños. Bryce sufrió su primer ataque poco después de cumplir los cuatro años. «Aún recuerdo ese día como si fuera ayer –dice su madre, la doctora en medicina osteopática Deborah Snyder–. Estaba trabajando cuando la directora de la guardería me llamó para decírmelo. Salí corriendo al coche, dejando la clínica llena de pacientes, y me salté prácticamente todos los semáforos».

Cuando llegó, Bryce se encontraba en el estado de confusión que suele producirse tras los ataques. En el hospital le hicieron una resonancia magnética del cerebro y muchas pruebas de laboratorio, todas con resultados aparentemente normales. Deborah se aferró a la esperanza de que ese fuese un incidente aislado que no volvería a repetirse. Se equivocó.

A las tres semanas, Bryce sufrió otro ataque en la guardería y le recetaron medicamentos, que le ocasionaron muchos efectos secundarios, entre ellos anormalidades en su recuento sanguíneo y problemas de conducta como morder, dar patadas y escupir. Su capacidad cognitiva comenzó a deteriorarse. Tardaba mucho en encontrar las palabras, su escritura y su capacidad de dibujar sufrieron una regresión e incluso se quedó dormido en medio de la fiesta de cumpleaños de su primo. Para empeorar todavía más las cosas, los ataques no cesaban.

«La primera vez que realmente presencié un ataque fue una de las experiencias más horribles que he vivido nunca –dice Deborah–. Ver a tu pequeño retorciéndose en el suelo, con los músculos contraídos, la mirada extraviada, babeando e incapaz de responder es como si te rajaran el pecho y te sacaran el corazón. Como madre, e incluso como madre y médica a la vez, te sientes impotente».

A los dos meses de comenzar su enfermedad, los ataques empezaron a volverse incontrolables. Le recetaron hasta cinco anticonvulsivos distintos que no le hicieron efecto, ni siquiera tomando tres a la vez. El médico le dijo que tenía el síndrome Lennox-Gastaut. La mayoría de los niños con esta enfermedad acaban sufriendo un retraso mental.

La esperanza de la familia Snyder se reavivó al ver un reportaje especial de la cadena de televisión Dateline NBC que hablaba de Charlie Abrahams y de su éxito con la dieta cetogénica: «Había oído mencionar de pasada la dieta cetogénica en la facultad de medicina, pero la verdad es que no sabía nada sobre ella –señala Deborah–. De manera que leí algo más. Cuanto más aprendía acerca de la dieta, más me convencía de que era la mejor opción». Concertó una cita para que admitieran a Bryce en el hospital y empezara el programa cetogénico, pero tenía que esperar tres semanas a que quedara una plaza libre. Mientras tanto, empezó a reducir los hidratos de carbono de su dieta y a introducir alimentos que estaban permitidos, como las nueces de macadamia, la nata espesa batida y las moras. Los ataques mejoraron. Antes de comenzar con la dieta cetogénica, Bryce sufría hasta veinticinco ataques diarios. A las tres semanas había dejado de padecerlos. Siguió con la dieta y un medicamento durante un año, luego con la dieta sola durante otro año. En el verano de 2005 abandonó por completo la dieta.

«La dieta cetogénica me devolvió a mi hijo –asegura Deborah–. Bryce no ha vuelto a tener ataques, ni a tomar medicamentos ni una dieta especial desde hace cuatro años y sigue así. En lugar de convertirse en un retrasado mental como se pronosticaba, acaba de terminar tercero con las mejores notas. ¡Bryce es un verdadero milagro de nuestra época!».

La doctora Snyder, tras recopilar todo lo que había aprendido durante los dos años en los que trabajó con lo que suele conocerse como la «dieta milagrosa», escribió un libro para ayudar a otros padres a seguir con buenos resultados la dieta, titulado *The Keto Kid: Helping*

Your Child Succeed on the Ketogenic Diet (*El niño Keto: ayuda a tu hijo a curarse con la dieta cetogénica*).

Existen otros casos: «Matthew tenía nueve meses cuando tuvo el primer ataque. Le estaba bañando –recuerda su madre, Emma Williams, de Lingfield (Inglaterra)–. Nunca he visto nada tan espantoso, y le estaba pasando a mi hijo. El primer ataque duró más de quince minutos». Cuando Matthew tenía quince meses, sufría ataques a diario.

Se le diagnosticó una epilepsia descontrolada. Emma leyó todo lo que pudo encontrar sobre esta enfermedad y se puso en contacto con cualquier organización que pudiera ayudarle. Cuando su hijo tenía dos años, supo de la dieta cetogénica. Al preguntarle al neurólogo, este la descartó diciendo que se trataba de una terapia marginal cuyos resultados no estaban demostrados y que era muy difícil de seguir. Le aseguró que los medicamentos eran la mejor opción.

Los ataques de Matthew ocurrían de día y de noche, incluso cuando estaba durmiendo. Le administraron todos los medicamentos antiepilépticos posibles, pero nada le servía. A veces permanecía semanas tumbado en el sofá como un zombi y otras semanas no pegaba ojo y se pasaba la noche gritando de una manera que parecía que iba a echar la casa abajo. Nadie conseguía dormir una noche entera.

A los seis años, Mathew no había progresado en lo más mínimo. Tenía la mentalidad de un niño de un año. No sabía hablar y seguía llevando pañales. Emma estaba preocupada porque ya no quedaban medicamentos que probar y lo habían sometido a todo tipo de pruebas cerebrales. Ni siquiera era posible operarle porque los médicos no podían precisar de qué parte del cerebro venían los ataques.

Volvió a oír hablar de la dieta cetogénica, y una vez más les preguntó a los médicos sobre ella. Y de nuevo le dijeron que era demasiado difícil de seguir y le aconsejaron que continuara probando con los medicamentos. Sin embargo, estos no funcionaban y ya no quedaba nada más que probar, así que, cuando Matthew se acercaba a su octavo cumpleaños, Emma preguntó otra vez sobre la dieta cetogénica. En esta ocasión el hospital estaba a punto de realizar una prueba clínica usando la dieta y su médico le preguntó si quería participar. «Casi le arranqué la mano, diciendo ¡sí! –recuerda Emma–. Era la última esperanza, no quedaba absolutamente nada más que intentar y la epilepsia de Matthew estaba peor que nunca».

El pequeño comenzó la dieta en el verano de 2002. Empezó de forma vacilante. No podía comer su comida favorita. Estaba triste y de mal humor. Se pasaba la mayor parte del tiempo gritando de disgusto. Seguía teniendo ataques y por eso estaba siempre temblando o gritando. Para evitar empeorar las cosas, su familia no comía delante de él sino que lo hacían escondidos en el cuarto de baño.

Tras los primeros tres o cuatro días, Matthew empezó a calmarse. Durante los siguientes días se calmó todavía más y decidió tomarse la comida sin protestar. Pronto se sintió más feliz y pudo dormir toda la noche. Dejó de despertarse a las cuatro de la mañana.

A las dos semanas del inicio de la dieta, los ataques de Matthew se habían reducido en un 90%, y ocho meses después había dejado todos los medicamentos. Empezó a pronunciar sus primeras palabras.

> A los pocos meses de seguir la dieta, por primera vez me llamó «mamá». Estuve cuatro días llorando. No hay dinero en el mundo que pueda comprar esa sensación. Cuando viene a casa en el autobús de la escuela y me ve llegar hasta él, dice «mamá, mamá». Cada día me siento como si me hubiera tocado la lotería... Esta Navidad, por primera vez, mi hijo se sentó en mi regazo y abrió sus regalos. Rasgó el papel del envoltorio y miró en el interior a ver lo que había. Fue el mejor regalo de Navidad que he tenido nunca.

Durante muchos años la dieta cetogénica se usó por pura desesperación, como último recurso cuando los medicamentos habían fallado. Se ha demostrado que tiene buenos resultados incluso en los casos más graves de epilepsia. Debido a su éxito, la dieta cetogénica está ganando una gran aceptación como forma estándar de tratamiento en lugar de como alternativa a la terapia farmacéutica.

«¿Por qué esta dieta debería ser el último recurso? –se pregunta Emma–. La primera vez que pregunté por ella, mi hijo tenía dos años. Tardé casi ocho años en someterlo a esa dieta. Ahora tiene mejor calidad de vida que nunca». Animada por el éxito de Matthew, Emma fundó en 2004 la *Sociedad Benéfica Los Amigos de Matthew* (www.matthewsfriends.org) para compartir sus experiencias y ofrecer apoyo a los padres que buscan ayuda con la dieta cetogénica.

LA DIETA CETOGÉNICA

La dieta cetogénica existe desde los años veinte del pasado siglo. Sus orígenes se encuentran en el ayuno terapéutico, que a principios del siglo XX era una forma popular de tratamiento para muchos problemas crónicos de salud. Los pacientes ayunaban, consumiendo únicamente agua, hasta treinta días, e incluso a veces más tiempo. La terapia del ayuno fue usada para tratar una gran variedad de problemas de salud, entre ellos digestivos, artritis, cáncer y diabetes. En muchos casos el ayuno prolongado resultó beneficioso.

Algunos problemas respondían muy bien a la terapia del ayuno. Uno de ellos era la epilepsia. Uno de los médicos más destacados que a principios del siglo XX promovieron el uso de esta terapia fue el doctor Hugh Conklin. Recomendaba ayunar entre dieciocho y veinticinco días. Trató a cientos de pacientes de epilepsia con su «dieta del agua» y se jactaba de alcanzar un porcentaje de curas del 90% en los niños y del 50% en los adultos.

El doctor H. Rawle Geylin, un famoso pediatra de Nueva York, presenció directamente el éxito de Conklin y probó la terapia en 36 de sus propios pacientes, entre los tres años y medio y los treinta y cinco, logrando resultados similares. Tras ayunar durante veinte días, el 87% de los pacientes quedaba libre de ataques. En 1921 Geylin presentó sus resultados en la junta anual de la Asociación Médica Norteamericana en Boston, introduciendo la terapia del ayuno como tratamiento corriente para la epilepsia.

En los años veinte, cuando los únicos anticonvulsivos disponibles eran el fenobarbitúrico y el bromuro, los informes de que ayunar podía curar la epilepsia llamaban la atención. Estos informes desataron una oleada de estudios clínicos y de investigaciones.

Como resultado de la terapia del ayuno, muchos pacientes epilépticos permanecían sin ataques durante años o incluso durante toda la vida. Para otros la cura era solo temporal: duraba solo un año o dos. En los niños, se conseguía una ausencia prolongada de ataques en el 18% de los casos. Repetir el ayuno volvía a detener los ataques, pero no había garantía de por cuánto tiempo. Los ayunos más prolongados parecían producir mejores resultados, pero con algunos pacientes resultaba imposible mantenerlo durante el periodo de tiempo requerido para alcanzar una cura duradera. Los investigadores empezaron a buscar formas de reproducir los efectos metabólicos y terapéuticos del ayuno al tiempo que se permitía a los pacientes recibir la suficiente nutrición como para mantenerse con vida durante periodos prolongados de tiempo y, con suerte, alcanzar un porcentaje superior de curas. El resultado fue la creación de la dieta cetogénica.

En un estado normal el organismo quema glucosa para conseguir energía. Durante el ayuno, cuando no se consumen alimentos que contengan glucosa, la grasa se utiliza para suplir las necesidades energéticas del cuerpo. El hígado convierte parte de esta grasa en elementos solubles en agua (beta-hidroxibutirato, acetoacetato y cetonas), que en conjunto se conocen como cuerpos de cetona. Normalmente el cerebro usa glucosa para satisfacer las necesidades de energía. Si no hay glucosa disponible, una de las pocas fuentes restantes de combustible que puede emplear son los cuerpos de cetona o cetonas. Otros órganos y tejidos corporales pueden utilizar la grasa para la energía, pero no el cerebro: debe ser glucosa o cetonas. De hecho, las cetonas proporcionan una fuente más concentrada y eficiente de energía que la glucosa. Se las ha calificado como la «gasolina súper» del cuerpo y producen energía de forma más eficiente que la glucosa o la grasa.[1] Una producción más eficiente de energía permite asimismo que el cerebro funcione mejor. Las cetonas son además neuroprotectoras. Por consiguiente, en un cerebro alimentado por cetonas, se neutraliza la disfunción o cortocircuito causados por la epilepsia y se le permite al cerebro que gradualmente se reconfigure y se cure por sí mismo.

El número elevado de cetonas producido en la sangre durante el ayuno puede duplicarse simplemente restringiendo el consumo de hidratos de carbono (almidón y azúcar), la fuente principal de glucosa de la dieta. Los hidratos de carbono están compuestos de moléculas de glucosa y de otros azúcares que el cuerpo convierte en glucosa. El almidón y el azúcar se encuentran en todos los alimentos vegetales pero abundan más en los cereales, las frutas y las verduras ricas en féculas, como las patatas. La fibra dietética, que también se considera un hidrato de carbono, no contribuye a la glucosa porque nuestros cuerpos carecen de las enzimas necesarias para descomponerla. Por eso las moléculas de glucosa de la fibra permanecen bloqueadas mientras atraviesan el aparato digestivo y salen de él. La carne y los huevos contienen solo una cantidad mínima de hidratos de carbono. La grasa, prácticamente ninguna.

La dieta cetogénica consiste en consumir una elevada proporción de grasa, las proteínas apropiadas, pocos hidratos de carbono y absolutamente nada de azúcar. Los hidratos de carbono ricos en fibras son preferibles a aquellos con un contenido elevado de almidón o azúcar. La dieta proporciona solo las suficientes proteínas y calorías para mantener el crecimiento y la reparación.

La dieta cetogénica clásica tiene una proporción 4:1 (3:1 para los niños y los adolescentes) de *peso* de la grasa con respecto a la combinación de proteínas e hidratos de carbono. Así que cada comida contiene cuatro veces tanta grasa como la combinación de proteínas e hidratos de carbono. En 1 gramo de grasa hay 9 calorías, y 4 calorías en 1 gramo de proteína y en 1 gramo de hidratos de carbono. Una dieta normal, sin restricción, consiste en un 30% de grasa, un 15% de proteína y un 55% de hidratos de carbono. La proporción 4:1 de la dieta cetogénica consiste en un 90% de calorías de grasa, un 8% de proteínas y 2% de hidratos de carbono. El consumo de estos últimos está restringido a entre 10 y 15 gramos diarios. La dieta excluye la mayor parte de los cereales ricos en hidratos de carbono, frutas y verduras, como pan, maíz, plátanos, guisantes y patatas. El consumo total de calorías se reduce al 80 o 90% de los requerimientos dietéticos estimados porque se piensa que esto mejora los niveles de cetonas. Esto no causa problemas porque las cetonas tienden a reducir el hambre, así que los pacientes pueden sentirse satisfechos y no pasar hambre. En un principio el consumo de líquidos se restringió al 80% de las necesidades diarias normales. Esto se hizo en la creencia de que incrementaba los niveles de cetonas en la sangre. Pero la falta de líquido ocasionaba un aumento del riesgo de desarrollar cálculos renales. Más tarde se descubrió que restringir la ingesta de líquidos no tenía ningún beneficio y se abandonó la práctica.

Como todas las calorías de grasa, proteína e hidratos de carbono se calculan y se miden con precisión, se requiere que el paciente coma la totalidad de la comida sin recibir ninguna porción extra. Todos los platos deben tener la proporción 4:1 o 3:1. Cualquier aperitivo ha de incorporarse a la asignación diaria de calorías y seguir la misma proporción. Por consiguiente, hace falta invertir una gran cantidad de tiempo y esfuerzo para preparar las comidas y los aperitivos.

En 1921, el doctor Russel Wilder, de la clínica Mayo, acuñó el término «dieta cetogénica» para describir una dieta que producía un nivel elevado de cetonas en la sangre por medio del consumo de una alimentación rica en grasas y baja en hidratos de carbono. Fue el primero en usar la dieta cetogénica como tratamiento para la epilepsia. Posteriormente, una colega de Wilder, la pediatra Mynie Peterman, formuló la dieta cetogénica clásica 4:1. Peterman documentó los efectos positivos de mejora de la atención, la conducta y el sueño que producía, aparte de controlar los ataques. La dieta dio muy buenos resultados, especialmente con los niños. Peterman informó en 1925 que con ella el 95% de los pacientes que estudió había experimentado mejoras en el control de los ataques y el 60% había dejado de sufrirlos por completo. Este es un porcentaje extraordinario de curación para una enfermedad que hasta entonces se había considerado incurable.

La dieta cetogénica también tiene sus inconvenientes. A varios pacientes les resultó excesivamente difícil de preparar, y poco apetitosa. Por tanto, muchos no pudieron seguirla durante el tiempo suficiente para alcanzar resultados satisfactorios. Hasta un 20% no fue capaz de tolerarla y no consiguió seguirla. En 1938 se desarrolló un nuevo fármaco anticonvulsivo, la fenitoína (Dilantin). Tomar una pastilla era mucho más fácil que preocuparse de preparar y comer una dieta específica. La investigación pasó rápidamente a centrarse en descubrir nuevos medicamentos. La mayoría de los investigadores ignoraron la dieta cetogénica y la usaban principalmente como último recurso para tratar casos muy graves que no respondían a la terapia farmacéutica. La publicidad de la Fundación Charlie en la pasada década de los noventa rescató a la terapia del olvido y la expuso a la luz pública, desde donde reemergió como un tratamiento importante para la epilepsia.

¿ES SEGURA UNA DIETA RICA EN GRASAS?

Hasta el 90% de las calorías de la dieta cetogénica proceden de la grasa. No se trata solo de una dieta rica en grasas, sino de una dieta *extremadamente* rica en grasas. La Asociación Norteamericana del Corazón y otras organizaciones han recomendado durante años que limitemos nuestra ingesta de grasas a no más del 30% de nuestras calorías diarias. Hacen esta recomendación basándose principalmente en la hipótesis, ahora descartada, del origen lipídico de la enfermedad cardiovascular, asumiendo que consumir más del 30% de grasas la provocaría. La dieta cetogénica rica en grasas lleva empleándose noventa años. Durante la mayor parte de ese tiempo, quienes la seguían comían principalmente grasas saturadas, el tipo de grasa que los dietistas nos aconsejan evitar. Sin embargo, tras casi un siglo de uso con literalmente miles de pacientes consumiendo entre un 60 y un 90% de grasas durante periodos extensos de tiempo (de hecho durante años), no ha habido informes de ataques al corazón ni de infartos cerebrales. En realidad, ha sucedido justo lo contrario. La gente se ha curado y ha superado una enfermedad que, sin esta dieta, sería incurable, y durante el proceso de sanación su salud se ha beneficiado de numerosas formas.

A muchos les preocupa que con una dieta así los niveles de colesterol de la sangre se disparen. Realmente no tienen que preocuparse por esto. Es cierto que los estudios sobre los niveles de colesterol de los pacientes que siguen la dieta cetogénica muestran que, en líneas generales, suelen elevarse. Pero, en realidad, esto es bueno para disfrutar de una salud mental óptima. La duración de la vida y la función mental mejoran al aumentar los niveles de colesterol. Hay que pensar que si la dieta cetogénica rica en calorías fuera perjudicial, ¡después de casi un siglo de uso clínico esto sería evidente!

El colesterol total no predice con exactitud el riesgo de enfermedad cardiovascular porque cuenta tanto el llamado colesterol «bueno» como el «malo». La mayor parte del aumento se debe al colesterol bueno, el tipo que creemos que nos protege contra las enfermedades cardiovasculares. Los estudios han demostrado feacientemente que quienes siguen dietas cetogénicas suelen tener una proporción de colesterol HDL (bueno) más alto y un colesterol LDL (malo) más bajo –lo que indica un riesgo reducido de enfermedad cardiovascular.[1-3]

Pese al incremento del colesterol total, no hay evidencia de que la dieta rica en grasas tenga un efecto perjudicial en el corazón o en las arterias. En el mayor estudio analítico sobre la seguridad y la eficacia de la dieta cetogénica realizado hasta la fecha, los investigadores no descubrieron que con el tiempo se hubiera producido ningún daño: los efectos eran todos positivos.[4] «Siempre hemos sospechado que la dieta cetogénica es relativamente segura a largo plazo, y ahora tenemos pruebas –indica Eric Kossoff, neurólogo del Johns Hopkins que participó en él–. Nuestro estudio debería ayudar a descartar algunas de las dudas que nos acosan sobre la seguridad a largo plazo de la dieta cetogénica».

Las dietas ricas en grasas llevan miles de años siendo seguras. Varios pueblos han sobrevivido e incluso han prosperado a base de dietas tradicionales que proporcionan entre un 60 y un 90% de calorías en forma de grasa. El más famoso, quizá, es el pueblo esquimal. Los esquimales vivían cerca del círculo ártico, desde Alaska hasta Groenlandia, donde la vegetación comestible era escasa. Su dieta tradicional no contenía prácticamente ningún hidrato de carbono tras el periodo de lactancia (la leche contiene algunos hidratos de carbono), con lo cual durante el resto de sus vidas se basaba enteramente en carne y grasa. Sin embargo, los primeros exploradores del Ártico describieron a los esquimales primitivos como robustos y sanos, libres de enfermedades de la civilización como las cardiovasculares, la diabetes, el alzheimer y el cáncer, y llegando a alcanzar la misma edad que los occidentales contemporáneos. Lo mismo puede decirse de los indios de las llanuras norteamericanas antes de ser colonizados por los blancos, de los nativos de Siberia (mongoles buryat, yakuts, tártaros, samoyedos, tunguses, chukuhis y otros) y de los masai de África: todos ellos tenían una alimentación extraordinariamente rica en grasas. Su dieta no era solo rica en grasas, sino rica en grasas saturadas y en colesterol; sin embargo, no conocían la enfermedad cardiovascular. Incluso hoy día, quienes siguen sus dietas tradicionales ricas en grasas se encuentran notablemente libres de las enfermedades degenerativas que son tan frecuentes en la sociedad occidental. Las dietas ricas en grasas han superado la prueba del tiempo y han demostrado ser no solo seguras, sino terapéuticas.

LA DIETA CETOGÉNICA TCM

En la naturaleza, las grasas y los aceites están compuestos de moléculas de grasa conocidas como triglicéridos. La mayoría de ellos están clasificados como triglicéridos de cadena larga (TCL) porque se han formado sobre una cadena larga de átomos de carbono. A los triglicéridos más cortos se los conoce como triglicéridos de cadena media (TCM). En los años sesenta del siglo pasado se descubrió que los TCM producían más cetonas que las grasas dietéticas normales compuestas de TCL. Los TCM se absorben más eficazmente y el hígado prefiere usarlos para producir energía en lugar de los TCL, más comunes. Como consecuencia de esto, se creó un producto que consistía en un 100% de TCM, denominado, acertadamente, aceite TCM.

Las severas restricciones de hidratos de carbono de la dieta cetogénica original hacían que a los padres les resultara difícil cocinar comidas sabrosas para sus hijos. En 1971, Peter Huttenlocher desarrolló una dieta cetogénica en la que alrededor de un 60% de las calorías procedía de los TCM. Este permitía añadir más proteína y hasta tres veces más hidratos de carbono que la dieta original. El consumo total de grasa podría reducirse del 90% a alrededor del 70% (60% de TCM, 10% de TCL), con alrededor del 20% de proteína y el 10% de hidratos de carbono para completar la dieta.

El aceite TCM se mezcla con, como mínimo, el doble de su volumen de leche descremada, fría, y se bebe durante las comidas o se incorpora a los alimentos. Huttenlocher lo probó en una docena de niños y adolescentes con epilepsia grave y ataques difíciles de tratar. La mayoría de los niños mejoró en el control de los ataques y en su capacidad de atención; los resultados fueron similares a los de la dieta cetogénica. La dieta cetogénica TCM se considera más nutritiva que la original, permite a los pacientes la opción de comer más proteínas e hidratos de carbono y proporciona una mayor variedad de alimentos y maneras de preparar las comidas.

Pese a todos los aspectos positivos de la dieta TCM, tiene ciertos inconvenientes. Consumir mucho aceite TCM puede causar náuseas, vómitos y diarrea. Muchos pacientes han tenido que abandonar esta dieta porque no podían tolerar estos efectos secundarios. Una dieta TCM modificada, que es la combinación de la dieta TCM y la dieta cetogénica original, suele ser más tolerable y se está usando actualmente en muchos hospitales.

LA DIETA ATKINS MODIFICADA

El doctor Robert Atkins es conocido por abogar por la dieta baja en hidratos de carbono para adelgazar y conseguir una mejor salud general. En su famoso libro, *Dr. Atkins' New Diet Revolution* (*La nueva revolución dietética del doctor Atkins*) describe las cuatro fases de esta dieta baja en hidratos de carbono: inducción, pérdida de peso, premantenimiento y mantenimiento. La fase de inducción es la que restringe más el consumo total de hidratos de carbono, limitándolo a 20 gramos al día –la dieta cetogénica original, a entre 10 y 15 gramos–. Aunque esta fase permite un poco más de hidratos de carbono, aun así produce cetosis (niveles medibles de cuerpos de cetona en la sangre). De hecho, se puede producir la cetosis reduciendo los hidratos de carbono a entre 40 y 50 gramos al día en adultos, dependiendo de lo sensible ellos que sea el individuo.

Atkins animaba a quienes seguían la dieta a entrar en cetosis. En una dieta moderada en grasas y baja en hidratos de carbono, al contrario que en una dieta cetogénica elevada en grasas, la cetosis indica que la grasa corporal se está disolviendo y que el cuerpo la utiliza para sus necesidades diarias de energía. Como se quema grasa corporal para obtener energía, el peso se reduce. En este caso la cetosis es una señal de que el organismo está perdiendo su exceso de grasa y de peso.

Aunque la fase de inducción de la dieta Atkins no produce un nivel de cetosis tan alto como la cetogénica, los pacientes afirmaron que controlaba los ataques que sufrían. En respuesta a estas afirmaciones, investigadores del hospital Johns Hopkins los sometieron a la fase de inducción de la dieta Atkins durante periodos prolongados de tiempo, refiriéndose a esto como a una dieta Atkins modificada. La dieta Atkins modificada no pone límites a las calorías ni a las proteínas, y la proporción cetogénica general más baja (aproximadamente 1:1) no tiene que mantenerse constantemente en cada comida del día. En un principio, los hidratos de carbono se limitaron a 10 gramos al día en los niños y 15 en los adultos, y se elevaron a entre 20 y 30 gramos diarios tras alrededor de un mes, dependiendo del efecto en el control de ataques. Los investigadores afirmaron que la dieta Atkins modificada redujo más de un 50% la frecuencia de ataques en el 43% de los pacientes y más de un 90% en el 27% de los pacientes.[5] Este y otros estudios demuestran que el control de ataques con la dieta Atkins modificada puede compararse favorablemente al obtenido con la dieta cetogénica original. Aunque un nivel más elevado de cetosis puede ofrecer una protección ligeramente mejor contra los ataques, un nivel más bajo sigue siendo muy eficaz.

LOS EFECTOS NEUROPROTECTORES DE LAS CETONAS

En el tratamiento de la epilepsia, los investigadores han observado que los pacientes que siguen la dieta cetogénica no solo experimentan una reducción en la incidencia y gravedad de los ataques, sino que también muestran una mejoría en el área cognitiva, la conciencia, la capacidad de atención y las relaciones sociales.[6-8] Aparentemente, la función cerebral experimenta una mejoría en numerosas áreas.

Las cetonas poseen propiedades neuroprotectoras potentes que pueden calmar la inflamación, el estrés oxidativo, el metabolismo alterado de la glucosa y la excitotoxicidad, síntomas comunes de numerosos trastornos neurológicos. Los investigadores piensan que si las cetonas protegen contra los ataques y mejoran la función mental, quizá protejan también contra otros trastornos neurológicos.

Los informes de casos clínicos han demostrado que la dieta cetogénica es beneficiosa para el tratamiento de la narcolepsia (un trastorno del sueño caracterizado por unas ganas repentinas e incontrolables de dormir), el cáncer, el autismo, la depresión, la migraña y alteraciones en el metabolismo de la glucosa como la diabetes tipo 2, el síndrome del ovario poliquístico y algunos trastornos metabólicos raros.[9-19] Los estudios con animales sugieren que los cuerpos de cetona pueden ser también beneficiosos para tratar algunas formas de enfermedad cardiovascular e infertilidad masculina.[20-21]

Se ha demostrado que las cetonas tienen un potente efecto anticancerígeno. En parte la razón es que el cáncer no puede vivir en un entorno oxigenado, y las cetonas mejoran la distribución del oxígeno a las células por todo el cuerpo. Otro motivo es que las células del cáncer no pueden usar cetonas para producir energía. Las células cancerosas queman glucosa, de manera que cuando las cetonas reemplazan a la glucosa de la corriente sanguínea, las células enfermas mueren de hambre. Por consiguiente, las células cancerosas tienen dificultades para sobrevivir en un entorno dominado por las cetonas. Los estudios demuestran que en los animales las cetonas disminuyen el tamaño del tumor y la pérdida muscular relacionada con el cáncer.[22]

Con pacientes humanos de cáncer se han observado resultados similares.[23-24]

Los efectos anticancerígenos de las cetonas son más considerables en el cerebro.[25] En ausencia de glucosa, las células cancerosas pueden sobrevivir, durante un ayuno o cuando se restringe el consumo de calorías, a base de los ácidos grasos que se liberan de las grasas almacenadas. Sin embargo, los ácidos grasos no pueden atravesar la barrera hematoencefálica. Una persona que esté siguiendo una dieta muy baja en hidratos de carbono, o una dieta cetogénica, depende de las cetonas para suplir la inmensa mayoría de las necesidades energéticas del cerebro. Por consiguiente, este órgano recibe muy poca glucosa, lo que prácticamente mata de hambre a las células cancerosas. Esto es exactamente lo que se ha visto en los estudios con animales y al menos en un caso de estudio con seres humanos.[26-27]

Puede que el mayor beneficio de la terapia de cetonas consista en tratar las enfermedades que afectan al cerebro. El oxígeno es vital para una función cerebral adecuada. El cerebro depende tanto de él que aunque representa solo el 2% de la masa corporal, consume cerca del 20% del oxígeno. Por tanto, las células cerebrales son extremadamente sensibles a la privación de oxígeno. Sin este elemento vital, algunas neuronas mueren en menos de cinco minutos, lo que causa daños cerebrales o la muerte. La hipoxia (falta de oxígeno) puede provocarse por asfixia, intoxicación por monóxido de carbono, fallo cardiaco (ataque al corazón), atragantamiento, ahogo, estrangulación, derrame cerebral, presión sanguínea muy baja y sobredosis de drogas.

Las cetonas bloquean los efectos perjudiciales de la hipoxia y mejoran el suministro de oxígeno. También mejoran el flujo sanguíneo hasta el cerebro en un 39%, lo que afecta positivamente a la circulación y a la disponibilidad de oxígeno.[28] Varios estudios demuestran que las cetonas protegen al cerebro contra el daño causado por la interrupción del suministro de oxígeno a este órgano.[29-31]

A los pacientes hospitalizados que por una u otra razón no pueden comer se les suelen administrar fórmulas nutricionales por vía intravenosa. Cuando los que han sufrido un trauma grave en la cabeza reciben soluciones intravenosas que contienen la mayoría de la grasa en la forma de TCM, su recuperación mejora de forma significativa.[32-33] En el cuerpo, los TCM son transformados en cetonas que nutren al cerebro y aceleran la curación.

Las evidencias obtenidas en los estudios con animales y en las pruebas clínicas con seres humanos sugieren que la dieta cetogénica puede proporcionar alivio sintomático y mitigar la enfermedad en una gran variedad de trastornos degenerativos, entre ellos el alzheimer, el párkinson, la ELA, el Huntington, la lesión cerebral traumática y el derrame cerebral. [34-37] La alteración del metabolismo de la glucosa es un problema subyacente común en las afecciones neurodegenerativas. Las cetonas ofrecen una fuente de energía alternativa y más eficaz que sobrepasa los circuitos metabólicos de producción energética de la glucosa y suministra a las neuronas la energía vital que necesitan para funcionar adecuadamente, proporcionando un entorno en el que puede producirse la curación. De hecho, los cuerpos de cetona son los sustratos preferidos para la síntesis de lípidos neurales. En otras palabras, las cetonas impulsan la reparación y reproducción de las células cerebrales.

En los cultivos de tejidos se ha demostrado que los cuerpos de cetona aumentan la supervivencia de neuronas motrices, las neuronas que controlan el movimiento. Esto es importante para quienes sufren ELA, una enfermedad neuromuscular. En un estudio, los investigadores alimentaron con una dieta cetogénica a ratones que habían sido modificados genéticamente para desarrollar la ELA. En comparación con los ratones que habían seguido una dieta estándar, aquellos conservaron su fuerza y su rendimiento físicos. Al hacerles la autopsia, se descubrió que los ratones alimentados con la dieta cetogénica tenían un índice de supervivencia de neuronas motrices significativamente superior al de los animales del grupo de control.

Los cultivos de tejidos de células dopaminérgicas e hipocámpicas del cerebro (las áreas afectadas por el párkinson y el alzheimer) también están protegidos por las cetonas.[38]

El MPTP, un fármaco neurotóxico que causa la destrucción de neuronas de dopamina, se administra a los animales para imitar el párkinson. Sin embargo, las cetonas protegen las neuronas de dopamina de estos animales de los efectos perjudiciales del MPTP, manteniendo la producción de energía y el funcionamiento.[39]

Las cetonas no solo previenen la degeneración neurológica sino que pueden restaurar también la función perdida. Esto se demostró en un estudio clínico con pacientes de párkinson realizado por el doctor Theodore VanItallie y sus colegas de la Facultad de Medicina y Cirugía de la Universidad de Columbia: «Las cetonas son un combustible altamente energético que nutren al cerebro –señala el doctor VanItallie–. Nuestro estudio tuvo muy buenos resultados para los pacientes». En él participaron 5 pacientes de párkinson que fueron sometidos a una dieta cetogénica durante veintiocho días. Los temblores, la rigidez, el equilibrio y la capacidad de caminar de todos los participantes mejoró, como media, en un 43%.[40]

Los participantes seguían la dieta original cetogénica 4:1 consistente en alrededor de un 90% de grasas. En un principio 7 sujetos se ofrecieron como voluntarios para el estudio, pero 1 abandonó la primera semana porque la dieta era muy difícil de seguir y el otro lo hizo por razones personales. De los 5 participantes restantes que completaron el estudio, 3 siguieron al pie de la letra los menús prescritos. Los otros 2 no siguieron la dieta tan estrictamente, pero aun así alcanzaron y mantuvieron la cetosis durante todo el estudio. Cada participante fue evaluado al principio y al final del estudio usando la Escala Unificada de Medición de la Enfermedad de Parkinson. Se compararon las puntuaciones. En todos los casos los sujetos mostraron una notable mejoría. Es interesante resaltar que los 2 participantes que no fueron tan estrictos con la dieta y presentaron unos niveles ligeramente inferiores de cetonas en la sangre fueron los que más mejoraron: 1 en un 46% y el otro en un 81%; esto indica que es posible que no sea necesaria una dieta cetogénica tradicional, y que podría ser más eficaz una dieta menos restrictiva como la Atkins modificada.

Los investigadores midieron atentamente los niveles de colesterol de los participantes porque les preocupaba cómo podría afectar una dieta rica en grasas a los lípidos de la sangre. Los niveles totales de colesterol sanguíneos de 4 de los sujetos no mostraron diferencias significativas al final del estudio. Sin embargo, el colesterol total de una participante aumentó en un 30%. Esta fue la que mostró la mayor mejoría en los síntomas (81%). Ciertamente, el aumento de colesterol no dañó en absoluto a su cerebro y esta fue probablemente parte de la razón por la que mejoró mucho más que los otros.

Las cetonas reducen significativamente la cantidad de placa que se desarrolla en los cerebros de los ratones y los perros que muestran una especie de demencia parecida al alzheimer.[41-42] En modelos de alzheimer realizados con perros las cetonas mejoran la actividad diurna, incrementan el rendimiento en tareas de memoria visual-espacial, mejoran la probabilidad de las tareas de aprendizaje, tienen un rendimiento superior en el aprendizaje de tareas motrices y mejoran el rendimiento en la memoria a corto plazo.[43] Varios estudios han demostrado que las cetonas protegen al cerebro de lesiones y promueven una rápida curación después de que se produzca una lesión.[44-46]

El síndrome de Rett es uno de los trastornos del espectro autista. Afecta más a las niñas que a los niños. Más de la mitad de quienes tienen el síndrome Rett sufren epilepsia. Quienes lo padecen suelen ser más pequeños de lo normal y tienen dificultad para controlar sus movimientos físicos (causada por un defecto de las neuronas motrices del cerebro). Debido al elevado índice de ataques entre quienes sufren esta enfermedad, se llevó a cabo un estudio para ver qué efecto tendría la dieta cetogénica a la hora de tratarla. Participaron en el estudio 7 niñas de cinco a diez años. Todas padecían ataques graves que no respondían a la terapia farmacéutica, por lo que fueron sometidas a una dieta cetogénica TCM durante varias semanas. De ellas, 2 no pudieron tolerar la dieta estricta y no finalizaron el estudio. Las 5 restantes mostraron una disminución significativa en la actividad de los ataques, además de una mejor conducta y una mejora de las habilidades motrices.[47] Este fue el primer estudio que demostró que la dieta cetogénica podría ser valiosa para tratar los trastornos del espectro autista.

Otro estudio evaluó la dieta cetogénica en un grupo de niños autistas de entre cuatro y diez años, de los cuales 18 lo completaron. El programa consistía en cuatro semanas con una dieta cetogénica TCM seguidas por dos semanas de descanso, todo ello repetido cuatro veces. Durante el periodo de tiempo en que se encontraban fuera de la dieta podían ingerir cualquier alimento de los que comían normalmente. El estudio duró seis meses.

Al principio se evaluó a cada niño utilizando la Escala de Medición de Autismo Infantil para determinar la gravedad del trastorno. Según esta escala, las puntuaciones entre 30 y 36 indican casos que van de ligeros a moderados. De los 18 niños, 2 cayeron en la categoría moderada, mientras que la puntuación de los 16 restantes entraba en la categoría grave. Al final del estudio se volvió a evaluar a cada niño empleando la escala de medición. Los 18 mostraron una mejoría. Los 2 que empezaron la dieta con autismo moderado presentaron una mejoría espectacular, con una reducción de más de veinte puntos en la escala de medición. La mejoría fue tan importante que pudieron asistir a las clases normales de la escuela. En seis meses su autismo quedó prácticamente curado. Los 16 niños restantes, que estaban clasificados como gravemente autistas, también mejoraron aunque en menor medida: 8 de ellos experimentaron una buena mejoría (entre ocho y doce puntos) y 8 presentaron una mejoría modesta (entre dos y ocho puntos).[48]

La dieta cetogénica TCM obtuvo resultados excelentes con los 2 niños con autismo moderado y moderadamente satisfactorios en quienes sufrían de un autismo grave. Indudablemente, los resultados habrían sido mucho mejores de no haber interrumpido la dieta cada cuatro semanas con un descanso de dos semanas y si la hubieran prolongado durante un mayor periodo de tiempo. Al tratar la epilepsia, los niños suelen permanecer continuadamente a dieta durante dos años. Si después de este tiempo dejan de tener ataques, regresan a la dieta normal. Si los ataques vuelven a repetirse, la dieta o una dieta cetogénica modificada se prolonga hasta que estén bajo control.

Las cetonas mejoran la actividad de los *factores neurotróficos*, pequeñas proteínas que ejercen acciones que promueven la supervivencia y la nutrición en las neuronas.[49] Los factores neurotróficos juegan un papel crucial al regular el crecimiento de las neuronas, las funciones metabólicas asociadas como la síntesis proteínica y la capacidad de las neuronas para formar los neurotransmisores (por ejemplo, la dopamina y la glutamina), que transmiten las señales químicas que permiten a las neuronas comunicarse entre sí.

Además, las cetonas proporcionan los elementos lípidos que forman las neuronas,[50] de manera que ayudan a que las células dañadas vuelvan a crecer o repararse y a la síntesis de nuevas células cerebrales. Esto es fascinante porque significa que las cetonas podrían ofrecernos una forma de revertir gran parte del daño causado por trastornos neurológicos como el autismo.

Una de las consecuencias desafortunadas de convertir la glucosa en energía es la producción de radicales libres destructivos. Es como el humo que expelen los coches por el tubo de escape cuando el motor quema la gasolina. En el caso de nuestras células, el humo son los radicales libres. Sin embargo, las células sanas, bien nutridas, están preparadas para esto y llevan consigo una reserva de antioxidantes protectores que neutralizan a los radicales libres, reduciendo el daño que pueden causar. Cuando en lugar de glucosa se utilizan cetonas para producir energía, es necesario mucho menos oxígeno, lo que reduce en gran medida la formación de radicales libres y conserva los valiosos antioxidantes. Las cetonas actúan como combustible de alta potencia y combustión limpia que produce poco humo y proporciona más fuerza. En individuos con trastornos neurológicos, las reservas de antioxidantes están tan agotadas que los radicales libres generados por varias fuentes corren a sus anchas, favoreciendo la inflamación y la degeneración.

Todas las células y todos los órganos del cuerpo pueden utilizar las cetonas excepto el hígado, que es donde se fabrican. Casi todos los estados de enfermedad, ya sea en el cerebro o en cualquier otra parte, implican una inflamación descontrolada y una utilización deficiente del oxígeno y la glucosa. Las cetonas mejoran la utilización del oxígeno y calman la inflamación, ofreciendo potencialmente protección contra un gran número de enfermedades.

Como ves, los beneficios de salud asociados con las cetonas son numerosos y variados. «Las cetonas son gasolina súper para el cerebro», dice el doctor Richard Veech, investigador principal de los

Institutos Nacionales de Salud de Estados Unidos. Veech llama a las cetonas la «gasolina súper» del cuerpo por una buena razón. Las cetonas incrementan la producción de energía en un 25%, mientras que reducen el consumo de oxígeno. Este refuerzo energético tiene un efecto estimulante en el cuerpo, y transforma las células normales en supercélulas. El metabolismo celular se acelera. La eficiencia mejora. Se activan los factores neurotróficos. El Clark Kent de modales suaves de la célula se transforma en una Supercélula. Los propios mecanismos de autoconservación y de sanación celulares entran rápidamente en acción a la máxima potencia. Se refuerza la capacidad de la Supercélula para combatir las influencias dañinas como las toxinas y el estrés, y aumenta su potencial de sobrevivir bajo condiciones duras. La productividad de la célula se incrementa también. No es de extrañar que los cuerpos de cetona aparezcan asociados con tantos beneficios para la salud.

EL MILAGRO DEL ACEITE DE COCO

El caso de Homer

Homer Rosales es un alumno destacado, canta en el coro de la iglesia y habla dos idiomas con fluidez. El último año ganó el Premio al mejor comportamiento en la escuela elemental. En todos los aspectos Homer es un estudiante modelo y una delicia para sus padres. Sin embargo, no ha sido siempre así. Hace unos pocos años era un terror: hiperactivo, incontrolable e incapaz de comunicarse. Homer era autista.

Se le diagnosticó el trastorno del espectro autista el 13 de marzo de 2002. Una semana antes de su cuarto cumpleaños. «Mi preocupación principal en ese momento era su retraso en el habla –dice su madre, Rosemarie–. Imagina, tenía casi cuatro años pero nunca le había oído llamarme mamá, la palabra más dulce que una madre escucha de su hijo».

Su hiperactividad era una molestia constante para sus padres, para otros niños y para los vecinos. Llegaba hasta el punto de que tan pronto como salía de la casa se ponía a correr y se perdía, sin tener ninguna idea de cómo regresar. Entraba en las casas de los vecinos sin

BENEFICIOS PARA LA SALUD ASOCIADOS CON LAS CETONAS

Los siguientes son algunos de los beneficios para la salud asociados con las cetonas y las dietas cetogénicas bajas en hidratos de carbono que han sido documentados:

- Ofrecen una fuente alternativa de energía de elevada potencia que puede ser utilizada por todos los órganos del cuerpo excepto el hígado. [51]
- Protegen contra el daño cerebral causado por la hipoxia (falta de oxígeno) cerebral e incrementan la supervivencia.[52-53]
- Reducen la formación de radicales libres destructivos.[20, 51, 54]
- Calman la inflamación del cerebro y de todo el cuerpo.[20, 84]
- Protegen las células cerebrales de las toxinas químicas.[55]
- Protegen contra los ataques epilépticos, entre ellos los ataques difíciles de tratar que resisten a los fármacos.[56]
- Protegen contra los espasmos infantiles.[57]
- Protegen contra la narcolepsia.[58]
- Mitigan los síntomas de los trastornos del espectro autista.[47, 59]
- Previenen las migrañas.[60]
- Actúan como antidepresivos.[61]
- Protegen el cerebro contra el daño causado por trauma físico.[62]
- Protegen contra enfermedades neurodegenerativas, como el alzheimer, el párkinson, el Huntington y la ELA.[63-66]
- Protegen contra los síntomas de hipoglucemia.[67]
- Proporcionan el sustrato en el que pueden sintetizarse neuronas nuevas.[68]
- Protegen contra la diabetes. Reducen la salida de glucosa del hígado e incrementan la producción de insulina, mejorando así el control de azúcar en la sangre y la tolerancia a los hidratos de carbono.[69-70]
- Mitigan los efectos de la resistencia a la insulina imitando los intensos efectos metabólicos de la insulina.[71]
- Protegen contra el cáncer, especialmente contra el cáncer cerebral.[72-73]
- Realzan la función cardiaca mejorando la eficiencia y la fuerza y al mismo tiempo utilizan menos energía. Las cetonas aumentan la eficiencia hidráulica del corazón un 25% en comparación con la glucosa.[20, 74]
- Protegen contra el daño cerebral causado por el ataque cardiaco.[75]
- Aumentan la resistencia celular al estrés y mejoran la recuperación tras una intervención quirúrgica.[76-77]
- Protegen contra el síndrome del ovario poliquístico.[78]
- Incrementan la vitalidad y la movilidad del esperma, importantes para una fertilización satisfactoria.[79]
- Son una ayuda útil para el control del peso y el tratamiento de la obesidad.[80]
- Pueden ayudar a paliar los efectos perjudiciales de casi todas las enfermedades debido a la capacidad de calmar la inflamación e incrementar la utilización del oxígeno.[81-82]
- Mejoran la salud general y prolongan la esperanza de vida.[83]

su permiso y sin que se dieran cuenta, y destruía sus pertenencias: ordenadores, jarrones, televisiones, equipos de música, etc. Los dueños abrían la puerta y se quedaban estupefactos al encontrárselo dentro.

Homer no le temía al peligro. Nunca indicaba cuándo tenía hambre. Nunca jugaba con otros niños y normalmente les hacía daño arrojándoles piedras o golpeándolos con objetos duros. «Era tan destructivo en la iglesia, en los restaurantes y en las tiendas, que rara vez lo llevaba a lugares públicos –relata Rosemarie–. Oh, Dios, ¡qué clase de niño tengo!», me decía.

Homer mostraba pocos progresos a pesar de la terapia conductista. «Entonces Dios me condujo a la Fundación PRIME –continúa Rosemarie–. El señor Roni Romeo Ocubillo, el fundador de esta escuela especial, me enseñó la dieta sin gluten y sin caseína. Su enfoque estaba respaldado por estudios que demuestran que ciertos alimentos parecen afectar al cerebro en desarrollo de algunos niños con autismo».

Rosemarie aprendió que los niños autistas sufren una disfunción del sistema inmunitario que hace que tengan poblaciones anormales de microflora en el conducto intestinal. Con frecuencia la cándida prolifera, dañando la pared intestinal y provocando el síndrome del intestino con filtración. Algunos de los síntomas del crecimiento excesivo de cándida en los niños son los antojos de azúcar, los dolores de cabeza, la hiperactividad y los problemas de aprendizaje. Muchos padres de niños con TDAH, así como aquellos con autismo, afirman que el tratamiento para la cándida mejora el comportamiento y la concentración de sus hijos. A todos los niños autistas que participan en el programa PRIME se les recomienda tomar Nystatin, un fármaco contra los hongos utilizado para combatir la cándida.

«A la edad de seis años, Homer empezó en la escuela especial y su nueva dieta. Eliminamos todos los alimentos que contenían gluten y caseína –dice Rosemarie–. Muchos de los alimentos favoritos de mi hijo, como los espaguetis, la avena y la leche, ahora estaban prohibidos. Se le administró Nystatin para controlar la cándida y ayudarle a desarrollar un aparato digestivo sano. Aparentemente, el programa funcionó. Su hiperactividad disminuyó, podía concentrarse más y era capaz de hablar un poco con sentido. Cuando le preguntaba: "¿Qué has estado haciendo, Homer?", me respondía: "Defensa, lavar"».

Tras seguir la dieta sin gluten ni caseína durante casi diez meses, Rosemarie pensó que su hijo se encaminaba hacia una mejoría duradera. Su comportamiento mejoró, se volvió más dócil, empezó a socializar con otros niños y ya podía leer, escribir y hablar un poco. Las cosas comenzaban a enderezarse.

«Por desgracia –prosigue Rosemarie–. Nos llevamos otro golpe cuando Homer contrajo neumonía. Fue ingresado en el hospital y se le recomendó que descansara. Estuvo todo un mes sin terapia. Durante su estancia en el hospital las enfermeras y los médicos lo pasaron muy mal para ponerle las inyecciones intravenosas. Era muy fuerte. Literalmente tardaban horas en ponérselas. Cuando sentía dolor, en lugar de decir "mamá", gritaba: "¡Ayuda Barney! ¡Ayuda Mickey Mouse! ¡Superman, Batman!". ¡Dios mío... qué niño tengo!, pensaba. No se tomaba las medicinas oralmente porque no le gustaba el sabor. Para mí era una lucha cuidarlo en el hospital. Recibía los medicamentos, sobre todo antibióticos, por medio de inyecciones. No quería comer. Me pedía espaguetis, quería tomar leche y otros alimentos prohibidos en su dieta terapéutica. No estaba comiendo adecuadamente. Me preocupaba su capacidad de combatir la infección. Llamé a PRIME y les pedí permiso para permitirle a Homer comer los alimentos que quería por el bien de su salud».

Cuando Homer volvió finalmente a su escuela, todo el personal, entre ellos el señor Ocubillo, el director de la fundación, se sentían decepcionados y frustrados con su comportamiento. «Había vuelto a cero –dice Rosemarie–. ¡Su autismo reapareció con fuerza y volvió a ser hiperactivo! Tuvimos que volver a empezar otra vez. El señor Ocubillo me dijo que se debía a los antibióticos que tomó mientras estaba hospitalizado. Los antibióticos no solo mataron a las bacterias que le causaron la neumonía, sino también a las bacterias intestinales beneficiosas, que ayudan a mantener la cándida bajo control. Estaba tan deprimida por el desarrollo de los acontecimientos que no paraba de llorar. Pero aun así no perdía la esperanza. Le recé una y otra vez a Dios para que me guiara».

Las oraciones de Rosemarie obtuvieron respuesta, y la respuesta vino de donde menos la esperaban, el aceite virgen de coco. «Había escuchado que el aceite de coco puede usarse para fortalecer el sistema inmunitario, prevenir la enfermedad y mejorar la salud –relata–. Empecé a tomarlo diariamente a cucharadas como suplemento dietético. Noté que mi salud general mejoraba, entre otras cosas mi asma. Pensé que quizá podía ayudar a Homer a desarrollar su sistema inmunitario. Intenté dárselo pero se negó. Tardé cinco meses de lucha en lograr que se tomara su primera cucharada. Seguí dándoselo cada día y, a veces, tres veces al día. Tras dos meses observé una mejoría extraordinaria en su comportamiento, y especialmente en su habla. Hasta entonces solo había sido capaz de entender y hablar un poco en inglés. Ahora no solo su inglés estaba mejorando, sino que por primera vez estaba empezando a hablar en cebuano, nuestro dialecto nativo». (La familia Rosales es originaria de Filipinas.)

A menudo los niños autistas no aprenden nunca a hablar y, si lo hacen, tienen habilidades de comunicación limitadas. ¡Homer estaba aprendiendo a hablar dos lenguas!

Para cuando tenía siete años, su ecolalia (repetición involuntaria de palabras) y su comportamiento ritual habían desaparecido. Estaba empezando a leer bien y a escribir con claridad. Podía contar cosas y expresar sus sentimientos y sus ideas, e incluso se estaba haciendo amigo de otros niños. Su comportamiento mejoró espectacularmente. Pedía permiso antes de entrar en las viviendas de los vecinos y encontraba el camino a casa.

«Le conté al señor Ocubillo lo que sabía sobre el aceite de coco –dice Rosemarie–. Al principio era escéptico. Así que le di algunos artículos para que los leyera. Uno de mis compañeros de trabajo le dio un ejemplar del libro del doctor Bruce Fife *El milagro del aceite de coco*. En él, el doctor describe, entre otras cosas, las propiedades antimicóticas del aceite de coco. Entonces fue cuando comprendí que el aceite de coco destruía la cándida del intestino de mi hijo. En un principio le daba el aceite a Homer con el único propósito de mejorar su sistema inmunitario. Nunca se me ocurrió que su autismo desaparecería con la ayuda del aceite. ¡Todo un verdadero milagro!».

El señor Ocubillo siguió profundizando en la investigación del aceite de coco y ahora todos los niños de la Fundación PRIME están tomando aceite virgen de coco a diario. Ha reemplazado con él el fármaco antimicótico Nystatin que usaba antes.

El progreso de Homer fue tan extraordinario que en 2006 empezó a asistir a las clases normales de la escuela. «Durante el proceso de evaluación el director estaba impresionado porque Homer sabía leer muy bien –relata Rosemarie–. Sacó una puntuación de 61 en un examen escrito de 65 puntos. Gracias al aceite de coco mi hijo dijo adiós para siempre a la Fundación PRIME y fue admitido en el mundo de los estudiantes normales».

Han pasado cinco años desde que Homer fue admitido en las clases normales de la escuela. En ese tiempo se ha convertido en un estudiante modelo con muchos amigos. Ya no sigue una dieta especial pero continúa tomando aceite de coco. Su madre lo usa en todo lo que cocina. «Le digo a la gente que Homer era autista pero no me creen –asegura Rosemarie–. ¡Fue un milagro!».

Las cetonas del coco

¿Por qué el aceite de coco tiene el poder de curar el autismo? Como observé anteriormente, el aceite de coco puede ayudar en el tratamiento del autismo reforzando el sistema inmunitario y eliminando la cándida del intestino, pero es más que eso, mucho más. El secreto está en las cetonas del coco.

El aceite de coco es cetogénico, es decir, estimula la producción de cetonas. Está compuesto predominantemente de triglicéridos de cadena media. De hecho, el aceite TCM usado en el tratamiento de la epilepsia se deriva del aceite de coco. Normalmente una persona debe ayunar o seguir una dieta cetogénica muy baja en hidratos de carbono y rica en grasas para que el cuerpo produzca cetonas. No sucede lo mismo con el aceite de coco. El organismo convierte los TCM del aceite de coco en cetonas sean cuales sean los demás alimentos que comamos. Si le suministras TCM al cuerpo, este producirá cetonas incluso aunque esté consumiendo hidratos de carbono. Eso sí, si se reduce el consumo de hidratos de carbono, se incrementará la producción de cetonas.

Cuando los padres someten a sus hijos a una dieta sin gluten y sin caseína (GFCF, por sus siglas en inglés), dejan de comer cereales y productos lácteos, que se asocian generalmente con los alimentos ricos en hidratos de carbono.

Piensa en todos los alimentos que hay que eliminar en una dieta GFCF: pan, panecillos, magdalenas, galletas saladas, galletas dulces, bizcochos, cereales calientes y fríos para el desayuno, tartaletas para calentar en el tostador, pasteles, tartas, rosquillas, pasta, pizza, roscas de pan, tortitas, helado, chocolate con leche, gusanitos con sabor a queso, bocadillos y muchas comidas precocinadas como cenas congeladas, sopas, salsas, etc. Si eliminas todo esto de tu alimentación, debes reemplazarlo con algo. Con frecuencia se reemplaza con carne y verduras, productos bajos en hidratos de carbono. Por consiguiente, muchas dietas GFCF son bajas en hidratos de carbono de por sí. Una dieta baja en hidratos de carbono combinada con grandes cantidades de aceite de coco puede hacer maravillas con los niños autistas.

Desde hace años la dieta cetogénica TCM ha reducido satisfactoriamente los ataques e incluso ha logrado curas duraderas para la epilepsia. La dieta cetogénica con aceite de coco puede hacer lo mismo con la epilepsia y con el autismo. El aceite de coco no solo es cetogénico; ofrece muchos otros beneficios que protegen al cerebro y estimulan el crecimiento de las células cerebrales.

Las cetonas son la gasolina súper del cerebro.
RICHARD VEECH,
Institutos Nacionales de Salud

Capítulo 8

EL FACTOR COLESTEROL

EL LADO BUENO DEL COLESTEROL

En contra de lo que suele pensarse, la grasa y el colesterol no son monstruos terribles que acechan en nuestra comida solo para hacernos daño. Son nutrientes valiosos, incluso esenciales. Para decirlo de una manera sencilla, la grasa y el colesterol nos benefician. Nutren el organismo y nos pueden ayudar a protegernos de la enfermedad. Nuestro fanatismo por reducir la grasa y el colesterol ha creado en casi todo el mundo una imagen parcial e inexacta acerca de estos importantes nutrientes. Por eso la mayoría de la gente cree que cuanta menos grasa y colesterol consuma, mejor. Esto no es cierto. Comer muy poca grasa y colesterol puede tener graves consecuencias para la salud.

El colesterol es una de las sustancias más importantes del organismo. Es vital para el funcionamiento y regulación apropiados de todos los sistemas corporales. Tenemos colesterol en todas las células de nuestro cuerpo. Y hay una razón importante para ello.

Nuestras células están rodeadas por una membrana de lípidos (grasa y colesterol). Incluso los orgánulos individuales que hay en la célula están revestidos de una capa lipídica. El colesterol es un elemento vital de las membranas de la célula y de los orgánulos. Tiene una capacidad única para influir en la estructura, grosor, permeabilidad, deformación y otras características de las membranas celulares. Se necesita para regular la entrada y la salida de ciertas hormonas, grasas y proteínas, y normalmente la membrana consiste en un 20% de colesterol. En ciertas áreas de la membrana, la concentración de colesterol se eleva entre un 30 y un 40%. Algunas células, como las nerviosas, contienen incluso más.

Para que las células funcionen apropiadamente, hay que disponer de una amplia cantidad de colesterol. Es preciso suministrar colesterol continuamente para formar células nuevas y reparar los tejidos dañados. Por ejemplo, cuando se produce una lesión en un vaso sanguíneo, se usa colesterol en el proceso de reparación. Si la lesión se vuelve crónica, como en el caso de una arteria con inflamación crónica, se le suministra periódicamente colesterol, además de proteínas y calcio. Esto puede ocasionar la formación de la placa característica de la arterioesclerosis. Los defensores de la hipótesis del papel que desempeña el colesterol en la enfermedad cardiovascular aseguran que como está presente, es la causa de la obstrucción de la arteria. Pero según la hipótesis más reciente, y más ampliamente aceptada, de la reacción a una lesión, el colesterol no es lo que causó la placa, sino que forma parte del proceso de reparación que está intentando solucionar el problema. Lo que ha provocado esa acumulación de colesterol, y de proteína y calcio, es la inflamación crónica. La cantidad de placa depositada en la arteria no guarda absolutamente ninguna relación con la de colesterol de la sangre.

El colesterol funciona también como el precursor de una serie de hormonas vitales. Todas las hormonas esteroides, entre ellas pregnenolona, aldosterona, estrógeno, progesterona, testosterona y cortisol, empiezan como colesterol. Estas hormonas regulan la diferenciación y el comportamiento sexuales; rigen el ciclo menstrual y el embarazo; regulan la excreción de sal y agua en los riñones; afectan al metabolismo de los hidratos de carbono, las proteínas y los lípidos, y ejercen su influencia sobre muchas otras funciones vitales, entre ellas las reacciones inflamatorias y la capacidad de manejar el estrés. El colesterol es lo que te hace ser quien eres y permite que tu cuerpo funcione sin problemas.

La bilis también empieza como colesterol. Es segregada por el hígado y almacenada en el bazo. Cuando comemos algún alimento, se envía bilis al aparato digestivo para emulsionar las grasas alimenticias y los nutrientes solubles en grasas y facilitar su digestión y asimilación. Sin bilis no podríamos digerir las grasas, que son necesarias para una buena salud.

La vitamina D, un elemento esencial del organismo, se produce en el cuerpo cuando la luz solar interactúa con el colesterol de nuestra piel. Esta vitamina tiene numerosas funciones, como apoyar al sistema inmunitario y ayudar al desarrollo de los huesos y de unos dientes fuertes. Asimismo es necesaria para que el cerebro funcione de forma sana y ayuda a disminuir el riesgo de contraer diabetes, enfermedades cardiovasculares y renales, una presión sanguínea elevada y cáncer.

El colesterol es esencial para el funcionamiento inmunitario adecuado. Cuando su nivel en la sangre es bajo, la producción de células blancas –el caballo de batalla de nuestro sistema inmunitario– es inferior a lo normal, y el cuerpo es menos capaz de combatir las infecciones, neutralizar las toxinas y eliminar las células cancerosas.[1] El colesterol actúa además como agente desintoxicante, neutralizando toxinas segregadas por las bacterias causantes de la enfermedad.[2-3]

Se sabe que el consumo de alcohol durante el embarazo causa defectos de nacimiento. El colesterol ayuda a anular los efectos perjudiciales de ciertas toxinas, entre ellas el alcohol. Los investigadores sugieren que elevar el consumo de colesterol durante el embarazo puede impedir que las madres en situación de riesgo transmitan al feto daños relacionados con el alcohol.[4]

Las toxinas segregadas por las bacterias infecciosas hacen más daño que los propios microorganismos. Son las toxinas las que envenenan el cuerpo y provocan la mayoría de los síntomas asociados con infecciones bacterianas. El colesterol funciona junto con el sistema inmunitario para neutralizar estas toxinas nocivas. Por ejemplo, el estafilococo áureo es una bacteria corriente que causa diversas infecciones –cutáneas, de los tejidos conjuntivos (celulitis), de pecho (mastitis), sanguíneas (sepsis), pulmonares (neumonía), óseas (osteomielitis) o cardiacas (endocarditis), así como el síndrome del shock tóxico y la intoxicación alimentaria, entre otras–. El colesterol nos ayuda a protegernos contra estas infecciones ayudando al sistema inmunitario a neutralizar las toxinas segregadas por este y otros microorganismos.[5] Por ejemplo, en un estudio se hospitalizó durante ocho semanas a pacientes con tuberculosis pulmonar y se les asignó al azar una dieta rica en colesterol (800 mg/día) o una dieta normal (250 mg/día). Todos recibieron los mismos medicamentos para tratar la infección. Las pruebas de laboratorio durante el estudio demostraron que los niveles de bacterias de quienes seguían la dieta rica en colesterol bajaron mucho más rápidamente, lo que propició una recuperación más rápida.[6]

Hace falta colesterol para desarrollar unos huesos fuertes y protegerlos de la osteoporosis. El tejido óseo está sometido a un proceso continuo de destrucción y reconstrucción. A medida que envejecemos, la destrucción del hueso se produce con más rapidez que su reconstrucción. Por consiguiente, la densidad ósea declina con los años. En los ancianos se asocian los niveles más altos de colesterol con una mayor densidad ósea y menos fracturas.[7] La disminución del colesterol debilita los huesos e incrementa el riesgo de osteoporosis.

Se ha demostrado que, durante el embarazo, el colesterol bajo es perjudicial para la salud y el desarrollo del bebé. Más del 12% de los nacimientos en Estados Unidos son prematuros, lo que significa que nacen al menos tres semanas antes de las cuarenta del embarazo. Los niños prematuros se enfrentan a problemas médicos crónicos. Las mujeres con colesterol bajo presentan 2,5 veces más probabilidades de tener un parto prematuro que una mujer con niveles normales de colesterol.[8]

El colesterol es un elemento estructural de cada célula pero es más prominente en las células nerviosas. Se trata de un componente principal de la capa de mielina que cubre los largos axones de las neuronas y forma una parte sustancial de la membrana celular. Como componente principal del tejido nervioso, es la molécula más común del cerebro, lo que hace de este el órgano del cuerpo más rico en colesterol.

El colesterol es absolutamente esencial para la transmisión de los impulsos nerviosos y la comunicación entre neuronas. Es necesario para almacenar recuerdos y para acceder a ellos. Las sinapsis (el contacto altamente especializado entre las neuronas adyacentes) dependen de él para realizar su función.[9]

Continuamente se está formando colesterol para mantener, reemplazar y reparar las células y los tejidos, especialmente el tejido nervioso. Cualquier interferencia en la síntesis normal del colesterol puede perjudicar al mantenimiento y la reparación del tejido nervioso, provocando la degeneración neurológica a través de la pérdida de neuronas.[10] Incluso una pequeña reducción de colesterol (menos del 10%) de las terminaciones neuronales en la sinapsis ha resultado ser suficiente para inhibir la segregación de neurotransmisores y bloquear la transmisión nerviosa.[11] Si el colesterol adecuado no está disponible, se detiene la transmisión nerviosa. Si el nervio participa en la creación de un recuerdo, este no se formará. Si toma parte en el acceso a un recuerdo, será imposible lograrlo. Si está ocasionando o controlando un movimiento físico, la acción no se producirá como es de esperar. Si participa en la toma de decisiones racionales y en el pensamiento, puede presentarse un comportamiento extraño y poco habitual. La disponibilidad de colesterol puede afectar a todas y cada una de las funciones cerebrales. El colesterol es la clave de nuestra capacidad para aprender y recordar. Es la clave de todas las funciones mentales. No solo debe estar presente, sino que debe estar presente en la cantidad suficiente para cumplir su papel en el funcionamiento cerebral normal.[12]

El cerebro contiene casi el 25% del colesterol del cuerpo.[13] De hecho, la necesidad de colesterol del cerebro es tan grande que elabora su propio colesterol para suplementar el que produce el hígado. El colesterol del cerebro lo producen las células gliales, es decir, el tejido no nervioso o tejido sustentador del cerebro.

A medida que avanza la investigación sobre el colesterol, resulta cada vez más evidente su importancia en la salud humana. Muchos profesionales médicos se cuestionan hasta qué punto es razonable prescribir fármacos reductores del colesterol. Algunos están incluso empezando a recetar medicamentos que eleven el colesterol de los pacientes para que estos puedan aprovechar los numerosos beneficios que proporciona esta sustancia esencial.

EL PELIGRO DEL COLESTEROL BAJO

Con frecuencia escuchamos advertencias sobre el colesterol alto, pero rara vez nos llega algo sobre los peligros del colesterol bajo. El énfasis en reducir el colesterol ha dado lugar a la creencia de que cuanto más bajo sea, mejor. Nada podría estar más alejado de la verdad. Las consecuencias del colesterol bajo pueden ser mucho peores que las consecuencias del colesterol alto. La investigación de los últimos años ha demostrado que los niveles bajos de colesterol están asociados con índices elevados de depresión, ansiedad, enfermedad celíaca, enfermedad hepática, mala absorción, desnutrición y algunas formas de demencia. Más recientemente se ha añadido el autismo a la lista. Observarás que muchos de estos trastornos están relacionados con la salud mental.[14-27]

La Asociación Norteamericana del Corazón sugiere a los adultos que para reducir el riesgo de ataques cardiacos mantengan sus niveles totales de colesterol por debajo de 240 mg/dl y preferiblemente por debajo de 200 mg/dl (5,2 mmol/l). Sin embargo, no existe un nivel mágico a partir del cual pueda observarse con claridad el riesgo de un ataque cardiaco. Estas cifras han sido elegidas arbitrariamente por razones de conveniencia para recetar medicamentos. Los estudios demuestran que aquellos con un colesterol total de hasta 240 mg/dl (6,2 mmol/l) no sufren más ataques cardiacos que quienes tienen niveles de 200 mg/dl (5,2 mmol/l) o inferiores. De manera que reducir todavía más el colesterol no ayuda a prevenir el riesgo de un ataque cardiaco.[28-30]

A lo largo de décadas se ha venido hablando de los efectos de reducir el colesterol empleando fármacos. En los estudios iniciales que comparaban los medicamentos para reducir el colesterol con placebos (píldoras falsas), se produjo rápidamente un fenómeno inesperado. Aunque los ataques cardiacos mortales declinaron ligeramente en algunos hombres de edad mediana con un riesgo elevado, las muertes por suicidio y violencia, así como el cáncer, se incrementaron. Los resultados generales mostraron un incremento total de muertes entre quienes usaban los medicamentos en comparación con quienes no lo hacían. Los sujetos que estaban tomando medicación para reducir el colesterol informaron acerca de un aumento significativo de la depresión, la irritabilidad y la agresividad, que aparentemente provocaba un aumento de la incidencia de suicidios y muertes violentas. En un principio los investigadores dejaron a un lado estos resultados aduciendo que tan solo se trataba de una casualidad. Los estudios se repitieron con un mayor número de sujetos. Los resultados fueron los mismos: un aumento de los fallecimientos por suicidio y violencia.[31-32]

El doctor Matthew Muldoon y sus colegas de la Universidad de Pittsburgh llegaron a la conclusión de que reducir los niveles de colesterol doblaba el índice de muerte por violencia y suicidio.[33] Una gran investigación llevada a cabo en Suecia por el doctor Gunnar Lindberg midió los niveles de colesterol en la sangre de más de 50.000 hombres y mujeres y realizó un seguimiento de ellos durante veinte años. En los primeros seis años, 20 hombres con niveles de colesterol inferiores a 207 mg/dl (5,4 mmol/l) se suicidaron. Solo 5 con un colesterol superior a 296 mg/dl (7,7 mmol/ l) acabaron con su vida.[34]

El Estudio Framingham examinó la relación entre el colesterol total y el rendimiento cognitivo.[35] En él, 1.900 hombres y mujeres sin demencia y sin haber sufrido un ataque cardiaco se sometieron a exámenes de colesterol cada dos años durante un periodo de entre dieciséis y dieciocho años. Las pruebas cognitivas, que consistían en una evaluación de las capacidades de aprendizaje, memoria, atención, concentración, razonamiento abstracto, formación de conceptos y organización, se llevaron a cabo de cuatro a seis años después del periodo de supervisión. Los investigadores descubrieron una asociación significativa entre el nivel de colesterol en la sangre y las mediciones de fluidez verbal, atención, concentración, razonamiento abstracto y una prueba compuesta que medía múltiples campos cognitivos. Los participantes con niveles de colesterol inferiores a 200 mg/dl (5,2 mmol/l) obtuvieron un rendimiento significativamente inferior a aquellos con niveles de colesterol superiores a 240 mg/dl (6,2 mmol/l).

Varios estudios han llegado a la conclusión de que los pacientes de alzheimer tienen un colesterol total más bajo que el de los grupos de control de la misma edad con una función mental normal.[36] Al analizar los tejidos cerebrales de pacientes de alzheimer fallecidos, los investigadores descubrieron que las porciones enfermas de su cerebro tenían deficiencia de colesterol.[37] Este resultado es coherente con la observación de que el hipocampo (el centro de la memoria en el cerebro) de algunos pacientes de alzheimer presenta una reducción moderada pero significativa de la membrana de colesterol.[38] Ya en el año 1991 se sugería que aumentar el suministro de colesterol al cerebro puede ayudar a los pacientes con alzheimer y se recomendaba aumentar el consumo de grasa.[39]

El *Journal of Biological Chemistry* publicó un estudio que demostraba que seguir una dieta rica en colesterol puede proteger al cerebro de los cambios psicológicos asociados con la enfermedad neurodegenerativa.[40] Este estudio demostraba que se pueden tomar medidas dietéticas para ayudar a proteger el cerebro. También sugería que el tipo equivocado de dieta (por ejemplo, baja en grasas, baja en colesterol) puede propiciar la degeneración neurológica.

LA DEFICIENCIA DE COLESTEROL: UN FACTOR HABITUAL EN EL AUTISMO

La importancia del colesterol puede verse en el síndrome de Smith-Lemli-Opitz (SLO), un trastorno genético causado por la deficiencia de síntesis del colesterol. En los enfermos de SLO, una de las enzimas requeridas para la producción del colesterol se comporta anormalmente, por lo que se reduce la cantidad de colesterol creada por el cuerpo. Esto ocasiona niveles bajos de colesterol, con frecuencia de menos de 100 mg/dl (2,6 mmol/1).

El colesterol es esencial para todos los tejidos y órganos corporale; por eso una deficiencia afecta a la totalidad del organismo, incluida la producción de hormonas y de enzimas. Durante el desarrollo fetal puede provocar defectos de nacimiento y trastornos neurológicos. La gravedad de los efectos de un nivel bajo de colesterol durante el embarazo puede variar enormemente, de individuos que nacen normales desde el punto de vista funcional a fetos deformes que mueren antes de nacer. Muchos niños afectados fallecen en el primer año por retraso del desarrollo y por un aumento de su susceptibilidad a las infecciones.

Los síntomas varían de una persona a otra dependiendo de la cantidad de colesterol que produzcan. Algunas características comunes son retrasos en el desarrollo, crecimiento insuficiente, anormalidades faciales, paladar hendido, dedos de los pies palmeados, defectos del oído y la vista, y deformaciones de corazón, cerebro, pulmones y genitales.

El cerebro, con su elevado requerimiento de colesterol, se ve especialmente afectado. Entre los síntomas neurológicos figuran las discapacidades sociales y del lenguaje, las autolesiones repetidas –como morderse o golpearse la cabeza–, la opistokinesis (movimiento de la parte superior del cuerpo en el que la espalda se arquea hacia atrás como lanzándose de cabeza) y el retraso mental. Todos estos síntomas son la consecuencia directa de una deficiencia de colesterol, lo que demuestra la importancia de tener niveles normales de colesterol para gozar de una buena salud física y mental.

Entre el 50 y el 90% de quienes sufren SLO cumplen los criterios para que les diagnostiquen autismo. Por consiguiente, muchos de los síntomas característicos del autismo pueden ser consecuencia de una deficiencia de colesterol. De hecho, muchos de los niños autistas presentan niveles bajos de colesterol (menos de 160 mg/dl/4,1 mmol/l). Casi el 20% tiene un colesterol extremadamente bajo, menos de 100 mg/dl (2,6 mmol/l). Los primeros en obtener estos resultados fueron investigadores de la Universidad Johns Hopkins. Descubrieron que de 100 niños autistas no afectados de SLO, el 19% mostraba niveles de colesterol inferiores a 100 mg/dl (2,6 mmol/l).[41] Este resultado fue confirmado en otro estudio realizado con 40 niños autistas, en los que la mayoría (57,5%) tenía niveles de colesterol inferiores a 160 mg/dl (4,1 mmol/l) y el 17,5%, por debajo de 100 mg/dl (2,6 mmol/l).[42]

El tratamiento actual para el SLO es una dieta rica en grasas y en colesterol. Este se suministra de forma natural (por ejemplo, yema de huevo, nata, mantequilla, hígado) o como colesterol purificado en cápsulas. Aunque no se ha logrado una gran mejoría en el desarrollo cognitivo, el tratamiento ha dado buenos resultados a la hora de reducir comportamientos agresivos, autolesiones, accesos de ira, hiperactividad e irritabilidad, y cuando se trata de mejorar el crecimiento, el habla, el sueño, el intervalo de atención y la interacción social –entre otras cosas, dar abrazos y demostrar afectividad–.[43-49] La terapia de colesterol se ha usado para tratar el SLO desde principios de la década de los noventa. Por entonces no se habían constatado efectos secundarios del incremento en el consumo de colesterol y grasa.[41]

La aparición de autismo en los niños con SLO declina con la terapia de colesterol. En un estudio se descubrió que el 88% de un grupo de niños con SLO menores de cinco años exhibía características autísticas. Sin embargo, con el suplemento de colesterol, este porcentaje descendió cuando cumplieron cinco años.[50] Este estudio ofrece evidencia de que añadir colesterol puede ser útil para tratar el autismo. Aunque no es una cura, puede ayudar a reducir muchos de los síntomas asociados con este trastorno.

La deficiencia de colesterol podría estar causada por un defecto de la síntesis del colesterol, por absorción reducida de colesterol debido a trastornos digestivos (algo frecuente en el autismo), por una dieta baja en grasa y en colesterol o por cualquier combinación de estas causas. Independientemente de la causa, añadir más colesterol a la dieta puede tener resultados beneficiosos.

Las cantidades terapéuticas de colesterol usadas en los estudios han variado de 20 a 300 mg/kg peso corporal/día. Para un niño de cinco años y dieciocho kilos, sería el equivalente a 380 y 5.700 mg por día. Un solo huevo de tamaño grande contiene alrededor de 212 mg

LOS PILOTOS RINDEN MÁS CON DIETAS RICAS EN GRASAS

Si el tipo de alimentos que comemos afecta a nuestras capacidades mentales, las dietas de aquellos cuyos trabajos afectan a las vidas y a la seguridad de los demás deben ser de la mejor calidad para garantizar un rendimiento óptimo. Este fue el objetivo de un estudio comisionado por el ejército de Estados Unidos.

Al contrario que en muchos estudios financiados por los sectores alimentario y farmacéutico, en este no había preconcepciones. El gobierno exigía los datos, sin inclinarse por lo políticamente correcto y sin presiones financieras. Tan solo quería la verdad; había vidas que dependían de ello.

El estudio hizo un seguimiento de 45 alumnos pilotos para evaluar cómo diferentes alimentos afectaban a su rendimiento mental. Cada tres semanas los pilotos seguían durante siete días una de las siguientes cuatro dietas: rica en grasas, rica en hidratos de carbono, rica en proteínas y dieta de control. Los menús eran parecidos de manera que los participantes no podían saber con certeza de qué tipo de dieta se trataba.

El estudio usaba un simulador de vuelo que exigía a los estudiantes navegar y descender en un tiempo nublado en el que la pista no era visible usando sólo los ordenadores del avión. Además, realizaban pruebas que requerían la memorización y repetición de números y la comparación de formas. Aunque los pilotos no conocían la diferencia entre los alimentos, sí que notaban la diferencia en su propio rendimiento. «Podía distinguir lo bien que lo hacía con las diversas dietas –dijo Jeremy Ternes, que participó en el estudio–. Había veces que pensaba: ''¡Hoy lo estoy haciendo mucho mejor que la semana pasada!''».

Basándose en las puntuaciones que los pilotos obtuvieron en las pruebas, los investigadores concluyeron que quienes comían los alimentos más grasos, como mantequilla y salsa de carne, obtenían los tiempos de reacción más rápidos en las pruebas mentales y cometían menos errores al volar en condiciones difíciles. La reacción mental del piloto era significativamente mejor con la dieta rica en grasas que con las demás dietas. Esta era una conclusión importante porque podía ayudar a disminuir el número de accidentes de aviación debidos a un error del piloto, algo especialmente importante para los pilotos de combate.

También es importante para quienes no son pilotos. Significa que disponer de la cantidad adecuada de grasa en la dieta es fundamental para el buen funcionamiento mental.

Fuente: Dave Kolpack. «Un estudio demuestra que una dieta rica en grasas puede ayudar a los pilotos». *Associated Press*, 7 de octubre de 2009.

de colesterol. Para aquellos con niveles moderadamente bajos de colesterol, comer a diario grandes cantidades de huevos, carne, nata, mantequilla y otras grasas probablemente bastaría para satisfacer sus necesidades de colesterol. Quienes tienen niveles bajos (inferiores a 130 mg/dl [3,3 mmol/l]) pueden necesitar añadir un suplemento de colesterol. New Beginnings Nutritionals (www.soniccholesterol.com) comercializa un suplemento llamado Sonic Cholesterol diseñado para corregir la deficiencia de colesterol. Cada cápsula contiene 250 mg de colesterol. Está hecho de lana virgen de oveja. Este producto solo se suministra con receta.

Para quienes tienen un colesterol bajo o moderadamente bajo, no hay riesgo de que los niveles se incrementen en exceso. Utilizando exclusivamente la dieta es posible elevarlos entre un 10 y un 15%. Elevarlos mucho más de esto requeriría modificar extremadamente la dieta o tomar suplementos.

Un nivel normal y saludable de colesterol está alrededor de 200 mg/dl (5,2 mmol/l). Si se sitúa muy por debajo de esto, puede empezar a afectar a muchos aspectos de la salud. Esto es especialmente cierto en el caso de los niños. Como el cerebro infantil todavía está creciendo y desarrollándose, requieren mucho más colesterol que los adultos. Aproximadamente el 85% de los niños autistas tienen niveles de colesterol por debajo de lo normal. El nivel medio de colesterol para los niños autistas está entre 140 y 160 mg/dl (3,6-4,1 mmol/l).

Los padres de Paulina Shaw, de dieciocho años, intentaron todo lo posible para tratar su autismo, entre otras cosas una dieta GFCF, la terapia fungicida, antibióticos para la clostridia intestinal y la quelación de metales pesados. El tratamiento ayudó a controlar su hiperactividad grave, sus patrones anormales de sueño y su comportamiento autoagresivo. Sin embargo, seguía sin apenas poder usar las manos y no había vuelto a hablar desde que tenía cuatro años. Pese a estos inconvenientes, sus padres dijeron que estaba alerta, contenta, y que disfrutaba en la escuela.

«Al principio del año escolar, recibimos informes desfavorables que indicaban que estaba perdiendo interés en participar en las actividades escolares y se iba volviendo cada vez más retraída –cuenta Willian, su padrastro–. Incluso se quedaba dormida en clase después de haber dormido toda la noche. En casa se volvía cada vez más retraída también y, en general, más "autista"».

Definitivamente había algo que estaba mal. Paulina empezó a acostarse cada vez más temprano, hasta el punto de que se iba a dormir inmediatamente tras llegar a casa de la escuela las tres de la tarde. Incluso tras dormir quince horas, se quedaba dormida en la escuela.

«Decidí revisar todos los resultados de las pruebas y tratamientos de Paulina pero lo único que pude encontrar fue alergia al huevo –dice William–. "¿Cuándo eliminaste los huevos de la dieta de Paulina?", le pregunté a mi esposa. "Al principio del año escolar", me respondió».

Ese fue el mismo momento en que en la escuela empezaron a hablar de su regresión. «¡Me di cuenta de que eran los huevos!», señala William. Aparentemente la falta de huevos estaba afectando a sus niveles de colesterol. En ese momento el colesterol de Paulina era de 142 mg/dl (3,6 mmol/l), un valor muy bajo. Sus padres comprendieron que a pesar de la alergia tenía que volver a comer huevos.

«A los pocos días de darle dos huevos en el desayuno diariamente, volvió la Paulina sonriente, feliz, alerta y enérgica (pero aún autista)», dice William. Dejó de acostarse tan temprano y sus maestros comenzaron a hablar de resultados positivos. Aunque los huevos le sentaban mal a su estómago debido a la alergia, el colesterol que le proporcionaban había resultado ser esencial para su bienestar. Tras seis semanas con la dieta enriquecida con huevos, el colesterol de Paulina se elevó a 157 mg/dl (4,0 mmol/l), lo cual demuestra lo lentamente que se incrementan los niveles de colesterol con la dieta. Finalmente Paulina reemplazó los huevos por un suplemento dietético de colesterol.

Capítulo 9

LA REALIDAD SOBRE LAS GRASAS

LA GRASA TE BENEFICIA

La grasa dietética juega un papel muy importante en la salud mental y física. Pero no todas las grasas son iguales; algunas son esenciales mientras que otras pueden ser perjudiciales.

Todas las grasas naturales son buenas. Sin embargo, pueden volverse nocivas si están adulteradas por la oxidación o alteradas químicamente. Algunas grasas son mejores que otras para nosotros, por lo que pueden consumirse en mayores cantidades. Otras, hay que tomarlas manteniendo el equilibrio con las demás grasas. Las adulteradas o artificiales no deberíamos ingerirlas en absoluto. El problema es que la mayoría de la gente no distingue unas grasas de otras.

La publicidad y la propaganda de marketing han influenciado y distorsionado enormemente la forma en que percibimos las grasas dietéticas. Se nos dice que reduzcamos al mínimo el consumo de grasa para perder el exceso de peso y estar saludables. Aparte de esto, se presenta a algunas grasas como buenas y a otras como malas. Las grasas saturadas son las que reciben más críticas y se las culpa de contribuir a prácticamente todos los problemas de salud que afligen a la humanidad. Por otro lado, se ensalza a los aceites vegetales poliinsaturados, la margarina y la grasa vegetal como grasas «buenas». La verdad es que las grasas más saturadas, y en particular el aceite de coco, son algunas de las más sanas que puedes tomar. Por el contrario, muchas grasas poliinsaturadas están tan alejadas de su estado natural que constituyen una seria amenaza para la salud.

Las grasas naturales que han sufrido la menor elaboración y adulteración posible son las más sanas, independientemente de que sean saturadas o insaturadas. Durante toda la historia gentes de todas clases han consumido grasas naturales sin experimentar los problemas de salud a los que normalmente nos enfrentamos hoy en día. Estas grasas no causan problemas. En realidad, las grasas son nutrientes vitales de los que nuestros cuerpos dependen para alcanzar y conservar una buena salud. Necesitamos grasa en nuestra alimentación. Casi todos los alimentos de la naturaleza la contienen en una u otra medida.

Una cantidad adecuada de grasa es imprescindible para hacer bien la digestión y para absorber adecuadamente los nutrientes. Las grasas disminuyen la velocidad a la que los alimentos atraviesan el sistema digestivo. Esto hace que los alimentos dispongan de más tiempo para bañarse en los jugos gástricos y en las enzimas digestivas. A consecuencia de esto, se liberan más nutrientes de los alimentos (en especial minerales que suelen estar ligados estrechamente a otros elementos), para ser absorbidos por el cuerpo.

La verdad es que las dietas bajas en grasas son perjudiciales porque impiden completar la digestión de la comida y limitan la absorción de los nutrientes, provocando deficiencias minerales. El calcio, por ejemplo, necesita grasa para absorberse adecuadamente. Por esta razón las dietas bajas en grasa promueven la osteoporosis. Es curioso que con frecuencia evitemos las grasas todo lo posible, tomando leche desnatada o semidesnatada para conseguir calcio, cuando lo cierto es que eliminar la grasa de los productos lácteos impide que el calcio se absorba adecuadamente. Quizá esta sea una de las razones por las que la gente puede beber grandes cantidades de leche y tomar puñados de suplementos de calcio y aun así sigue padeciendo osteoporosis. Del mismo modo, muchas verduras son buenas fuentes de calcio, pero para aprovechar ese calcio tienes que comerlas con mantequilla y nata o con otros alimentos que contengan grasa.

La grasa mejora la disponibilidad y la absorción de casi todas las vitaminas y minerales y es esencial para absorber adecuadamente los nutrientes solubles en grasa. Las vitaminas solubles en grasa son las A, D, E y K. Otros nutrientes solubles en grasa son la CoQ10, la luteína, la zeaxantina, el licopeno, el alfa-caroteno, el beta-caroteno y otros carotenoides. Estos nutrientes son absolutamente vitales para la salud.

Muchas de las vitaminas solubles en grasas son antioxidantes que protegen contra los daños producidos por los radicales libres. Al reducir la cantidad de grasa de tu dieta limitas la cantidad de nutrientes antioxidantes que te protegen de las reacciones de los radicales libres. Las dietas bajas en grasa aceleran el proceso de degeneración y envejecimiento. Quizá esta sea una de las razones por las que quienes siguen dietas bajas en grasa durante un periodo prolongado suelen tener un aspecto pálido y enfermizo.

Los carotenoides son nutrientes solubles en grasa que se encuentran en las frutas y en las verduras. El más popular es el beta-caroteno. Todos los carotenoides son conocidos por su capacidad antioxidante. Muchos estudios han demostrado que estos y otros antioxidantes solubles en grasa, como las vitaminas A y E, proporcionan protección contra la enfermedad degenerativa y respaldan la función del sistema inmunitario.

Verduras como el brócoli y la zanahoria tienen beta-caroteno; sin embargo, si no consumes ningún aceite con ellas, no aprovecharás por completo los beneficios de las vitaminas solubles en grasa que contienen. Puedes comer frutas y verduras llenas de antioxidantes y de otros nutrientes, pero si no las acompañas con grasa, solo absorberás una pequeña porción de estos nutrientes vitales. Tomar tabletas de vitaminas no ayuda mucho porque esas vitaminas también requieren grasa para facilitar su absorción adecuada. Por consiguiente, seguir una dieta baja en grasas puede de hecho perjudicar tu salud.

¿Cuánto afecta la grasa a la absorción de nutrientes? Al parecer, mucho. En un estudio realizado en la Universidad del Estado de Ohio, los investigadores examinaron la absorción de tres carotenoides (beta-caroteno, licopeno y luteína) en comidas a las que se había añadido grasa. Usaron como fuente de grasa el aguacate, que tiene un contenido relativamente alto en grasa monoinsaturada.

Un total de 11 sujetos de prueba recibieron una comida con salsa sin grasa ni pan. Cada dos días se les daba la misma comida, pero esta vez se añadía aguacate a la salsa, lo que elevaba su contenido de grasa alrededor del 37% del total de calorías. Los niveles sanguíneos de los sujetos de la prueba mostraron que se había incrementado 2,6 veces el beta-caroteno y 4,4 el licopeno, comparados con los resultados de la comida sin aguacate. Esto demostraba que añadir un poco de grasa a los alimentos puede aumentar más del doble la absorción de nutrientes o incluso cuadruplicarla.

La segunda prueba consistía en comer dos ensaladas. La primera contenía lechuga romana, brotes de espinaca, zanahoria rallada y aderezo sin grasa, lo que suponía un contenido de grasa de alrededor del 2%. Tras añadirle aguacate, el contenido de grasa aumentó al 42%. ¡La ensalada con más grasa incrementaba los niveles de luteína en la sangre 7 veces y los de beta-caroteno hasta 18 veces!

En un estudio parecido, los sujetos comían ensaladas usando aderezos con diferentes contenidos de grasa. La ensalada con aderezo sin grasa dio como resultado una absorción insignificante de carotenoides. El aderezo bajo en grasa mejoró en cierta medida la absorción de nutrientes, pero el aderezo con toda su grasa mostró un aumento importante. A los investigadores les sorprendió no solo cómo mejoraba la absorción de nutrientes cuando se añadía grasa, sino lo poco que se absorbe cuando no la hay. Si quieres obtener el mayor número posible de nutrientes del tomate, los guisantes, las espinacas o cualquier verdura o alimento bajo en grasas, tienes que añadirle algo de grasa. Comer verduras sin añadir grasa tiene el mismo efecto que comer carne poco nutritiva. Es importante añadir una buena fuente de grasa a la dieta para obtener más nutrientes de los alimentos.

Nathan Pritikin, que se consideraba nutricionista, se hizo famoso en los años setenta y ochenta del siglo pasado como uno de los defensores principales de las dietas bajas en grasa para lograr una salud óptima. Fundó el *Centro de Longevidad Pritikin* para promover su programa bajo en grasas. Pritikin estaba firmemente convencido de que había que mantener la grasa fuera de la dieta. Aseguraba que había la suficiente cantidad de grasa en las lechugas y en otras verduras para satisfacer las necesidades del cuerpo. Su dieta limitaba el consumo de grasa a un mero 10% del total de calorías. La gente perdía peso, pero también desarrollaba problemas de salud como consecuencia de la deficiencia de grasa. El doctor Charles T. McGee habla en su libro *Heart Frauds* (*Fraudes cardiacos*) de los pacientes que probaron la dieta Pritikin baja en grasas: «Tras seguir la dieta durante unos dos años, los pacientes del programa Pritikin presentaban deficiencias en ácidos grasos esenciales. Entraban en la clínica demacrados, con la piel seca, flácida, pálida, grisácea y escamosa. Por suerte, rara vez se veían estas complicaciones porque a la mayoría de la gente le resulta difícil mantener la ingestión de grasa por debajo del 10% sin saltarse la dieta».

Pritikin aseguraba que esta alimentación baja en grasas mejoraba la salud, eliminaba el exceso de peso y protegía contra enfermedades degenerativas. Lamentablemente, a él no le sirvió de nada. Contrajo leucemia, cayó en una profunda depresión y se suicidó. Tanto la depresión como el suicidio son efectos secundarios bien conocidos de la dieta baja en grasas.[1-2] Incluso las dietas que permiten tomar un 25% de las calorías en forma de grasas, más del doble de lo recomendado por Pritikin, pueden afectar seriamente a la salud mental.[3] La dieta que proponía para alcanzar la salud óptima e incrementar la longevidad y la felicidad fue lo que le llevó a perder el juicio y a morir prematuramente.

Otro defensor reciente de la alimentación baja en grasas fue el doctor Roy L. Walford, profesor de la Facultad de Medicina de la Universidad de California (UCLA). Walford fue considerado uno de los expertos principales en restricción de calorías y longevidad. Desde los años treinta del pasado siglo, los investigadores han observado que el número de años que vive un animal puede extenderse hasta un 50%

restringiendo el número de calorías que ingieren. Walford creía que la duración de la vida humana podía ampliarse hasta los ciento veinte años siguiendo una dieta calóricamente restringida. Escribió varios libros sobre el tema, entre ellos *The 120 Year Diet*, *Maximum Life Span* y *The Anti-Aging Plan*. Su plan se basaba en el concepto de «restricción de calorías con nutrición óptima», o lo que él llamaba «CRON». Aseguraba que podía «retardar el ritmo base de envejecimiento en los seres humanos, prolongando en gran medida el periodo de la juventud y la edad madura; retrasando la aparición de afecciones de la vejez como la enfermedad cardiovascular, la diabetes y el cáncer, e incluso reduciendo la vulnerabilidad general a estas afecciones en cualquier edad».

En este programa era fundamental restringir el número de calorías consumidas. Como la grasa contiene más del doble de calorías que los hidratos de carbono o las proteínas, fue prácticamente eliminada de su dieta. Walford empezó a seguir esta alimentación cuando tenía sesenta y pocos años y esperaba vivir hasta, como mínimo, los cien. Pero las cosas no fueron como las había previsto. Desarrolló una enfermedad destructora del cerebro llamada esclerosis lateral amiotrófica y murió en 2004 a los setenta y nueve años. La duración de vida media de un norteamericano blanco es de setenta y ocho.[4] De manera que tras casi dos décadas siguiendo una dieta calóricamente restringida, baja en grasas, añadió solo doce meses a su vida y padeció una enfermedad neurodegenerativa incapacitante durante sus últimos años. Su dieta baja en grasas en lugar de protegerlo de una enfermedad degenerativa fue la causa de que la desarrollara.

Es muy posible que la restricción calórica en combinación con una nutrición óptima extienda la duración de la vida y contrarreste el envejecimiento, pero el problema de la dieta de Walford es que este no entendía la importancia de la grasa y hasta qué punto es necesaria para alcanzar una nutrición óptima. Los estudios han demostrado que quienes siguen dietas bajas en grasa tienen un índice superior de fallecimiento por enfermedad degenerativa que aquellos con una ingestión superior de grasa.[5] Sabemos que las dietas ricas en hidratos de carbono, bajas en grasas, incrementan el riesgo de ELA.[6]

Uno de los síntomas típicos de la enfermedad neurodegenerativa es la inflamación crónica, muy destructiva, por lo que se están buscando por todos los medios formas de reducir la inflamación neurológica. Aunque se ha sugerido el uso de fármacos antiinflamatorios como posible solución, en su mayor parte han resultado ser ineficaces. De hecho, algunos aceleran el ritmo de la degeneración neurológica. Los investigadores siguen buscando nuevos medicamentos. Sin embargo, ya disponemos de una solución y no consiste en ningún fármaco. La inflamación puede reducirse mediante la dieta. En un estudio llevado a cabo en la Universidad de Connecticut, se descubrió que una dieta baja en hidratos de carbono y rica en grasas realiza un trabajo admirable en la reducción de la inflamación galopante. Se demostró que una dieta rica en grasas (el 59% de las calorías procedente de la grasa) reduce enormemente la inflamación y es mucho más eficaz que una dieta baja en grasa (24% de grasa).[7]

La cantidad de grasa que consumimos varía enormemente según la situación geográfica. Algunos ingieren una gran cantidad, mientras que otros consumen relativamente poca grasa. Históricamente en muchas dietas tradicionales la grasa suponía entre el 60 y el 80% de la ingesta calórica total (y la inmensa mayoría era grasa saturada). Algunas comunidades de las islas del Pacífico tomaban hasta un 60% de sus calorías como grasa, el 50% de ella saturada, en su mayor parte proveniente del coco.[8] Aunque comían grandes cantidades de grasa, dolencias como la enfermedad cardiovascular, la diabetes, la demencia y el autismo eran totalmente desconocidas para ellos. Las poblaciones relativamente aisladas que aún consumen grasas naturales no sufren las enfermedades degenerativas frecuentes en la sociedad moderna.[9-10]

NOCIONES BÁSICAS SOBRE LAS GRASAS Y LOS ACEITES

Ácidos grasos y triglicéridos

Los términos «grasa» y «aceite» se usan a menudo de forma intercambiable. No existe una verdadera diferencia; sin embargo, las grasas se consideran generalmente sólidas a temperatura ambiente mientras que los aceites son líquidos. A la manteca de cerdo, por ejemplo, se la denominaría grasa, mientras que al aceite líquido de maíz lo llamaríamos aceite.

Las grasas y los aceites están compuestos de moléculas de grasa conocidas como ácidos grasos. Los ácidos grasos están clasificados en tres categorías dependiendo de su grado de saturación. Hay ácidos grasos saturados, monoinsaturados y poliinsaturados. Oímos estos términos continuamente, pero, ¿qué es lo que hace que una grasa sea insaturada? ¿Y de qué están saturadas las grasas saturadas?

```
  H H H H H H H H H H H H H H H H H O
  | | | | | | | | | | | | | | | | | ||
H-C-C-C-C-C-C-C-C-C-C-C-C-C-C-C-C-C-C-O-H
  | | | | | | | | | | | | | | | | |
  H H H H H H H H H H H H H H H H H
```

Una cadena de ácidos grasos saturados de 18 átomos de carbono

```
  H H H H H H H H     H H H H H H H O
  | | | | | | | |     | | | | | | | ||
H-C-C-C-C-C-C-C-C-C-C-C-C-C-C-C-C-C-C-O-H
  | | | | | | | | | | | | | | | | |
  H H H H H H H H H H H H H H H H H
```

Una cadena de ácidos grasos monoinsaturados de 18 átomos de carbono

```
  H H H H     H     H H H H H H H H O
  | | | |     |     | | | | | | | | ||
H-C-C-C-C-C-C-C-C-C-C-C-C-C-C-C-C-C-C-O-H
  | | | | | | | | | | | | | | | | |
  H H H H H H H H H H H H H H H H H
```

Una cadena de ácidos grasos poliinsaturados de 18 átomos de carbono

Los ácidos grasos están compuestos casi en su totalidad por dos elementos: el carbono (C) y el hidrógeno (H). Los átomos de carbono están enlazados entre sí como los eslabones de una cadena. Cada átomo de carbono tiene adosados dos átomos de hidrógenos. En un ácido graso saturado, todos los átomos de carbono llevan adheridos dos átomos de hidrógeno (ver la ilustración anterior). En otras palabras, está «saturado» o cargado de tantos átomos de hidrógeno como le es posible. Los átomos de hidrógeno van siempre adheridos en parejas. Si falta una pareja de átomos de hidrógeno, tendrás un ácido graso monoinsaturado. «Mono» significa que falta un par de átomos, mientras que «insaturado» indica que el ácido graso no está completamente saturado de átomos de hidrógeno. Si faltan dos, tres o más pares de átomos de hidrógeno, tienes un ácido graso poliinsaturado («poli» significa «más de uno»).

Los ácidos grasos del aceite que echas a tu ensalada de la cena y que se encuentran en la carne y en las verduras que comes (de hecho, incluso en la grasa de tu propio cuerpo) vienen en forma de triglicéridos. Un triglicérido no es nada más que tres ácidos grasos unidos por una molécula de glicerol. De manera que podemos tener triglicéridos saturados, triglicéridos monoinsaturados o triglicéridos poliinsaturados.

Triglicérido

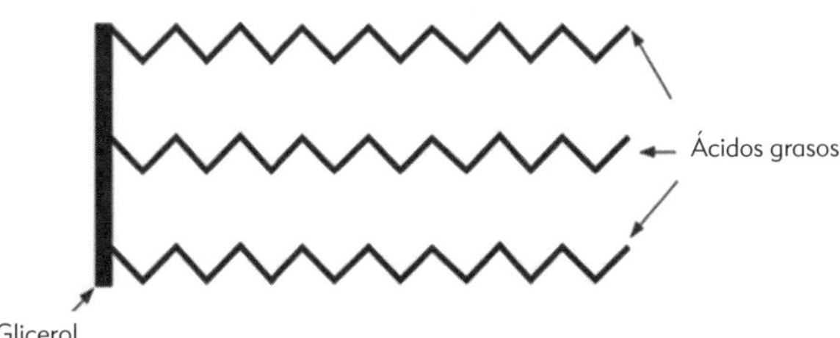

Todos los aceites vegetales y las grasas animales contienen una mezcla de los tres tipos de ácidos grasos. Decir que un determinado aceite es saturado o monoinsaturado es una simplificación excesiva. Ningún aceite es puramente saturado o poliinsaturado. El de oliva es frecuentemente considerado aceite «monoinsaturado» porque es predominantemente monoinsaturado, pero como todos los aceites vegetales, incluye también algunos ácidos grasos poliinsaturados y saturados.

Normalmente, las grasas animales contienen la mayor cantidad de ácidos grasos saturados y los aceites vegetales, la mayor cantidad de ácidos grasos poliinsaturados. Los aceites de palma y de coco son excepciones; aunque son vegetales, están formados por una gran cantidad de grasa saturada.

Triglicéridos de cadena media

Los diversos tipos de ácidos grasos pueden también clasificarse en tres categorías principales, dependiendo de su tamaño o, más precisamente, de la longitud de sus cadenas de carbono. Hay ácidos grasos de cadena larga (entre 13 y 22 átomos de carbono), ácidos grasos de cadena media (entre 6 y 12 átomos de carbono) y ácidos grasos de cadena corta (de 3 a 5 átomos de carbono). Cuando un triglicérido está compuesto de tres ácidos grasos de cadena media, nos referimos a él como triglicérido de cadena media (TCM); igualmente, los triglicéridos de cadena larga (TCL) están formados de ácidos grasos de cadena larga, y los triglicéridos de cadena corta (TCC), por ácidos grasos de cadena corta.

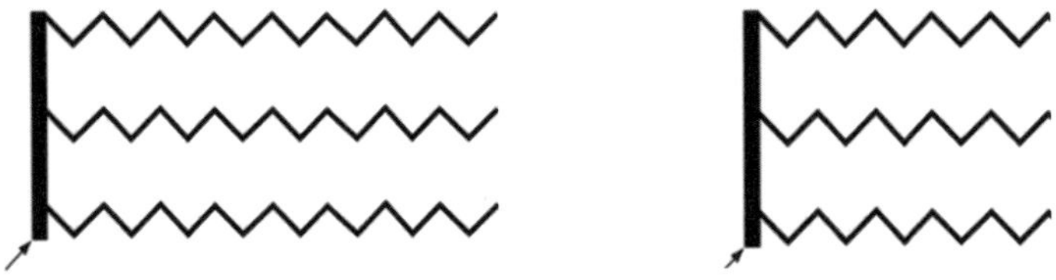

Triglicéridos de cadena larga **Triglicéridos de cadena media**

Los TCL son los más abundantes en nuestra alimentación –comprenden el 97% de los triglicéridos que consumimos–, los TCM forman la mayor parte del 3% restante y los TCC son muy escasos. Los ácidos grasos con cadenas de doce átomos de carbono o menos se metabolizan de forma distinta a los que contienen catorce o más. Por consiguiente, muchos de los triglicéridos de cadena corta y media se convierten en cuerpos de cetona, independientemente de la cantidad de hidratos de carbono o glucosa de la dieta. Los de cadena larga solo se convierten en cuerpos de cetona durante una restricción grave de glucosa, como en el caso de un ayuno o de seguir una dieta cetogénica.

La mayoría de las grasas y de los aceites está compuesta por un 100% de TCL. Existen muy pocas fuentes dietéticas de TCM.

La fuente natural más rica de TCM es, con mucha diferencia, el aceite de coco, que contiene un 63% de triglicéridos de cadena media. La siguiente fuente mayor de TCM es el aceite de palmiste, con un 53%. La mantequilla los sigue a distancia ya que contiene solo un 12% de ácidos grasos de cadena corta y media. La leche de todas las especies de mamíferos, entre ellos los seres humanos, también contiene TCM. Las cetonas producidas por los TCM son esenciales para el desarrollo cerebral de los niños: suministran el 25% de la energía que el cerebro necesita.

GRASAS POLIINSATURADAS

Los ácidos grasos esenciales

Las grasas poliinsaturadas abundan en las plantas. Los aceites vegetales como el de soja, el de cártamo, el de girasol, el de semilla de algodón y el de linaza están compuestos predominantemente por ácidos poliinsaturados y, por tanto, nos referimos a ellos normalmente como aceites poliinsaturados.

A algunos ácidos grasos se los clasifica como esenciales. Esto significa que el cuerpo no puede fabricarlos a partir de otros nutrientes, por tanto debemos tomarlos en nuestra alimentación para desarrollar y mantener una buena salud. Somos capaces de manufacturar grasas saturadas y monoinsaturadas a partir de otros alimentos. Sin embargo, carecemos de la capacidad de elaborar grasas poliinsaturadas. Por tanto, es esencial que incluyamos este tipo de grasas en la alimentación.

Cuando hablamos de grasas saturadas, monoinsaturadas o poliinsaturadas, no nos estamos refiriendo solo a tres tipos de ácidos grasos, sino a tres familias de ácidos grasos. Hay muchos tipos diferentes de ácidos grasos saturados, monoinsaturados y poliinsaturados. Dos de estas familias son importantes para la salud humana: los ácidos grasos poliinsaturados omega-6 y los omega-3. Hay varios ácidos grasos omega-6 y omega-3. Dos de ellos, el ácido linoléico y el ácido alfa-linolénico, se consideran esenciales porque el cuerpo

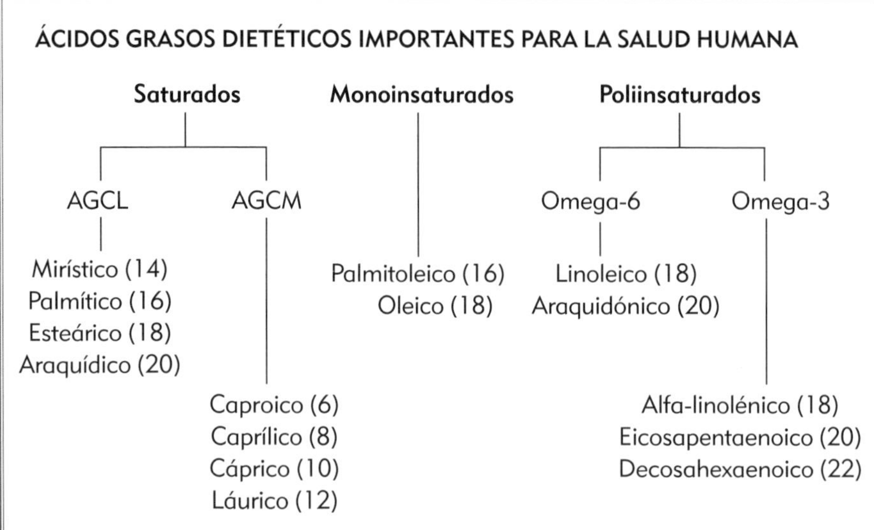

Las cifras entre paréntesis indican el número de átomos de carbono de cada ácido graso. Observa que todos los ácidos grasos de cadena media importantes para la salud humana son saturados. AGCL = ácido graso de cadena larga. AGCM = ácido graso de cadena media.

puede usarlos para fabricar los restantes. Estos son los ácidos grasos esenciales (AGE) de los que con frecuencia hablan los nutricionistas. El ácido linoleico pertenece a la familia omega-6. El alfa-linolénico, a la familia omega-3.

Si consumes una fuente adecuada de ácido linoleico, tu cuerpo puede fabricar todos los demás ácidos grasos omega-6 que necesite. Igualmente, si tienes una fuente adecuada de ácido alfa-linolénico, teóricamente puedes elaborar el resto de los ácidos grasos omega-3.

Los estudios nutricionales indican que necesitamos alrededor de un 3% del total de nuestras calorías proceda de los AGE. En una dieta típica de 2.000 calorías, eso es el equivalente a alrededor de 7 gramos, que no es mucho. Una cucharadita contiene 5 gramos. Así que una cucharadita y media proporciona las necesidades diarias mínimas.

Como estos ácidos grasos se consideran «esenciales», la gente con frecuencia tiene la impresión de que poseen propiedades especiales para la salud y de que cuanto más consuman, mejor. Pero no siempre es así. Aunque debemos incluir algunos en nuestra alimentación, una cantidad exagerada puede ser perjudicial. Los investigadores han descubierto que cuando el consumo de aceite poliinsaturado, sobre todo omega-6, excede del 10% del total de calorías, puede provocar trastornos sanguíneos, inmunodepresión, cáncer, daños hepáticos y deficiencias vitamínicas.[11]

Peroxidación lipídica

Una de las razones por las que las grasas poliinsaturadas pueden llegar a provocar problemas de salud es que son altamente vulnerables a la oxidación. Cuando las grasas poliinsaturadas se oxidan, se vuelven tóxicas. Las grasas oxidadas son grasas rancias. Un producto de esta oxidación son los radicales libres, entidades moleculares altamente reactivas que atacan y dañan a otras moléculas.

Cuando el oxígeno reacciona normalmente con un compuesto, el compuesto se «oxida». Esto se llama oxidación. Las grasas poliinsaturadas se oxidan fácilmente en un proceso que los bioquímicos denominan peroxidación lipídica. «Lípido» es el término empleado en bioquímica para designar una grasa o un aceite, y «peroxidación» significa un proceso de oxidación que afecta a grasas insaturadas que producen radicales libres de peróxido.

Cuando los aceites poliinsaturados son expuestos al calor, la luz o el oxígeno, se oxidan espontáneamente y forman radicales libres destructivos. Una vez que están formados los radicales libres, pueden atacar a las grasas insaturadas y a las proteínas, haciendo que se oxiden y generen más radicales libres. Es un círculo vicioso.

Los aceites vegetales pueden resultar engañosos porque su aspecto y su sabor es inocuo incluso después de volverse rancios. Puede que el aceite no huela mal y que parezca tan fresco como el día que lo compraste, y sin embargo estar plagado de radicales libres terroristas.

El proceso de oxidación se pone en marcha al extraer el aceite de las semillas. Cuanto más se expone al calor, a la luz y al oxígeno, más se oxida. Para cuando el aceite se elabora y embotella, ya está hasta cierto punto oxidado. Mientras permanece en el almacén, en la parte de atrás del camión, en la tienda de alimentos y en el armario de la cocina, sigue oxidándose. Cuando compras aceite vegetal en un supermercado, ya se ha vuelto rancio en cierta medida.

En un estudio se sometió a varios aceites obtenidos de las estanterías de tiendas locales a pruebas de oxidación de ácidos grasos poliinsaturados.[12] Los investigadores descubrieron que la oxidación estaba ya presente en cada una de las muestras examinadas. Los aceites con conservantes químicos añadidos mostraban menos oxidación que los conservados con vitamina E u otros conservantes naturales.

Cuando empleas estos aceites para cocinar, la oxidación se acelera enormemente. Por eso es por lo que nunca deberías cocinar alimentos usando un aceite poliinsaturado.

La oxidación se produce también en nuestros cuerpos. Nuestra única defensa contra los radicales libres son los antioxidantes, que detienen la cadena de reacciones que crea nuevos radicales libres. Si consumimos mucho aceite vegetal procesado, los radicales libres que se crean agotan los nutrientes antioxidantes, como las vitaminas A, C y E, así como el cinc y el selenio, y en realidad pueden fomentar una deficiencia de nutrientes.

Las grasas poliinsaturadas se encuentran en un grado u otro en todas nuestras células. Un ácido graso poliinsaturado en una membrana celular atacada por un radical libre se oxida y se convierte en un radical; luego ataca a una molécula poliinsaturada cercana, probablemente en la misma célula. La reacción destructiva en cadena continúa hasta que la célula queda gravemente incapacitada o destruida por completo. Las reacciones aleatorias de los radicales libres que se producen por todo el cuerpo día tras día, año tras año, pasan factura.

Varios estudios han mostrado una relación entre el consumo de aceite vegetal procesado y los daños en el sistema nervioso central. Por ejemplo, en uno de ellos se determinó el efecto de los aceites dietéticos en la capacidad mental de varias ratas analizando su destreza para aprender a orientarse en un laberinto. Se añadieron diversos aceites a la comida de las ratas. El estudio se inició después de que los animales hubieran envejecido considerablemente, es decir, se dejó pasar el tiempo suficiente para que pudiera medirse el efecto de los aceites. Se examinó a las ratas para determinar el número de errores que cometían en el laberinto. Las que habían obtenido los mejores resultados y conservado sus capacidades mentales durante más tiempo fueron las alimentadas con grasas saturadas. Las que recibieron aceites poliinsaturados fueron las que perdieron sus capacidades mentales más rápidamente.[13]

La degeneración macular relacionada con la edad es la causa más habitual de ceguera en Estados Unidos, Canadá, Australia y la mayoría de los demás países ricos. La incidencia de esta enfermedad ha aumentado vertiginosamente en el transcurso de los últimos treinta años. Varios estudios han demostrado que la causa principal de este aumento es el incremento del consumo de aceites vegetales insaturados.[14-16]

Se ha descubierto que los niños autistas tienen niveles sanguíneos superiores de peroxidación lipídica (grasas poliinsaturadas oxidadas) que sus hermanos no autistas. De hecho, existe en ellos una correlación sorprendente entre peroxidación lipídica excesiva y pérdida de destrezas del lenguaje adquiridas previamente.[17]

Las grasas saturadas son muy resistentes a la oxidación. No forman radicales libres destructivos. En realidad, actúan más como antioxidantes protectores porque impiden la oxidación y la formación de radicales libres. Una dieta rica en grasas saturadas protectoras puede ayudar a prevenir la peroxidación lipídica que acelera el envejecimiento y fomenta la enfermedad.

Los ácidos grasos poliinsaturados se oxidan muy fácilmente; los saturados, por el contrario, son muy resistentes a la oxidación, y los monoinsaturados están en medio de ambos. Estos últimos son más estables que los ácidos grasos poliinsaturados pero menos estables que los saturados.

Sustituir las grasas poliinsaturadas por grasas saturadas y monoinsaturadas en la alimentación puede reducir los riesgos asociados a los radicales libres. Además, seguir una dieta rica en nutrientes antioxidantes como la vitamina E y el beta-caroteno ayudará a proteger a los ácidos grasos poliinsaturados corporales de la oxidación.

Aceites vegetales dañados por el calor

La mayoría de los cocineros recomienda aceites vegetales poliinsaturados para cocinar y para preparar los alimentos como una alternativa «saludable» a las grasas saturadas. Lo irónico del caso es que estos aceites vegetales insaturados, al usarlos para freír, forman varios compuestos tóxicos que son mucho más nocivos para la salud de lo que podría llegar a ser cualquier grasa saturada. Los aceites vegetales poliinsaturados son los menos adecuados para cocinar.[18]

Cuando los aceites vegetales se calientan, estos ácidos grasos poliinsaturados inestables se transforman fácilmente en compuestos nocivos, entre ellos uno particularmente insidioso conocido como 4-hidroxia-trans-2-nonenal (4-HNE). Cuando cocinas con aceites poliinsaturados, tus alimentos están repletos de estas sustancias tóxicas. Cocinar alimentos a temperaturas altas acelera las reacciones químicas nocivas. Numerosos estudios, en algunos casos publicados ya en los años treinta del pasado siglo, han informado sobre los efectos tóxicos de consumir aceites vegetales calentados.[19] Incluso al emplear temperaturas bajas se causan daños en la delicada estructura química de los ácidos grasos poliinsaturados.

Durante los últimos veinte años, un número cada vez mayor de estudios ha encontrado vínculos entre el 4-HNE y el incremento del riesgo de enfermedad cardiovascular, derrame cerebral, párkinson, alzheimer, enfermedad de Huntington, problemas hepáticos, osteoartritis y cáncer. Cada vez que usas aceites vegetales insaturados para freír o para hornear estás creando 4-HNE.

Uno de los padecimientos vinculados al 4-HNE en los aceites vegetales sometidos a altas temperaturas es la enfermedad cardiovascular. Para la mayoría esto puede ser una sorpresa ya que se supone que los aceites vegetales poliinsaturados son buenos para el corazón; sin embargo, estudios recientes muestran un vínculo claro entre el 4-HNE y la enfermedad cardiovascular.[19-21] Los estudios muestran asimismo que los niveles de 4-HNE son elevados en las áreas enfermas del cerebro de los pacientes de alzheimer.[22-23]

Se ha demostrado que las dietas que contienen aceites vegetales tratados con calor producen más arterosclerosis (endurecimiento de las arterias) que las que contienen aceite vegetal no calentado.[24] Cualquier aceite vegetal insaturado puede volverse tóxico al calentarlo. E incluso una pequeña cantidad, especialmente si se toma con frecuencia durante mucho tiempo, afectará a la salud. Se ha descubierto que en los animales los aceites oxidados producen daños en las paredes de los vasos sanguíneos y causan numerosas lesiones.

Los aceites más vulnerables al daño causado por el calor son los que contienen mayor cantidad de ácidos grasos poliinsaturados. Los ácidos grasos monoinsaturados son químicamente más estables y pueden soportar temperaturas más elevadas; sin embargo, también pueden oxidarse y formar subproductos tóxicos. Por su parte, los ácidos grasos saturados son muy termoestables y pueden resistir temperaturas relativamente elevadas sin oxidarse. Por tanto, las grasas saturadas son las más seguras para freír y hornear de forma habitual.

Los estudios han demostrado que necesitamos algunas grasas poliinsaturadas en nuestra dieta, pero si todos los aceites vegetales poliinsaturados comerciales están rancios en cierta medida antes de que incluso los hayamos comprado, y si se vuelven más perjudiciales para la salud al usarlos para freír, ¿cómo vamos a obtener la cantidad diaria de ácidos grasos esenciales que necesitamos? La respuesta es sencilla. No tenemos que consumir aceites vegetales procesados. Podemos lograr nuestro requerimiento diario de AGE lo mismo que lo hacían nuestros ancestros: ¡de los alimentos! Esta es, con diferencia, la mejor manera de obtenerlos, porque mientras permanezcan en sus envases celulares originales estarán a salvo de los efectos nocivos del oxígeno y protegidos por los antioxidantes naturales, que los mantienen frescos.

Los ácidos grasos poliinsaturados esenciales omega-6 se encuentran en casi todos los alimentos vegetales y animales: carne, huevos, frutos secos, cereales, legumbres y verduras. Son tan abundantes en la alimentación que no es probable que se sufra una deficiencia. Son menos comunes los ácidos grasos poliinsaturados omega-3, que se encuentran en las semillas, las verduras de hoja verde, las algas, los huevos, el pescado y el marisco. Puedes obtener todos los ácidos grasos omega-3 que necesites asegurándote de incluir algo de pescado, huevos y verduras de hoja verde en tu menú diario. La carne de ternera alimentada con hierba, y la de caza también, proporciona estos ácidos grasos. El ganado que se alimenta de hierba, que es rica en omega-3, incorpora estas grasas en sus propios tejidos. Sin embargo, el alimentado con cereales es una fuente deficiente de ácidos grasos omega-3.

Aceites vegetales hidrogenados

Muchos alimentos envasados se fabrican con aceites vegetales total o parcialmente hidrogenados. Se trata de una de las grasas más nocivas para la salud que puedes tomar, igual de malas, o peores, que las grasas poliinsaturadas oxidadas.

Los aceites hidrogenados se fabrican bombardeando el aceite vegetal líquido con átomos de hidrógeno en presencia de un metal catalizador. En el proceso los aceites vegetales poliinsaturados se saturan de hidrógeno. Esto hace que el aceite líquido se transforme en una grasa más endurecida o sólida. El problema es que en el proceso de hidrogenación se crea una nueva clase de ácido graso conocido como trans. Los ácidos grasos trans son grasas artificiales tóxicas creadas por el hombre. Son ajenos a nuestros cuerpos y pueden crear todo tipo de problemas. «Probablemente estas sean las grasas más tóxicas que se han conocido nunca», afirma el doctor Walter Willett, profesor de epidemiología y nutrición de la Facultad de Salud Pública de Harvard.[25] Los estudios demuestran que los ácidos grasos pueden contribuir a la arterioesclerosis (endurecimiento de las arterias) y a la enfermedad cardiovascular. Los ácidos grasos trans incrementan el nivel de LDL (colesterol malo) de la sangre y reducen el HDL (colesterol bueno); ambos cambios se consideran negativos.[26] Los investigadores creen ahora que tienen una influencia mayor en el riesgo de contraer enfermedades cardiovasculares que ninguna otra grasa dietética.[27]

Los ácidos grasos trans no solo afectan a nuestra salud cardiovascular. Han sido vinculados a diversos efectos adversos sobre la salud, como el cáncer, la esclerosis múltiple, la diverticulitis, la diabetes y otras enfermedades degenerativas.[28] Estos ácidos grasos interrumpen la comunicación cerebral. Los estudios muestran que al consumirlos quedan incorporados en las membranas celulares del cerebro, entre ellas la capa de mielina, aislando a las neuronas. Los ácidos grasos trans alteran la actividad eléctrica de las células cerebrales, causando degeneración celular y una disminución del rendimiento mental.[29]

Cediendo a la presión de muchas organizaciones de salud y del público, la FDA propuso una regulación que exigía a los fabricantes de alimentos incluir en las etiquetas de los envases la cantidad de ácidos grasos trans. Sin embargo, antes de adoptar esa medida, esperaron tres años a que los científicos del Instituto de Medicina estudiaran el asunto.

El Instituto de Medicina emitió unas declaraciones tras completar el estudio en las que afirmaba que ningún nivel de ácidos grasos trans era seguro para el consumo. Lo que sorprendió a todos fue que no hiciera recomendaciones sobre qué porcentaje de grasas trans puede consumirse sin riesgos, lo mismo que suele hacerse con los aditivos alimentarios, sino que declarara rotundamente que *ningún nivel* de ácidos grasos es seguro. Si ves comida envasada que contenga aceite hidrogenado, margarina o grasa vegetal, ¡no la toques! Si comes fuera, pregúntale al encargado del restaurante qué clase de aceite usan para cocinar. Si dice «aceite vegetal», casi se podría asegurar que es aceite vegetal hidrogenado: evítalo. La razón por la que puedes dar por hecho que se trata de este tipo de aceite es que el aceite vegetal normal se descompone muy pronto y se vuelve rancio. Los restaurantes suelen utilizar una y otra vez el mismo aceite durante el mayor tiempo posible antes de desecharlo. Los aceites vegetales normales duran muy poco.

La mayoría de los alimentos preparados que compras en las tiendas o consumes en los restaurantes están elaborados con aceite hidrogenado. Los fritos suelen cocinarse con aceite hidrogenado porque esto hace que queden más crujientes y aguanta más antes de echarse a perder que los aceites vegetales normales. Muchas comidas procesadas congeladas también se preparan con aceites hidrogenados.

Asimismo se emplean para hacer patatas fritas a tiras o en láminas, bizcochos, galletas dulces y saladas, pasteles congelados, pizzas, mantequilla de cacahuetes y helados, especialmente los helados cremosos.

GRASA SATURADA

La grasa saturada es un nutriente vital

Probablemente a lo largo de la historia ningún otro compuesto alimenticio ha sido tan malinterpretado y difamado como la grasa saturada. Se la etiqueta como causa de prácticamente todos los problemas de salud de la civilización moderna. Si realmente fuera tan peligrosa como dicen, sería un verdadero milagro que nuestros ancestros hubieran sobrevivido durante miles de años siguiendo una alimentación en la que predominaba la grasa saturada. Las grasas animales, la mantequilla, el aceite de palma y el aceite de coco son las grasas que más se han empleado en la historia. Estas grasas son fáciles de producir usando las herramientas más sencillas. Los aceites vegetales de semillas, como el de soja, algodón, cártamo y otros, son muy difíciles de extraer. Por tanto, los aceites vegetales poliinsaturados no se usaron mucho hasta la invención de las prensas hidráulicas de aceite, casi al final del siglo XIX. Lo curioso es que cuando la gente consumía principalmente grasas saturadas, las llamadas enfermedades de la civilización moderna (enfermedad cardiovascular, diabetes y otras) eran poco corrientes. Desde que reemplazamos las grasas saturadas por aceites insaturados, estas enfermedades se han extendido como una plaga. Desde un punto de vista histórico, es fácil ver que las grasas saturadas no causan estas enfermedades.

La verdad es que la grasa saturada es un nutriente vital. Sí, la grasa saturada es un nutriente, no un veneno. Es necesaria para conseguir y mantener una buena salud. Sirve como fuente importante de energía para el cuerpo y ayuda a la absorción de vitaminas y minerales. Como ingrediente alimenticio, nos ayuda a sentirnos saciados y proporciona sabor, consistencia y estabilidad a las comidas. La grasa saturada es necesaria para el crecimiento, reparación y mantenimiento adecuados de los tejidos corporales, y esencial para el buen funcionamiento de los pulmones. Es la fuente preferida de energía del músculo cardiaco y ayuda también a proteger el cuerpo contra la acción destructiva de los radicales libres.

Se oye hablar mucho acerca de la importancia de los ácidos grasos esenciales. Al ser llamados «esenciales», creemos equivocadamente que son las grasas más importantes. Sin embargo, la razón de que sean «esenciales» es que son las grasas menos importantes. ¡Lo creas o no, la grasa saturada es mucho más primordial para la salud que los AGE! Déjame explicarte el porqué.

La grasa saturada es tan necesaria para la salud que el cuerpo ha sido diseñado para fabricarla a partir de otros nutrientes. Conseguir una cantidad adecuada de ella es tan importante para nuestra salud que no se deja al azar. Las consecuencias de una deficiencia de grasa saturada son tan graves que el organismo es capaz de fabricarla por sí mismo. Por el contrario, los AGE (grasas poliinsaturadas) son menos importantes para nuestra salud; por tanto, no hemos desarrollado una manera de crearlos por nosotros mismos. Su aporte depende totalmente de la alimentación.

Los alimentos que comemos nos proporcionan los componentes para nuestras células y tejidos. Lo mismo puede decirse de las grasas que consumimos. La grasa de nuestros cuerpos está compuesta por un 45% de grasa saturada, un 50% de grasa monoinsaturada y solo un 5% de grasa poliinsaturada. Así es. Solo el 5% de la grasa del cuerpo es poliinsaturada. Por tanto, nuestra necesidad de esta última es muy pequeña. El cuerpo necesita casi diez veces más grasa saturada y monoinsaturada que AGE. Así que, ¿cuál es más esencial?

Aunque podemos crear grasas saturadas y monoinsaturadas, no somos capaces de fabricarlas en la cantidad suficiente para tener una salud óptima. Por eso deben formar parte de nuestra alimentación a fin de evitar deficiencias nutricionales.[30-31]

La grasa saturada no fomenta la enfermedad cardiovascular

Normalmente se pensaba que reducir la grasa dietética mejoraba la salud cardiovascular y protegía contra los ataques al corazón y los derrames cerebrales. Esta presunción se basa en la creencia de que la grasa saturada eleva el nivel de colesterol en la sangre, incrementando así el riesgo de desarrollar una enfermedad cardiovascular. Durante décadas este tema ha sido objeto de controversia entre la comunidad médica. Un estudio reciente de metaanálisis publicado en el *American Journal of Clinical Nutrition* ha demostrado ahora de forma contundente que las grasas saturadas no son perjudiciales y que no fomentan la enfermedad cardiovascular. [32]

A lo largo de los años muchos estudios han tratado de probar la hipótesis lipídica de la enfermedad cardiovascular, es decir, que una alimentación rica en grasa saturada y colesterol predispone a ella. Los resultados han sido contradictorios. Algunos parecen apoyar esta hipótesis, mientras que otros no. Sin embargo, la mayoría de la comunidad médica, junto con el sector farmacéutico (al que beneficia enormemente la idea de la conexión entre la grasa saturada y la enfermedad cardiovascular), la defiende. Los estudios que apoyan esta teoría aparecen en los medios de comunicación y se utilizan como una justificación para establecer políticas gubernamentales de salud, mientras que los que no la avalan suelen ser ignorados.

No hay más pruebas a favor de la hipótesis de los lípidos que en su contra. De hecho, existe una cantidad sustancial de indicios que desafían esa hipótesis. Lo más importante no es el número de estudios; algunos han empleado un número relativamente reducido de participantes, mientras que en otros ha tomado parte un número mucho mayor. Obviamente, los resultados de un estudio con cincuenta mil sujetos de prueba tienen más peso que los de uno de solo mil. Un gran estudio que emplea cincuenta mil participantes produce resultados más fiables que diez estudios pequeños con un número total de diez mil participantes. Por tanto, el número total de estudios no es tan importante como el número de personas que se han sometido a ellos. Si se combinaran todos los sujetos de estos distintos estudios y se evaluaran del mismo modo, ¿cuál sería el resultado final? ¿Demostraría esto la hipótesis de los lípidos o la refutaría?

Investigadores del hospital infantil Oakland Research Institute de California y de la Facultad de salud Pública de Harvard trabajaron juntos para descubrirlo. Analizaron todas las investigaciones previas que incluían datos de la ingesta de grasa saturada y su posible conexión con un riesgo de enfermedad cardiovascular. Los estudios debían ser fiables y tener una gran calidad. Los investigadores identificaron veintiún estudios que cumplían estos requisitos. Este metaanálisis incluía los datos de cerca de 350.000 sujetos. Con una base de datos tan extensa, los resultados debían de ser mucho más fiables que los de un estudio realizado con 10.000 o incluso con 100.000 sujetos. La investigación se centró en determinar si había suficiente evidencia para vincular el consumo de grasa saturada a la enfermedad cardiovascular. Sus resultados decían que no. El consumo de grasa saturada no estaba asociado con ningún incremento del riesgo de contraer enfermedades cardiovasculares. Quienes comían la mayor cantidad de grasa saturada no tenían más probabilidades de sufrir un ataque cardiaco o un derrame cerebral que quienes ingerían la menor cantidad. No importaba cuánta grasa saturada se comiese, esto no afectaba a la incidencia de enfermedades cardiovasculares. Este estudio demuestra que los datos combinados de todas las investigaciones disponibles en publicaciones médicas refutan la hipótesis lipídica.

No es probable que este estudio reciente cambie las políticas ni las recomendaciones acerca del consumo de grasas saturadas en un futuro cercano. Los médicos llevan tantos años advirtiéndonos de los peligros de consumir estas grasas que lo tienen profundamente grabado en la mente, y es probable que sigan haciéndonos esta recomendación obsoleta a pesar de los datos que la contradicen. En otras palabras, muchos profesionales de la salud continuarán ignorando estos estudios e intentando convencernos de que aceptemos su opinión, una opinión basada tan solo en un antiguo prejuicio contra las grasas saturadas. La cuestión es que a pesar de las críticas de los medios de comunicación o de tu propio médico, no tienes nada que temer por consumir grasas saturadas o colesterol.

Unas palabras de advertencia

En el mundo de la investigación científica con frecuencia hay diferencia de opiniones. Por eso a menudo se publican estudios que se contradicen entre sí. Vemos esto todo el tiempo en la prensa y en internet. Los medios están constantemente publicando nuevos estudios que muestran resultados contrarios a los de estudios anteriores.

El resultado de muchos estudios está influenciado por los sesgos personales de los investigadores o por la corporación que aporta los fondos para realizarlos. Esto es claramente evidente en la investigación de las grasas y aceites. Numerosos investigadores y las instituciones que los financian (empresas farmacéuticas y fabricantes de suplementos alimenticios y productos para el adelgazamiento, entre otras) tienen prejuicios contra la grasa y en particular contra la saturada. Sus estudios suelen reflejar estos prejuicios y perpetuar los mitos generalizados. Uno de esos mitos es que la grasa saturada y el colesterol fomentan la enfermedad cardiovascular.

Se ha publicado una cantidad de estudios sobre animales que implican a la grasa saturada como factor que contribuye a la enfermedad cardiovascular. Cuando se publica uno de estos estudios, aparecen en los informes de prensa y quienes están en contra de las grasas saltan inmediatamente escribiendo artículos que proclaman los peligros de consumir grasas saturadas y colesterol, reforzando así el mito de la grasa y la enfermedad cardiovascular. Lo que la mayoría de la gente no sabe es que estos estudios no tienen un valor científico. Han sido diseñados a propósito para dar estos resultados.

En muchos de ellos, los investigadores combinan cantidades relativamente altas de grasa saturada con colesterol y la mezclan en la comida de las ratas. Tras un periodo de tiempo, estas ratas se comparan con un grupo de ratas que fueron alimentadas con una comida normal. Los resultados son que al cabo de unas semanas los animales alimentados con grasa/colesterol empiezan a desarrollar lesiones arteriales que normalmente se asocian con la enfermedad cardiovascular. Esos estudios parecen sugerir que la grasa saturada es la causa de la enfermedad cardiovascular.

Sin embargo, no es así. Cuando la gente come los alimentos más nocivos para el corazón, sus arterias no se obstruyen en solo unas pocas semanas como ocurre con los animales de estos experimentos. La arterioesclerosis es un proceso vital que tarda décadas en desarrollarse. Esto nos debería mostrar que hay algo que falla en la alimentación que se les da a las ratas y que no concuerda con lo que sucede en la vida real.

Lo que falla en estos estudios es el colesterol. El colesterol que emplean viene en forma de polvo, que se disuelve en grasa y luego se añade a la comida para ratas. El problema aquí es que el colesterol en polvo no es un colesterol normal. No es como el colesterol de la mayoría de los alimentos o el de tu cuerpo. Al «secarlo», se oxida por completo. El colesterol oxidado es extremadamente tóxico, igual que sucede con las grasas poliinsaturadas oxidadas. Daña las paredes arteriales, promoviendo la arterioesclerosis. El colesterol normal no hace esto.

El colesterol oxidado que se utiliza en estos estudios es lo que causa el daño a las arterias de las ratas. De hecho, sucedería si se añadiera a cualquier tipo de grasa, ya sea saturada o insaturada. Si los investigadores combinaran colesterol oxidado con aceite de soja o de maíz, obtendrían los mismos resultados: todas las ratas desarrollarían lesiones. Sin embargo, la conclusión a la que llegan los autores de esta clase de estudios es que el culpable es la grasa saturada.

En otras investigaciones, la grasa saturada se combina con grandes cantidades de azúcar y luego se añade a la comida para ratas. ¡Cuando estas desarrollan resistencia a la insulina o tienen algún otro problema, lo achacan a la grasa saturada e ignoran a propósito el azúcar añadido!

Basta un poco de sentido común para darse cuenta de que estos estudios son engañosos. Las dietas cetogénicas que consisten en un 90% de grasa, en su mayoría saturada, se han usado con buenos resultados durante alrededor de un siglo sin causar ataques de corazón ni derrames cerebrales. En realidad, al contrario de lo que vemos en los estudios con ratas, mejoran la salud. Asimismo muchas poblaciones de todo el mundo que siguen una alimentación tradicional que consiste entre un 60 y un 80% de grasa, de nuevo en su mayor parte saturada, no experimentan un incremento en los índices de enfermedad cardiovascular.

Por el contrario, las ratas de estos estudios reciben solo un 20% de grasa, nada que ver con el casi 90% de la dieta cetogénica; sin embargo, en unas pocas semanas desarrollan lesiones arterioescleróticas y deficiencias en la memoria. Resulta obvio que algo falla en la grasa que se les administra, y ese algo es el colesterol oxidado. Así que cuando leas los estudios que aparecen en la prensa o cuando alguien te hable de alguno que muestre que las dietas ricas en grasa o que la grasa saturada promueven la enfermedad cardiovascular, ¡no lo creas!

Ahora que eres consciente del problema que ocasiona el colesterol oxidado, deberías preguntarte si en tu alimentación hay fuentes de este tipo de colesterol. ¡La respuesta es que sí! El colesterol no se encuentra en las plantas, así que no tienes que preocuparte por recibirlo de los alimentos vegetales. El colesterol aparece solo en alimentos naturales como la carne, la leche y los huevos. Al deshidratar o pulverizar los productos animales, el colesterol se oxida. Algunos ejemplos de esto son los alimentos que contienen leche –incluidas las fórmulas para bebés–, queso, huevos y mantequilla en polvo.

En estos momentos, quizá estés diciéndote: «Bueno, no como alimentos en polvo». ¿Estás seguro? Los productos en polvo forman parte de los ingredientes de muchas comidas procesadas que se venden en las tiendas de comestibles: los más obvios son las mezclas de harina preparadas para tartas tortitas, y magdalenas. También pueden encontrarse en las mezclas para aderezos de algunas ensaladas, salsas de carne y otras salsas. Si en la lista de ingredientes aparecen huevos, leche, suero de leche, crema agria o mantequilla, puedes estar seguro de que esto significa que se trata de huevos, leche, suero de leche, crema agria o mantequilla *en polvo*; de lo contrario, no estarían en una mezcla seca. Incluso la leche en polvo desnatada contiene colesterol oxidado. Cuando se elimina la grasa de la leche desnatada o semidesnatada, esta en cierto modo pierde sabor y se vuelve aguada. Para mejorar el sabor y el color, se le añade leche en polvo. Asimismo, la mayor parte de los helados que se sirven en restaurantes, en particular en los de comida rápida, se elaboran con leche en polvo. A veces en la etiqueta de los alimentos se especifica que un ingrediente está en polvo, pero no siempre. Hay productos como las pizzas congeladas, las comidas instantáneas, las galletas, el pan y otros por el estilo que podrían contener ingredientes en polvo sin especificarlos en la etiqueta. Esta es una buena razón para cocinar en casa en lugar de alimentarse a base de productos preparados y envasados.

Aunque los aceites vegetales no contienen colesterol, si se han oxidado, se vuelven tóxicos. Al pulverizar o deshidratar un aceite, este se oxida y no debería consumirse. En esto incluimos la grasa vegetal, el aceite de coco y el aceite TCM en polvo. Los aceites en polvo se utilizan a menudo en los suplementos dietéticos y en las mezclas de proteínas.

Capítulo 10

EL MEJOR ALIMENTO DEL CEREBRO

ACEITE DE COCO: EL MEJOR ALIMENTO DEL CEREBRO

Si algún alimento merece ser considerado el «alimento del cerebro», es el aceite de coco. Los TCM que contiene se convierten en cetonas, que actúan como combustible de gran potencia para el cerebro. Esta gasolina súper elude el circuito metabólico para superar defectos en el metabolismo de la glucosa. Al hacerlo, estimula la producción de energía, normaliza el funcionamiento cerebral, frena la transmisión errática de señales que provoca ataques, mejora el conocimiento, la memoria y la función motriz, y proporciona los componentes básicos para la reparación, mantenimiento y crecimiento de un tejido cerebral nuevo. Las cetonas reducen la necesidad de oxígeno del cerebro y lo protegen de los daños causados por trauma físico, asfixia u otras causas. Se ha comprobado su eficacia para detener el progreso de enfermedades neurodegenerativas e incluso para revertir sus síntomas.

Los TCM del coco se convierten también en AGCM, que proporcionan un apoyo adicional al cerebro. Al contrario que los ácidos grasos de cadena larga, los de cadena media pueden atravesar la barrera hematoencefálica. Ofrecen al cerebro una tercera fuente de energía. Aunque no son tan potentes como las cetonas, aun así los AGCM suministran más energía que la glucosa y las células cerebrales los prefieren a ella como combustible. Sus propiedades de producción de energía, antioxidantes, antiinflamatorias, antimicrobianas y antitóxicas protegen al cerebro de diversos ataques.

Los TCM son absolutamente *fundamentales* para el crecimiento y desarrollo del cerebro del feto y del recién nacido. Según los descubrimientos realizados en años recientes por diversos investigadores, también son muy valiosos para mantener el funcionamiento cerebral y proteger a este órgano contra los trastornos neurológicos.

LA IMPORTANCIA DE LAS CETONAS PARA EL CRECIMIENTO Y DESARROLLO DEL CEREBRO

Los componentes básicos del cerebro

En los adultos las cetonas se usan principalmente como combustible de las células cerebrales, además de para su mantenimiento y reparación. En los niños pequeños, son fundamentales para producir tejido cerebral nuevo. Los lípidos que forman la mayoría de los tejidos cerebrales están construidos con cetonas. Durante el embarazo, la producción de cetonas de la mujer aumenta radicalmente con objeto de proporcionar la energía y los componentes básicos requeridos para desarrollar el cerebro del niño.[1] Incluso cuando sus niveles de glucosa son normales, se eleva su producción de cetonas. El feto no depende únicamente de las cetonas de la madre, sino que también las produce por sí mismo. Tras el nacimiento, los niveles de cetonas del niño permanecen elevados a medida que el cerebro sigue creciendo y desarrollándose.

Las cetonas tienen una importancia más crítica durante el tercer trimestre del embarazo y los primeros meses de vida.[2] Este es el periodo de crecimiento más rápido del cerebro. Durante el primer año de vida el cerebro de un niño pasa de los trescientos cincuenta gramos en su nacimiento a alrededor de ochocientos. A los dos años, se añaden otros cuatrocientos gramos, lo que le da un peso total de mil doscientos gramos. ¡Casi un kilogramo de cerebro en dos años! A partir de este punto, el aumento de peso del cerebro es solo de doscientos gramos más, de manera que en la edad adulta pesa alrededor de mil cuatrocientos gramos. Durante este periodo de crecimiento rápido las cetonas son fundamentales para desarrollar la masa cerebral.

Tras el nacimiento, el niño deja de recibir las cetonas directamente de la madre. Sin embargo, la leche materna está enriquecida con triglicéridos de cadena media, que rápidamente son transformados en cetonas en el hígado del niño. En los primeros meses de vida, las cetonas proporcionan cerca del 25% de la energía que necesita el recién nacido para sobrevivir. Las cetonas se producen constantemente mientras el bebé se alimenta de la leche materna y recibe TCM. Cuando termina el periodo de lactancia, no suele haber otra fuente natural de TCM en su alimentación, por eso la producción de cetonas disminuye radicalmente. Esto puede tener un impacto significativo en el crecimiento y desarrollo del cerebro. Esta es una de las razones por las que se anima a las madres a seguir amamantando a sus hijos durante al menos doce meses y hasta dos años. Esta es también una de las razones por las que el aceite de coco, una fuente natural de TCM, se añade a la composición de la leche en polvo para bebés.

Las cetonas son neuroprotectoras

Las cetonas no solo suministran energía y componentes básicos al cerebro, sino que también lo protegen del daño para asegurar su desarrollo apropiado. Cuando la glucosa se utiliza como combustible, genera radicales libres como subproductos de la producción de energía. Cuando las cetonas se usan como combustible, no solo aumenta la producción de energía, sino que también se reduce la de radicales libres, aminorando así significativamente el estrés oxidativo del cerebro y conservando los antioxidantes protectores.[3]

El cerebro requiere más oxígeno que ningún otro órgano corporal. El de un ser humano adulto utiliza aproximadamente el 20% de todo el oxígeno que consume su cuerpo. Como el cerebro de un niño en comparación con su cuerpo es proporcionalmente mucho más grande que el de un adulto, emplea entre un 40 y un 50% del oxígeno disponible. Debido a la alta demanda de oxígeno del cerebro, cualquier interrupción en su suministro puede acarrear consecuencias funestas. Sin oxígeno las células cerebrales comienzan a morir en cuestión de minutos. Una situación de este tipo suele producirse en el momento del nacimiento, antes de que el recién nacido tome su primer aliento.

Una de las causas más importantes de daño cerebral es interferir en el flujo y suministro normal del oxígeno al cerebro. La asfixia durante el nacimiento es uno de los motivos de parálisis cerebral. Las cetonas reducen la necesidad de oxígeno del cerebro, proporcionando cierto grado de protección en situaciones en las que se interrumpe el suministro de oxígeno.

La cetosis puede aliviar gran parte del daño causado por prácticamente cualquier trastorno en el que se vea interrumpido el suministro de oxígeno a las células. Esta lista comprende casi todos los estados de enfermedad.[4] Los infartos cerebrales son originados cuando se bloquea el paso de la sangre portadora de oxígeno al cerebro. Pueden causar defectos en el movimiento, el habla y la memoria, así como parálisis y muerte. Estos síntomas son el resultado de la muerte celular causada por falta de oxígeno. Los estudios demuestran que las cetonas pueden aliviar estos efectos y acelerar la recuperación.[5]

Muchas sustancias químicas interfieren en la utilización del oxígeno. Se ha demostrado que las cetonas conservan la viabilidad de las células cerebrales cuando son expuestas a ciertas neurotoxinas. Por ejemplo, el párkinson es un trastorno neuromuscular causado por la destrucción de las células del cerebro productoras de dopamina. Los investigadores pueden inducir esta enfermedad a los animales de laboratorio administrándoles fármacos neurotóxicos. Sin embargo, las cetonas bloquean por completo los efectos perjudiciales de estos fármacos al tiempo que mantienen el metabolismo normal.[6]

Se ha informado ampliamente sobre el efecto de los cuerpos de cetona en la limitación del daño causado por una deficiencia de oxígeno en estudios con animales.[7] Por ejemplo, las ratas neonatas sujetas a una privación grave de oxígeno durante tres horas sufrían de un serio daño cerebral. Sin embargo, cuando se inducía la cetosis en ratas neonatas sometidas a las mismas condiciones, sus cerebros sufrían pocos daños o ninguno.[8] Incluso el corazón, los pulmones y otros órganos se protegen cuando el feto se halla en un estado de cetosis.

Las cetonas activan asimismo unas proteínas protectoras especiales conocidas como factores neurotróficos derivados del cerebro (BDNF, por sus siglas en inglés), que ejercen un papel crucial en el funcionamiento y supervivencia de las células. Regulan la síntesis proteínica y el crecimiento neuronal y además influyen en la capacidad de las neuronas para fabricar neurotransmisores que les permitan comunicarse unas con otras. Los BDNF tienen también un efecto calmante sobre la inflamación que puede ayudar a reducir la inflamación crónica, un rasgo común del autismo y de otros trastornos neurológicos.

Protección contra las toxinas del medio ambiente

Las toxinas medioambientales tienen un profundo efecto en el inicio y progreso de los trastornos neurológicos. Todo el mundo está expuesto en cierta medida a las toxinas químicas. Según un estudio realizado por los CDC, los estadounidenses portan en el cuerpo docenas de pesticidas y de compuestos tóxicos usados en productos de consumo, muchos de los cuales están vinculados a amenazas potenciales para la salud. Entre estos productos químicos están los piretroides, ingredientes de prácticamente todos los pesticidas de uso doméstico y de los ftalatos que se encuentran en el esmalte de uñas y en otros artículos de belleza, así como en los plásticos suaves.

El estudio de los CDC buscaba ciento cuarenta y ocho compuestos tóxicos en la orina y en la sangre de alrededor de 2.400 personas. El descubrimiento de más de cien sustancias químicas en cuerpos humanos es muy preocupante porque no sabemos qué efecto pueden tener en la salud. Las pruebas sugieren que el aumento del autismo, el alzheimer, el cáncer y otras enfermedades durante las últimas décadas puede deberse en parte a la acumulación de estas sustancias químicas en nuestros organismos.

Sin embargo, no es de esperar que en un futuro cercano se eliminen los pesticidas, los limpiadores de desagües, las botellas de plástico y otros objetos. La mejor solución al problema es eliminar las toxinas de nuestros cuerpos. Ciertos alimentos tienen efectos desintoxicantes que pueden absorber o neutralizar los efectos de las sustancias químicas. Simplemente añadir estos alimentos desintoxicantes a la dieta puede ayudar a eliminar muchas de las toxinas a las que estamos expuestos diariamente. El aceite de coco es particularmente interesante porque se ha demostrado que es altamente eficaz para anular los efectos tóxicos de varias sustancias químicas, muchas de las cuales son neurotoxinas peligrosas.

Un caso interesante que apareció publicado en la revista *Human and Experimental Toxicology* reveló la eficacia del aceite de coco para neutralizar el fosfuro de aluminio, un veneno empleado en el control de roedores. El artículo narraba un incidente protagonizado por un hombre de veintiocho años que ingirió una cantidad letal de este producto químico en un intento de suicidarse. No existe un antídoto conocido para el envenenamiento por fosfuro de aluminio. Los médicos tenían pocas esperanzas de salvarlo. Se le dio el tratamiento estándar para el envenenamiento agudo sin perspectivas de recuperación. Viendo la futilidad de sus esfuerzos, uno de los médicos que lo atendía decidió añadir aceite de coco al tratamiento. Para sorpresa del personal médico, el paciente sobrevivió. Debido al buen resultado, los autores recomiendan que se añada el aceite de coco al protocolo del tratamiento estándar de todos los casos de envenenamiento agudo por fosfuro de aluminio.[9]

Usar aceite de coco para ayudar a anular los efectos de un veneno no es tan raro como pueda parecer. Los investigadores conocen desde hace algún tiempo sus propiedades desintoxicantes. Numerosos estudios con animales han demostrado que bloquea la acción destructiva de varias toxinas químicas. Aunque los mecanismos exactos no se comprenden del todo, parte de la razón de los efectos protectores del aceite de coco pueden atribuirse a sus propiedades antioxidantes, antiinflamatorias y estimulantes de la inmunización, así como a su capacidad para mejorar la circulación de oxígeno y su utilización.

Muchas toxinas, especialmente las neurotoxinas que atacan a los tejidos nerviosos y cerebrales, son peligrosas porque interfieren en el transporte de oxígeno a las células, o lo bloquean. Las células nerviosas son especialmente sensibles a la privación de oxígeno. Sin este, las células se asfixian y mueren. Gran parte de la protección que proporciona el aceite de coco proviene sin duda de las cetonas producidas por los TCM. Las cetonas incrementan el flujo de sangre al cerebro en un 39%, mejorando la circulación y el suministro de oxígeno. Hacen posible también que los nervios, el cerebro y otras células mantengan un funcionamiento y una producción energética normales mientras consumen un 25% menos de oxígeno. Así, las células cerebrales y otros tejidos son capaces de sobrevivir en un entorno privado de oxígeno durante el tiempo suficiente para permitirle al cuerpo desintoxicarse y eliminar el veneno.

Además, los mismos TCM mejoran la circulación del oxígeno y su suministro al estimular la producción de células rojas sanguíneas en la médula espinal, que transportan el oxígeno por el cuerpo. Con más células rojas en circulación se suministra más oxígeno a los tejidos. Por tanto, al aumentar la disponibilidad de oxígeno, las toxinas que interfieren en la utilización y el transporte del oxígeno quedan neutralizadas o al menos dejan de ser tan perjudiciales. Por estas razones se están investigando los TCM como un modo de ayudar a los pacientes de cáncer y de bloquear los efectos secundarios perjudiciales de los fármacos empleados en la quimoterapia.[10-11] Los TCM no interfieren necesariamente en la acción terapéutica de los fármacos, pero pueden reducir o eliminar sus efectos secundarios tóxicos.

Los estudios demuestran que el aceite de coco o los TCM pueden proteger a los animales contra diversas sustancias químicas carcinógenas.[12-14] El doctor C. Lim-Sylianco y sus colegas demostraron los efectos antimutagénicos del aceite de coco contra seis potentes mutacarcinógenos: benzpireno, azaserina, dimetilhidracina, dimetinitrosamina, metilmetanesulfonato y tetraciclina. La administración de aceite de coco en forma de suplemento o como parte de la alimentación protegía a los animales del efecto tóxico de los seis mutágenos.

También se realizaron pruebas de fertilidad y se demostró que protegía a los ratones hembra fertilizados contra los efectos esterilizantes y abortivos de los carcinógenos. Lim-Sylianco afirmó que el aceite de coco era «fuertemente protector» contra esas seis sustancias químicas.[15-16]

La aflatoxina es un carcinógeno muy potente proveniente de un hongo que con frecuencia infecta los cereales, especialmente el maíz. En Asia y África, es un problema grave. El maíz ha resultado ser el alimento más contaminado de aflatoxina que se consume en Filipinas. En ciertas áreas de ese país donde el consumo de este cereal es elevado, hay una correlación entre la incidencia de cáncer de hígado causado por la aflatoxina y la cantidad de maíz consumido. Quienes más lo ingieren presentan los índices más altos de cáncer hepático. El consumo de aceite de coco parece proteger al hígado del efecto cancerígeno de la aflatoxina. La población de Bicol, en Filipinas, tiene un consumo extraordinariamente alto de maíz infectado de aflatoxina, pero una incidencia baja de cáncer hepático. Se cree que la razón de esto se debe al elevado consumo de aceite de coco en el área.[17]

Los estudios han demostrado que los efectos nocivos de las exotoxinas y las endotoxinas (los venenos producidos por las bacterias que causan la enfermedad) pueden ser también neutralizados o reducidos con el uso del aceite de coco y sus monoglicéridos. Los monoglicéridos del aceite de coco son AGCM individuales que se adhieren a una molécula de glicerol. Funcionan en gran medida como los AGCM y poseen las mismas propiedades antimicrobianas. Los monoglicéridos se usan normalmente en el sector de la alimentación y la cosmética para inhibir la producción de exotoxinas generadas por los estreptococos y los estafilococos.[18-19]

Tanto los monoglicéridos como los AGCM mitigan los efectos de estos venenos dentro del cuerpo. Por ejemplo, en un estudio se separó a unas cobayas en dos grupos. Un grupo recibió una mezcla de TCM y aceite de pescado en su dieta. El otro, aceite de cártamo. Tras seis semanas con esta dieta se inyectó una endotoxina a los animales. El grupo alimentado con aceite de cártamo sufrió una conmoción metabólica y respiratoria grave. El que había recibido los TCM mostró solo síntomas leves.[20]

En otro estudio se probó el efecto protector del aceite de coco contra la endotoxina *E. coli* en 180 ratas.[21] Los animales fueron separados en tres grupos iguales. El primer grupo recibió aceite de coco en un 5% de las calorías diarias de su dieta, el segundo un 20% y el tercero no recibió ningún aceite de coco y sirvió como grupo de control. Tras un mes siguiendo la dieta, las ratas recibieron una dosis de endotoxina *E. coli* por vía oral utilizando un tubo. Se supervisó el número de sobrevivientes a intervalos de hasta noventa y seis horas. Los resultados mostraban que las ratas del grupo de control mostraron solo una media de supervivencia del 48%. Las que recibieron aceite de coco en un 5 y en un 20% del total de calorías, presentaron índices de supervivencia del 77 y el 72% respectivamente. Los dos grupos a los que se administró aceite de coco tenían casi el mismo nivel de supervivencia. Esto indica que incluso una pequeña cantidad de aceite de coco (5% de las calorías) ofrecía la misma protección contra la endotoxina *E. coli* que una cantidad mayor (20% de las calorías). En los seres humanos que consumen la típica dieta de unas 2.000 calorías, el 5% de estas equivaldrían a una cucharada de aceite de coco.

El ácido glutámico, una neurotoxina potencial que afecta al funcionamiento del cerebro y los nervios, es amortiguado por los monoglicéridos del aceite de coco.[40] El ácido glutámico es el componente principal del glutamato monosódico (MSG), un aditivo alimentario común. En los animales, causa lesiones cerebrales y trastornos neuroendocrinos. Puede hacer lo mismo en los seres humanos. Algunos de los síntomas asociados con él son convulsiones, ataques al corazón y trastornos cardiacos.

Muchas toxinas del medio ambiente pueden afectar adversamente al cerebro. Los efectos antitóxicos del aceite de coco nos ofrecen otra razón para añadirlo a la dieta.

Continuamente estamos en contacto con neurotoxinas perjudiciales para el cerebro. Cuando la exposición es frecuente o intensa, puede causar daños cerebrales. Por lo general, la exposición es sutil

TOXINAS MITIGADAS POR LAS CETONAS DEL ACEITE DE COCO O DE LOS AGCM

Las cetonas del aceite de coco o de los AGCM pueden prevenir o reducir los efectos tóxicos de muchas sustancias químicas, como las siguientes:

- 1-metil-4-fenil-1, 2, 3, 6-tetrahidropiridina (un fármaco opioide sintético neurotóxico)
- 2, 4, 6-ácido trinitrobenzenesulfónico (TNBS)
- Ácido glutámico/MSG
- Acrilamida
- Aflatoxina (micotoxina)
- Arsénico
- Azaserina
- Azo, tinte
- Azoxometano
- Benzpireno
- Bisulfuro de carbono
- Dimetilbenzantraceno
- Dimetilhidracina
- Dimetinitrosamina
- Endotoxina *E. coli*
- Endotoxina/exotoxina de estreptococo
- Endotoxina/exotoxina estafilococo
- Etanol
- Etilenglicol (anticongelante)
- Fármacos empleados en la quimioterapia
- Fluoroacetato (veneno para ratas)
- Fosfuro de aluminio (veneno para ratas)
- Hidrógeno de cianuro
- Insecticidas de organofosfato
- Metanol
- Metilmetanesulfonato
- Monóxido de carbono (contaminante del aire)
- N-nitrosometilurea
- Nitrato de sodio (conservador alimentario)
- Paracetamol
- Sulfuro de hidrógeno
- Tetraciclina (antibiótico)
- Toxina botulínica (endotoxina)
- Trimetiltina

y pasa inadvertida –un ejemplo son los pesticidas arrastrados por el viento desde explotaciones agrícolas cercanas o los conservantes y potenciadores de sabor añadidos a los alimentos–. Sus efectos no suelen notarse inmediatamente pero eso no significa que sean inofensivos. Durante el embarazo, el feto es mucho más vulnerable que la madre. Es posible que esta no sienta los síntomas de la exposición a la neurotoxina; sin embargo, el feto puede resultar dañado. Los niños pequeños son también mucho más sensibles a las toxinas que los adultos.

Exponerse a estas sustancias químicas puede causar una reacción inmunitaria que ponga en marcha la activación de las microglías. La exposición repetida, junto con otros ataques de vacunas, infecciones, etc., puede mantener a las microglías activadas crónicamente, lo que interferirá en el desarrollo normal del cerebro. El aceite de coco ofrece una manera de anular estas toxinas destructoras del cerebro. Si la madre lo consume habitualmente cuando está embarazada y amamantando a su bebé, le está proporcionando a su hijo un grado de protección contra las toxinas medioambientales e industriales que de otro modo podrían afectar al desarrollo normal de su cerebro y, quizá, causarle autismo.

TRIGLICÉRIDOS DE CADENA MEDIA: ESENCIALES PARA LOS RECIÉN NACIDOS Y LOS NIÑOS PEQUEÑOS

Digestión y absorción de nutrientes

El cerebro, al igual que el resto del cuerpo, necesita una buena nutrición para estar sano. Los estudios demuestran que una nutrición deficiente en los primeros años de vida lleva a cocientes más bajos, así como a comportamientos antisociales y agresivos.[22] El rendimiento intelectual disminuye al agravarse la desnutrición. Incluso una deficiencia moderada en la nutrición afecta a la memoria, el razonamiento verbal, la comprensión, la percepción visual y la integración motriz visual.[23] La desnutrición puede deberse a la carencia de alimentos (calorías totales) o a una deficiencia de nutrientes esenciales, es decir, proteínas, grasas (entre ellas los TCM), minerales y vitaminas. Una dieta de alimentos de baja calidad puede proporcionar muchas calorías pero aun así ser deficiente a nivel nutricional. Una dieta así puede resultar engañosa porque el niño podría tener un peso normal, o incluso sobrepeso, y sin embargo sufrir de desnutrición debido a la deficiencia de vitaminas o minerales.

Para que un cerebro infantil alcance todo su potencial genético, necesita una buena nutrición. Algunos niños tienen dificultades para absorber los nutrientes de sus alimentos debido a varios problemas de deficiencias en la absorción. Por ejemplo, la mayoría de los bebés prematuros tiene dificultades para digerir los alimentos porque su aparato digestivo sigue siendo inmaduro, mientras que otros niños pueden tener problemas para digerir determinadas clases de alimentos, como las grasas o las proteínas. Con frecuencia los padres no son conscientes de la existencia de esos problemas y no entienden por qué sus hijos son más pequeños de lo normal, no crecen o presentan un retraso en el desarrollo mental. Si el problema es grave, es probable que sea diagnosticado en los primeros momentos. Si no es tan pronunciado, puede que nunca llegue a identificarse. Si el niño es autista, la desnutrición suele complicar el problema. El aceite de coco puede ayudar.

Aparte de su capacidad de producir cetonas, los TCM del aceite de coco proporcionan otros muchos beneficios. Estos triglicéridos de cadena media se incluyen en la leche en polvo para bebés de los hospitales para servir como fuente principal de energía para los niños prematuros. También se usan en el suero alimenticio administrado a los pacientes que se recuperan de una operación quirúrgica y en el de aquellos que sufren problemas de desnutrición y de deficiencias en la absorción.[24] Incluso los deportistas los emplean para mejorar su rendimiento y resistencia y también quienes siguen una dieta para controlar su apetito y estimular la combustión de grasas.

Una de las ventajas más comunes de los TCM con respecto a los TCL es su velocidad y eficiencia en la digestión. Los TCL requieren enzimas digestivas pancreáticas y bilis para descomponerse en ácidos grasos individuales. Por el contrario, los TCM se descomponen tan rápidamente que no necesitan enzimas digestivas pancreáticas ni bilis, lo que reduce el estrés y mantiene las enzimas corporales. Los sistemas digestivos de los bebés están aún madurando y los TCL someten a una gran tensión a sus cuerpos. Con frecuencia no se digieren por completo y por consiguiente no le proporcionan al organismo todo su potencial nutricional. Esto no sucede con los TCM. Por tanto, los TCM ofrecen a los niños una fuente de energía y nutrición superior a la de los TCL.

La diferencia en la manera en que se digieren los TCM tiene un gran interés para la medicina porque proporciona un medio por el que muchas enfermedades pueden tratarse con resultados satisfactorios. Reemplazar una porción de los TCL que suelen encontrarse en la dieta por TCM ha permitido a los médicos tratar satisfactoriamente varios síndromes de deficiencia de absorción en niños, entre ellos defectos en la digestión y absorción de las grasas, insuficiencia pancreática, trastornos de la vesícula y el hígado, defectos en el metabolismo de la proteína, fibrosis quística y enfermedad celíaca.[25-31] Los TCM pueden incluso acelerar la recuperación tras una operación quirúrgica intestinal.[32]

Como los TCM se digieren de una forma tan eficiente, mejoran también la absorción de otros nutrientes. Ya en los años treinta los investigadores observaron que añadir aceite de coco a los alimentos aumentaba su valor nutricional. Aunque todas las grasas pueden incrementar la biodisponibilidad de los nutrientes en los alimentos, el aceite de coco parece ser el más eficiente en este aspecto. Por ejemplo, investigadores de la Universidad de Auburn estudiaron los efectos de la deficiencia de vitamina B en animales a los que se administraban diversos tipos de grasas. La deficiencia de esta vitamina provoca una enfermedad mortal llamada beriberi. Las grasas y aceites evaluados fueron el aceite de coco, el de oliva, la mantequilla, la grasa de ternera, el aceite de lino (linaza), el de algodón y otros. Cuando se sometió a las ratas a una dieta deficiente en vitamina B, el aceite de coco fue con diferencia el más eficaz para prevenir la enfermedad y extender la duración de la vida. De hecho, las ratas que recibieron aceite de coco ganaron peso, lo que indica que seguían creciendo aunque la alimentación fuera deficiente a nivel nutricional.[33] Ninguno de los aceites examinados, tampoco el de coco, contenían vitamina B. Así que, ¿cómo previno el aceite de coco una deficiencia de vitamina B? Muy sencillo: hizo más disponible biológicamente lo poco que había de esa vitamina en la dieta, previniendo así la deficiencia.

Varios estudios han descubierto efectos similares. El aceite de coco mejora la absorción no solo de vitaminas B sino de las vitaminas A, D, E y K, así como de beta-caroteno, licopeno, CoQ10 y otros nutrientes solubles en grasas, minerales como el calcio o el magnesio y algunos aminoácidos, los compuestos básicos de la proteína.[34]

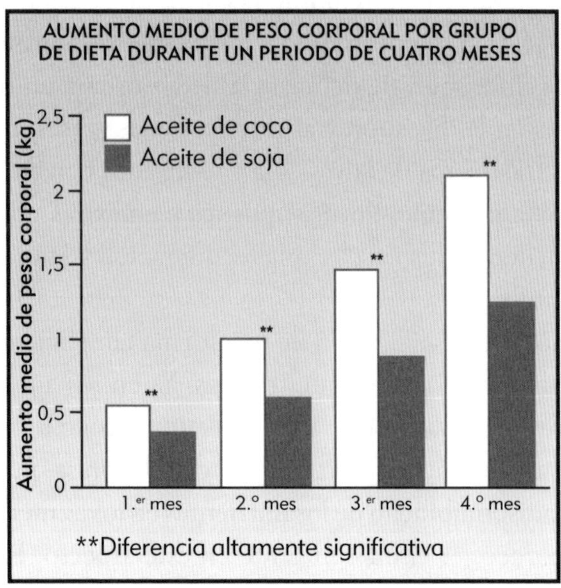

Lo que esto significa es que si añades aceite de coco a una comida, obtendrás muchas más vitaminas, minerales y otros nutrientes de los alimentos que si usaras cualquier otro aceite o ninguno. Basta con añadir aceite de coco a un plato para aumentar enormemente su valor nutricional.

Este hecho ha llevado a los científicos a investigar su uso en el tratamiento de la desnutrición. Por ejemplo, el aceite de coco mezclado con un poco de aceite de maíz se comparó con el de soja en el tratamiento de niños desnutridos en edad preescolar en Filipinas. El estudio se realizó con 95 niños de un barrio marginal de Manila con una edad comprendida entre los diez y los cuarenta y cuatro meses, con grados de desnutrición que iban del primero al tercero. Durante dieciséis semanas, los niños recibieron una comida completa a mediodía y una merienda por la tarde, excepto los domingos. La comida de todos ellos era idéntica en todos los aspectos, a excepción del aceite. Aproximadamente dos tercios del aceite de su dieta procedía de la mezcla de aceites de coco y de maíz o del aceite de soja. Los niños fueron asignados al azar a una de las dos dietas: 47 recibieron la dieta de aceites de coco y de maíz y 48 la dieta de aceite de soja. Cada dos semanas se los pesaba, y una vez a la semana eran examinados por un pediatra. Al principio del estudio las edades, el peso inicial y el grado de desnutrición de los dos grupos en conjunto eran prácticamente idénticos.

Tras dieciséis semanas, los resultados mostraban que la dieta de aceites de coco y de maíz producía un aumento de peso y una mejora en el estado nutricional significativamente más rápidos comparados con los de la dieta de aceite de soja. El aumento de peso no se debía sencillamente a una acumulación de grasa sino al crecimiento.

El gráfico de la página anterior ilustra el aumento de peso de los niños en intervalos mensuales en las dos dietas experimentales. Como podemos ver, hubo un incremento de peso significativamente más rápido en los que consumían aceite de coco que en los que consumían aceite de soja. El grupo del aceite de coco registró un aumento medio de 2,08 kilos tras cuatro meses, casi el doble que el que experimentó el grupo del aceite de soja, que fue de 1,22 kilos.

Los niños prematuros y con un peso por debajo de lo normal son particularmente vulnerables a las deficiencias nutricionales. Sus sistemas digestivos no pueden asimilar los nutrientes, sobre todo los TCL, tan eficazmente como los bebés con un peso normal. Añadir aceite de coco o TCM a la leche en polvo para bebés de los hospitales ha mejorado enormemente su estado nutricional y sus probabilidades de supervivencia.[35-37]

Desde la década de los setenta, se ha añadido aceite de coco o TCM a la leche en polvo para bebés de los hospitales. De hecho, también se incluyen, como ya se ha indicado, en el suero alimenticio que se da en los hospitales a los pacientes de todas las edades. Si alguna vez has estado en un hospital y tuvieron que alimentarte a través de una sonda o mediante suero intravenoso, probablemente hayas recibido TCM como parte del tratamiento. Los estudios han demostrado que cuando se añaden TCM a las fórmulas nutricionales, los pacientes convalecientes de una operación quirúrgica o de una enfermedad mejoran más rápido.[38-41]

Los niños prematuros y los pacientes más mayores de hospital no son los únicos que se benefician del aceite de coco. Ahora todas las fórmulas comerciales de leche en polvo para bebés lo contienen. Añadir aceite de coco a la leche en polvo infantil tiene mucha lógica ya que proporciona a la mezcla características similares a las de la leche materna natural de las que normalmente carece.

Una defensa natural contra la infección

Una de las características más notables de los AGCM es su potencial para combatir las infecciones. Estos ácidos grasos poseen propiedades antimicrobianas potentes que pueden destruir a las bacterias, virus, hongos y parásitos causantes de la enfermedad.[42] Aparentemente, esta es otra de las razones por las que la naturaleza ha puesto AGCM en la leche materna. El sistema inmunitario de un niño pequeño aún está desarrollándose y no es capaz de combatir eficazmente muchos microorganismos infecciosos. De hecho, los AGCM de la leche materna son la protección principal de los bebés durante sus primeros meses de vida.[43]

Los AGCM no solo protegen al cuerpo de la infección, sino también al cerebro. Como logran atravesar la barrera hematoencefálica, pueden ayudar al sistema inmunitario en su lucha contra los microorganismos invasores. Esto es importante porque para la mayoría de los fármacos, entre ellos los antibióticos, es imposible atravesar la barrera hematoencefálica. Los AGCM están entre las escasas ayudas disponibles para combatir las infecciones cerebrales, especialmente las virales, para las cuales los antibióticos son inútiles. Se sabe que las infecciones prenatales y posnatales son una causa de autismo. Los AGCM constituyen una de las pocas defensas contra estas infecciones.

Los ácidos grasos de cadena media del aceite de coco son idénticos a los que se encuentran en la leche materna, y poseen el mismo potencial antimicrobiano. Por esta razón, durante años los fabricantes de alimentos han añadido aceite de coco, o TCM derivados de él, a la leche en polvo para niños con objeto de proporcionarle a la fórmula una capacidad de combatir la enfermedad parecida a la de la leche materna.[44] La ventaja del aceite de coco es que contiene una concentración superior de TCM que la leche materna, de manera que una pequeña cantidad puede servir para mucho.

Los AGCM derivados del aceite de coco han sido estudiados extensamente como agentes potencialmente antimicrobianos que pueden emplearse en alimentos, cosméticos y fármacos. Los estudios demuestran que son eficaces para la destrucción de las bacterias causantes de problemas de salud como infecciones auditivas, de los senos nasales y de vejiga, úlceras gástricas, enfermedad de las encías y caries, acné, neumonía, gonorrea, y muchas otras enfermedades.[45-50] Acaban con los hongos y las levaduras que causan tiña, pie de atleta, tinea, afta, sarpullido por roce de los pañales e infecciones por levaduras vaginales.[51-53] Eliminan los virus que causan la gripe, el sarampión, el herpes, la mononucleosis y la hepatitis C.[54-58] Son tan potentes que pueden hasta destruir el VIH, el virus del sida.[59-61] Hay numerosos estudios publicados, e incluso libros, que describen los efectos de los AGCM derivados del aceite de coco.[62]

Debido a los estudios publicados que demuestran que los AGCM pueden ser eficaces para eliminar el VIH, muchos enfermos infectados de este virus han añadido coco de una forma u otra a sus programas de tratamiento con buenos resultados. Por ejemplo, a Tony V. le diagnosticaron un sida completamente desarrollado pero logró superar la enfermedad usando una terapia de aceite de coco. El VIH ataca al sistema inmunitario de sus víctimas, incrementando así su vulnerabilidad a otras infecciones. De hecho, normalmente los pacientes de sida mueren de infecciones secundarias más que del mismo virus. Antes de empezar su régimen de aceite de coco, Tony se encontraba en un estado lamentable. Su sistema inmunitario se había debilitado tanto que estaba plagado de infecciones secundarias. Había perdido una cantidad importante de peso, sufría de neumonía crónica, estaba aquejado de fatiga crónica, padecía repetidos ataques de náuseas y diarrea, tenía candidiasis oral y estaba cubierto de infecciones cutáneas de la cabeza a los pies. Su carne tenía un color rojo intenso, estaba agrietada, con escamas y supuraba. Tenía la piel en tan malas condiciones que se le caía a puñados el pelo de la cabeza. Llevaba una peluca para ocultar las calvas y las llagas supurantes. Su deterioro estaba tan avanzado que los médicos le habían dado solo unos meses de vida.

Incapacitado para trabajar debido a su enfermedad, tenía poco dinero y no podía permitirse seguir costeándose la medicación. Pidió ayuda al gobierno. Fue transferido a un médico que acababa de publicar un estudio sobre los efectos terapéuticos del aceite de coco en el tratamiento del sida. Le dijo que tomara seis cucharadas de aceite de coco al día, además de frotarse con aceite las lesiones que tenía por todo el cuerpo. Tony empezó a seguir estas instrucciones. Nueve meses más tarde, para sorpresa de los demás médicos que lo habían atendido, no solo estaba vivo, sino mejor que nunca. El aceite de coco había curado todas sus infecciones secundarias y el VIH estaba bajo control. Había recuperado el peso perdido, volvió a crecerle el pelo y su piel estaba más limpia y saludable, sin señales de infección.[63] Aunque no se libró totalmente del virus del sida, el aceite de coco le había proporcionado una mejor calidad de vida.

Los estudios de la doctora Gilda Erguiza y sus colegas han demostrado que el aceite de coco añadido a una terapia de antibióticos estándar mejora la recuperación de la neumonía extrahospitalaria. La neumonía extrahospitalaria es una infección de los pulmones que se contrae fuera de un centro hospitalario. Es muy seria en los niños. En un discurso pronunciado en el American College of Chest Physicians de Filadelfia, Erguiza expuso sus conclusiones.[64] Los estudios se habían realizado con 40 niños de edades comprendidas entre los tres meses y los cinco años, todos ellos aquejados de neumonía extrahospitalaria y tratados con ampicilina antibiótica administrada de forma intravenosa. La mitad del grupo recibió una dosis diaria de aceite de coco de 2 ml por kilo de peso corporal durante tres días seguidos. Los investigadores descubrieron que la frecuencia respiratoria se normalizaba en 32,6 horas en el grupo del aceite de coco mientras que en el de control lo hacía en 48,2 horas. Tras tres días, un 60% de los sujetos del grupo de control tenían un silbido en los pulmones, comparados con el 25% del grupo del aceite de coco. Además, estos últimos se habían recuperado más rápidamente de la fiebre, presentaban una saturación de oxígeno más rápida y sus estancias en el hospital eran más breves.

Los AGCM se utilizan en varios medicamentos y suplementos dietéticos. El ácido caprílico, uno de los AGCM del aceite de coco, es un ingrediente popular en algunos preparados contra la cándida. La monolaurina, otro suplemento derivado del aceite de coco, se emplea como antibiótico de uso general. El aceite de coco fraccionado, conocido también como aceite TCM, es un ingrediente habitual en muchos productos para la salud y la forma física. El aceite de coco se vende incluso en cápsulas de gel como suplemento dietético. Por supuesto, puedes conseguir aceite puro de coco en prácticamente cualquier tienda de alimentación natural.

Todas las grasas y aceites dietéticos consisten en diversas combinaciones de ácidos grasos. El de coco contiene diez ácidos grasos diferentes. En lo que respecta al volumen, alrededor del 85% de los ácidos grasos del aceite de coco poseen una actividad antimicrobiana. Los ácidos grasos germicidas más importantes del aceite de coco son el láurico, el mirístico, el caprílico y el cáprico. Todos ellos son grasas saturadas, y todos, con la excepción del ácido mirístico, son AGCM. Estos grasos ácidos suelen faltar en otros aceites.

Aunque todos ellos muestran propiedades antimicrobianas, el ácido láurico tiene el mayor efecto general antibacteriano, antiviral y antimicótico. Además, es el ácido graso más abundante del aceite de coco –constituye alrededor del 50% del aceite–. Sin embargo, cada uno de estos ácidos grasos ejerce un efecto diferente sobre varios microorganismos. Por ejemplo, uno puede ser más eficaz que otro para destruir la clamidia de la neumonía, pero menos eficaz contra el herpes. Todos actúan juntos de forma sinérgica para proporcionar el efecto germicida más amplio y más potente.

El hecho de que el aceite de coco pueda usarse para combatir la infección tiene implicaciones importantes para quienes padecen autismo. Al contrario que la mayoría de los fármacos, los AGCM pueden atravesar la barrera hemoencefálica y combatir activamente las infecciones. Gracias a ello, destruyen los herpes, la clamidia de la neumonía, el *Helicobacter pylori*, el citomegalovirus y otros microorganismos que invaden frecuentemente el cerebro, así como los virus relacionados con las vacunas, como el sarampión, la rubeola y la varicela. Además, los AGCM acaban también con muchos otros microorganismos como la cándida, los estreptococos y los estafilococos, que pueden causar infecciones sistémicas y provocar inflamación neurológica.

Aunque los AGCM son eficaces para eliminar muchos tipos de microorganismos, no pueden con todos. El rinovirus, que causa el resfriado común, y el virus de la hepatitis A son dos de ellos. De manera que consumir AGCM no es una garantía absoluta contra las infecciones. En realidad, es mejor así. Si mataran a todos los microorganismos, destruirían a todos los seres que viven en el intestino, entre ellos las bacterias benignas que son tan importantes para una buena salud digestiva. Los AGCM destruyen organismos nocivos como el *H. Pylori*, la clostridia (tétanos), la cándida y el virus del sarampión, pero no afectan a las bacterias benignas.

¿Cómo pueden distinguir los AGCM entre las beneficiosas y las perjudiciales? La diferencia, en parte, tiene que ver con el tipo de piel (membrana grasa) que rodea al microorganismo. Algunas membranas son altamente vulnerables a los AGCM. Cuando estos entran en contacto con los microbios nocivos, su membrana rica en grasa absorbe los ácidos grasos fácilmente y esto hace que se debilite hasta el punto de romperse, lo que destruye al microorganismo. Es como hacer estallar un globo lleno de agua. A continuación, hacen su aparición las células sanguíneas blancas que limpian los desperdicios, comiéndoselos. A la mayoría de las bacterias benignas no les afectan los AGCM, lo que no puede decirse de muchos microorganismos potencialmente perjudiciales que habitan en el intestino. Esto forma parte del plan de la naturaleza. Por eso los AGCM de la leche maternal pueden destruir a los microorganismos causantes de enfermedades y al mismo tiempo respetar a las bifidobacterias y a otras bacterias benignas.

«Los ácidos grasos de cadena media y los monoglicéridos que se encuentran principalmente en estos dos aceites tropicales (el aceite de coco y el aceite de palmiste) y en la leche materna tienen poderes curativos milagrosos –dice el doctor Jon Kabara, profesor emérito de la Universidad del Estado de Michigan–. Es raro en la historia de la medicina descubrir sustancias con propiedades tan útiles y que aun así no tienen toxicidad o ni siquiera efectos secundarios nocivos».

En teoría, el aceite de coco tiene el potencial de ayudar a combatir casi cualquier tipo de infección. Aunque los AGCM no tengan un efecto directo destructivo en todos los microorganismos causantes de enfermedades, pueden reforzar la eficiencia general del sistema inmunitario, al estimular la producción de células sanguíneas blancas en la médula espinal; estas células sanguíneas atacan a los invasores extraños y neutralizan las toxinas químicas. Actualmente los investigadores están desarrollando un nuevo «fármaco» compuesto por TCM con el propósito de estimular la producción de células sanguíneas blancas para prevenir las infecciones en pacientes de cáncer cuyos sistemas inmunitarios estén gravemente afectados.[65]

La salud del aparato digestivo, el aceite de coco y el cerebro

La inflamación de cualquier parte del cuerpo provoca la liberación de proteínas inflamatorias en la corriente sanguínea. Cuando estas proteínas llegan al cerebro, activan en él una reacción inflamatoria. El aparato digestivo es una de las localizaciones principales de la inflamación en el cuerpo. Así es como la colitis (inflamación del colon) puede causar una inflamación cerebral.

Casi la mitad de quienes sufren autismo sufre anormalidades digestivas, con síntomas que pueden ser o no evidentes.[66] Los autistas suelen tener un desequilibrio en el tipo de microflora que habita en su aparato digestivo. La existencia de un exceso de microorganismos nocivos puede provocar problemas digestivos como la enfermedad de Crohn y la colitis. El resultado es una inflamación crónica que instiga y aviva la llama de la hiperactividad de las microglías en el cerebro. El aceite de coco puede ser una ayuda excelente para reequilibrar el entorno del aparato digestivo, calmando la inflamación.

Al consumir aceite de coco, los TCM se descomponen en AGCM. La mayoría de estos AGCM irá al hígado, donde serán empleados para producir energía y cuerpos de cetona. Sin embargo, una pequeña parte bajará por el aparato digestivo para eliminar a las bacterias, virus y levaduras beligerantes. Se reducirá así la población de microflora hostil, y esto permitirá a las bacterias benignas una mejor oportunidad de crecer y establecer su dominio.

Además, los AGCM pueden calmar la inflamación y acelerar la reparación de tejidos. Al aplicarlo en la piel, el aceite de coco tiene un efecto balsámico y curativo. Las heridas y las úlceras se curan más rápido. Este efecto también parece ser evidente en el aparato digestivo. Se ha demostrado que los AGCM calman la inflamación asociada con la enfermedad de Crohn y la colitis ulcerosa, además de reducir su gravedad y la frecuencia de su aparición.[67] Una de las razones de su efecto balsámico y curativo es que tienen propiedades nutritivas para las células epiteliales, las células que forman nuestra piel y revisten nuestro aparato digestivo.

Los ácidos grasos de cadena corta (AGCC) son la fuente principal de energía de los tejidos que recubren las paredes de los intestinos delgado y grueso, que los absorben ávidamente. Estos ácidos grasos son producidos por bacterias benignas del intestino cuando descomponen y digieren la fibra de los alimentos que comemos. Esta es una de las razones por las que es importante tener un entorno digestivo saludable con una gran cantidad de bacterias benignas, que proporcionan los AGCC necesarios para una buena salud intestinal. Sin AGCC, los tejidos de la pared intestinal quedarían desnutridos y enfermos, aumentaría el riesgo de enfermedad (por ejemplo, la enfermedad de Crohn) y de infección, y los tejidos se deteriorarían y se volverían porosos o permeables, permitiendo que las partículas de alimentos pasaran a través de la pared intestinal y fueran absorbidas por la corriente sanguínea. El sistema inmunitario consideraría a estas proteínas de alimentos como cuerpos extraños invasores, por lo que desencadenaría reacciones alérgicas e inflamación sistémica. De esta forma, moléculas de proteína inofensiva, como la caseína de la leche y el gluten de los cereales, podrían iniciar una reacción alérgica. Esta es una de las razones por las que la fibra dietética es tan importante para la salud.

Además de unis niveles bajos de AGCC, también la inflamación, la intolerancia a alimentos (como la enfermedad celíaca), la infección, el crecimiento excesivo de cándida, los parásitos, las toxinas y los fármacos (como la aspirina) pueden dañar la pared intestinal y contribuir a un intestino permeable. De hecho, cuando hay deficiencia de AGCC, la pared intestinal se debilita, permitiendo que estos otros factores tengan un impacto mayor.

Afortunadamente, existe otra fuente de nutrición para los intestinos: los AGCM. En realidad, los AGCM son absorbidos por las células intestinales mejor que los AGCC –entre dos y tres veces más rápido–, ofreciendo una fuente alternativa excelente de nutrición para el aparato digestivo.[68] Los AGCM proporcionan la energía que los tejidos intestinales necesitan para funcionar normalmente y promover la curación, en especial en un entorno en el que pueden faltar los AGCC. Por esta razón, el aceite de coco/TCM se ha empleado para el tratamiento de pacientes con varias enfermedades del intestino inferior y el colon.

Es interesante resaltar que el bebé, cuando la leche materna o la leche en polvo son los únicos alimentos que consume, no toma ninguna fibra dietética. Por tanto, en su aparato digestivo no se produce AGCC. Sin embargo, los TCM de la leche materna o los que se añaden a la leche en polvo para enriquecerla proporcionan AGCC que suministran toda la energía necesaria para nutrir el conducto intestinal del bebé. Cuando este empieza a tomar alimentos más sólidos y el consumo de leche disminuye, los AGCC se convierten en la fuente principal de energía para las células epiteliales intestinales.

Como los AGCM se utilizan mejor como fuente de energía que los AGCC, pueden tener un efecto revitalizante y curativo para las paredes intestinales. Diversos estudios han demostrado que los AGCM alivian la inflamación del aparato digestivo causada por bacterias nocivas y sustancias químicas irritantes.[69-70] Por ejemplo, varios investigadores provocaron químicamente colitis en ratas mediante la inyección en el colon de un producto químico cáustico que inflama e irrita las paredes intestinales. Luego se administró a los animales una dieta líquida que contenía TCM o aceite de maíz (en el grupo de control). La dieta TCM fue muy eficaz para reducir la inflamación y prevenir más daños en la pared del colon. Como resultado de este y otros estudios, los TCM han sido recomendados para el tratamiento de las enfermedades inflamatorias del intestino y como ayudas antiinflamatorias.[71]

QUÉ OPINA LA GENTE SOBRE EL ACEITE DE COCO

Actualmente muchísima gente emplea el aceite de coco como remedio casero para las infecciones y otros problemas de salud con buenos resultados. Algunos prefieren usar aceite de coco virgen en lugar del aceite de coco corriente. El término «virgen» indica que el aceite ha pasado por un procesamiento mínimo y por tanto retiene todos sus nutrientes y su sabor naturales. Ambas formas de aceite de coco se han usado con resultados satisfactorios. Cindy D., por ejemplo, nos dice:

> He tenido infecciones crónicas de vejiga durante veinte años. He ido a muchos médicos sin obtener resultados positivos y la mayor parte de las veces me quedaba peor. Después del último médico juré que no volvería a ir a otro a menos que me estuviera muriendo y no hubiera más remedio. Empecé a buscar curas naturales. Probé tantas cosas que es difícil hacer una lista. Me ayudaron en cierta medida pero no me curaban las infecciones. Descubrí tu página web y probé el aceite de coco. Llevo un mes sin volver a tener una infección de vejiga. Estoy tomando una cucharada de aceite de coco tres veces al día con las comidas. También me lo ponía en las heridas y sanaban tan pronto que me parecía increíble. Mi marido come palomitas de maíz todas las noches y empecé a usar aceite de coco en lugar de aceite de canola. Le encanta el sabor de las palomitas de maíz.

Kevin K. explica:

> El jueves por la noche tuve una infección de oídos. Me dolía tanto que no podía ni tocarme la oreja y el dolor me bajó a la mandíbula y a un

punto intermedio entre el oído y la mejilla. Sé que esto lo causan las bacterias o los hongos, por eso pensé: ¿qué puede eliminar esto mejor que el aceite de coco? Tomé un Q-Tip, lo empapé en aceite de coco y con mucho cuidado lo introduje en el oído donde más me dolía. A la mañana siguiente, cuando me desperté no tenía infección, y podía tocarme el orificio de la oreja sin ningún dolor. Quedaba solo un ligero dolor que podía sentir en el interior del oído, pero para el viernes por la noche ya había desaparecido.

Por su parte, Amber nos relata:

Empecé a usar aceite virgen de coco para desenredarme el cabello. En las vacaciones mi tía me felicitó por mi cabello largo y lustroso, y le conté mi secreto. Ahora ella también es una fanática del aceite de coco. Empezó a hablarme de una gran cantidad de beneficios para la salud que yo no conocía, y no paraba. Mencionó que curaba el pie de atleta. He probado todos los remedios que existen para el pie de atleta y nada me ha funcionado nunca. ¡Excepto el aceite de coco! ¡Los hongos de la uña han desaparecido por completo! Ahora es el único producto que uso en la piel de la cabeza a los pies. ¡Incluso me curó el acné! Ojalá hubiera sabido lo espectacular que iba a ser el cambio. Habría tomado fotos de antes y después. Mi piel es naturalmente grasa, pero el aceite de coco es tan ligero que se absorbe en unos cuantos segundos... ¡Por lo visto esto hace mucho más que desenredar el cabello!

El sarpullido por el roce de los pañales puede producirse cuando la cándida, una levadura que normalmente reside en el intestino, infecta la piel. Puede ser muy dolorosa. Esto es lo que le sucedió a Dee:

Fui testigo de un milagro con el aceite de coco cuando mi hijo de dos meses desarrolló un horrible sarpullido por el roce de los pañales. El sarpullido estaba hinchado, de un color rojo intenso e incluso empezó a sangrar. Las cremas que le apliqué diligentemente no sirvieron para nada. Decidí aplicar aceite de coco al área afectada cada vez que le mudaba los pañales y dejé de pasarle el paño. En menos de cuarenta y ocho horas estaba curado.

Elizabeth también vivió una mala experiencia:

Es la primera vez en un mes que he dejado de rascarme. Qué alivio. Primero lo noté como un picor persistente en la parte superior del muslo. Tras aproximadamente una semana, apareció una pequeña erupción. Se extendió enseguida por la cadera. Luego la erupción apareció en la otra cadera. En poco tiempo me picaba tras las rodillas, en la parte interna de los codos y en la parte posterior de las manos, además de en las dos caderas. Fui a un médico convencional que no pudo diagnosticar la causa pero me recetó antihistamina y un «toque» de prednisona. Tras una semana tomando prednisona, el sarpullido me picaba más que nunca y tenía la piel más roja e hinchada que antes. Probé todos los remedios tópicos que se me ocurrieron y prácticamente no me sirvieron de nada. Acudí a un médico naturópata, que también fue incapaz de diagnosticar mi problema pero sugirió que lo tratara mediante un proceso de eliminación, probando primero con un antimicótico y pasando a un antibacteriano si el antimicótico no funcionaba. Tras varios días con el antimicótico sin alivio (de hecho, ahora la erupción cutánea se estaba expandiendo a la espalda, el vientre y los antebrazos), me acordé de pronto de que una vez había leído que el aceite de coco tenía propiedades antimicóticas, antibacterianas y antivirales. Sintiéndome al borde de la desesperación (y sin nada que perder), saqué el bote de aceite de coco del armario de la cocina y lo apliqué tópicamente a todas las áreas que me picaban. Los resultados fueron milagrosos. El picor cesó casi inmediatamente. En cuestión de horas empecé a sentir alivio y el enrojecimiento desapareció. Estoy realmente agradecida porque esta ausencia de picor es una sensación maravillosa. Ahora creo en el aceite de coco.

Heidi Carolan nos explica:

> Estaba desesperada por encontrar algo que ayudara a mi hijo Jayden con su eccema atópico agudo, que suele estar infectado de levadura o bacterias. Durante meses estuve probando las cremas que le recetaban los médicos y ninguna funcionaba. ¡Parecía que muchas de ellas empeoraban la situación! Al parecer, mi hijo es sensible a algunas de las sustancias químicas que contienen. El médico le daba una crema nueva todas las semanas y a esto le seguía la reacción furiosa del niño llorando y una inflamación que al final formaba una costra. ¡A la semana siguiente el médico le recetaba otra crema y vuelta a empezar! Como los medicamentos no surtían efecto, opté por buscar algo natural, sin sustancias químicas nocivas, para tratar su afección de la piel. Encontré información acerca del aceite orgánico virgen de coco y decidí intentarlo. ¡Para mi sorpresa tras usarlo durante un breve periodo de tiempo su piel mejoró extraordinariamente! Tras meses de fracasos, el aceite virgen de coco es lo único que le ha funcionado. Desde entonces he estado usándolo a diario y estoy contenta con los resultados. Su piel ha vuelto a la normalidad. (Puedes ver las fotos de antes y después de Jayden en la página siguiente.)

En algunos casos, como los que se acaban de referir, el aceite de coco ha sido más eficaz que los fármacos y las cremas y lociones dermatológicas. Las células epiteliales de la piel son similares a las que recubren el tracto digestivo, de manera que con frecuencia muestran una respuesta similar al tratamiento con aceite de coco. La colitis, la enfermedad de Crohn y otros trastornos gastrointestinales inflamatorios son notoriamente difíciles de tratar. Por regla general se consideran afecciones de por vida que gradualmente empeoran con el tiempo. Sin embargo, en muchos casos el aceite de coco puede proporcionar una mejoría significativa, cuando no una recuperación completa. Este es el testimonio de Mike:

> Tengo veintinueve años y he estado sufriendo colitis ulcerosa durante catorce años. Mi padre tenía una colitis ulcerosa que no se trató y

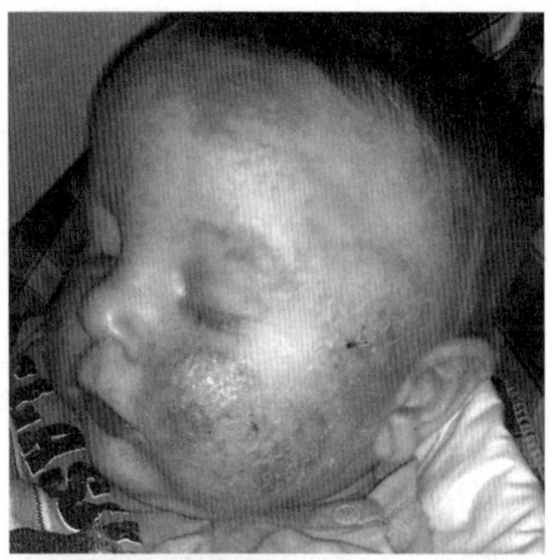

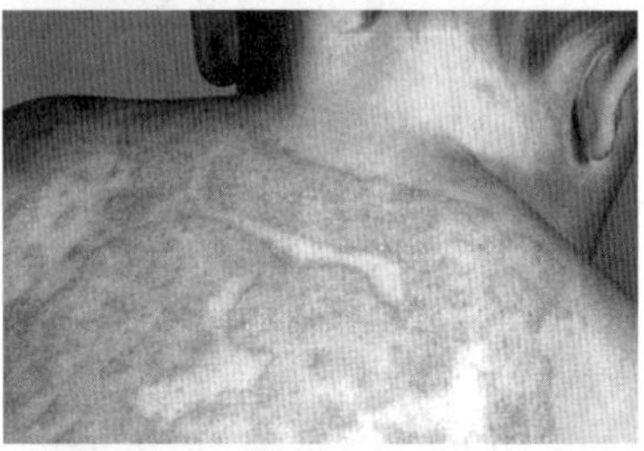

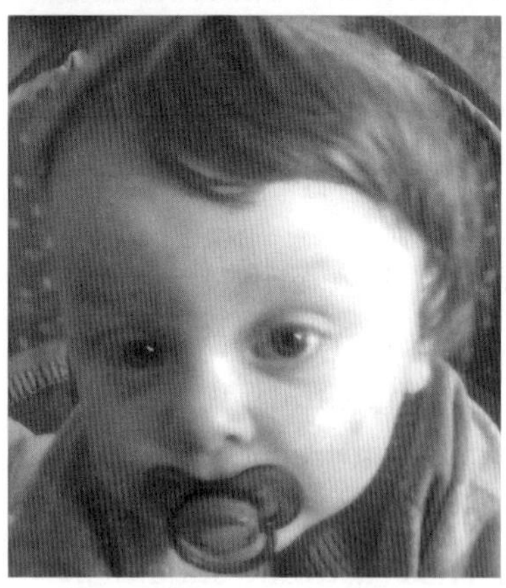

La enfermedad crónica de la piel de Jayden no mostraba mejoría a pesar del uso de numerosas cremas y lociones medicinales (ver las dos fotos superiores). Tras usar aceite de coco, su piel quedó libre de impurezas (foto inferior).

le llevó al cáncer y finalmente a la muerte a los cuarenta y seis años, de manera que siempre he sido consciente de lo grave que es. ¡Nunca había probado el aceite de coco hasta que mi esposa descubrió tus libros de cocina! Visité tu página web y encargué tu libro *Coconut Cures* (*El coco cura*) y con cada página estaba cada vez más sorprendido. Además de la colitis, tenía varios problemas médicos más que podían tratarse con aceite de coco, de manera que cómo no iba a intentarlo. Establecí una dosis de mantenimiento de entre una y dos cucharadas diarias de aceite de coco en el café por las mañanas y empecé a sentirme mejor tras alrededor de un mes. Nueve meses más tarde me hice la colonoscopia anual (requerida para pacientes de colitis de mi edad), ¡y el médico se quedó asombrado! ¡La enfermedad no solo había revertido por sí misma, sino que ninguna de las biopsias reveló alguna señal de colitis y prácticamente tengo el colon de una persona sana! Le hablé del aceite de coco y, como es natural, el médico pensó que la causa de mi mejoría fue la medicación pero me dijo que definitivamente siguiera haciendo cualquier cosa que estuviera haciendo. Si mi padre hubiera sabido esto cuando era joven, podría haber visto crecer a sus hijos.

Lindsey Avery, una estudiante universitaria que se está especializando en fisiología del deporte, nos relata:

El año pasado me diagnosticaron la enfermedad celíaca. Antes de adoptar un régimen habitual de aceite de coco, cambié mi dieta para eliminar el gluten e incorporé aceite de coco en lugar de los antiinflamatorios recetados para regenerar las paredes del conducto intestinal. Como experimento, me hice una biopsia en el momento de la diagnosis y otra cinco meses más tarde, coincidiendo con la incorporación del aceite de coco en mi dieta. Los resultados fueron asombrosos. En cinco meses conseguí reparar el daño que sufría en el aparato digestivo, con la oposición del especialista, que me dijo que este proceso para recuperar la salud me llevaría como mínimo un año tomando las prescripciones necesarias.

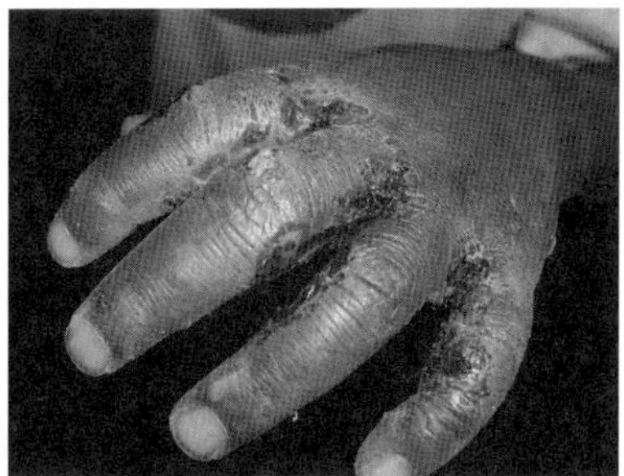

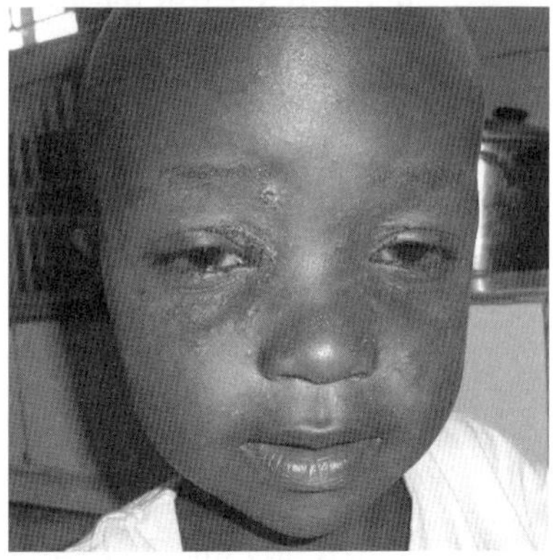

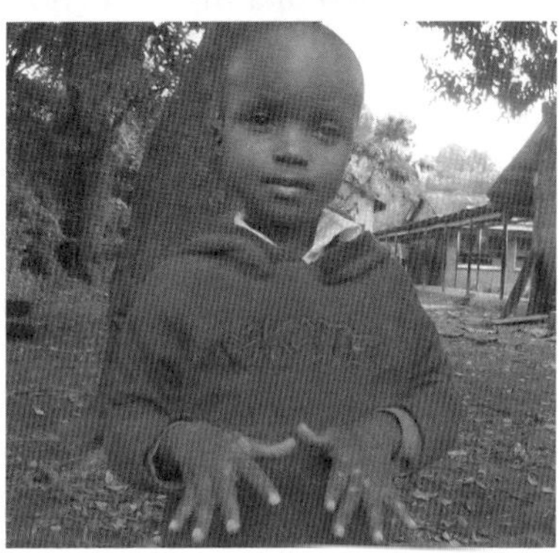

Niño de cuatro años con una infección aguda de la piel que le cubre las manos, la cara y la cabeza (dos fotos superiores). Se aplicó a las áreas infectadas una cataplasma hecha con aceite de coco. A las dos semanas, la infección desapareció completamente (foto inferior).

Amanda H. nos cuenta:

Hace seis meses, me diagnosticaron endometriosis, síndrome del colon irritable y síndrome de la vejiga irritable, con un crecimiento excesivo considerable de levadura.

Se le ofreció la posible opción de un tratamiento de cirugía. Amanda, que sabía que la alimentación desempeñaba un papel importante en su diagnosis, rechazó la cirugía, y empezó a buscar otra solución. En internet descubrió varios recursos y decidió seguir una dieta radical que eliminaba el trigo, la soja, el azúcar, y otros alimentos potencialmente perjudiciales.

> Tras tres meses experimenté una mejora notable, aunque no tanta como esperaba o me hubiera gustado. Recordando una visita a Sri Lanka que había realizado antes, y en la que me sentí maravillosamente tras pasar tres meses comiendo una gran cantidad de coco, me pregunté si quizá había un ingrediente importante que contenía el coco y que me estaba perdiendo. Empecé a tomarlo a diario. La verdad es que fue un milagro.Todos los síntomas de la enfermedad desaparecieron en un mes y ahora tengo un exceso de energía que no había experimentado en años.

La señora Debbie H. también nos cuenta su experiencia:

> Tengo una hija de ocho años con epilepsia. Al menos una vez al mes tiene una semana mala en la que sufre numerosos ataques, pierde el control del brazo izquierdo y babea terriblemente. Su boca se tuerce mucho y no se entiende lo que dice. Bromea siempre y dice que su boca y su brazo «bailan»... He descubierto que introducir coco en la dieta (en crema o en yogur) da muy buenos resultados. Las láminas de coco seco están muy ricas. A mi hija le encantan y a mí también. Cada vez estoy empleando más el coco. En el transcurso de los tres últimos meses solo ha tenido un ataque y espero que este problema desaparezca por completo.

Y el siguiente es el testimonio de Sharon:

> Mi hijo, Charlie, tiene convulsiones de «grand mal» y «petit mal» y estatus epiléptico (ataques agudos continuos incesantes que duran más de cinco minutos). Se le considera frágil médicamente. Además, ha sufrido varios derrames cerebrales y casi treinta procedimientos de neurocirugía. La primera vez que nos planteamos someterlo a la

> dieta cetogénica fue a mediados de los años setenta, pero nos pareció que era excesivamente dura. Ahora, casi treinta años después, como su cuerpo no tolera bien los fármacos antiepilépticos, volví a investigar la dieta cetogénica y vi que habían incluido en ella triglicéridos de cadena media procedentes del aceite de coco. Charlie lleva tomando aceite virgen de coco desde hace varios meses... y no ha tenido un ataque potencialmente mortal desde el pasado diciembre (hace siete meses), un respiro muy agradable para nosotros dos ya que sus ataques no cesan por sí mismos... Estamos siguiendo una dieta cetogénica modificada. Pero Charlie es adulto. Quiero recomendar encarecidamente que se preste mucha atención a la dieta cetogénica. Los ataques no son agradables, causan daño cerebral y la utilización prolongada de medicamentos antiepilépticos puede ocasionar por sí misma otra serie de problemas.

Los médicos, enfermeras y nutricionistas con una orientación holística también están usando el aceite de coco y recomendándoselo a sus pacientes. Este es el caso de Arturo C. Ludan, pediatra y gastroenterólogo:

> El aceite virgen de coco es inmunoprotector en los niños, superior a la vitamina C. Los estudios clínicos muestran el papel significativo del aceite de coco virgen en ellos como fuente de energía, estimulante del sistema inmunitario, antiséptico local y antiinflamatorio.

La doctora Eliza Pérez Francisco explica:

> En mi consulta clínica del Centro Médico de St. Luke, utilizo aceite virgen de coco con los pacientes mayores para tratar los cambios fisiológicos que ocurren a raíz del envejecimiento. El aceite virgen de coco puede aplicarse para la pérdida sensorial, los problemas dentales y de encías, las alteraciones en el conducto intestinal, complicaciones en el sistema inmunitario y en la composición corporal, los cambios que surgen con la menopausia y la andropausia... Una combinación

de vejez y desnutrición hace que la gente mayor sea vulnerable a la neumonía, las enfermedades del tracto urinario y las llagas producidas por permanecer durante mucho tiempo en la cama. El aceite de coco puede ayudar a combatir la infección en las fases iniciales. Tenemos el caso de un paciente de setenta y seis años que desarrolló un doloroso herpes zoster en el torso. La pomada antibiótica que se le administró sirvió únicamente para una aplicación debido a la amplitud del área afectada. Pero al aplicarle aceite virgen de coco en toda la piel durante una semana, el paciente declaró que el picor se había calmado y las lesiones se habían secado.

Por su parte, el doctor S. Kuma afirma:

Soy médico de atención primaria, especializado en la medicina nutricional como componente curativo. He leído los libros de los doctores Fife y Dayrit y de la profesora Mary G. Enig y ahora utilizo solo aceite virgen de coco para cocinar y también oralmente cuando sufro algún resfriado o alguna otra enfermedad común. Recomiendo encarecidamente a mis pacientes que tomen este aceite cuando estén enfermos y apoyo su consumo a cualquier edad, desde los recién nacidos hasta los ancianos y enfermos, entre ellos quienes sufren de afecciones diabéticas, hipertensas, cardiovasculares y cutáneas, e incluso quienes padecen cáncer. En los últimos dos años he visto mejorar a mis pacientes. A veces inicialmente a algunos les cuesta aceptar el aceite virgen de coco. ¡Creen que estoy mal de la cabeza! La verdad está saliendo a la luz y la medicina alopática tiene que admitir que durante todo este tiempo ha estado equivocada y que aún no es tarde para rectificar su error. Aún sigo recibiendo críticas de mucha gente pero creo que a su debido tiempo cesarán.

Carlos Díaz nos cuenta:

Crecí en Puerto Rico, donde había coco por todas partes y se consumía ampliamente para miles de remedios. Recuerdo que mi madre usaba leche de coco para alimentarnos en vez de leche normal. Vengo de una gran familia y ninguno de mis hermanos y hermanas tuvo ningún problema grave de salud cuando éramos niños. Esto es sorprendente, teniendo en cuenta que en ese momento no disponíamos de agua corriente y que el acceso a la asistencia médica era muy escaso. El aceite de coco se usaba como remedio para cualquier problema digestivo (por ejemplo, estreñimiento, diarrea, úlcera, etc.). Se utilizaba también como agente purgante y como pomada para prevenir las infecciones de heridas o de picaduras de insectos... Es interesante que cuando un puertorriqueño quiere expresar que goza de muy buena salud dice «estoy como un coco».

CÓMO EMPLEAR EL ACEITE DE COCO EN TU VIDA COTIDIANA

Tras conocer algunos de los numerosos beneficios del aceite de coco, debería resultar evidente que este extraordinario alimento para el cerebro puede desempeñar un papel central en la lucha contra el autismo y otros trastornos neurológicos. Por tanto es importante aprender a incorporarlo en la vida cotidiana. La forma más sencilla es emplearlo para la preparación de los alimentos. El aceite de coco es muy termoestable, por lo que resulta excelente para cocinar. Puedes usarlo cada vez que vayas a hornear o freír algo. En las recetas que incluyen margarina, mantequilla, grasa vegetal o aceite vegetal, sustituye estos productos por aceite de coco. Utiliza la misma cantidad o más para asegurarte de que obtienes la cantidad recomendada en tu alimentación (ver el capítulo 14 para información sobre la dosificación).

No todas las comidas están preparadas para usar el aceite, pero aun así puedes incorporarlo a tu alimentación. Puedes añadir aceite de coco a alimentos que normalmente no se preparan con aceite. Por ejemplo, agrega una cucharada a las bebidas calientes, cereales calientes, sopas, salsas y guisos, o úsalo como aderezo de las verduras cocinadas.

Aunque recomiendo que consumas aceite de coco con los alimentos, no tienes por qué preparar tus platos con él ni añadírselo a la comida. Puedes tomarlo a cucharadas como un suplemento dietético.

Mucha gente prefiere tomar su dosis diaria de aceite de coco de esta manera. Si compras un aceite de buena calidad, tiene un buen sabor. A muchos no les agrada la idea de llevarse una cucharada de aceite, cualquier tipo de aceite, a la boca. Quizá les lleve algún tiempo acostumbrarse.

En las tiendas encontrarás principalmente dos clases de aceite de coco. Uno es el llamado aceite virgen de coco; el otro es el aceite de coco refinado, blanqueado y desodorizado (RBD, por sus siglas en inglés). El primero se elabora con cocos frescos sometidos a un procesamiento mínimo. Prácticamente el aceite viene directo del coco. Como apenas se ha manipulado, conserva el delicado sabor y aroma a coco. Es delicioso. El aceite RBD se obtiene de la copra (coco secado al aire) y ha pasado por una elaboración más extensa, a lo largo de la cual se elimina todo el sabor y el aroma. Es una buena opción para aquellos a quienes no les gusta el sabor del aceite de coco en la comida. El aceite RBD se procesa usando medios mecánicos y altas temperaturas. Por lo general no se usan sustancias químicas. En la tienda puedes diferenciar un aceite virgen de otro RBD por la etiqueta. En todos los aceites vírgenes aparece la palabra «virgen». En las etiquetas de los aceites RBD no se muestra esta palabra. Normalmente tampoco aparece «RBD». A veces encontrarás el término «Prensado por expulsor», que significa que la prensa inicial del aceite utilizando la pulpa del coco se hizo mecánicamente, sin añadirle calor. Sin embargo, el calor se suele emplear en alguna fase posterior del proceso de refinado.

Mucha gente prefiere el aceite virgen de coco porque ha pasado por menos procesamiento y retiene más vitaminas y fitonutrientes. Por eso es por lo que mantiene su sabor a coco. Como requiere más cuidados para su producción, es más caro que el aceite RBD.

La mayoría de las marcas de aceite RBD suelen ser insípidas e inodoras y difieren poco unas de otras. Por el contrario, la calidad de las diferentes marcas puede variar enormemente. Algunas son mejores que otras. Además, el cuidado con el que se han elaborado afecta también a su calidad. Algunas empresas producen aceite de coco de una calidad excelente con un sabor tan bueno que puedes tomártelo a cucharadas. Otras marcas tienen un sabor fuerte, que puede llegar a ser desagradable. Por lo general no puedes distinguir la diferencia solo con mirar el envase. Tienes que probarlo. Si el aceite tiene un sabor y un gusto suaves a coco y te sabe bien, esa es la marca que tienes que usar. Si el sabor es demasiado fuerte o tiene un olor ahumado, podrías probar otra marca.

Puedes encontrar aceite de coco en todas las tiendas de alimentación natural y en muchas tiendas de comestibles, así como por internet. Hay muchas marcas diferentes entre las que elegir. Por regla general, las más caras son las mejores, aunque no siempre. Sin embargo, todas tienen básicamente los mismos efectos culinarios y terapéuticos.

Si compras aceite de coco en la tienda, debería tener la apariencia de la grasa vegetal, estar sólido y tener un color blanco nieve. Cuando lo llevas a casa y lo pones en el armario de la cocina, tras unos días puede transformarse en un líquido incoloro. No te alarmes. Esto es natural. Una de las características distintivas del aceite de coco es su elevado punto de fusión. En temperaturas de 24 °C o más, es líquido como cualquier otro aceite vegetal. A temperaturas inferiores a estas, se solidifica. Es muy parecido a la mantequilla. Si guardas una barra de mantequilla en el frigorífico, estará sólida, pero si la dejas sobre la encimera en un día caluroso, se derretirá hasta formar un charco. El aceite de coco puede ser sólido o líquido dependiendo de la temperatura a la que se guarde. Puedes usarlo de las dos formas.

El aceite de coco es muy estable, por eso no hay que refrigerarlo. Puedes guardarlo en el estante de una despensa y mantendrá una buena calidad durante un periodo de entre uno y tres años. Lo más probable es que lo termines antes.

EL ACEITE TCM

La mayoría de los beneficios para la salud asociados con el aceite de coco se deben a sus triglicéridos de cadena media. Si los TCM son buenos, sería lógico pensar que una fuente que contenga más que el aceite de coco sería incluso mejor. El aceite de coco es la fuente «natural» más rica de TCM, pero hay otra fuente que contiene una mayor cantidad: el aceite TCM. El aceite de coco tiene un 63% de triglicéridos de cadena media, mientras que el aceite TCM tiene un 100%. Este último, al que a veces nos referimos como «aceite de coco fraccionado», se elabora con aceite de coco. Los diez ácidos grasos que forman el aceite de coco son separados y dos de los ácidos grasos medios (caprílico y cáprico) son recombinados para formar el aceite TCM.

La ventaja del aceite TCM es que proporciona más triglicéridos de cadena media por unidad de volumen que el aceite de coco. No tiene sabor y, al ser líquido a temperatura ambiente, puede usarse para cocinar o como aderezo de ensaladas. Su desventaja es que tiene más tendencia a causar náuseas y diarrea que el aceite de coco, por lo que hay una cantidad limitada que puede usarse sin experimentar estos efectos secundarios. Además, no contiene ácido láurico, el más importante de los ácidos grasos de cadena media.

Por el contrario, casi el 50% del aceite de coco consiste en ácido láurico, que posee el mayor poder antimicrobiano. Al combinarlo con los otros ácidos grasos del aceite, su potencial antimicrobiano se refuerza. Por consiguiente, el aceite de coco tiene una mayor capacidad para luchar contra los microbios que el aceite TCM.

Otra diferencia entre el aceite TCM y el de coco es el ritmo de producción de cetonas. Los AGCM del aceite TCM se convierten rápidamente en cetonas, cuyos niveles en la sangre llegan a su nivel más alto una hora y media después del consumo y desaparecen tres horas más tarde. Sin embargo, la conversión del ácido láurico del aceite de coco en cetonas es más lento. Los niveles de cetonas llegan a su punto álgido a las tres horas del consumo del aceite de coco, pero permanecen en la sangre alrededor de ocho horas. Con el aceite TCM la cetosis puede alcanzar un punto más alto y tarda menos tiempo en hacerlo, pero desaparece mucho antes.

Habría que administrar aceite TCM cada dos horas aproximadamente día y noche para mantener los niveles de cetonas en la sangre. Durante el sueño la función cerebral permanece completamente activa y necesita energía como cuando estamos despiertos. Si un niño autista tomara este producto, habría que despertarlo constantemente durante toda la noche para darle su dosis de aceite TCM. Esta cantidad de aceite TCM es poco realista no solo porque no es aconsejable despertar a un niño cada dos horas todas las noches, sino además por los trastornos digestivos indeseables que causaría.

Solo es necesario tomar el aceite de coco tres o cuatro veces al día para mantener los niveles de cetonas en la sangre y su efecto puede durar toda la noche. Sin embargo, puede añadirse al aceite de coco aceite TCM para producir una elevación más rápida de la cetosis, aunque realmente no hace falta. El aceite de coco dura más, tiene menos efectos secundarios y es más eficaz para tratar las infecciones crónicas.

CONCLUSIÓN

Viendo todo lo que puede hacer el aceite de coco, definitivamente se le puede considerar el mejor alimento del cerebro. Los TCM que contiene se convierten en AGCM durante la digestión. Una gran porción de estos AGCM proporcionan energía inmediatamente o se convierten en cetonas. Estas se producen específicamente para alimentar al cerebro. Proporcionan una fuente alternativa de combustible de alta potencia para este y activan ciertas proteínas del cerebro que calman la inflamación, estimulan la curación y la recuperación y proporcionan los elementos básicos para formar nuevo tejido cerebral. Las cetonas mejoran el suministro de oxígeno, protegiendo contra las enfermedades que llevan a la hipoxia. También ayudan a proteger el cerebro y el resto del cuerpo de varias toxinas medioambientales, industriales y dietéticas.

Los AGCM mejoran la digestión y la absorción de nutrientes, suministrándonos los nutrientes que necesitamos para tener una buena salud. Asimismo ofrecen protección contra bacterias, virus y hongos perjudiciales que pueden infectar al cerebro, el aparato digestivo y a otros órganos. La infección en cualquier parte del cuerpo estimula la secreción de proteínas proinflamatorias que pueden llegar al cerebro y provocar una reacción inflamatoria. El aparato digestivo es una ubicación común para las infecciones crónicas de baja intensidad que pueden mantener una activación cerebral continua. Los AGCM pueden eliminar los microorganismos perjudiciales del intestino, restablecer las poblaciones de flora adecuadas, aliviar y curar los tejidos inflamados y nutrir la pared intestinal, mejorando así la salud digestiva y eliminando la inflamación crónica.

La leche materna es una de las fuentes principales de TCM de la naturaleza. Su presencia en la leche sirve a muchos propósitos que son fundamentales para el crecimiento y desarrollo adecuados de los niños y, por tanto, absolutamente esenciales durante este periodo de tiempo. Por esta razón se considera ácidos grasos condicionalmente esenciales a los AGCM. Debemos disponer de ellos durante esta fase crítica de la vida con objeto de desarrollarnos apropiadamente. Por eso es por lo que toda la leche en polvo para bebés, ya sea comercial o para hospitales, incluye aceite de coco o de TCM.

Los TCM usados para propósitos médicos y comerciales vienen del aceite de coco o de palmiste, las fuentes naturales más ricas en estas grasas únicas. El aceite de coco contiene alrededor de diez veces más TCM que la leche materna, lo que lo convierte en una fuente extremadamente rica de este grupo especial de grasas y en una herramienta eficaz para la lucha contra el autismo.

Capítulo 11

NUTRICIÓN PRENATAL Y POSNATAL

EL CUIDADO PRENATAL

Los factores medioambientales juegan un papel significativo en el desarrollo del autismo. Aunque algunos de ellos aparecen tras el nacimiento, muchos se dan durante el embarazo. Investigadores de la Universidad de Stanford que estudian los índices de autismo entre hermanos han descubierto recientemente que las condiciones del útero pueden tener un efecto profundo en los índices de autismo. Hallaron que el autismo se desarrollaba en un 77% de los gemelos idénticos masculinos y en un 50% de los gemelos idénticos femeninos. Entre mellizos los índices fueron inferiores: 31% para los niños y 36% para las niñas. El índice de autismo en dos hermanos que no eran gemelos era mucho más bajo, lo que sugería que las condiciones que los gemelos compartían en el útero contribuían al desarrollo del autismo.[1] Los investigadores estimaron que el 58% de los casos de autismo son causados o al menos iniciados por las condiciones del útero.

La nutrición de una mujer antes y durante el embarazo es crucial para su salud y para la salud de su bebé. Una nutrición adecuada en el periodo de gestación y de lactancia promete un crecimiento, desarrollo y estado de salud óptimos para que el niño pueda desarrollar todo su potencial genético. El embarazo tiene un impacto tan grande en el desarrollo del feto que las mujeres deberían llegar bien informadas y preparadas a este estado. Lo que haga la madre durante el embarazo puede tener un impacto enorme en la salud mental y física de su bebé. El feto recibe sus nutrientes del cuerpo materno, de manera que si la madre sufre cualquier deficiencia de nutrientes, su bebé también la sufrirá.

Durante el embarazo y la lactancia, la madre tiene unas necesidades nutricionales superiores a ningún otro periodo de su vida adulta y hay determinados nutrientes que necesita especialmente. Las embarazadas deben seleccionar los alimentos altos en densidad nutritiva, alimentos que impulsen la salud, no que la perjudiquen. Hay que evitar la comida basura. La peor comida basura es la que está llena de calorías vacías, es decir, que proporciona calorías pero no nutre. Es necesario prescindir de los alimentos procesados y preparados llenos de azúcar y aditivos químicos. Por lo general, cuanto más se procesa un alimento, menos nutritivo es y más aditivos químicos contiene. Los mejores alimentos son los naturales e integrales, como los cereales integrales, las verduras y frutas frescas y la carne, los productos lácteos y los huevos, a ser posible orgánicos.

Las mujeres que no comen adecuadamente incrementan el riesgo de dar a luz a niños prematuros o con poco peso. Por poco peso al nacer se entiende dos kilos y medio o menos. El peso de nacimiento de un bebé no tiene que ver solo con el tamaño; tiene un impacto significativo en su salud. De hecho, es el indicador más fiable de su salud actual y futura. Un bebé con poco peso al nacer tiene estadísticamente más probabilidades que otro con un peso normal de desarrollar enfermedades (por ejemplo, diabetes, infecciones de oído, etc.), sufrir trastornos del desarrollo (entre ellos el autismo) y morir a una edad temprana. Diversos estudios demuestran que los niños que nacen con poco peso tienen más probabilidades de sufrir numerosos problemas cognitivos y de comportamiento y menos de terminar el instituto.[2] Aproximadamente 1 de cada 13 bebés nacidos en Estados Unidos tiene poco peso al nacer, y cerca de una cuarta parte de ellos muere durante el primer mes de vida.

Algunos de los niños con poco peso al nacer son prematuros –nacen antes de lo que les corresponde, aunque tienen el tamaño adecuado para su edad gestacional–. Otros han sufrido problemas de crecimiento en el útero y puede que nazcan o no prematuramente pero son pequeños para su edad gestacional.

Cada semana en el útero es importante, incluso las últimas. Un embarazo completo dura unas cuarenta semanas. Los que llegan al menos a las treinta y siete semanas se consideran completos, pero una nueva investigación ha concluido que los bebés nacidos entre la semana treinta y siete y la treinta y ocho presentan un mayor riesgo de morir antes de su primer cumpleaños que los que nacen tras treinta y nueve semanas de gestación. La investigación ha revelado que los bebés nacidos a las treinta y siete semanas tienen el doble de probabilidades de morir en el primer año de vida que los nacidos a las cuarenta.[3]

Los buenos hábitos alimentarios deberían iniciarse antes del embarazo. Existe una fuerte correlación entre la nutrición anterior al embarazo y el peso del bebé al nacer. Una razón importante por la que la nutrición de la madre anterior al embarazo es tan fundamental es que determina si será capaz de desarrollar una placenta sana durante el primer mes de gestación. La única forma de que los nutrientes puedan llegar al feto que está creciendo es a través de la placenta. En ella los vasos sanguíneos de la madre y de su futuro hijo se entrelazan e intercambian materiales. El feto recibe nutrientes y oxígeno y la sangre de la madre recoge el dióxido de carbono y otros materiales de desecho para su eliminación. Si el almacenamiento de nutrientes de la madre es inadecuado durante el desarrollo de la placenta, por muy bien que se alimente posteriormente el feto no recibirá una nutrición óptima. Debido a ello nacerá con poco peso, con todas las consecuencias correspondientes para la salud.

Ciertos órganos críticos se desarrollan pronto. A las ocho semanas de gestación el embrión es llamado feto y tiene un sistema nervioso central completo, un corazón que late, un sistema digestivo completamente formado y los primeros rasgos faciales. Durante los siete meses siguientes de embarazo, el feto aumenta rápidamente de tamaño. El saco amniótico se llena de fluido para que esté amortiguado. El útero de la madre y los músculos que lo sostienen aumentan enormemente de tamaño, sus pechos cambian y crecen para prepararse para la lactancia y el volumen de sangre se incrementa un 50% para ajustarse a la carga añadida de materiales que debe transportar. Crecen las reservas de grasa para proporcionar nutrientes para la producción de leche.

El peso ganado durante el embarazo afecta directamente al peso del niño al nacer. Para una mujer de un tamaño normal (alrededor de cincuenta y cuatro kilos), los kilos engordados deberían ser de entre diez y trece. Si la madre no experimenta el incremento de peso recomendado, puede dar a luz a un bebé con poco peso.

POSIBLES PELIGROS DURANTE EL EMBARAZO

Infecciones

Las malas condiciones de vida y los hábitos alimentarios nocivos, especialmente consumir cantidades excesivas de alimentos repletos de azúcar, deprimen gravemente la función inmunitaria y vuelven a la embarazada más vulnerable a la infección. Las infecciones durante la gestación son más que una simple molestia para la madre: pueden ser desastrosas para el feto. Es bien conocido que si la futura madre contrae rubeola esto puede provocar defectos de nacimiento en su bebé. Cualquier infección durante el embarazo puede ser peligrosa.

Hay periodos críticos en los que el feto es más vulnerable a la infección.[4] Varios estudios demuestran que los bebés cuyas madres sufren una infección viral durante el primer trimestre o una infección bacteriana durante el segundo trimestre tienen un riesgo incrementado de desarrollar autismo.[5]

También se sabe que las mujeres que sufren la gripe durante el embarazo tienen significativamente más probabilidades de dar a luz a un niño con trastornos neurológicos. Al principio los investigadores asumían que esto se debía a que el virus pasaba al feto, pero estudios posteriores descubrieron que no era necesariamente el virus, sino la reacción inmunitaria de la futura madre a él lo que causaba el problema al activar una reacción inmunitaria en el cerebro del feto.[6]

Las mujeres que sufren infecciones durante el embarazo producen citoquinas inflamatorias que afectan al desarrollo normal del cerebro fetal e interfieren en él. Por ejemplo, en aquellas que tienen infecciones durante el segundo trimestre se da un incremento del riesgo de que sus hijos desarrollen esquizofrenia y otros trastornos psicóticos.[7-9]

Se suele recomendar a las embarazadas que se vacunen contra la gripe. Esto no es una buena idea. Estas vacunas contienen virus vivos además de timerosal, cargado de mercurio, y nada de esto es bueno para el feto que está desarrollándose. Probablemente la madre sufrirá algún tipo de reacción inmunitaria, ya que este es el propósito de la vacuna. Durante el proceso se segregarán citoquinas inflamatorias en su corriente sanguínea que provocarán una reacción similar en el feto, lo que activará las microglías de su cerebro e interferirá en el desarrollo cerebral normal.

Fármacos y toxinas

Ciertas sustancias pueden dañar al feto: el alcohol, la cafeína, el tabaco, las drogas, los fármacos, los aceites vegetales hidrogenados, los endulzantes artificiales, los nitratos y los aditivos químicos. La mayoría de estos productos actúan como drogas y no tienen ningún propósito útil para el feto o la futura madre.

Los fármacos que se toman durante el embarazo pueden causar defectos graves de nacimiento y retrasos en el desarrollo. Vivimos en una sociedad en la que mucha gente está habituada a tomar medicamentos continuamente. Sus efectos secundarios, especialmente en el feto, no siempre son bien conocidos. Muchos fármacos pasan años en el mercado antes de que se descubra que causan defectos de nacimiento u otros daños. Lo más inteligente es evitar todos los fármacos, incluso los corrientes que pueden comprarse sin receta.

Se ha descubierto que los antidepresivos, como Prozac, Zoloft, Celexa o Lexapro, tomados antes o durante el embarazo incrementan sustancialmente el riesgo de autismo.

Cuando las madres tomaron antidepresivos el año anterior a dar a luz, tenían el doble de probabilidades de que sus hijos nacieran con autismo. El riesgo aumentaba otro 30% si los consumieron durante el primer trimestre del embarazo.[10]

Una de las drogas más corrientes que pueden afectar negativamente al desarrollo del feto es la cafeína. Al igual que otras muchas sustancias, la cafeína es absorbida fácilmente a través de la placenta. El feto que se está desarrollando tiene una capacidad muy limitada para metabolizarla, lo que hace que esta sustancia sea mucho más perjudicial para él que para un adulto. La cafeína puede matar. En un estudio se asoció el consumo diario de solo dos tazas de café (equivalente a cuatro bebidas de cola de 330 ml) a un incremento del riesgo de aborto espontáneo.[11] Si la cafeína de dos tazas de café puede incrementar el riesgo de muerte, una cantidad menor puede afectar seriamente al crecimiento y al desarrollo.

Fumar restringe el suministro de sangre al feto, limitando el abastecimiento de oxígeno y nutrientes y la eliminación de productos de desecho. Atrofia el crecimiento, por lo que incrementa el riesgo de nacer con poco peso, el retraso en el desarrollo y las complicaciones al nacer. El cerebro tiene una demanda especialmente elevada de oxígeno. Si no consigue el suficiente, esto tendrá un marcado efecto en el desarrollo y la función cerebrales. Es bien sabido que fumar aumenta el riesgo de cáncer. No solo es un riesgo elevado para las embarazadas que fuman sino también para el feto. Un estudio demostró que la incidencia de cáncer y leucemia en los hijos de mujeres que fumaban durante el embarazo es el doble que en los hijos de las no fumadoras.[12] El ministerio de sanidad estadounidense ha lanzado la advertencia de que fumar puede ser una causa directa de muerte fetal.[13]

Si estás embarazada, puedes dar por hecho que cualquier droga, fármaco, alimento o producto que consumas lo consumirá también tu hijo. Si algo afecta al cerebro de la madre, con toda seguridad afectará, y en mucha mayor medida, al cerebro del feto. Un excelente ejemplo de esto es el alcohol.

El consumo de alcohol durante el embarazo puede causar daños cerebrales irreversibles en el feto, así como un retraso mental y físico. Esta sustancia atraviesa libremente la placenta y entra en el cerebro del bebé que está por nacer, causando deficiencia de glucosa y de oxígeno, a la que el tejido nervioso que se está desarrollando es extremadamente vulnerable. Los resultados pueden provocar el síndrome del alcohol fetal (SAF), que consiste en una combinación de retraso del crecimiento y retraso mental, así como defectos físicos. Alrededor de 1 de cada 750 niños nacidos en Estados Unidos lo sufre. Por cada niño con este síndrome, hay diez más que nacen con síntomas menos pronunciados. A esto se le conoce como SAF subclínico. Las madres de estos niños bebieron alcohol, pero no lo suficiente como para causar defectos obvios y visibles. Las anormalidades leves producidas por el SAF subclínico suelen aparecer más tarde en forma de discapacidad para el aprendizaje, anomalías del comportamiento, defectos motrices y otros problemas.

Cuando el alcohol atraviesa la placenta, las concentraciones de este en la sangre del feto se incrementan hasta igualar el nivel de alcohol en la sangre de la madre. Podría parecer que si la madre no ha bebido demasiado y no ha llegado al punto de estar embriagada, no hay por qué preocuparse. Sin embargo, el cuerpo del feto es significativamente más pequeño y su sistema de desintoxicación está menos desarrollado. Además, las concentraciones de alcohol en la sangre permanecen durante más tiempo en él que en la madre. Incluso cuando el alcohol no puede ya ser detectado en la sangre de la madre, puede detectarse en la sangre

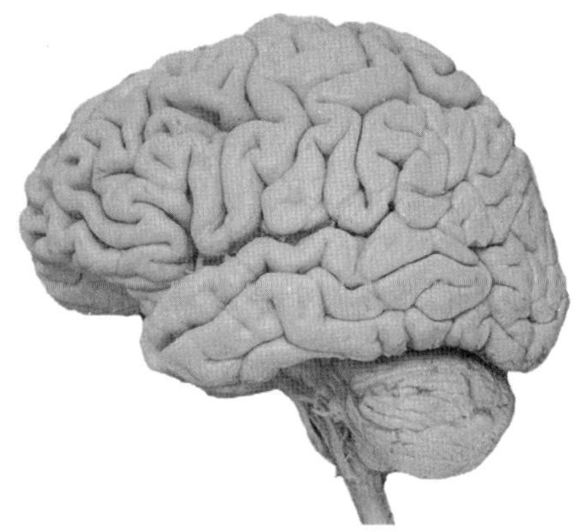

El cerebro humano

del feto durante las horas siguientes. Por tanto, una embarazada no tiene que ser alcohólica para dar a luz a un niño con SAF o SAF subclínico. Puede ser suficiente con el hábito social de beber alcohol.

Solo hace falta que consuma la cantidad suficiente para exceder la capacidad del hígado del feto para desintoxicar el alcohol.

¿Cuánto es demasiado? El ministerio de sanidad de Estados Unidos emitió una declaración en la que afirmaba que las mujeres no deberían beber absolutamente nada de alcohol durante el embarazo. La Asociación Médica Norteamericana recomienda a las mujeres que dejen de beber tan pronto como planeen quedar embarazadas.[14] La responsabilidad de cuidar de otra vida requiere que las mujeres se abstengan del alcohol durante la gestación. Hasta ahora no se ha establecido ningún nivel seguro de consumo de alcohol durante el embarazo. Las mujeres que deciden beber durante el embarazo, incluso moderadamente, están exponiendo a sus hijos a un riesgo mayor que las que se abstienen por completo. ¿Para qué arriesgarse?

Cualquier droga o sustancia perjudicial puede causar estragos en el cerebro en pleno desarrollo. Ya sea alcohol, nicotina, cafeína o cualquier otra, los efectos sobre el feto son prolongados y perjudiciales. Los mecanismos del crecimiento cerebral se trastornan, ocasionando con frecuencia un desarrollo anormal.

En los años sesenta del siglo pasado, el doctor Peter Witt realizó una serie de experimentos para ver cómo diversas drogas afectan a la función cerebral. Para hacer esto utilizó arañas y puso a prueba su capacidad de tejer telas bajo la influencia de distintas drogas. Una araña normal construye una tela intrincada y funcional. Sin embargo, si es alimentada con una mosca a la que se ha inoculado una droga, la tela de la araña se vuelve notablemente defectuosa. Podemos establecer una analogía visual entre el desarrollo del cerebro fetal y las telarañas del doctor Witt.

Imagínate que una telaraña representa la multitud de intrincados circuitos del cerebro humano. Cuando el proceso de desarrollo cerebral funciona sin trabas, como debería, el resultado es un cerebro ordenado y funcional. Pero cuando las drogas influencian este proceso,

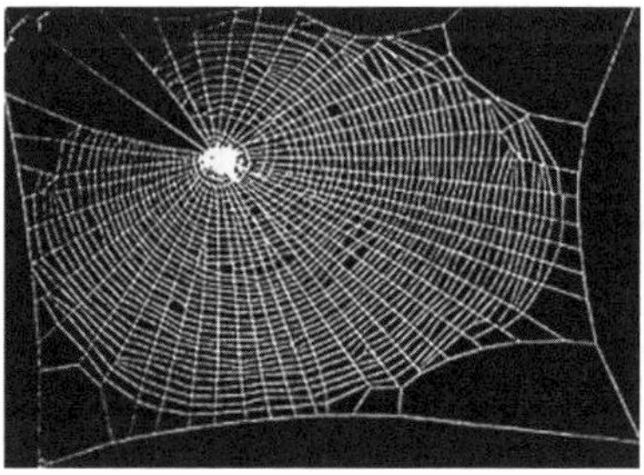

Normal

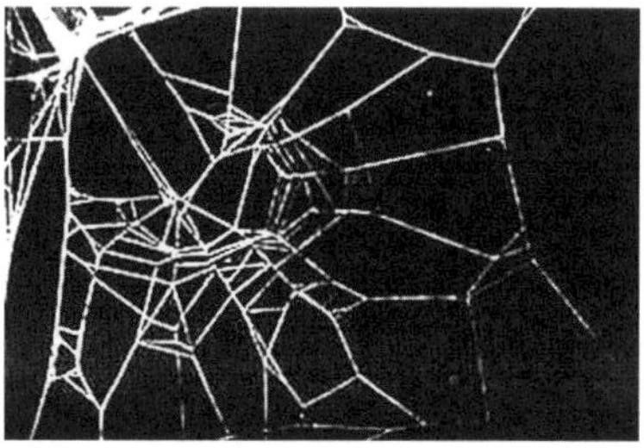

Cafeína

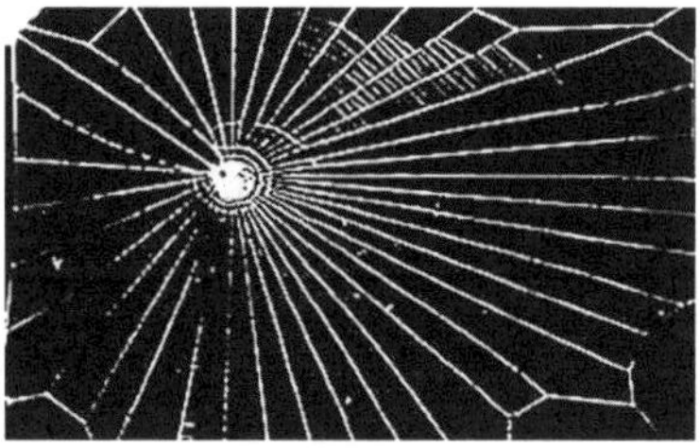

LSD

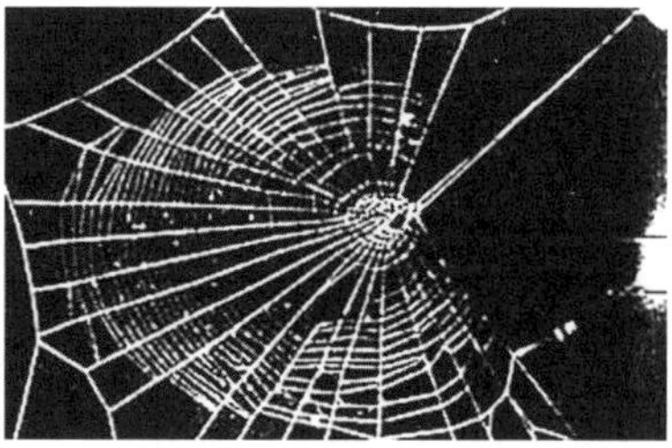

Mescalina

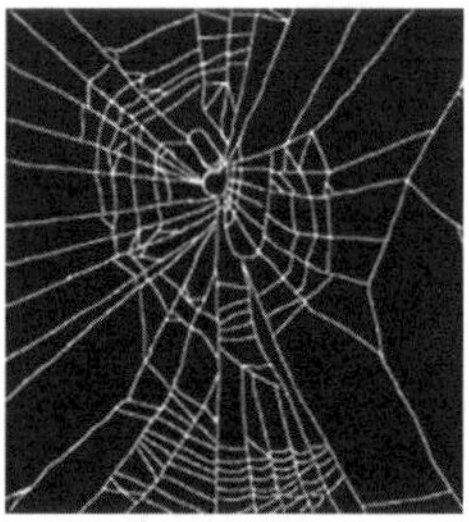

Benzedrina

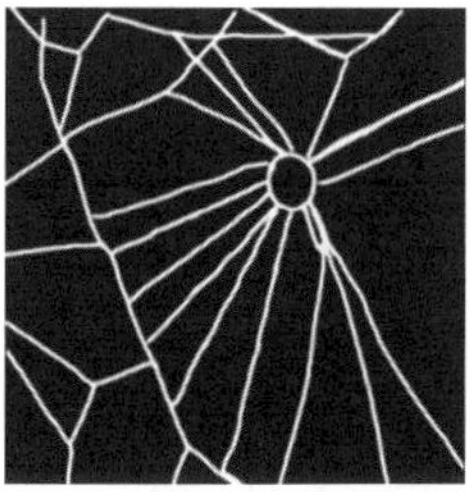

Hidrato de cloral

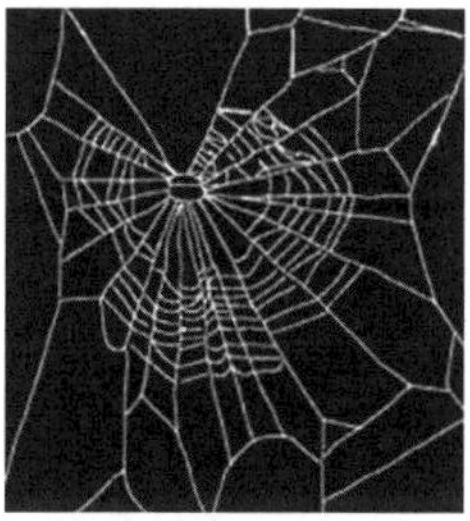

Marihuana

Como una tela de araña, las neuronas del cerebro forman una intrincada red de conexiones (derecho). En el cerebro autista estas conexiones están desorganizadas como las telas de araña de arriba, causando estática en el cerebro. Todos los fármacos (entre ellos las vacunas), los metales pesados, las toxinas medioambientales, etc., pueden contribuir a la estructura neuronal anormal.

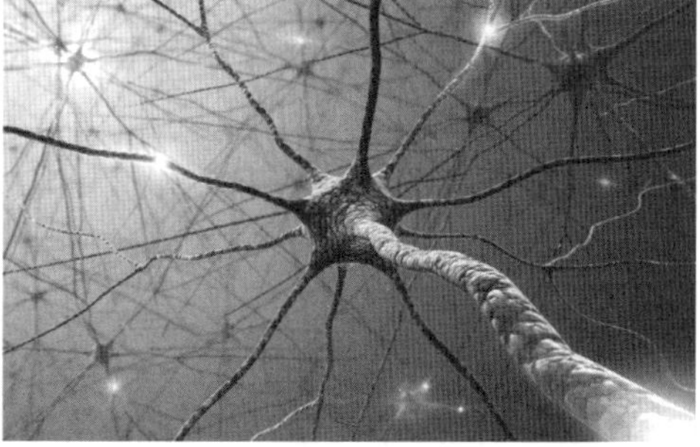

el resultado es una estructura alterada anormal y disfuncional, como las telarañas irregulares que aparecen en las ilustraciones de la página 271. Obviamente, si el circuito del cerebro está tan estropeado como esas telarañas, el niño tendrá problemas graves de desarrollo.

Comer de forma sana y evitar todos los medicamentos innecesarios y todas las drogas o sustancias parecidas a las drogas le proporciona al feto la mejor oportunidad para desarrollarse óptimamente.

PUEDES TENER UN BEBÉ SANO

Si te ofrecieran un método sencillo, natural, sin riesgos, de bajo coste, que aumentara enormemente tus probabilidades de dar a luz a un bebé de peso normal, sano, con un desarrollo cerebral normal, o incluso mejor de lo normal y prácticamente sin riesgo de problemas de desarrollo neurológico, como el autismo, ¿lo aceptarías? Lo creas o no, tienes esta elección.

Seguir una dieta sana, sin toxinas, es el primer paso para ayudar al hijo que está por nacer a que desarrolle todo su potencial genético. Esto incluye seguir una dieta rica en proteínas y en grasa. Con frecuencia las madres tienden a evitar los alimentos ricos en proteínas y en grasa, pensando que no son buenos para la salud. Muchas se preocupan sin motivo por sus niveles de colesterol. Lo último de lo que una embarazada debe preocuparse es del colesterol alto. En todo caso debería preocuparse si tiene el colesterol bajo (ver el capítulo 8).

El nivel de colesterol de la madre puede afectar al feto. Si lo tiene bajo, también su futuro hijo lo tendrá. Esto puede perjudicar seriamente al desarrollo del cerebro fetal, posiblemente creando las condiciones para que más adelante aparezca el autismo. El colesterol es necesario para el desarrollo normal del embrión y el feto. Las embarazadas con colesterol bajo (por debajo de 160 mg/dl) tienen el doble de probabilidades de dar a luz bebés prematuros o con microcefalia (cabeza insuficientemente desarrollada).

Investigadores de los Institutos Nacionales de Salud de Estados Unidos descubrieron que los niños nacidos de mujeres que habían tomado fármacos para bajar su colesterol durante el embarazo experimentaron un aumento en la incidencia de defectos graves del sistema nervioso central y deformidades de los miembros.[15] El estudio mostraba que cerca del 40% de los bebés expuestos en el útero a este tipo de fármacos nacieron con deformidades graves. «Los estudios sobre los defectos de nacimiento sugieren que estos son los tipos de problemas que se producen si al principio del embarazo el embrión carece del colesterol suficiente para desarrollarse normalmente», afirma uno de los autores del estudio, el doctor Maximilian Muenke, investigador principal y director de la rama de genética médica del Instituto Nacional para la Investigación del Genoma Humano. Los niveles de colesterol de la madre pueden ser afectados por fármacos o por dietas bajas en grasas, algo muy común en nuestra sociedad moderna, que es contraria a la grasa.

Para la salud del bebé es importante consumir buenas fuentes de grasa. En muchas culturas tradicionales de todo el mundo, se aconseja a las embarazadas que aumenten su consumo de grasa para garantizar un embarazo sano. En el sudeste asiático y en las comunidades isleñas del Pacífico, es costumbre que añadan más coco o más aceite de coco a su alimentación, especialmente durante los últimos meses antes del parto. Su creencia es que el coco ayuda a facilitar el alumbramiento y a que los bebés nazcan más fuertes y sanos. A lo largo de numerosas generaciones han comprobado cómo el aceite de coco protege tanto a la madre como al niño que se está desarrollando.

En Malasia, donde abundan los cultivos de cocos, el aceite de coco se usa con este propósito cuando el embarazo está ya avanzado. Desde tiempos remotos se ha animado a las mujeres embarazadas a tomar aceite de coco. Investigadores de la Facultad de Medicina de la Universidad Sâins de Malasia querían descubrir si esta práctica era solo una superstición de las mujeres mayores o si en realidad ofrecía algún beneficio. Para responder a esta pregunta se propusieron averiguar si el consumo de coco tenía algún efecto en la mortalidad infantil justo antes o después del nacimiento. Examinaron la información dietética y sobre el parto de 316 mujeres. Hallaron que los niños cuyas madres habían consumido aceite de coco durante el embarazo mostraban un índice de supervivencia significativamente superior, validando así esta antiquísima costumbre.[16]

Añadir aceite de coco durante el embarazo no solo incrementa las probabilidades de supervivencia del bebé, sino que puede afectar positivamente a su salud durante toda su vida. La evidencia sugiere que los niños cuyas madres toman aceite de coco durante el embarazo tienen menos probabilidades de volverse obesos de adultos.[17] Este efecto se debe probablemente a la mejoría de la salud de la madre, que redunda en una mejoría del desarrollo fetal. Los defectos en el desarrollo fetal pueden afectar de por vida a la salud del niño.

El aceite de coco suministra una amplia fuente de TCM dietéticos que pueden convertirse en cetonas en el cuerpo de la madre. Siempre tenemos algún nivel de cetonas en nuestros organismos, pero la producción aumenta durante el embarazo. Aparte del cerebro, el feto mismo es un importante consumidor de cetonas. Añadir una fuente de TCM a la alimentación eleva sus niveles. Las cetonas, al ser una fuente de energía de alta potencia, son utilizadas rápidamente por casi todos los órganos del cuerpo del feto. Por esta razón se ha sugerido el empleo de TCM como medio de suministrar cetonas para ayudar al mejor crecimiento fetal, especialmente cuando el crecimiento intrauterino es lento.[18]

Los TCM tienen el potencial de ayudar en varios problemas del embarazo. El siguiente incidente narrado por Rosemarie Rosales es un buen ejemplo de ello. Dejaré que cuente lo que le sucedió:

> Mi hermana en la fe (ambas pertenecemos a la Iglesia de Cristo) Mechelle Mandal Tirol, de treinta y tres años, tuvo un problema con su embarazo a los siete meses de gestación. Para conocer el sexo de su bebé, se sometió a una exploración con ultrasonidos y quedó consternada al saber que su índice del líquido amniótico (IFA, por sus siglas en inglés) había descendido a 9,8 cm. La cantidad normal debe ser de 10 cm o más. Le aconsejaron que se hiciera otra prueba con ultrasonidos una semana después. Para entonces había disminuido a 8,6 cm. Fue ingresada en el hospital. Le administraron medicamentos y

le aconsejaron que bebiera mucha agua. A los tres días de estar en el hospital, su AFI bajó a 6,2 cm.

El médico le dijo que si alcanzaba el nivel crítico de 4,0 cm, tendría que dar a luz inmediatamente mediante cesárea. Mechelle estaba tremendamente preocupada porque su bebé sería dos meses prematuro. Además, se enfrentaba a otros problemas. El movimiento fetal había descendido drásticamente, sufría una infección del tracto urinario y tenía los labios agrietados y muy secos.

Convenció a su médico de que la dejara volver a casa para asistir a misa al día siguiente, domingo, y así poder pedirle al pastor que rezara por ella y por el hijo que estaba por nacer. Además de esto quería venir a verme para pedirme que le aconsejara acerca del aceite de coco. El médico estaba muy preocupado por su estado y era reacio a dejarla volver a casa. Ella le prometió que regresaría el lunes y se haría otra prueba de ultrasonidos. Si el resultado seguía siendo negativo, con toda seguridad se sometería a la cesárea.

El domingo por la tarde, nada más salir de misa, me preguntó sobre el aceite virgen de coco y me explicó el estado en el que se encontraba. Me hizo estas preguntas: «¿El aceite virgen de coco puede ayudarme a mejorar mi estado? ¿Cuántas cucharadas tengo que tomar?». Me acordé de haber leído en tu libro que si no te sientes bien, dobles la dosis. Le dije que tomara 30 ml (dos cucharadas) en cuanto llegara a casa, otros 30 ml antes de acostarse y 30 ml al día siguiente tras el desayuno. Que rezara mucho, que fuera positiva y esperara lo mejor. Tenía una cita a las diez de la mañana del día siguiente para hacerse la prueba de ultrasonidos.

El lunes por la tarde me llamó y estaba muy contenta con el resultado de los ultrasonidos. Su AFI había aumentado de 6,2 cm a 7,3 cm. Ahora se sentía mejor. Además, la infección había desaparecido y ya no tenía los labios secos. Y eso con solo 90 ml (seis cucharadas) de aceite virgen de coco. ¡Qué milagro más increíble!

A los cinco días de esto, su AFI estaba en 8,0 cm. El movimiento fetal, que había descendido durante esta dura experiencia, también mejoró. Los médicos estaban sorprendidos de los resultados y seguían

> preguntándose qué había hecho. Mechelle no se lo dijo. La cesárea no fue necesaria. En el momento de escribir esto el niño y la madre están bien.
>
> Aún me cuesta trabajo creer que de verdad el aceite pueda cambiar tanto las cosas, que pueda salvar las vidas de los seres humanos y aliviar la carga de angustia de sus enfermedades. Dios en su bondad infinita nos ha dado el coco, el Árbol de la Vida.

¿Cuánto aceite de coco debería tomar una mujer embarazada? Cualquier cantidad entre dos y cuatro cucharadas al día, empezando con el primer indicio de que está embarazada, o tan pronto como empiece a planear quedarse embarazada. Por supuesto, el aceite de coco ofrece tantos beneficios para la salud que es una buena idea tomar un poco todos los días tanto si deseas ser madre como si no.

Añade el aceite a tu alimentación gradualmente, sobre todo si ya estás embarazada. Si no estás acostumbrada a tomar mucha grasa, la grasa añadida puede causarte un poco de náuseas o diarrea. Si consumes el aceite con los alimentos, es menos probable que se produzcan estos síntomas. Lo mejor es comenzar añadiendo solo una cucharada de aceite de coco diariamente; si no experimentas ningún trastorno, aumenta la dosis a dos cucharadas. Si experimentas alguna reacción adversa, reduce la dosis durante un tiempo y deja que tu cuerpo se adapte a la ingesta añadida de grasa. Al cabo de un par de semanas prueba otra vez a incrementar la dosis. Con el tiempo podrás tomar tres cucharadas diarias o más de aceite de coco sin ningún problema.

LA LACTANCIA

Cuando su bebé, Louise, se quedó lánguido, Sergine y Joel Le Moaligou llamaron desesperadamente a una ambulancia para que acudiera a su domicilio, a ciento cuarenta y cinco kilómetros al norte de París. Para cuando los paramédicos llegaron, Louise estaba muerta.

Los examinadores médicos notaron que el bebé estaba pálido y delgado. La niña, de once meses, pesaba solo cinco kilos setecientos; debería haber pesado alrededor de nueve. Obviamente, estaba desnutrida. Tras un examen más detallado, descubrieron que sufría de graves deficiencias de vitamina A y B, lo que aparentemente la había hecho susceptible a la infección. Murió de una enfermedad relacionada con la neumonía.

Los padres quedaron estupefactos al escuchar que su hija sufría deficiencias nutricionales porque había sido alimentada exclusivamente con leche materna. Creyendo que la leche materna proporcionaba la mejor nutrición para su hija, no lograban entender por qué no se había desarrollado.

El problema no era la lactancia en sí misma, sino la leche. Los padres de la niña eran veganos y evitaban totalmente consumir productos animales, entre ellos productos lácteos y huevos. Como consecuencia, la leche de la madre tenía deficiencia en grasa y en varios nutrientes importantes, entre ellos las vitaminas A y B. La dieta estrictamente vegana de la madre fue la causa principal de la muerte del bebé.

La leche materna tiene un lugar en la dieta del niño que ningún otro alimento puede ocupar. Si la madre está sana, contiene una combinación perfecta de vitaminas, minerales, proteínas y grasas que garantizan un crecimiento y desarrollo óptimos. Proporciona todos los nutrientes necesarios para, aproximadamente, su primer año de vida. Aunque la leche materna es un alimento perfecto para el niño, no lo será tanto si la madre no se nutre bien. Lo que come puede afectar profundamente a la calidad de su leche.

Para que la lactancia proporcione toda la nutrición que requiere el bebé, la madre debe seguir tomando una buena alimentación densa en nutrientes, sin fármacos ni aditivos alimentarios. Los ácidos grasos trans, las grasas rancias, el alcohol, la cafeína, el MSG y otras sustancias potencialmente nocivas pueden contaminar la leche materna. Incluso las vacunas administradas a la madre pueden resultar perjudiciales. Por ejemplo, a los cinco días de recibir una vacuna para la fiebre amarilla, una madre informó que durante dos días tuvo dolor de cabeza, malestar y fiebre baja. Su hijo de veintitrés días que se alimentaba exclusivamente por medio de la lactancia enfermó también y fue hospitalizado con ataques, por lo que requirió una infusión intravenosa continua de anticonvulsivos. Además, se le aplicó un tratamiento antimicrobiano y antiviral para la meningoencefalitis. Finalmente, tras veinticuatro días de cuidados intensivos en el hospital, el bebé se recuperó.[19]

Durante los primeros meses de vida el niño crece a una velocidad sorprendente; por eso una buena nutrición es muy importante. El peso del bebé se duplica alrededor de los cuatro meses de edad y se triplica para el final del primer año. Para poner esto en perspectiva, si el mismo ritmo de crecimiento se diera en una mujer de cincuenta y cuatro años, al cabo de un año pesaría ciento sesenta y cuatro kilos. Al final del primer año de vida del niño, el ritmo de crecimiento se reduce considerablemente, de manera que entre su primer y su segundo cumpleaños el peso engordado no llega a los cuatro kilos y medio.

El pequeño tamaño de los bebés hace que necesiten una cantidad total de nutrientes inferior a la de los adultos, pero debido a la velocidad de su ritmo de crecimiento, precisan cerca del doble de nutrientes para su tamaño que los adultos. Por esta razón las madres deberían consumir cantidades generosas de grasas sanas y proteínas. La grasa es uno de los componentes principales de la leche materna. Proporciona entre el 50 y el 60% de las calorías de esta leche, que es rica en colesterol y suministra alrededor de seis veces la cantidad que los adultos consumen normalmente.[20] En muchas partes del mundo se aconseja a las madres que dan el pecho que añadan grasa extra a su alimentación para enriquecer la leche. En China, por ejemplo, les recomiendan comer entre seis y diez huevos (una buena fuente de colesterol) semanales, además de algo más de un cuarto de kilo de pollo o de cerdo.

Los huevos, el pescado, el marisco y la carne de ternera alimentada con pasto son particularmente importantes porque proporcionan ácido docosahexaenoico (DHA, por las siglas en inglés), un ácido graso esencial omega-3, y colesterol, que son necesarios para el desarrollo apropiado del cerebro. Es interesante que aunque el aceite de coco no contiene DHA, su consumo incrementa los niveles cerebrales de este ácido graso.[21] Esto se debe a que mejora la absorción cerebral del DHA de otros alimentos.

Por lo general, la leche materna contiene entre un 2 y un 20% de TCM dependiendo de la alimentación de la madre. Añadir aceite de coco a su dieta puede incrementar el contenido de TCM de la leche en alrededor de un 20% o más. Esto podría ser beneficioso para el bebé.

La vitamina D es particularmente importante. Desde hace mucho se sabe que es fundamental para el desarrollo óseo adecuado. También juega un papel en la protección contra el cáncer, la artritis, la enfermedad inflamatoria del intestino, la diabetes, la enfermedad cardiovascular, la degeneración macular, la hipertensión, la esclerosis múltiple, la depresión y las infecciones.

La defensa contra las infecciones y la rapidez con la que el cuerpo puede superarlas están directamente relacionadas con los niveles de vitamina D. La activación de las células sanguíneas blancas para combatir la infección requiere vitamina D. Sin la adecuada, el sistema inmunitario es muy lento. Las infecciones pueden ser más frecuentes, durar más e incluso prolongarse indefinidamente cuando el sistema inmunitario está incapacitado por falta de vitamina D. Esto se aplica también a las infecciones cerebrales, intestinales o de cualquier otra parte del cuerpo.

Las neuronas contienen receptores de vitamina D, lo cual sugiere que esta puede jugar un papel en el desarrollo y protección del cerebro. La vitamina D actúa como un interruptor molecular, activando más de doscientos genes. Esta puede ser una de las razones por las que influye tanto sobre la salud.

A la vitamina D se la conoce como la «vitamina del sol» porque se produce por exposición a la luz solar. Los rayos ultraviolcta (UV) penetran en la piel e inician reacciones químicas que convierten el colesterol en vitamina D.

El doctor John J. Cannell, director ejecutivo del Consejo de la Vitamina D, cree que la deficiencia de esta vitamina en las mujeres durante el embarazo incrementa el riesgo de que sus hijos se vuelvan autistas. Diversos estudios han demostrado repetidamente que una deficiencia grave de vitamina D durante la gestación desregula docenas de proteínas que participan en el desarrollo cerebral.[22] Cannell ha observado que los meses de nacimiento de los niños autistas no están distribuidos uniformemente por el calendario como sería de esperar. En invierno nacen más niños autistas que en verano, con puntos álgidos en marzo y noviembre. Además, parece existir una fuerte relación entre latitud y autismo. Cuanto más apartado del ecuador vives, menor es la exposición solar a la que estás sometido durante el año. Quienes viven en Canadá tienen menos exposición solar que quienes viven en Florida. Recientes datos de los CDC sobre catorce estados mostraron que Nueva Jersey, con el índice más elevado de autismo, era también el segundo estado situado más al norte, mientras que Alabama, con el nivel más bajo de autismo, era el situado más al sur. A esto podemos añadir que la incidencia de autismo en Goteborg (Suecia) entre los niños nacidos de mujeres de piel oscura de Uganda es del 15%, doscientas veces más alta que entre la población general. Se ha demostrado que los suplementos de vitamina D son beneficiosos para tratar el autismo. Por ejemplo, el tratamiento de un niño autista con 3.000 IU diarias de vitamina D (colecalciferol) durante tres meses causó una gran mejoría en su comportamiento y en su aprendizaje, con mejores puntuaciones en las pruebas de CI.[23]

Hay pocos alimentos que sean buenas fuentes de esta vitamina. Conseguimos la mayor parte de ella a través de la acción de la luz solar en nuestra piel. Los recién nacidos generalmente tienen una exposición limitada al sol, de manera que dependen de la vitamina D presente en la leche materna. Lamentablemente, esta suele contener escasa vitamina D. Este no es un defecto de la leche sino el resultado de una deficiencia de esta vitamina por parte de la madre.

La mayoría de los niños presentan una deficiencia de vitamina D, especialmente durante el invierno. Un estudio de varios investigadores del Instituto Nacional Shrive de Salud Infantil y Desarrollo Humano de Rockville (Maryland), descubrió que en Estados Unidos durante el invierno el 78% de los niños alimentados mediante la lactancia materna que no recibían suplementos sufrían de una grave deficiencia de vitamina D.[24]

El doctor Cannell afirma que el riesgo de autismo podría reducirse significativamente si las mujeres usaran suplementos de vitamina D durante la concepción y el embarazo, así como tras el nacimiento. Recomienda que las embarazadas y las que están dando el pecho reciban 6.000 IU (150 mcg) diarias de vitamina D.

La mejor manera de conseguir esta vitamina es de la luz solar. Sin embargo, la mayoría de quienes viven en climas templados tienen deficiencia de vitamina D. Se estima que el 85% de la población de Norteamérica presenta niveles por debajo de lo óptimo. Quienes viven en Europa y en otros climas templados tienen deficiencias similares. Esto es el resultado de una insuficiente exposición al sol. Antiguamente, la gente pasaba gran parte de su tiempo al aire libre trabajando en el campo y realizando otras labores. Recibían bastante luz solar para producir la vitamina D que necesitaban. Hoy pasamos casi todo el tiempo bajo techo, en vehículos y a la sombra. Cuando nos exponemos al sol, estamos tan asustados por el cáncer de piel que bloqueamos los rayos solares con lociones protectoras. Las madres lactantes tienen que hacer un esfuerzo especial para recibir la exposición solar adecuada sin sobrepasarla.

La leche materna no es solo una fuente de nutrición sino que también proporciona protección contra la enfermedad. Contiene los anticuerpos de la madre, que protegen al niño de las infecciones para las que ha desarrollado inmunidad. Estas enfermedades son las que hay en su entorno y precisamente las que el niño necesita para su mayor protección. Esta es una de las razones por las que es bueno que las madres hayan contraído todas las infecciones infantiles de niñas para así poder transmitir esa protección a sus hijos, al menos mientras los están amamantando. Frecuentemente las vacunas administradas a las niñas anulan esta protección maternal porque sus efectos pueden haber desaparecido para cuando llegan a la edad de procrear. Además, las enzimas antimicrobianas, las proteínas y los ácidos grasos de cadena media de la leche materna proporcionan protección contra una amplia gama de microorganismos infecciosos para los que no existen anticuerpos inmunitarios. Por ejemplo, cuando añadimos *E. coli* (las repugnantes bacterias que residen en los retretes) a la leche materna humana, el 80% muere en dos horas.[25]

El aparato digestivo de un recién nacido normal es estéril. Durante el nacimiento, y al poco tiempo de que se produzca, las bacterias (microflora) del canal vaginal de la madre y el entorno circundante colonizan el intestino del bebé. En cuestión de aproximadamente un mes el niño nacido vaginalmente establece por completo su microflora intestinal. Los nacidos por cesárea también son expuestos a la microflora materna a través de la lactancia, los besos y el entorno que los rodea, pero su flora intestinal puede estar trastornada durante varios meses después del nacimiento. Esto puede preparar las condiciones para que en los años siguientes se desarrolle una flora intestinal anormal, especialmente si el niño es alimentado con leche en polvo.

La leche materna contiene factores bífidos que estimulan el crecimiento de las bifidobacterias «benignas» en el aparato digestivo del niño. Las bifidobacterias son el tipo más abundante de bacterias que aparecen en el sistema digestivo de los bebés alimentados por medio de la lactancia. Son importantes porque inhiben el crecimiento de microorganismos perjudiciales, estimulan la función inmunitaria, previenen la diarrea, sintetizan vitaminas y otros nutrientes, protegen contra el cáncer y ayudan a digerir almidones complejos y fibra dietética. Las bifidobacterias se usan en los suplementos dietéticos probióticos para restablecer la flora intestinal normal tras el uso de antibióticos y para tratar ciertas enfermedades del intestino como la colitis ulcerosa y las infecciones de levaduras (candidiasis).

Ten en cuenta que el cuerpo absorbe las cremas y lociones para la piel. No deberías ponerte en él nada que no quieras dentro de él. Las sustancias químicas de las lociones para la piel, especialmente al aplicarlas al pecho, pueden ser absorbidas por la leche de la madre y contaminarla. Muchas lociones para la piel y bronceadores corrientes contienen aceite mineral, un producto similar al aceite que usan los coches. Seguro que no querrás poner aceite para el motor en la leche de tu bebé. Lo curioso es que el aceite de bebé que se vende para aplicárselo a los niños está formado en un 100% de aceite mineral. Este

EL BEBÉ CON CÓLICOS

El cólico del lactante se caracteriza por arranques de llanto incontrolable que persisten durante horas en un bebé que, por lo demás, está sano. Los bebés con cólicos no son simplemente bebés irritables; realmente sienten dolor. Chillan y se retuercen de dolor. Los bebés irritables se calman al tomarlos en brazos y mimarlos; los que sufren cólicos, normalmente no. Lloran durante horas a pesar de todos los intentos de aplacarlos, haciendo que sus padres se sientan impotentes y frustrados.

Entre el 20 y el 40% de todos los niños sufren cólicos. La diagnosis implica la regla de tres: empieza con las tres primeras semanas de vida, dura al menos tres horas al día, ocurre al menos tres días a la semana, continúa como mínimo durante tres semanas consecutivas y rara vez dura menos de tres meses. El cólico suele ser peor cuando se produce alrededor de las seis u ocho semanas de edad.

Este problema ha sido durante mucho tiempo un enigma para la ciencia médica. Los médicos no están seguros de lo que lo causa o de cómo aliviar el sufrimiento. Tanto los niños alimentados con biberón como los que toman el pecho contraen cólicos. A veces los cambios dietéticos en las madres que dan el pecho ayudan; por ejemplo, evitar la cafeína, el alcohol o tomar demasiadas verduras crucíferas (col, nabo, brócoli, etc.). Los científicos han investigado varias posibles causas, entre ellas las alergias, las hormonas de la leche e incluso el estrés sufrido en el útero, con poco éxito.

Durante mucho tiempo se creía que lo que causaba el cólico era algún tipo de trastorno digestivo. De hecho, el término «cólico» viene del griego *kolikos*, que significa «sufrir en el colon». La investigación sugiere que esta es la causa más probable. Recientemente, se han descubierto que los bebés con cólicos tienen una flora intestinal anormal con una inflamación activa, que podría ser la fuente del malestar.[43]

La solución más prometedora es reequilibrar el entorno intestinal del niño. En un estudio de 2007, los investigadores examinaron a 83 bebés con cólicos. Durante veintiocho días algunos niños recibieron simeticona, un medicamento que reduce los gases, los otros, un suplemento probiótico que contiene *Lactobacillus reuteri*, una de las bacterias benignas del intestino que se encuentran en el yogur. Al final del estudio los bebés que habían recibido el medicamento para reducir los gases siguieron llorando una media de dos horas y media al día. Sin embargo, el llanto de los que recibieron el probiótico se redujo a cincuenta y un minutos diarios.[44]

Otro estudio publicado en 2010 con 48 bebés con cólicos mostró resultados similares.[45] En él, las muestras de heces de los niños que tomaban el suplemento probiótico presentaban un incremento de las bacterias benignas y una reducción de las bacterias perjudiciales como la *E. coli*.

> Muchos factores influyen en la microflora que vive en el aparato digestivo de los bebés, entre ellos el tipo de nacimiento (vaginal o por cesárea), la salud del aparato digestivo de la madre, el hecho de que se alimente con biberón o tome el pecho, y si toma el pecho, la calidad de la leche y de la alimentación de la madre. Los estudios que acabamos de ver muestran que los suplementos de probióticos también pueden influir.
> El cólico normalmente disminuye cuando el bebé tiene tres o cuatro meses. Sin embargo, el alivio de los síntomas no garantiza que el problema se haya solucionado, especialmente si no se han tomado medidas para ello. El problema pasa por una fase asintomática durante un tiempo, solo para resurgir posiblemente más tarde en la forma de indigestión, estreñimiento, hinchazón, diarrea, etc. El cólico puede interpretarse como una señal de alarma que nos advierte de que algo va mal en el aparato digestivo del bebé. Con el uso de los suplementos probióticos y una dieta adecuada, se pueden dar pasos inicialmente para prevenir posibles problemas digestivos en el futuro.

ha sido vinculado con docenas de problemas de salud, entre ellos enfermedades antoinmunes y cáncer.

El aceite de coco es la mejor loción natural para la piel. La suaviza, facilita su curación, actúa como bronceador natural y es completamente seguro para ti y para tu bebé. Es una elección mucho mejor que los productos comerciales.

LA LECHE EN POLVO PARA BEBÉS

Los fabricantes de leche en polvo etiquetan sus productos como «científicamente formulados» y tratan de hacernos creer que es prácticamente idéntica a la leche materna. Algunos llegan al extremo de asegurar que la leche en polvo es mejor que la leche materna porque tiene ingredientes añadidos que no se dan en esta. Uno de ellos es el hierro. Aunque el hierro es un nutriente esencial también es un potente oxidante (generador de radicales libres) y fomenta el crecimiento de bacterias perjudiciales. Por alguna razón que los científicos no acaban de comprender, la leche materna es baja en hierro. Lo normal sería pensar que si el alimento perfecto para el bebé es bajo en un ingrediente determinado, debe de haber una razón para ello. Pero los científicos creen que saben más que la naturaleza y fortifican la leche en polvo con hierro extra porque un cuerpo que está creciendo lo necesita, o al menos eso es lo que ellos creen. Sin embargo, mucho hierro puede ser perjudicial, y para un bebé una pequeña cantidad puede ser mucho.

Uno de los rasgos protectores de la leche materna es su capacidad de inhibir el crecimiento de las bacterias causantes de enfermedades, como la *E.coli*, el estafilococo y el estreptococo, que normalmente causan enfermedades en los recién nacidos. No obstante, cuando se añade hierro a la leche materna, se eliminan estas propiedades antibacterianas.[26] El hierro actúa como un fertilizador para las bacterias, estimulando su crecimiento. Los médicos recomiendan que las madres de niños prematuros añadan a su leche un suplemento en polvo conocido como *fortificador de la leche materna* para reforzar su contenido nutricional. Por supuesto, a estos fortificadores se les añade hierro. Pero esto hace que la leche materna pierda su capacidad de proteger al bebé de las infecciones. Esta puede ser una de las razones por las que los niños que toman leche en polvo fortificada con hierro o un suplemento para vigorizar la leche materna son más vulnerables a las infecciones que los que simplemente toman el pecho.[27-28]

Varios estudios muestran también que los bebés que consumen leche en polvo fortificada con hierro tienen más probabilidades de sufrir retrasos del desarrollo neurológico al hacerse mayores. Por ejemplo, investigadores de la Universidad de Michigan descubrieron que los niños que fueron alimentados con leche en polvo fortificada con hierro sacaban una media de once puntos menos en las pruebas de CI a los diez años de edad que niños de parecidas características alimentados con leche en polvo baja en hierro.[29] Si un niño tiene una deficiencia de hierro diagnosticada, es lógico que tome suplementos de hierro; lo contrario no es ni necesario ni deseable.

Otra «mejora» de los científicos ha sido añadir proteína y aceite de soja a la leche en polvo. Esto ha resultado ser un gran error. La soja bloquea la función de la tiroides, lo cual puede provocar varios efectos adversos más adelante. Además, la proteína de soja imita a la hormona femenina estrógeno, lo que puede causar un desequilibrio importante en el niño que podría afectar gravemente a su desarrollo sexual.

La leche en polvo contiene además contaminantes incidentales que pueden causar estragos en la mente y en el cuerpo del bebé en pleno desarrollo. En muchas marcas de leche en polvo para bebés se ha encontrado perclorato, una sustancia química usada en el combustible de los cohetes. La Agencia para la Protección Medioambiental ha declarado que las cantidades de esta sustancia química presente en la leche en polvo se consideran inocuas, pero los CDC afirman que siguen siendo un poco preocupantes, especialmente en áreas con niveles elevados de contaminación de perclorato en el agua utilizada para fabricar la leche.

La leche líquida para bebés se vende en latas revestidas de plástico. Las sustancias químicas presentes en este plástico pueden filtrarse a la leche. Trazas de melamina y bisfenol-A, dos sustancias químicas tóxicas empleadas en la fabricación de plásticos, han aparecido en la leche líquida para bebés. Se sabe que la melamina ha llegado a causar muertes como resultado de las elevadas concentraciones de esta sustancia en algunas de estas fórmulas para bebés. El bisfenol-A puede afectar adversamente al cerebro y a los órganos reproductivos del niño.

La leche en polvo para bebés se ha presentado como una alternativa más segura, pero no es así. De hecho, puede ser incluso peor porque contiene grasas oxidadas que fomentan la inflamación y la generación de radicales libres. Las grasas se oxidan al «pulverizarlas», es decir, se vuelven rancias y muy malas para la salud. Además, la leche en polvo no es estéril y puede contener bacterias que podrían causar enfermedad e influenciar negativamente a la flora intestinal.[30] No se la des a tus hijos.

Los niños alimentados con leche en polvo no reciben toda la protección antimicrobiana que proporciona la leche materna ni los factores bífidos para potenciar las bacterias intestinales sanas. Por estas razones, tienen mucha más variedad de bacterias intestinales, entre ellas mayores cantidades de bacterias perjudiciales como la clostridia, que suelen ser elevadas en los niños autistas. Estas bacterias pueden provocar una inflamación que a su vez desate una reacción inmunitaria inadecuada en el cerebro.

Los estudios han llegado a la conclusión de que los niños que consumen leche en polvo en lugar de tomar el pecho tienen un incremento en el riesgo de alergias, infecciones auditivas, trastornos digestivos, infecciones del aparato respiratorio, dermatitis atópica, eccema, asma, obesidad, diabetes, síndrome de muerte súbita infantil y autismo.[31-33] Alguna investigación sugiere que los niños alimentados con leche materna pueden incluso desarrollar una inteligencia superior a los que han sido alimentados con biberón.[34]

Debido al contenido de TCM de la leche maternal, los recién nacidos desarrollan cetosis al principio de la lactancia. Reconociendo la importancia de los TCM, los fabricantes de alimentos los añaden a la leche en polvo. A pesar de ello, incluso cuando la leche en polvo tiene la cantidad equivalente de TCM que la leche materna, no llega a producirse el mismo grado de cetosis. Lo más probable es que los TCM hayan sido adulterados, probablemente por la oxidación. Esto es de esperar con la leche en polvo. Las grasas oxidadas, entre ellas los TCM oxidados, carecen de valor nutricional y causan un estrés significativo al tejido vivo.

En una encuesta realizada entre madres de niños autistas se descubrió que la mayoría no le había dado el pecho a sus hijos, privando así a los niños de la protección total de los TCM y los beneficios que ofrecen.

A pesar de la propaganda del *marketing* de las empresas alimentarias, la leche artificial no es ni será nunca igual que leche materna humana. De hecho, crear una leche en polvo igual que la materna sería imposible. Los doctores John D. Benson y Mark L. Masor, en el número de marzo de 1994 de la revista *Endocrine Regulations*, escriben: «La leche en polvo no podrá nunca reproducir la leche humana. Esta última contiene células vivas, hormonas, enzimas activas, inmunoglobulina y compuestos con estructuras únicas que no es posible duplicar en la leche en polvo».

Algunas madres prefieren emplear leche en polvo en lugar de dar el pecho por miedo a que su exposición a toxinas del medio ambiente o a fármacos haya contaminado su leche y la haya vuelto mala para la salud. Aunque puede que la leche no sea la ideal, no podría ser peor que la alternativa. La leche en polvo suele estar mezclada con leche de vaca, que está expuesta a niveles más elevados de pesticidas en su alimentación y a hormonas y antibióticos que se les administran habitualmente. Además, la leche ha sido procesada y pasteurizada, lo que la convierte en un alimento nutricionalmente inferior en comparación con la leche materna. En la mayoría de los casos la leche materna es superior a la de vaca o a la leche en polvo. Por supuesto, si la madre es adicta a las drogas o al alcohol esta es otra cuestión.

¿Qué sucede con esas madres que, por una razón u otra, no pueden dar el pecho? ¿Qué opciones tienen? Una alternativa mejor que la leche en polvo comercial son las recetas de leche casera para bebés creadas por los nutricionistas de la Fundación Weston A. Price. Estas recetas contienen alimentos integrales naturales, entre ellos el aceite de coco. Puedes encontrarlas en su página web www.westonaprice.org.

CÓMO MEJORAR LA LECHE MATERNA

Cuando las madres adoptan una alimentación y una forma de vida saludables, su leche puede proporcionar a sus recién nacidos la mejor fuente de nutrición. Aun así, añadiendo aceite de coco a tu alimentación puedes mejorar el valor nutritivo de la leche y reforzar sus propiedades antimicrobianas. La leche enriquecida con TCM ayudará también a crear un entorno intestinal saludable.

La leche materna tiene una composición única de ácidos grasos. La grasa principal es la saturada, que constituye entre un 45 y un 50% del contenido total de grasa. La siguiente grasa más abundante es la monoinsaturada, que forma alrededor del 35% de la grasa de la leche. La poliinsaturada comprende solo entre el 15 y el 20% del total. Una porción significativa de la grasa saturada de la leche materna humana puede estar en forma de TCM. Lamentablemente, muchas madres producen muy poca. Esto puede tener consecuencias desastrosas para la salud de sus hijos.

Es importante que la leche de la madre contenga un porcentaje tan elevado de TCM como sea posible. Esto puede lograrse con la alimentación. Si la madre recibe un suministro generoso de alimentos que contengan TCM, producirá una leche rica en estos nutrientes fortalecedores de la salud. Mientras que la leche de vaca y otros productos lácteos contienen pequeñas cantidades, los aceites tropicales, principalmente el de coco, son los más ricos en ácidos grasos de cadena media.

Los tres AGCM más habituales en el aceite de coco y en la leche materna son los ácidos láurico, caprílico y cáprico. Los niveles de estos ácidos grasos antimicrobianos pueden ser tan bajos como del 3 al 4%, pero cuando las madres que están dando el pecho consumen productos del coco (en polvo, leche, aceite, etc.), esos niveles aumentan significativamente en su leche. Por ejemplo, tomar 40 g (unas tres cucharadas) de aceite de coco en una comida puede triplicar la cantidad de TCM de la leche materna tras catorce horas.[35] Si la madre consume aceite de coco diariamente mientras da el pecho, el contenido de TCM puede aumentar todavía más.

La preparación para la madre debería empezar antes de que nazca el bebé. Las embarazadas almacenan grasa que luego usan para elaborar su leche. Después de nacer el bebé, los ácidos grasos almacenados en su cuerpo y suministrados por su alimentación diaria se emplean en la producción de leche. Si ha comido y continúa comiendo alimentos que le aporten grandes cantidades de AGCM, su leche le proporcionará al bebé los máximos beneficios. Estas madres pueden producir una leche con hasta un 30% de ácidos grasos saturados en forma de TCM. Si la madre no come alimentos que contengan TCM durante el embarazo y la lactancia, sus glándulas mamarias solo podrán producir entre un 3 y un 4%.

Tomar entre dos y cuatro cucharadas de aceite de coco al día en el periodo de lactancia es una de las mejores cosas que una madre puede hacer por su hijo. El niño comerá mejor, dormirá mejor y se sentirá mejor. Los problemas normales de salud como los cólicos y los sarpullidos se reducen de forma espectacular. Normalmente las madres afirman que cuando añaden aceite de coco a su alimentación, la salud o el crecimiento de su bebé mejoran. Muchas de las que dan el pecho a sus hijos están añadiendo aceite de coco a su alimentación con buenos resultados. Aquí tienes el testimonio de Helen R.:

> Hace unos pocos meses le recomendé aceite virgen de coco a una madre joven que en ese momento todavía estaba dando el pecho. Por supuesto, esto aumentó el contenido de TCM en la leche de la madre. Al bebé le gustaba tanto la leche que casi se ahogaba y nunca tenía suficiente. Creció cinco centímetros en dos semanas cuando la madre empezó a tomar un suplemento de aceite virgen de coco.

En estos momentos la joven madre ha dejado de dar el pecho, pero añade una cucharadita de aceite de coco al tarro de comida infantil que le da a su hija.

El aceite de coco puede hacer milagros para ayudar a crecer a los niños con poco peso o prematuros. Jan nos relata:

> Tengo experiencia personal con esto. De hecho, es por eso por lo que empecé a tomar el aceite de coco. Mi bebé pesaba muy poco y yo solo sabía que algo no iba bien. El pediatra no nos ayudó, decía que como la niña no había perdido peso, no había ningún problema. Finalmente fui a un médico naturópata y le expliqué la situación (además de que la niña había engordado muy poco, yo tenía depresión posparto). Mi hija pesaba cuatro kilos y yo la había amamantado durante los últimos seis meses. Dijo que probablemente no tenía en mi organismo grasas lo suficientemente buenas. Eso explicaría que mi leche no fuera lo bastante rica en grasa para ayudarla a crecer y probablemente tenía también mucho que ver con que mis hormonas estuvieran descontroladas y que sufriera depresión posparto. Empecé a tomar aceite virgen de coco cuando el bebé tenía cinco meses. ¡Para cuando tenía siete, había engordado más de un kilo y cuarto! Mi depresión posparto también desapareció.

> Volvimos a pesarla cuando la niña tenía nueve meses, y había engordado otros novecientos gramos; no solo volvía a tener el peso que le correspondía sino que además se encontraba en la curva de crecimiento correcta para su edad. Me fijé también en que estaba desarrollando a la vez una serie de habilidades que probablemente no había podido desarrollar antes. Me ponía un poco nerviosa decírselo al pediatra, ¡pero la verdad es que lo único diferente que había hecho era tomar aceite virgen de coco! Así que se lo conté, y no me miró de manera condescendiente ni me trató como a una loca, sino que lo apuntó en el expediente médico.

La mejor forma de lograr que un niño que está tomando el pecho consiga TCM adicionales es por medio de la leche materna. Esto puede conseguirse consumiendo entre dos y cuatro cucharadas de aceite de coco diariamente. Si se alimenta con biberón, puede añadirse una cucharadita diaria a 225 g de leche en polvo.

A algunas mujeres puede preocuparles engordar demasiado si empiezan a añadir aceite de coco a su alimentación. Una vez más, hay que decir que con el aceite de coco el peso no es un problema. Los TCM que contiene se convierten en cetonas y AGCM que son utilizados para la producción de energía y que, en su mayor parte, no se almacenan como grasa corporal.[36] El cuerpo prefiere usarlos para producir energía, no para su almacenamiento. De hecho, reemplazar todas las grasas y aceites de la alimentación por aceite de coco puede ayudarnos a perder el exceso de peso. Actualmente se están estudiando los TCM como medio para controlar el peso e incluso como tratamiento para la obesidad.[37-38]

Además, ten en cuenta el hecho de que una madre que está dando el pecho produce aproximadamente 23 onzas (unos 650 gramos) de leche al día. A 23 calorías por onza, esta producción de leche supone alrededor de 530 calorías diarias. Aparte de esto, su cuerpo requiere energía extra para producir la leche. Por tanto, una mujer en periodo de lactancia requiere una cantidad de energía considerable de alrededor de 640 calorías por encima de sus necesidades normales solo para

USOS MATERNOS DEL ACEITE DE COCO

Crema para los pezones. Alivia y cura la piel sensible y agrietada por la lactancia.

Loción para bebés. Hidrata y suaviza la piel del bebé. También es bueno para la piel de la madre.

Tratamiento del afta. Tomado oralmente, puede ayudar a combatir el afta, una infección oral causada por levaduras.

Solución para el sarpullido de los pañales. Aplicado tópicamente en el trasero del bebé, puede prevenir y curar el sarpullido.

Previene los cólicos. El cólico está causado por un exceso de bacterias intestinales perjudiciales. Consumir una fuente de leche rica en TCM mejorará el entorno microbiano del aparato digestivo del niño.

Elimina las estrías. Aplicado al abdomen durante el embarazo y después del parto, previene y cura las estrías.

Elimina la costra láctea. Aplicar al cuero cabelludo del niño, dejar que penetre en la piel entre quince y veinte minutos y lavar con champú y agua. Repetir diariamente cuantas veces sea necesario.

Combate las infecciones del tracto urinario. Tomado oralmente, puede ayudar a combatir las infecciones del tracto urinario.

Combate las infecciones de levadura. Tomado oralmente y aplicado vaginalmente, puede ayudar a aliviar las infecciones causadas por levaduras.

Mejora la leche materna. Consumido oralmente por la madre, enriquece la leche materna con ácidos grasos de cadena media.

Enriquece la leche en polvo. Añadido a la leche en polvo para bebés, enriquece el contenido en ácidos grasos de cadena media.

Potencia la energía. Añadido a la alimentación, potencia la energía de la madre.

Refuerza la inmunidad. Tomado oralmente, ayuda a fortalecer el sistema inmunitario y a combatir las infecciones.

Prevención de la diabetes gestacional. Tomado oralmente con cada comida, ayuda a prevenir la diabetes gestacional y a mantener el equilibrio del azúcar en la sangre.

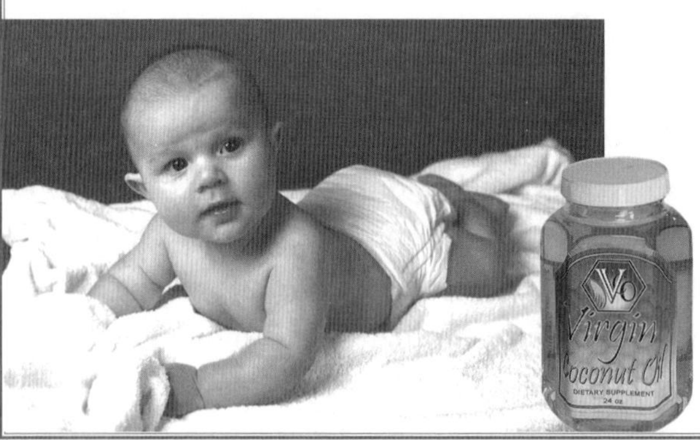

producir leche. Necesita estas calorías extra durante todo el tiempo que está amamantando a sus hijos. Estas son muchas más calorías de las que obtendría tomando cuatro cucharadas de aceite de coco diarias.

ALIMENTOS SÓLIDOS

Algunos padres están ansiosos por introducir en la dieta de sus bebés alimentos sólidos, en parte por la creencia de que esto los mantendrá saciados durante más tiempo, de manera que no tendrán que darles de comer tan a menudo y podrán dormir más por las noches. Sin embargo, diversos estudios indican que los alimentos sólidos no afectan de una manera significativa a los patrones del sueño. La principal preocupación de la madre no debería ser dormir durante periodos más prolongados de sueño ininterrumpido, sino la salud de su hijo.

Los alimentos sólidos no deberían introducirse demasiado pronto por varias razones. El sistema digestivo del niño y su capacidad de digerir otros alimentos aparte de la leche de la madre se desarrollan gradualmente durante un periodo de tiempo. Incluso la capacidad de tragar alimentos sólidos no se desarrolla hasta que el niño tiene de cuatro a seis meses. A menudo no le damos mucha importancia a lo que comemos porque sabemos que podemos digerir prácticamente la mayoría de las comidas corrientes. El sistema digestivo de un bebé no es tan adaptable, e incluso unos simples hidratos de carbono (azúcares y almidones) pueden causar un problema. Su estómago y su intestino inmaduros pueden digerir bien el azúcar de la leche (lactosa), pero tardan varios meses en desarrollar la capacidad de digerir el almidón que se encuentra en los cereales y en las verduras. Introducir alimentos demasiado pronto incrementa también el riesgo de desarrollar alergias alimentarias que lo mortificarán durante toda su vida.

A lo largo de, aproximadamente, el primer año de vida, la leche materna es el mejor alimento para los niños. Los sólidos no deberían introducirse hasta que tengan al menos seis meses y solo gradualmente, de uno en uno. Cuando se hace esto, no deberían reemplazar la lactancia, sino solamente complementar la leche materna, su fuente principal de alimento.

Tras el primer año, conforme se incrementa gradualmente la variedad y volumen de alimentos sólidos, la leche materna sigue siendo un complemento ideal a la alimentación del niño. La Academia Norteamericana de Pediatría recomienda que la lactancia sea de al menos doce meses, y que después continúe durante todo el tiempo que la madre y el bebé deseen. La Organización Mundial para la Salud aconseja una lactancia continua hasta los dos años de edad o más.

Al introducir los alimentos de uno en uno, si tu hijo tiene una reacción alérgica (irritabilidad, erupción cutánea, malestar digestivo o problemas respiratorios) a alguno de ellos, podrás identificarlo. Tendría que dejar de tomar cualquier alimento del que se sospechase antes de pasar al siguiente. Los alimentos deben ser simples y puros, sin ingredientes añadidos. La comida infantil no tiene por qué llevar sal, azúcar, especias, potenciadores de sabor ni otros aditivos. Habría que permitirle al niño que deguste la calidad y el sabor de los alimentos integrales naturales y que los disfrute tal y como son.

El primer alimento sólido del bebé debería ser la yema cocida de huevo. A ser posible los huevos, en vez de ser producidos en serie en granjas convencionales, deberían proceder de gallinas de corral criadas bajo los estándares de certificación orgánica. Las yemas de huevo de gallinas de corral contienen el ácido graso omega-3 DHA, importante para un desarrollo óptimo cerebral y ocular. La clara puede causar una reacción alérgica y no debería dársele hasta que el bebé cumpla un año.

Suele recomendarse el arroz como primer alimento porque es uno de los que tienen menos probabilidades de causar una reacción alérgica. Luego se introducen gradualmente la avena, el trigo y otros cereales. Las frutas son también algunos de los primeros alimentos que recibe un niño, probablemente porque a los padres les gustan y porque son dulces. A los bebés no les hace falta tomar «postres» infantiles. Dar postres y dulces a los niños solo prepara las condiciones para que, al cabo de unos años, desarrollen diabetes, obesidad y todos los problemas de salud que esto conlleva.

Los alimentos que le das a tu hijo afectan a su desarrollo posterior e inician hábitos alimentarios que influirán en su estado nutricional durante toda su vida. Aprendemos muy pronto qué alimentos nos gustan y cuáles no. Si criamos a un niño a base de zumos de fruta azucarados, alimentos dulces y productos elaborados con cereales refinados, crecerá prefiriendo los alimentos dulces, ricos en hidratos de carbono, la mayoría de los cuales proporcionan poca nutrición real. El niño se volverá muy caprichoso con las comidas, querrá solo alimentos muy azucarados y se negará a comer otros más nutritivos como las verduras. A menudo los padres les dan a sus hijos cereales azucarados del desayuno como aperitivo. Estos cereales son poco más que caramelos. Del mismo modo, el zumo de frutas es prácticamente caramelo líquido. La idea de que un zumo de «fruta» viene de la fruta da la falsa impresión de que es nutritivo. La mayoría de los zumos contienen relativamente pocas propiedades nutritivas y están tan repletos de azúcar como los refrescos de cola.

Durante el primer año del niño sería mejor darle puré de verduras sin aditivos. Se le puede añadir aceite o manteca de coco para hacerlo más nutritivo. Como se explicó en el capítulo anterior, añadir una buena fuente de grasa a las verduras y otros alimentos aumenta enormemente su valor nutritivo. Es conveniente agregar aceite de coco a los alimentos sólidos por todos los beneficios que aporta al bebé durante su crecimiento. El aceite de coco es hipoalergénico, es decir, raramente causa reacciones alérgicas, por eso es seguro para los niños. De hecho, las alergias auténticas al coco son tan raras que solo se han conocido unos cuantos casos.[39-40] Incluso cuando los niños son alérgicos a los cacahuetes (una legumbre) y los frutos secos que crecen en árboles, casi nunca lo son también al coco.[41-42] De manera que la amenaza de alergia al coco es mínima.

El sentido del gusto de los niños es mucho más sensible que el de los adultos. Pueden saborear y disfrutar la dulzura y los sabores naturales de los alimentos corrientes sin necesidad de añadirles azúcar o aromatizantes. A su alimentación se le puede ir añadiendo gradualmente carne en puré además de alguna fruta (sin azúcar añadido). Los cereales y el pan son los alimentos que deben introducirse en último lugar y hay que administrarlos con moderación. La comida basura, especialmente la que contiene azúcar (en todas sus diversas formas), nitratos, aceites vegetales hidrogenados, MSG y otros aditivos, debería evitarse por completo.

Todos los niños requieren agua adicional una vez que empiezan a ingerir alimentos sólidos. Nuestros riñones filtran y concentran productos de desecho de la corriente sanguínea. Los niños son incapaces de concentrar este material de desperdicio tan eficientemente; por eso a un niño le hace falta relativamente más agua que a un adulto para transportar una cantidad comparable de residuos. Esto significa que una vez que se introducen alimentos sólidos hay un riesgo de deshidratación.

El agua es, después de la leche, el mejor líquido para un niño. Los padres suelen darles a sus hijos zumos de fruta azucarados como complemento a la leche. Es mucho mejor tomar agua pura. Los niños no necesitan caramelo líquido para aplacar la sed. Lo único que se consigue dándoles un refresco azucarado cada vez que están sedientos es que se acostumbren a ansiar este tipo de bebidas. Cuando crecen, este hábito se convertirá en una preferencia por los refrescos y por otras bebidas azucaradas.

Llega un momento en el que se le puede dar al niño leche de vaca o de cabra, o incluso en polvo. Esta leche puede fortificarse con aceite de coco añadido para mejorar su contenido en TCM.

Puedes agregar aceite de coco a la comida de tu hijo para conservar todos los beneficios de los TCM después del destete. Como regla general, los niños que se desarrollan normalmente y con un peso de entre cinco y diez kilos pueden recibir entre una y media y tres cucharaditas diarias de aceite de coco. Los que pesan entre once y veintitrés kilos pueden tomar entre tres y cuatro cucharaditas y media, y los de veintitrés a treinta y cuatro kilos, entre cuatro y media y seis cucharaditas. No les des toda esta cantidad en una sola comida. Divídela en porciones iguales y mézclala en las comidas que toman durante todo el día. Puedes darles a tus hijos un poco más o un poco menos sin preocuparte. Ten presente que el aceite de coco es un alimento y, por tanto, no es tóxico ni siquiera en grandes dosis; sin embargo, mucho aceite de una sola vez puede producir heces blandas.

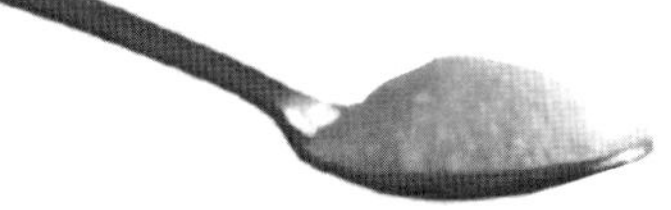

CARAMELO LÍQUIDO

La mayoría de los padres son conscientes de que los refrescos no son las mejores bebidas para sus hijos y creen que los zumos de frutas envasados son más sanos. Después de todo, proporcionan una fuente de vitaminas y de minerales y son, definitivamente, mejores que muchas otras bebidas. Sin embargo, la mayoría de las bebidas de fruta envasadas no son mejores que los refrescos. Por término medio las bebidas de frutas contienen solo un 10% de zumo. Los ingredientes que realmente tienen son agua, jarabe de maíz rico en fructosa, colorantes, potenciadores del sabor y conservantes.
Para ser etiquetado como «zumo de fruta», la FDA requiere que un producto sea 100% zumo de fruta. Cualquier bebida que tenga menos de un 100% de zumo de fruta debe incluir el porcentaje de zumo en la etiqueta y un término descriptivo, como «bebida», «néctar» o «cóctel».
Ni siquiera el zumo puro de fruta es lo mejor para tus hijos. Aunque contiene algunas vitaminas y minerales, normalmente no son fuentes significativas de estos nutrientes y son fuentes deficientes de otros nutrientes como fibra dietética y aminoácidos. Sin embargo, lo más preocupante es su elevado contenido en azúcar. Como media, 225 ml (1 taza) de zumo de fruta contiene el equivalente a siete cucharaditas de azúcar. Es la misma cantidad de azúcar que encontramos en una lata de Cocacola de 330 ml, en 2 bolas de helado de vainilla o en tres donuts cubiertos de azúcar glasé. Por eso es por lo que el zumo de fruta realmente no es nada más que caramelo líquido. ¿De verdad quieres darles a tus hijos toda esta cantidad de azúcar?
Los estadounidenses consumen más de siete mil millones de litros de zumo al año. Los niños son el mayor grupo de consumidores de zumo: los de menos de doce años comprenden solo alrededor del 18% de la población total, pero ingieren el 28% de todo el zumo. Para cuando tienen un año de edad, casi el 90% de los niños toma zumo. De media, los niños consumen aproximadamente 60 ml al día, pero el 2% toma más de 450 ml al día, y un 1%, más de 560. Los niños en la edad de comenzar a andar consumen aproximadamente 170 ml diarios. El 10% de los de entre dos y tres años y el 8% de los de entre cuatro y cinco años, beben una media de más de 340

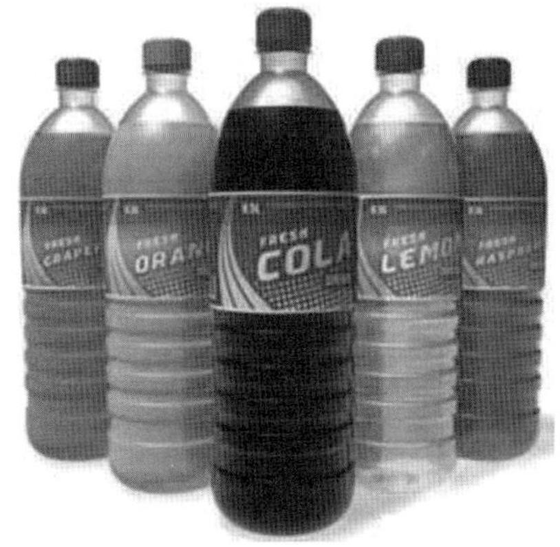

ml al día. Debes saber que 340 ml de zumo contienen once cucharaditas de azúcar, mientras que 450 y 560 ml contienen catorce y dieciocho cucharaditas respectivamente. Es una cantidad enorme de azúcar para que un niño pequeño la tome a diario. Además, el incluido en otros alimentos incrementa su ingesta diaria de azúcar.

Diferentes estudios muestran que el exceso de azúcar en la alimentación de los niños puede incrementar el riesgo de muchos problemas de salud como desnutrición, pérdida de los dientes, TDAH y obesidad, además de incrementar la susceptibilidad a una enfermedad infecciosa.

Capítulo 12

LA NUTRICIÓN Y LA SALUD CEREBRAL

AZÚCAR Y ALMIDONES

Azúcar, azúcar por todas partes

A lo largo de toda la historia de la humanidad, el azúcar nunca ha sido una parte muy importante de la alimentación. Hace doscientos años la gente comía, de media, solo 6,8 kilos de azúcar al año. Durante la última mitad del siglo XIX, cuando mejoró la tecnología de las refinerías de azúcar y pudo así disponerse de una mayor cantidad, el consumo se incrementó espectacularmente. Para el año 1900 la ingesta anual de azúcar en Estados Unidos se había elevado a 38,5 kilos anuales. Hoy en día consumimos una media de alrededor de 72,6. Esto es más de diez veces la cantidad consumida en 1815.

Tomamos un promedio de alrededor de 200 gramos de azúcar al día. El consumo total de hidratos de carbono de todos los alimentos (frutas, verduras, cereales, bebidas, etc.) para un adulto de un tamaño normal es de unos 300 gramos al día. Si 200 gramos de esta cantidad son en forma de azúcar, dos tercios de nuestra ingesta diaria de hidratos de carbono procede de calorías vacías sin el menor valor nutricional.

Solo porque no añadas azúcar a tus alimentos no significa que no estés consumiendo cantidades masivas de este dulce veneno. El azúcar aparece como ingrediente en miles de productos, desde el pan hasta los frutos secos, pasando por los refrescos y los zumos de frutas. Los azúcares actuales vienen en varias formas: sacarosa (azúcar blanco de mesa), fructosa, jarabe de maíz rico en fructosa, dextrosa..., la lista es interminable. Las etiquetas de los alimentos anuncian su contenido, empezando por el ingrediente más predominante y siguiendo en orden hasta el menos predominante al final. Al usar muchos nombres para el azúcar, las etiquetas pueden resultar engañosas con respecto a la proporción de azúcar que contiene el producto. En muchos productos empaquetados aunque puede que el azúcar no aparezca en el primer puesto de la lista, si combinas todas las formas en que aparece bajo el nombre «azúcar», sería el primer ingrediente de la lista.

Recibimos azúcar adicional que está presente naturalmente en los alimentos. Las frutas, especialmente sus zumos, están repletas de azúcar. Si incluyes estas fuentes, nuestro consumo diario de azúcar es incluso superior a los 200 gramos.

Los alimentos modernos procesados están llenos de azúcar. Conforme ha aumentado la presencia de azúcar en nuestra alimentación, otros alimentos más nutritivos han sido desplazados. Pese a la variedad de alimentos de la que disfrutamos actualmente, su valor nutricional es tan pobre que podemos comer sin parar, comer en exceso incluso, y aun así estar desnutridos. Podemos ingerir fácilmente muchísimas calorías sin obtener los nutrientes necesarios para una buena salud. En efecto, nuestros alimentos nos están matando lentamente.

El azúcar afecta a la función cerebral

El azúcar se ha convertido en un componente principal de la alimentación humana moderna. Los estudios demuestran que un consumo excesivo de alimentos dulces, especialmente de bebidas endulzadas con azúcar, juega un importante papel en la epidemia de obesidad y diabetes que sufrimos en la actualidad.[1] Recientemente están surgiendo evidencias que muestran una relación entre el consumo elevado de azúcar y el deterioro mental, las dificultades del aprendizaje, y la pérdida de memoria.[2]

Investigadores de la Universidad de Alabama en Birmingham han demostrado que los ratones alimentados con dietas ricas en azúcar desarrollan defectos en la memoria y en el aprendizaje. Durante un periodo de veinticinco semanas, un grupo de ratones recibió una dieta consistente en comida para ratones y agua corriente. El otro grupo comió la misma comida, pero bebió una solución de azúcar y agua. Los alimentados con azúcar rindieron peor en las pruebas diseñadas para evaluar el aprendizaje y la retención de memoria.[3]

La cantidad de agua con azúcar consumida por los ratones fue el equivalente a la ingestión diaria por parte de un ser humano de cinco latas de 330 ml de un refresco común. Cinco latas de refresco contienen alrededor de 210 gramos de azúcar. Aunque la mayoría de la gente no toma cinco latas de refresco al día, sí toma azúcar de otras fuentes, como zumos de frutas, caramelos, donuts, tortitas, cacao, pasteles, helados e incluso alimentos cotidianos como la salsa de espagueti, el kétchup, la salsa barbacoa, el pan y la fruta. Y es interesante que los defectos mentales de los ratones alimentados con azúcar se produjeron tras solo veinticinco semanas. ¿Qué pasará con los cerebros de nuestros hijos tras meses o años de consumir zumos de fruta azucarados y otros alimentos dulces?

Productos finales de glicación avanzada

El oxígeno es una molécula reactiva y fácilmente causa oxidación y la generación de radicales libres. Igualmente, la glucosa puede reaccionar de una forma parecida causando glicación. El azúcar de la sangre tiende a glicar o «pegarse» a las proteínas y a la grasa, provocando un daño permanente a los tejidos y generando radicales libres destructivos. La glicación de proteínas y grasas forma lo que se ha dado en llamar productos de glicación avanzada (AGE, por sus siglas en inglés).

Los AGE participan en un círculo vicioso de inflamación y generación de radicales libres, que amplía la producción de más AGE, lo que a su vez causa más inflamación, etc. Se sabe que contribuyen a la inflamación y activación de las microglías del cerebro que provocan trastornos neurodegenerativos.[4-6]

La mayoría de los AGE de nuestros cuerpos procede de comer azúcar e hidratos de carbono refinados (por ejemplo, los productos elaborados con harina blanca). Ambos elevan el nivel de azúcar de la sangre, y esto incrementa el ritmo al que se forman los AGE. Aunque al hablar de glicación solemos pensar en la glucosa, otro azúcar –la fructosa– pasa por el proceso de la glicación con una frecuencia alrededor de diez veces superior a la de la glucosa.

En los últimos años la fructosa, en la forma de jarabe de maíz rico en fructosa, ha superado a la sacarosa (azúcar de mesa) como principal endulzante de productos comercialmente preparados. La razón es que es casi el doble de dulce que la sacarosa; por eso se requiere menos cantidad para conseguir el mismo grado de dulzura. En otras palabras, es más barata y reduce los costes de fabricación. El jarabe de maíz rico en fructosa se utiliza en la mayoría de los alimentos empaquetados en lugar de sacarosa u otros azúcares. Mira la etiqueta de ingredientes de los helados, caramelos, galletas, panes y otros alimentos preparados. Si se añade azúcar, lo más probable es que sea en la forma de jarabe de maíz rico en fructosa. La fructosa se suele recomendar a los diabéticos y a quienes sufren resistencia a la insulina porque eleva los niveles de azúcar en la sangre menos que el azúcar de mesa. Irónicamente, aunque la fructosa no afecta a los niveles de azúcar tan espectacularmente como la sacarosa, tiene un efecto general mucho más perjudicial porque incrementa la generación de AGE e intensifica la resistencia a la insulina, empeorando la diabetes.

Todas las fuentes de fructosa tienen el mismo efecto en el cuerpo. No importa si es de jarabe de maíz rico en fructosa o de una fuente natural como el jarabe de agave (un endulzante popular usado en el sector de la alimentación sana). El efecto es el mismo.

Función inmunitaria deprimida

No estamos completamente indefensos contra los AGE; las células sanguíneas blancas de nuestro sistema inmunitario eliminan a algunos de los microorganismos nocivos que nos onvaden. Lo hacen comiéndoselos en un proceso que los biólogos llaman fagocitosis. Las células sanguíneas blancas engullen a las bacterias, las descomponen o las digieren y las vuelven inofensivas. El mismo proceso se usa contra los AGE.

Sin embargo, el consumo de azúcar afecta enormemente a la capacidad de las células sanguíneas blancas para fagocitar partículas y bacterias tóxicas. El azúcar deprime su potencial de fagocitar estos elementos perjudiciales. Diversos estudios han demostrado que tras una sola dosis de azúcar la fagocitosis disminuye en casi un 50% y permanece deprimida durante al menos cinco horas.[7] Si tomas una comida azucarada, tu sistema inmunitario se deprimirá gravemente y permanecerá así al menos hasta tu próxima comida. De manera que si comes tortitas o cereales azucarados para el desayuno por la mañana, tomas un refresco dulce en el almuerzo y terminas tu cena con un tazón de helado, tu sistema inmunitario permanecerá gravemente deprimido durante todo el día. Serás menos capaz de eliminar AGE y más susceptible a la infección y a la inflamación, todo lo cual puede perjudicar al cerebro.

Como se ha indicado anteriormente, el azúcar aparece en varias formas. La sacarosa, que se conoce normalmente como azúcar blanco de mesa, es la más corriente. Otras son el azúcar moreno, la miel, el jarabe de maíz, el jarabe de arce, el sucanat (zumo de azúcar de caña deshidratado sin refinar), la melaza, el azúcar de dátil, el zumo de fruta concentrado, la cebada malteada, el néctar de agave y el jarabe de arroz integral. Además de estos azúcares, puedes encontrar otros que aparecen en las etiquetas de ingredientes como dextrina, dextrosa, fructosa, jarabe de maíz rico en fructosa, glucosa y maltodextrina. Los llamados azúcares «naturales» como el zumo de fruta concentrado o el néctar de agave no son mejores que la sacarosa refinada. Los resultados finales son los mismos. Que comas azúcar de mesa, miel o melaza, da prácticamente lo mismo. El azúcar con otro nombre sigue siendo azúcar.

El almidón es solo otra forma de azúcar

El azúcar refinado no es el único problema. El almidón, el hidrato de carbono que aparece en los cereales, las patatas, las habas y otras verduras feculentas, puede ser casi igual de perjudicial. El almidón es azúcar. Está compuesto de glucosa pura. La única diferencia es que en él las moléculas de glucosa están enlazadas formando una cadena larga. Sin embargo, cuando lo comemos, las enzimas digestivas rompen los lazos, liberando moléculas individuales de azúcar. Como cualquier otra fuente de azúcar, el almidón hace que los niveles de azúcar en la sangre se eleven rápidamente, incrementa la formación de AGE, deprime la función inmunitaria y tiene todos los demás efectos nocivos que se asocian con el azúcar. Comer una rebanada de pan blanco es básicamente lo mismo que comer tres cucharaditas de azúcar. El pan blanco empieza a volverse azúcar en la boca tan pronto como comenzamos a masticar. La saliva contiene enzimas que transforman inmediatamente el almidón en azúcar.

Quienes no comen muchos dulces ni usan a menudo el azúcar podrían pensar que son inmunes a sus efectos nocivos. Pero si comen pan blanco, arroz blanco, patatas y productos hechos con harina blanca, están tomando tanto azúcar como los demás, y puede que incluso más.

La harina blanca se hace refinando harina integral de trigo. Durante el proceso de refinado se eliminan muchos nutrientes, además de la mayor parte de la fibra. Los fabricantes le vuelven a añadir algunos de esos nutrientes, pero no la fibra. Esta juega un papel esencial en la digestión del almidón al enlentecer la liberación de glucosa en la corriente sanguínea, haciendo que el cuerpo pueda controlar mejor el azúcar.

El almidón por sí mismo no es necesariamente nocivo. Después de todo, la glucosa del almidón se usa como fuente de combustible para las células. El problema es un consumo excesivo o una cantidad desproporcionada en la dieta en comparación con la grasa, la proteína y la fibra. El cuerpo puede admitir una cantidad moderada de almidón e incluso de azúcar siempre que se consuman también proporciones adecuadas de grasa, proteína y fibra.

Endulzantes artificiales

Por si el azúcar de verdad no fuera lo bastante malo, ahora podemos «disfrutar» del azúcar artificial: aspartamo, sacarina y sucralosa. Estos productos artificiales tienen la dulzura del azúcar con menos calorías. Como este, estos polvos cristalinos son adictivos, e incluso más nocivos para la salud que el azúcar corriente. Sí, contienen menos calorías que el azúcar, pero, como cualquier droga, tienen efectos secundarios indeseables que van desde dolores de cabeza hasta la muerte.

El azúcar, pese a lo refinado que está, sigue siendo un producto que el cuerpo reconoce y que puede procesar, aunque el procesamiento le cause una gran cantidad de estrés y reduzca sus nutrientes. Por el contrario, los endulzantes artificiales son elementos nuevos y extraños que el organismo humano no ha visto nunca antes y no está preparado para tratar con ellos de una manera segura o eficaz. Esto es problemático. Aunque los materiales que los científicos usan para fabricar endulzantes puedan proceder de fuentes «naturales», están combinados de tal manera que forman productos químicos únicos que causan todo tipo de daños.

Uno de los endulzantes artificiales utilizados más ampliamente es el aspartamo. El aspartamo se vende bajo las marcas AminoSweet, NutraSweet, Equal, Spoonful y Equal-Measure. Fue descubierto en 1965, y su empleo como aditivo alimentario se aprobó en estados Unidos a principios de la década de los ochenta. La FDA permitió su uso a pesar de las severas críticas de varios científicos que advirtieron de sus peligros. Pese a las objeciones se concedió su aprobación basándose en la investigación realizada con fondos del fabricante del aspartamo (Monsanto y su filial, The NutraSweet Company).

Desde su aprobación, este endulzante ha sido responsable de más del 75% de las reacciones adversas a aditivos alimentarios denunciadas a la FDA. Muchas de estas reacciones fueron lo suficientemente graves como para causar ataques y muerte. Se han documentado al menos noventa síntomas diferentes causados por el aspartamo, entre ellos, dolores de cabeza, mareos, ataques, nausea, entumecimiento, espasmos musculares, sarpullidos, depresión, fatiga, irritabilidad, taquicardia, insomnio, problemas de visión, pérdida auditiva, palpitaciones cardiacas, dificultades para respirar, ataques de ansiedad, dificultades en el habla, pérdida del gusto, tinnitus, vértigo, pérdida de memoria, dolor de articulaciones y, lo creas o no, aumento de peso. Además, el aspartamo ha provocado o empeorado tumores cerebrales, esclerosis múltiple, epilepsia, síndrome de fatiga crónica, párkinson, alzheimer, defectos de nacimiento, fibromialgia y diabetes. Sabiendo esto, ¿se le ocurriría a alguien que estuviera en su sano juicio tomar una sustancia que ha causado este tipo de problemas, o que al menos ha contribuido a ellos?

La sacarina, descubierta en 1879, fue el primer edulcorante artificial. En 1937 apareció el ciclamato. Le siguió el aspartamo en los años sesenta, luego el acesulfamo K y ahora la sucralosa. Estos edulcorantes artificiales son mucho más dulces que el azúcar. La sacarina tiene un poder endulzante trescientas veces superior al del azúcar de mesa; el ciclamato, treinta, y el aspartamo, doscientas. Si comparamos un gramo de una y otra sustancia, estos edulcorantes contienen prácticamente la misma cantidad de calorías que el azúcar, pero como son mucho más dulces, solo se necesita una fracción de esa cantidad para conseguir el mismo efecto.

La sacarina y el ciclamato han caído en desgracia desde que a finales de la pasada década de los sesenta se descubrió que causaban crecimientos tumorales en animales de laboratorio. El ciclamato fue prohibido en Estados Unidos en 1970, aunque ha seguido empleándose de forma limitada en el Reino Unido y en Canadá. En este último, solo se permite su utilización como edulcorante de mesa con el consentimiento de un médico y como aditivo en medicamentos.

En 1977 se propuso también la prohibición de la sacarina. Como en aquel tiempo era el único edulcorante artificial que podía emplearse, mucha gente se opuso a la prohibición, alegando que era injusto para los diabéticos y los obesos. En respuesta al clamor popular, se suspendió la prohibición y en su lugar se exigió que los productos que contienen sacarina llevaran una advertencia que indicase: «El uso de este producto puede ser perjudicial para la salud. Este producto contiene sacarina, una sustancia que ha demostrado causar cáncer en animales de laboratorio». En Canadá está totalmente prohibida.

El acesulfamo K es de la misma familia general que la sacarina. Tiene idénticas desventajas potenciales con relación al cáncer. Al igual que la sacarina, estimula la secreción de insulina, lo que la hace menos deseable para los diabéticos.

El recién llegado al mundo de los edulcorantes es la sucralosa, más conocida por el nombre comercial Splenda. Es seiscientas veces más dulce que el azúcar. Este edulcorante químico es tan ajeno a nuestros cuerpos que provoca el desconcierto en el sistema digestivo, que atraviesa sin ser absorbido. Por eso no proporciona calorías ni afecta a los niveles de insulina o azúcar en la sangre, y por tanto se considera seguro para los diabéticos. ¿Parece demasiado bueno para ser verdad? Así es, a juzgar por la cantidad de denuncias presentadas ante la FDA. Entre las quejas principales se encuentran las náuseas, la diarrea, el dolor abdominal y otros trastornos digestivos. Al parecer, la Splenda irrita el revestimiento del aparato digestivo, causando inflamación y ulceración, problemas que ya son habituales en muchos niños autistas. No hay que agravar estos problemas.

Si no estás convencido de que los edulcorantes artificiales son dañinos, te recomiendo la lectura de *Excitotoxins: The Taste That Kills* (*Excitotoxinas: el sabor que mata*), del doctor Russell L. Blaylock. Este libro ofrece información de la investigación médica que prueba los peligros del aspartamo y otros aditivos alimentarios.

DESNUTRICIÓN SUBCLÍNICA

La mayoría de los alimentos que comemos hoy en día son deficientes a nivel nutritivo. La elaboración y el refinado eliminan y destruyen muchos nutrientes. El azúcar, por ejemplo, tiene un total de cero vitaminas y minerales pero contiene calorías que engordan. Igualmente a la harina blanca se la ha despojado del salvado y el germen, ricos en vitaminas y minerales, dejando prácticamente solo el almidón. Cuando comes productos fabricados con harina blanca, estás comiendo ante todo almidón. Con el arroz sucede lo mismo: se elimina el salvado, rico en vitaminas, y se deja solo la parte blanca de almidón. Las patatas son casi exclusivamente almidón. La piel contiene la mayoría de los nutrientes, pero ¿cuánta gente come las patatas con piel?

La mayor parte de los alimentos que ingerimos habitualmente están hechos de azúcar, harina refinada, arroz blanco y patatas sin piel. Estos alimentos proporcionan aproximadamente el 60% de las calorías diarias de la mayoría de la gente. Otra parte, entre el 20 y el 30%, viene de las grasas y los aceites. Los aceites más populares son la margarina, la grasa vegetal y los aceites vegetales procesados como el de soja y el de maíz. Con frecuencia los aceites están escondidos en nuestros alimentos. Todos los alimentos envasados, preparados, así como los de los restaurantes, contienen gran cantidad de grasas, entre ellas un elevado porcentaje de grasas hidrogenadas. Lo mismo que el azúcar, los aceites procesados contienen pocas, o ninguna, vitaminas y minerales, solo calorías.

En su mayor parte, nuestra alimentación habitual consiste en alimentos que son principalmente calorías vacías: almidón, azúcar y aceites procesados. Pocos comemos frutas y verduras. Cuando lo hacemos, normalmente es como condimentos: encurtidos y lechuga en un sándwich o cebolla y salsa de tomate en una pizza. Nuestra comida está llena de calorías pero tiene un valor nutritivo muy pobre. Consumimos grandes cantidades de calorías pero pocos nutrientes. La consecuencia es que puedes comer muchísimo e incluso llegar a tener problemas de sobrepeso, y aun así estar desnutrido.

El Ministerio de Agricultura de Estados Unidos afirma que la mayoría de la población no consume una cantidad suficiente (el 100% de la cantidad diaria recomendada) de al menos diez nutrientes esenciales. Solo el 12% de la población ingiere el 100% de siete nutrientes esenciales. Menos del 10% toma las raciones diarias recomendadas de fruta y verduras. El 40% no come fruta y el 20% no come verduras. Y la mayoría de las verduras que consumimos son patatas fritas con aceite vegetal hidrogenado. A menudo los niños son caprichosos para comer y sus hábitos alimentarios suelen ser peores.

Ya es lo suficientemente malo que la mayoría de los alimentos que consumimos sean deficientes a nivel nutritivo, pero el problema se agrava todavía más por el hecho de que además estos mismos alimentos destruyen los nutrientes que obtenemos de otros alimentos. El azúcar, por ejemplo, no tiene nutrientes, y para colmo nos roba nutrientes al ser metabolizado. Comer alimentos azucarados y con almidón puede dejar al cuerpo sin cromo, un mineral fundamental para fabricar la insulina. Sin insulina desarrollas problemas de azúcar en la sangre, como un diabético. Cuanto más elaborada es nuestra comida, más nutrientes necesitamos para metabolizarla. Los aceites poliinsaturados, otra fuente de calorías vacías, consumen vitaminas E y A y agotan las reservas de cinc; otros aditivos alimentarios, como el hierro, nos despojan de las vitaminas A, C y E. Una alimentación repleta de productos elaborados con harina blanca, azúcar y aceite vegetal procesado agota rápidamente las reservas de nutrientes, empujándonos todavía más hacia la desnutrición.

Cuando nos referimos a desnutrición, normalmente pensamos en las víctimas escuálidas de la sequía en África o en los niños hambrientos de la India. En países más desarrollados el problema es menos evidente. Los síntomas de la malnutrición no se aprecian con tanta claridad. La gente no tiene aspecto de estar desnutrida, y los métodos empleados para diagnosticar las enfermedades de deficiencia requieren que la desnutrición se encuentre en un estado avanzado para poder detectarla.

Cuando se dispone de abundantes alimentos, poca gente desarrolla síntomas claros de desnutrición, incluso cuando su alimentación es pobre a nivel nutritivo. En lugar de eso, sufren de una desnutrición subclínica. Los síntomas de la desnutrición subclínica son sutiles pero tienen un efecto definitivo en el crecimiento, el desarrollo y la salud general. Esta enfermedad puede pasar inadvertida indefinidamente. En los países occidentales el problema de la desnutrición subclínica alcanza proporciones epidémicas.

Una alimentación repleta de azúcar e hidratos de carbono refinados, como es habitual en nuestra sociedad actual, es deficiente nutricionalmente. La mejor manera de mejorarla es reducir la cantidad total de hidratos de carbono consumidos y reeemplazar los hidratos de carbono por más grasas, proteínas e hidratos de carbono complejos (los que contienen fibra). Aunque a las verduras se las considera alimentos ricos en hidratos de carbono, la mayoría de las que no tienen almidón, como los calabacines, los tomates y el brócoli, son bajas en hidratos de carbono porque son agua en alrededor de un 90%. Estas son además una buena fuente de fibra, vitaminas, minerales, antioxidantes y otros fitonutrientes.

LA CONEXIÓN CEREBRO-INTESTINO

Los trastornos del aparato digestivo son algunos de los síntomas más comunes asociados con el autismo. La causa más probable es un desequilibrio de la microflora normal. La proliferación excesiva de ciertos microorganismos potencialmente nocivos como el *Clostridium tetani* (que provoca el tétanos) y la cándida puede obstaculizar el crecimiento de bacterias benignas. La irritación y los daños a la pared intestinal causados por estos microorganismos perjudiciales ocasionan inflamación que con frecuencia conduce a la enfermedad de Crohn, la colitis ulcerosa y otros trastornos digestivos.

Existen muchas explicaciones para la microflora anormal de los niños. A las poblaciones intestinales puede afectarles la alimentación del bebé (como ser alimentado con biberón y el exceso de dulces y cereales), el uso de antibióticos, el parto por cesárea y los medicamentos tomados por la madre durante el periodo de lactancia. También las vacunas pueden afectar a la microflora. Los virus de las vacunas que usan organismos vivos (MMR, gripe, polio, varicela/sarampión, PPSV, BCG/tuberculosis) pueden filtrarse en el sistema digestivo e infectar la pared intestinal.

Determinados estudios han demostrado que el estreñimiento o la diarrea crónicos se producen en una proporción de entre el 46 y el 85% de los niños con autismo, mucho más elevada de la que aparece en la población general.[8] Por ejemplo, en uno de ellos, un historial de estreñimiento, vómitos y dolor abdominal frecuentes, apareció en el 70% de los niños autistas, pero solo en el 28% del resto.[9]

El examen visual del aparato digestivo por medio de la endoscopia ha revelado una elevada incidencia de colitis (inflamación del colon) en los niños autistas así como una inflamación frecuente de otras áreas del aparato digestivo desde el esófago (garganta) al colon.[10-12]

Recientemente, se ha asociado la enfermedad celíaca al autismo en algunos casos. Comer alimentos que contienen gluten causa una inflamación grave y la destrucción de los microvilli que revisten la pared intestinal, que absorben los nutrientes de los alimentos. Cuando los microvilli se dañan, pierden su capacidad de absorber nutrientes, lo que puede provocar deficiencias de vitaminas, minerales, proteínas y grasa. La asociación entre enfermedad celíaca y trastornos cerebrales como epilepsia, esquizofrenia, ataxia y demencia se conoce desde hace varias décadas.[13-14] De hecho, muchos casos nuevos de enfermedad celíaca se detectan siguiendo una diagnosis de algún tipo de trastorno neurológico.[15] Conforme ha aumentado la incidencia del autismo en los últimos años, esto también se ha vinculado a la enfermedad celíaca.[16] Ya desde 1971 se han establecido asociaciones entre ambos trastornos.[17] Aunque no todos los niños celíacos desarrollan autismo, un cierto porcentaje sí lo hace.

Al parecer, algunos niños autistas –aunque no todos– mejoran con una dieta sin gluten ni caseína. Se ha sugerido que la razón por la que estos niños mejoran es que durante la digestión parte del gluten y la caseína podría transformarse en unas sustancias similares a los opioides (gluteomorfina y casomorfina). Se ha formulado la hipótesis de que estas sustancias pueden imitar los efectos de drogas derivadas del opio como la heroína y la morfina. Las filtraciones del intestino debidas a la colitis, la enfermedad celíaca o afecciones parecidas permiten que estas sustancias similares a los opioides pasen a la corriente sanguínea, que las lleva al cerebro, suscitando una reacción similar a la morfina. Se ha propuesto esta explicación como causa de los síntomas característicos asociados con el autismo. Sin embargo, no a todos los niños les beneficia una dieta GFCF y a muchos a los que les beneficia solo obtienen una ligera mejoría; por tanto, la teoría no proporciona una solución satisfactoria. La activación de las microglías causada por una combinación de factores, como la inflamación del aparato digestivo, las vacunas, las reacciones alérgicas y otros estimulantes inflamatorios, ofrece una explicación mucho mejor. El neurocirujano Russell Blaylock afirma: «Aunque el efecto opioide existe, y en muchos casos puede contribuir al problema, parece que la estimulación inmunitaria repetida de las microglías cebadas es el principal mecanismo causante de la mayor parte del daño que aparece en el autismo».[18]

Los trastornos digestivos pueden afectar al cerebro principalmente de dos formas. La primera, cuando la inflamación ocurre en el intestino y se liberan proteínas proinflamatorias que pasan al cerebro para poner en marcha la inflamación cerebral. La segunda, cuando la inflamación del intestino daña los tejidos e interfiere en la absorción normal de nutrientes, provocando deficiencias vitamínicas y minerales y desnutrición que pueden afectar adversamente a la función cerebral así como a la salud general. En algunos casos, la formación de opioides puede agravar el problema.

LAS DEFICIENCIAS NUTRICIONALES AFECTAN AL CEREBRO

Al igual que el resto del cuerpo, el cerebro necesita una buena nutrición para desarrollarse y funcionar adecuadamente. Las vitaminas y los minerales son cofactores esenciales en cientos de reacciones enzimáticas que conciernen al metabolismo de la energía, la síntesis de la proteína y del ADN, la función inmunitaria y el crecimiento y desarrollo celulares. Algunos sirven como antioxidantes protectores mientras que otros modulan a los neurotransmisores permitiendo a las neuronas comunicarse entre sí. Una deficiencia de un solo nutriente puede tener graves consecuencias en la función cerebral y nerviosa. Aunque las deficiencias de nutrientes no causan autismo, pueden incrementar su intensidad y las probabilidades de sufrirlo.

Los niños autistas a menudo son deficientes en uno o más nutrientes esenciales aunque esto varía ampliamente de una persona a otra. Más de la mitad de los niños autistas presentan niveles bajos de vitaminas A, B_1, B_3, B_5 y biotina; de los minerales selenio, cinc y magnesio, y de los aminoácidos esenciales y ácidos grasos.[19]

Varios investigadores también han registrado deficiencias frecuentes de las vitaminas C, B, B_{12}, D y folato, así como de calcio. Añadir estas vitaminas y minerales a la alimentación no cura el autismo, pero en muchos casos ha proporcionado mejorías notables, como lograr que los niños miren más a los ojos, que su comportamiento sea menos autoestimulante, que tengan más interés en lo que les rodea, que sufran menos rabietas y que hablen mejor.[20-22]

Uno de los rasgos característicos del autismo es el estrés oxidativo descontrolado y la destrucción por los radicales libres. El cerebro es particularmente vulnerable a la peroxidación lipídica de los ácidos grasos poliinsaturados a causa de su concentración relativamente elevada de estas grasas.[23] El estrés oxidativo crónico reduce drásticamente los protectores antioxidantes. La única forma de estimular los niveles de antioxidantes cerebrales es comiendo alimentos ricos en nutrientes que los contengan. Entre los principales antioxidantes dietéticos están varias vitaminas –A, C, D, E y K–, los minerales cinc y selenio, el ácido alfa lipoico, la CoQ10 y flavonoides como el betacaroteno, el alfa-caroteno, la luteína y el licopeno. El cinc se encuentra en todas las células del cuerpo y es necesario para alrededor de cien reacciones enzimáticas. Es fundamental para la actividad antioxidante de la enzima y esencial para la salud del cerebro, el aparato digestivo y la función inmunitaria. Algunos investigadores han descubierto deficiencias de cinc en el 90% de los casos de autismo estudiados.[24]

La vitamina C funciona como uno de los principales nutrientes antioxidantes del cuerpo. Participa como cofactor prácticamente en cientos de reacciones enzimáticas, entre ellas la síntesis de los neurotransmisores. Los niños autistas son casi siempre deficientes en este nutriente y cuando reciben un suplemento de vitamina C muestran una mejoría en la gravedad de la totalidad de los síntomas y en sus puntuaciones sensoriales y motrices.[25] La vitamina se agota rápidamente en las dietas ricas en alimentos procesados que contienen azúcar y otros hidratos de carbono refinados (por ejemplo, el cereal frío para el desayuno, las tartaletas para calentar en el tostador, las tortitas con jarabe de arce, el zumo de fruta, los refrescos, las galletas, etc.).

Los exámenes sanguíneos que miden los niveles de antioxidantes muestran que quienes presentan cantidades elevadas de vitamina C, beta-caroteno, licopeno y vitamina E obtienen puntuaciones más altas en las pruebas cognitivas en comparación con aquellos con niveles bajos de antioxidantes.[26] Los niveles elevados de antioxidantes en la sangre están asociados con un consumo diario elevado de verduras y frutas.

Tomar un suplemento multivitamínico y mineral puede ayudarte a compensar algunos de los nutrientes de los que carece tu alimentación, pero no es una solución en sí mismo. Diversos estudios han demostrado repetidamente que los suplementos dietéticos no proporcionan los mismos beneficios que los obtenidos al comer alimentos integrales.[27] Aparentemente, hay beneficios asociados con alimentos integrales que no pueden lograrse solo con suplementos dietéticos.

COME VERDURAS

La mejor manera de incorporar diversas vitaminas y minerales esenciales en nuestra alimentación es comer muchas verduras y frutas frescas (ten en cuenta que las verduras se mencionan antes que las frutas porque son mucho más importantes para la salud). Determinados estudios muestran sin lugar a dudas que comer gran cantidad de verduras y frutas puede reducir el riesgo y gravedad de las enfermedades crónicas, entre ellas los trastornos cerebrales como el autismo. Por esta razón, el Ministerio de Salud y Servicios Humanos de Estados Unidos ha establecido unas directrices para ayudarnos a mejorar nuestros hábitos alimentarios.

Puede que hayas oído el consejo de tomar cinco raciones (de media taza cada una) de verduras y frutas cada día; en realidad, las últimas directrices dietéticas recomiendan que tomemos al menos de entre cinco y trece raciones (entre dos y seis tazas y media) diarias. La cantidad depende del total de tus necesidades calóricas.[28] Una mujer adulta de tamaño medio necesitará alrededor de 2.000 calorías diarias para mantener su peso y su salud; esto significa nueve raciones o cuatro tazas y media al día.

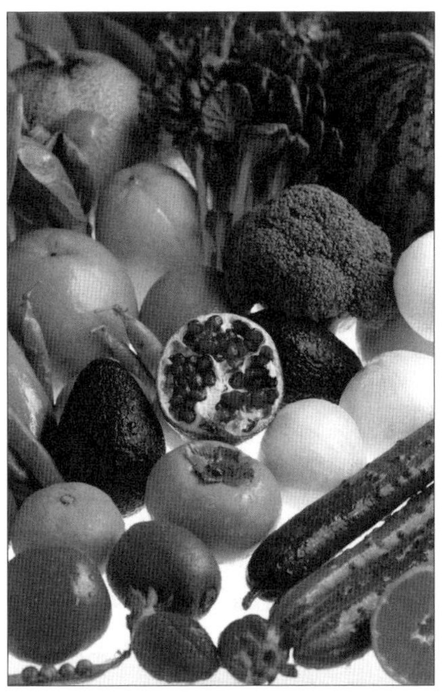

Los niños de entre dos y tres años deberían tomar al menos de cuatro a cinco raciones al día; los de las edades comprendidas entre los cuatro y los ocho años, de cinco a siete raciones; los de entre nueve y trece años, de siete a diez porciones, y los de catorce o más, de ocho a trece raciones.

¿Qué entendemos por una taza de verduras y frutas? Con la mayoría de las verduras y frutas frescas o cocinadas, una taza es sencillamente lo que pondrías en una taza medidora. Esta regla tiene tres excepciones: las lechugas, la fruta seca y las patatas. Hacen falta dos tazas de lechuga o de otras verduras crudas de hoja verde para obtener el equivalente a una taza de verduras. Con la fruta seca, solo necesitas comer media taza para conseguir el equivalente de una. Las patatas no cuentan como verduras ya que son en su mayor parte almidón y deberían consumirse con moderación.

Técnicamente, los zumos de verduras y de frutas envasadas contarían como parte de las porciones diarias requeridas. Sin embargo, los zumos son muy ricos en azúcar y carecen de la fibra que normalmente moderaría la absorción del azúcar. El contenido en azúcar de un zumo puro de fruta es el mismo que el de la misma cantidad de cola, alrededor de once cucharaditas por una ración de aproximadamente 330 ml. Aunque los zumos pueden contener algunas vitaminas y minerales, la verdad es que son poco más que agua azucarada con sabor a frutas.

Como promedio, el estadounidense adulto consume un total de apenas tres raciones de verduras y frutas diarias. Los niños suelen ser caprichosos con las comidas y normalmente ingieren incluso menos. Si la gente no come verduras ni frutas, ¿qué come? La mayoría toma grandes cantidades de comida envasada, elaborada, repleta de azúcar e hidratos de carbono, a la que se ha despojado de sus nutrientes.

La recomendación es incluir *al menos* entre cinco y trece raciones de verduras y frutas en nuestra alimentación. Eso es el mínimo. Si puedes añadir más, sería incluso mejor. Estas raciones no tienen que añadirse a todo lo consumido, sino que deberían reemplazar a los alimentos menos sanos como las patatas, el pan blanco y la pasta en nuestra dieta. Sin duda, esto aumentaría el contenido de nutrientes y reduciría la cantidad de hidratos de carbono vacíos que comemos. No estás añadiendo más calorías sino reemplazando las calorías vacías por otras más nutritivas.

ALIMENTOS INTEGRALES

¿Por qué son las verduras, las frutas y los cereales integrales buenos para nosotros? La respuesta es porque contienen las vitaminas y los minerales básicos además de infinidad de fitonutrientes que nutren nuestros cuerpos, nos protegen de la enfermedad y nos mantienen sanos. Los fitonutrientes son sustancias químicas producidas en las plantas que tienen características parecidas a las vitaminas. Uno de ellos es el beta-caroteno, que actúa como antioxidante y nos ayuda a protegernos del cáncer y de la enfermedad cardiaca. También puede ser convertido en vitamina A, si el cuerpo la necesita. El beta-caroteno les da a las zanahorias, las calabazas y otras verduras su color amarillo y naranja característico. El licopeno es otro fitonutriente que ha ganado reconocimiento recientemente por su capacidad de reducir el riesgo de algunas formas de cáncer. Produce el pigmento rojo de los tomates, la sandía y el pomelo rosa. Existen más de veinte mil fitonutrientes que han sido identificados en alimentos vegetales.

En el pasado se decía que determinadas vitaminas y minerales eran adecuados para curar diversos problemas de salud. Ahora sabemos que aunque un solo nutriente puede ser útil, los mayores beneficios se obtienen de varios nutrientes operando juntos, igual que los distintos instrumentos de una orquesta filarmónica tocan música conjuntados. Hacen falta todos los instrumentos para crear la mejor armonía. Igualmente, hace falta una amplia variedad de nutrientes en la proporción adecuada, como la que se encuentra en los alimentos integrales, para obtener los beneficios para la salud que los científicos ven en los estudios sobre nutrición.

Durante años nos han dicho que consumamos más calcio para proteger nuestros huesos de la osteoporosis. Tomamos más calcio que nunca; sin embargo, la osteoporosis sigue siendo un problema que va en aumento. Sabemos que el calcio por sí solo no lo soluciona. Puedes comer tabletas de calcio a todas horas y no tendrán mucho efecto en tus huesos a menos que también incluyas otros nutrientes. Los investigadores están diciendo ahora que el potasio, el magnesio, el boro, el silicio, el beta-caroteno y las vitaminas C, D, y K, junto con una cantidad adecuada de grasas, son necesarios para evitar desarrollar esta enfermedad. Una deficiencia de cualquiera de estos elementos podría afectar a la salud ósea.

Por eso es por lo que es mejor comer alimentos que contengan cientos de fitonutrientes que tomar una tableta de vitaminas que solo tiene alrededor de una docena. Por eso es mejor comer pan hecho con harina integral en lugar de harina blanca empobrecida. Por eso es por lo que las verduras y las frutas frescas son superiores a los alimentos elaborados y envasados que contienen hidratos de carbono refinados.

La mayoría de la gente admite que necesita añadir más verduras a su alimentación. Pero a algunos simplemente no les atraen las verduras. Se criaron a base de pan blanco, pasta y comida basura y nunca desarrollaron el gusto por las verduras. Con mucha frecuencia, estas se sirven solas (quizá con un poco de jugo de limón y una pizca de sal), sin mantequilla ni ningún otro tipo de salsa para evitar añadir grasa a la dieta. Pero las verduras se vuelven más nutritivas al combinarlas con una fuente de grasa, que es necesaria para la absorción óptima de los nutrientes. Añadir fuentes de grasa como mantequilla, queso, nata, frutos secos, semillas, jugos de carne, beicon desmenuzado, trozos de jamón sin ácido nítrico y salsas cremosas mejora enormemente tanto el valor nutritivo de las verduras como su gusto. Servidas así, incluso los más reacios a las verduras se las comerán encantados. A medida que empieces a añadir más verduras a tu alimentación, tú y tus hijos comenzaréis a apreciarlas más, especialmente cuando están preparadas de esta manera.

LAS CARNES DE BUENA CALIDAD SON IMPORTANTES

Por muy buenas que sean las verduras y otros alimentos vegetales, no proporcionan todos los nutrientes necesarios para una nutrición óptima. La carne, el pescado, los huevos y los productos lácteos son las mejores fuentes de vitaminas A, B_6 y B_{12}. De hecho, es imposible obtener cantidades adecuadas de estas vitaminas consumiendo solo fuentes vegetales. La vitamina B_{12} es esencial para la formación de la capa de mielina que rodea las células del sistema nervioso central que se está desarrollando, un proceso que no se completa hasta alrededor de los diez años de edad. La cubierta de mielina que rodea las células nerviosas ayuda a la transmisión de señales. Una falta de mielina puede reducir en gran medida la comunicación entre las células, reduciendo la capacidad cognitiva. Se ha sugerido que la deficiencia de vitamina B_{12} es un factor que contribuye a la regresión del desarrollo de los niños.[29]

Las carnes y los productos lácteos también suministran grasas, que se requieren para la absorción y utilización apropiadas de las vitaminas solubles en grasa. Las verduras pueden proporcionar abundantes vitaminas y minerales, pero si no las consumes con la fuente adecuada de grasa, el cuerpo no los absorberá y apenas te beneficiarán. La grasa, junto con la proteína, proporciona los elementos básicos para crear la mayoría de los tejidos corporales, entre ellos los del cerebro.

La fosfatidilcolina es una sustancia grasa, constituyente principal de las membranas celulares y que además juega un papel en la señalización celular mediada por membrana. Es una fuente de colina, una de las vitaminas B más importantes para la salud humana, y en particular para la salud del cerebro. La colina es una de las pocas sustancias capaces de atravesar la barrera hematoencefálica. Va directamente al cerebro, donde es empleada para producir el neurotransmisor acetilcolina, importante para la función cognitiva. Varios estudios han demostrado que la fosfatidilcolina mejora la función cognitiva. La evidencia sugiere que también puede ser útil para mantener el revestimiento de mielina de las células nerviosas. Por estas razones, está ganando reconocimiento como suplemento dietético valioso para mantener la salud cerebral. La yema de huevo es la fuente natural más rica de fosfatidilcolina. Comer uno o dos huevos al día proporciona una buena fuente de este importante elemento.

Una sustancia similar que también juega un papel importante en la función de la membrana celular es la fosfatidilserina, que permite a las células cerebrales metabolizar la glucosa, liberarla y vincularla a los neurotransmisores. Todo esto beneficia al aprendizaje, la formación y retención de recuerdos y otras funciones cognitivas. La fosfatidilserina incrementa la cantidad de puntos receptores de mensajes de la membrana, mejorando así la comunicación entre las células del cerebro. Modula la fluidez de las membranas celulares, esenciales para la capacidad de las neuronas para mandar y recibir comunicación química. Restaura el suministro de acetilcolina del cerebro. También estimula al cerebro para producir dopamina. Las fuentes dietéticas de fosfatidilserina provienen de la carne y del pescado. Las plantas son fuentes muy deficientes. La típica alimentación norteamericana proporciona alrededor de 130 mg de fosfatidilserina al día. Dietas con un consumo óptimo de carne y pescado proporcionan 180 mg, mientras que las dietas bajas en grasa suministran solo 100 mg y las vegetarianas menos de 50. A mucha gente le puede beneficiar añadir más carne de buena calidad a su alimentación.

AGENTES ANTIINFLAMATORIOS NATURALES

Un rasgo común de la enfermedad neurológica es la inflamación crónica. La inflamación promueve gran parte de la acción destructiva que tiene lugar en el cerebro. Como es lógico, calmar la inflamación debería aliviar en gran medida el estrés y los síntomas que origina. Utilizando este enfoque se ha alcanzado un éxito limitado. Los fármacos antiinflamatorios tienen el riesgo de efectos secundarios adversos, algunos de los cuales pueden provocar degeneración neurológica.

Una alternativa a los fármacos son los fitonutrientes antiinflamatorios que se encuentran en las verduras, frutas, hierbas y especias. Comer alimentos ricos en estas sustancias puede ayudar a combatir los radicales libres destructivos y a calmar la inflamación asociada con la degeneración neurológica. Al contrario que los fármacos, estos compuestos forman parte de los alimentos de cada día que nutren el cuerpo sin causar efectos secundarios indeseados. Por ejemplo, se ha demostrado que la luteolina, un flavonoide vegetal que abunda en el apio y en los pimientos dulces, ejerce potentes efectos antiinflamatorios en el sistema nervioso central.[30]

Muchos compuestos antiinflamatorios aparecen solo en algunas plantas. Algunas de las hierbas y especias que usamos habitualmente contienen estos compuestos únicos. Uno de ellos es el timol, el aceite de tomillo. Otro es el gingerol, de la raíz de jengibre. El gingerol es muy parecido químicamente al capsicum, el ingrediente que le da a las guindillas su picor.

Uno de los compuestos naturales antiinflamatorios más potentes es la curcumina, el pigmento que proporciona a la especia cúrcuma su color amarillo característico. La cúrcuma es una especia popular que se usa para hacer curry. De hecho, el color amarillo del polvo de curry viene de ella. Debido a la potente acción antioxidante y antiinflamatoria de la cúrcuma, varios investigadores están estudiando seriamente su efecto sobre los trastornos neurológicos. La especia ha demostrado ser eficaz para reducir la inflamación cerebral asociada con el alzheimer, el párkinson, el infarto, la epilepsia y otros trastornos.[31-34] La curcumina ha demostrado ser eficaz para reducir la inflamación cerebral asociada con neurotoxinas como el aluminio y microorganismos infecciosos.[35-36] También es útil para reducir la inflamación intestinal y de otras áreas del cuerpo que pueden estar asociadas con el autismo.

Hay cientos de agentes fitoquímicos que poseen propiedades antiinflamatorias y antioxidantes, aunque la mayoría de ellos no ha sido estudiada de forma significativa. Comer una buena variedad de alimentos vegetales puede ofrecer mucha protección contra la enfermedad neurodegenerativa.

Los alimentos vegetales no son la única fuente de compuestos antiinflamatorios. El pescado, y más específicamente el aceite de pescado, puede también ayudar a aliviar la inflamación descontrolada, ya que es una fuente rica en ácidos grasos omega-3. El cuerpo transforma estos ácidos grasos en sustancias similares a las hormonas conocidas como prostaglandinas, que tienen potentes propiedades antiinflamatorias. La mejor fuente de aceite de pescado viene de comer pescado fresco. Otra fuente es el aceite de hígado de bacalao. La ventaja de este sobre los suplementos de aceite de pescado es que tiene un contenido antioxidante más elevado y es una fuente dietética excelente de vitamina D.

A alguna gente le preocupa comer pescado o incluso aceite de hígado de bacalao debido a la posible contaminación por mercurio y otros contaminantes. Esta preocupación está justificada. Los niveles tóxicos de mercurio pueden acumularse en el pez como resultado de la biomagnificación. Cuanto más arriba esté situado el pez en la cadena alimentaria, mayor es el riesgo de contaminación (ver la tabla adjunta). Por esta razón algunos prefieren obtener el omega-3 de aceite de kril. Los kriles son unos crustáceos minúsculos parecidos a las gambas que viven en los océanos árticos y se alimentan de plancton microscópico. Están casi en el fondo de la cadena alimentaria, por lo que la contaminación con mercurio no es un problema. Además, el aceite de kril contiene varios antioxidantes, entre ellos vitaminas E, A y D y un superantioxidante llamado astaxantina. Puedes encontrar aceite de kril en las tiendas de alimentos naturales o por internet.

Los aceites de pescado contienen dos importantes ácidos grasos omega-3: el ácido docosahexaenoico (DHA) y el ácido eicosapentaenoico (EPA). Ambos pueden transformarse en prostaglandinas antiinflamatorias y ayudar a reducir la inflamación. El DHA es el más importante de los dos porque también se usa como compuesto estructural para algunos tejidos cerebrales. De manera que puede ser beneficioso comer pescado semanalmente o tomar un suplemento dietético.

Otra fuente popular de ácidos grasos omega-3 es el aceite de linaza. Algunos lo prefieren porque viene de una fuente vegetal. El ácido graso omega-3 de la linaza, así como otras fuentes vegetales, se denomina ácido alfa linoleico (ALA, por sus siglas en inglés). El ALA, al contrario que el DHA, no es necesario para el tejido cerebral ni se convierte directamente en prostaglandinas. Sin embargo, el cuerpo, a través de una larga serie de procesos químicos, puede convertirlo en EPA. El proceso no es muy eficiente y solo alrededor de un 10% del ALA termina convertido en EPA. Poco o ningún ALA se transforma en DHA. Incluso con un consumo elevado de ALA, los niveles de DHA del cerebro no cambian.[37] Por tanto, es esencial que obtengas el omega-3 del pescado o de otras fuentes animales (por ejemplo, huevos o ternera alimentada con pasto), en lugar de depender únicamente de la linaza o de otras fuentes vegetales.

UNA DOSIS DIARIA DE ANTIOXIDANTES DE UN ACEITE DE COCINA

En los últimos años se han realizado abundantes estudios sobre una clase de nutrientes relativamente poco conocidos llamados tocotrienoles. Los tocotrienoles son formas extremadamente potentes de vitamina E –poseen hasta sesenta veces más poder antioxidante que la vitamina E normal, por lo que sus efectos sobre la salud van mucho más allá que esta–. La investigación demuestra que los tocotrienoles reducen la presión sanguínea elevada, disuelven la placa arterial, prolongan las vidas de los pacientes de derrames cerebrales e infartos cardiacos, poseen poderosas propiedades anticancerígenas y protegen al cerebro de la enfermedad degenerativa.

La vitamina E ordinaria puede encontrarse en muchos alimentos. En cambio, los tocotrienoles no son tan corrientes. Pueden aparecer en pequeñas cantidades en algunos frutos secos, semillas y cereales. La fuente más abundante de estos superantioxidantes es, con mucha diferencia, el aceite de palma, por lo general una de las fuentes naturales más ricas de vitamina E y, con mucho, la más rica de tocotrienoles.

Se está investigando a estos nutrientes por su potente efecto antioxidante como un posible tratamiento para la enfermedad cardiovascular. Esta se caracteriza por la arteriosclerosis, la formación de placa en las arterias. Varios estudios han demostrado la capacidad de

NIVELES DE MERCURIO EN EL PESCADO Y EL MARISCO

Menos mercurio

Abadejo (Atlántico)
Almejas
Anchoas
Arenque
Barbo
Caballa (Atlántico, agua dulce)
Cangrejo (piscifactoría)
Cangrejo de río
Chipirón (calamares)
Colín
Corvina (Atlántico)
Gamba
Lenguado
Lenguado (Pacífico)
Merluza
Ostra
Perca (océano)
Pescadilla
Pez blanco
Pez manteca
Platija
Sábalo (americano)
Salmón (enlatado)
Salmón (fresco)
Salmonete
Sardina
Tilapia
Trucha (agua dulce)

Mercurio moderado

Atún (bonito)
Atún (enlatado con agua)
Bacalao (Alaska)
Carpa
Corvina (blanco Pacífico)
Corvinata (trucha marina)
Fletán (Atlántico)
Fletán (Pacífico)
Jacksmelt (pejerrey)
Langosta
Lubina (rayada, negra)
Mahi Mahi
Marrajo
Pargo
Perca (agua dulce)
Pez espada
Raya

Mercurio elevado

Anjova
Atún (albacora)
Atún (aleta amarilla)
Caballa (español, Golfo)
Mero
Róbalo de mar (chileno)

Nivel más elevado de mercurio

Atún (patudo, claro)
Azulejo
Caballa (rey)
Pez aguja
Pez espada
Reloj anaranjado
Tiburón

Fuente: Consejo para la Defensa de los Recursos Naturales, http://www.nrdc.org/health/effects/mercury/guide.asp.

Un aspecto preocupante de comer pescado o tomar suplementos de aceite de pescado es la posibilidad de una contaminación por mercurio. Este cuadro recoge los niveles de mercurio de varios peces. Los que tienen la menor cantidad normalmente pueden comerse con seguridad.

los antioxidantes para prevenir la oxidación de grasa y colesterol y, por tanto, detener el desarrollo de la arteriosclerosis. Aunque la vitamina E normal es un antioxidante potente, en este aspecto solo ha mostrado beneficios modestos. Sin embargo, los tocotrienoles de la palma son muy eficaces para detener e incluso revertir la arteriosclerosis, protegiendo así contra ataques cardiacos y derrames cerebrales. Los investigadores pueden inducir a propósito ataques cardiacos en animales de laboratorio cortando el flujo de sangre al corazón. Esto causa graves daños y muerte. Pero si previamente se alimenta a los animales con aceite de palma rico en tocotrienol, aumenta en gran medida el índice de supervivencia, se minimiza la lesión, y se reduce el tiempo de recuperación.[38]

Además, se ha demostrado que el poder antioxidante del aceite de palma ayuda también a proteger contra las enfermedades neurológicas. Dos de los factores más significativos que afectan a la función cerebral son el estrés oxidativo y una circulación deficiente. El primero genera radicales libres que dañan al tejido cerebral y nervioso. La segunda afecta al cerebro al restringir el oxígeno y la glucosa, esenciales para el buen funcionamiento cerebral. Los tocotrienoles ayudan al cerebro reduciendo el estrés oxidativo y mejorando el flujo sanguíneo. Los estudios muestran que el aceite de palma incrementa la circulación sanguínea en las arterias que alimentan al cerebro, ayudando así a mantener la salud de este órgano e impedir derrames cerebrales.[39-40]

Los tocotrienoles de palma son tan eficaces para destruir los radicales libres y mejorar la circulación que algunos médicos recetan suplementos de aceite de palma para el tratamiento de trastornos neurológicos. Por ejemplo, una madre habla de una mejoría extraordinaria en su hijo: «Mi hijo de veinte años sufre de epilepsia intratable. No tuvo ataques hasta los ocho años. A los once se volvieron incontrolables y sufrió una lesión cerebral importante. Ahora está controlado en un 80% con un régimen de medicamentos anticonvulsivos y vitaminas, entre ellos un complejo de tocotrienol de aceite de palma. El neurólogo y yo sabíamos que este suplemento era una gran idea.

Su mejoría ha sido increíble. ¡Mi hijo está recuperando habilidades cognitivas!».[41]

El aceite de palma es además una fuente rica de beta-caroteno, que el cuerpo convierte en vitamina A. A menudo los niños autistas son deficientes en vitamina A. Un estudio llevado a cabo con 60 niños autistas que recibieron vitamina natural A durante tres meses o más mostró una mejoría notable. En algunos casos se ha visto una mejoría sustancial en cuestión de días. A nivel general mejoraron visiblemente los síntomas centrales del autismo, como el lenguaje, el mirar a los ojos, la capacidad para socializar y los patrones de sueño.[42]

El aceite de palma viene del fruto de la palma de aceite. Este fruto tiene aproximadamente el tamaño de una ciruela pequeña. El aceite se extrae de la pulpa que rodea la semilla. El fruto de la palma tiene un color rojo oscuro y produce un aceite anaranjado rojizo. Este aceite crudo o virgen se llama aceite rojo de palma. Ha sido sometido a una elaboración mínima y conserva la mayoría de las vitaminas solubles en grasa y otros nutrientes que aparecen de forma natural. El color rojo viene de la gran abundancia de beta-caroteno y otros carotenos de la fruta.

El aceite rojo de palma es prácticamente un portento de nutrición. Contiene muchos más nutrientes que ningún otro aceite dietético. Además de ser la fuente natural más rica de tocotrienoles, también lo es de beta-caroteno. Tiene quince veces más beta-caroteno que las zanahorias y trescientas veces más que los tomates. Además, contiene licopeno, alfa-caroteno, gamma-caroteno y al menos otros veinte carotenos junto con vitamina E, vitamina K, CoQ10, escualeno, fitoesteroles, flavonoides, ácidos fenólicos y glicolípidos. Hay cuatro tocotrienoles, y el aceite de palma contiene los cuatro. La combinación de vitamina E, tocotrienoles, carotenos y otros antioxidantes hacen del aceite rojo de palma un suplemento superantioxidante natural. De hecho, actualmente se vende como suplemento vitamínico en cápsulas. El aceite también está disponible en botellas, como otros aceites vegetales, para su uso en cocina.

Una cucharadita para los niños pequeños y una cucharada para los adultos cubre de sobra los requerimientos diarios de vitaminas E y A. La mejor manera de tomar aceite rojo de palma es incorporarlo en la preparación de la comida diaria y usarlo como lo harías con otro aceite de cocina. Tolera muy bien el calor y es un aceite estupendo para freír.

Debido a su color anaranjado rojizo característico, el aceite de palma es fácil de encontrar en las estanterías de las tiendas. Es semisólido a temperatura ambiente, un poco como la mantequilla tierna. Al refrigerarlo, se endurece. En la encimera en un día cálido, se vuelve líquido. No hace falta meter en el frigorífico el aceite rojo de palma porque es muy resistente a la oxidación. Puedes usarlo cuando está endurecido o cuando está tierno. A nivel nutritivo no hay ninguna diferencia.

El aceite de palma tiene un sabor y un aroma peculiares. En las culturas en las que se produce es un ingrediente importante en la preparación de los alimentos y le aporta a la comida gran parte de su sabor característico. Tiene un gusto ligeramente sabroso que realza el sabor natural de las carnes y las verduras. Este sabor complementa sopas, salsas, verduras rehogadas, huevos y carnes. En las recetas que utilizan aceite vegetal, mantequilla o margarina, normalmente puedes sustituir estos ingredientes por el aceite rojo de palma.

Ten en cuenta que el aceite rojo de palma no es lo mismo que el aceite de coco. Además de la clara diferencia de color, el primero no contiene ningún TCM. Por tanto, no produce las cetonas que requiere el cerebro. El beneficio del aceite rojo de palma es sus excelentes propiedades para cocinar y su rico contenido en vitaminas y antioxidantes.

La fruta de la palma produce dos tipos de aceite: uno de la fruta carnosa y el otro de la semilla o kernel. El aceite rojo de palma sale de la fruta tierna. El aceite de palmiste se extrae de la semilla. Los dos no son iguales. El de palmiste es casi idéntico al de coco –contiene un 53% de TCM y, lo mismo que él, es incoloro.

El aceite rojo de palma se vende en la mayoría de las tiendas de alimentos naturales y por internet. Para aprender más sobre los beneficios para la salud de los tocotrienoles y el aceite de palma, recomiendo mi libro *The Palm Oil Miracle* (*El milagro del aceite de palma*).

Capítulo 13

LA DIETA CETOGÉNICA DEL COCO

UNA DIETA CETOGÉNICA BAJA EN HIDRATOS DE CARBONO

Cuando comemos, los hidratos de carbono de los alimentos (y, en mucha menor medida, algunas de las proteínas) son reducidos a glucosa y vertidos a la corriente sanguínea. La glucosa es la fuente principal de combustible para el cerebro. Lo mantiene activo y funcionando. Sin embargo, la sobreactivación e inflamación crónica de las microglías desestabiliza su capacidad para metabolizar la glucosa adecuadamente. A consecuencia de esto, las células cerebrales son incapaces de producir la suficiente energía para funcionar apropiadamente. Se atrofia su desarrollo. Se obstaculizan su curación y su recuperación. Las habilidades mentales y emocionales pueden sufrir una regresión.

Además, si las células cerebrales no pueden utilizar eficazmente la glucosa, esta no tiene ningún sitio a donde ir, de manera que aumentan los niveles de glucosa sanguínea del cerebro. Esto no es bueno. Promueve la acumulación de AGE, que interfieren en la función cerebral y pueden además iniciar convulsiones que podrían causar un daño mayor.

Al restringir la cantidad de hidratos de carbono consumidos se reduce la de glucosa sanguínea en el cerebro. Cuando los niveles de glucosa sanguínea son bajos, el cuerpo produce más cetonas, las cuales proporcionan al cerebro una fuente de energía alternativa superponiéndose al defecto del metabolismo de la glucosa. Las dietas muy bajas en hidratos de carbono se vuelven cetogénicas, lo que significa que los niveles de cetonas en sangre se incrementan a niveles terapéuticos. A esto es a lo que se llama «estar en cetosis». Las dietas cetogénicas reducen la glucosa, potencialmente problemática, sustituyéndola por cetonas estimulantes del cerebro, manteniendo así los niveles de energía y normalizando la función cerebral.

Durante noventa años se ha utilizado la dieta cetogénica con éxito para tratar la epilepsia. La investigación reciente ha demostrado que también puede ser beneficiosa para tratar otros trastornos neurológicos, entre ellos el autismo. El problema de la dieta cetogénica clásica (90% de grasa, 8% de proteínas y 2% de hidratos de carbono) es que resulta demasiado difícil para la mayoría de los niños y los padres seguirla fielmente durante algún tiempo. Afortunadamente, no es necesario seguir una dieta tan estricta para limitar el consumo de hidratos de carbono o aumentar los niveles de cetonas. Se ha demostrado que una dieta cetogénica TCM modificada usando aceite de coco, llamada dieta cetogénica del coco, proporciona un grado parecido de protección permitiendo una variedad mucho mayor de alimentos e incluso una ingesta superior, aunque aun así restringida, de hidratos de carbono.

LA TERAPIA DE CETONAS

La terapia de cetonas consiste en incrementar los niveles de cetonas a parámetros terapéuticos. Esto puede conseguirse a través de una dieta cetogénica o mediante la administración de aceite de coco, TCM o medicamentos que produzcan cetonas.

Algunos investigadores asumen que cuanto más elevados sean los niveles de cetonas, mejor. Se está llevando a cabo una investigación para desarrollar fármacos que puedan incrementar los niveles de cetonas diez veces más de lo que es posible consumiendo aceite de coco o de TCM. Aunque para suministrarle al cerebro la energía que necesita es necesario alcanzar cierto nivel de cetosis, no se ha demostrado que los niveles excesivamente altos de cetonas sean mucho más eficientes que los niveles más bajos. La idea de «más es mejor» no siempre es acertada. Al parecer, esto es lo que sucede con el control de los ataques en los epilépticos. Las medidas para protegerse de ataques y la incidencia de estos no tienen relación con los niveles de cetonas.[1]

Siempre tenemos concentraciones medibles de cetonas en la sangre y en la orina con independencia de la alimentación que sigamos. La concentración en la sangre de beta-hidroxibutirato (BHB), la cetona principal, suele ser normalmente de alrededor de 0,1 mmol/l (milimoles por litro). Durante periodos de inanición o de ayuno prolongado, los niveles de BHB aumentan entre 2 y 7 mmol/l, que además son los mismos alcanzados con la dieta cetogénica tradicional. Los niveles terapéuticos de cetosis pueden lograrse con niveles sanguíneos de BHB de menos de 0,5 mmol/l.[2] Esto puede conseguirse fácilmente consumiendo una dosis de dos cucharadas de aceite de coco. Los niveles de cetonas en la sangre situados alrededor de este valor han demostrado ser tan eficaces como los que son varias veces más altos, que normalmente se asocian a la dieta cetogénica.[3] No hace falta alcanzar niveles elevados de cetonas.

Podríamos compararlo con llenar el depósito de gasolina de tu coche. El depósito se puede llenar al máximo de gasolina, pero el motor solo puede utilizarla poco a poco. La cantidad de gasolina en el coche no influye en la velocidad a la que el motor puede quemar el combustible. No importa lo lleno que esté el depósito siempre que haya suficiente gasolina disponible para mantener el motor funcionando continuamente. Lo mismo puede decirse de las cetonas. Llenar el cuerpo de más cetonas de las que necesita no añade ninguna ventaja. Al contrario que la gasolina del depósito, o la glucosa (que se almacena como glicógeno o grasa), el exceso de cetonas no se almacena. Las cetonas tienen un periodo corto de vida en la sangre. Si no se usan en unos pocos minutos, son expulsadas a través de la orina. De manera que si introducimos en la corriente sanguínea una gran cantidad de cetonas, estas terminarán siendo eliminadas del cuerpo y no nos beneficiarán en lo más mínimo.

Incluso cuando el nivel de cetonas en la sangre es alto, añadir hidratos de carbono a la alimentación puede provocar ataques, lo que demuestra que los niveles de glucosa tienen también influencia en el funcionamiento del cerebro. La terapia de cetonas (añadir una fuente de cetonas) por sí sola no es toda la solución. También tiene una importancia crucial controlar los niveles de glucosa en la sangre con una dieta baja en hidratos de carbono.

Aunque no es necesario alcanzar niveles elevados de cetonas, deberían mantenerse constantemente, a lo largo del día y la noche, niveles terapéuticos de estas sustancias. Los medicamentos o suplementos que intensifican los niveles de cetonas solo duran unas pocas horas y hay que volver a tomarlos con frecuencia. Durante el día esto no es un gran problema, pero por la noche puede serlo. Mientras se duerme, la cetosis disminuye, y por la mañana ha desaparecido.

En cierto modo es como poder respirar dieciséis horas al día y luego ser privado de oxígeno durante ocho horas por la noche. Mientras tienes oxígeno, estás vivo y te sientes bien, pero si te privan de él, empezarás a ahogarte y morirás. Necesitas oxígeno las veinticuatro horas del día, no solo dieciséis. Lo mismo se puede aplicar al cerebro. Necesita energía (cetonas) veinticuatro horas al día.

El aceite de coco es mejor que el aceite TCM porque produce cetonas durante un periodo de tiempo mucho mayor, hasta ocho horas. Si lo tomas justo antes acostarte, mantendrá elevados durante toda la noche tus niveles de cetonas. El inconveniente es que el aceite de coco estimula también el metabolismo, de manera que, después de tomarlo, quizá tengas tanta energía que te cueste trabajo dormir.

La solución a este problema es combinar la terapia de cetonas con una dieta cetogénica baja en hidratos de carbono. La dieta le permitirá al cuerpo producir cetonas continuamente, veinticuatro horas al día. Incluso una dieta cetogénica suave puede mantener la cetosis a un nivel terapéutico al combinarla con el aceite de coco. Este se consume solo durante las comidas, por eso no interfiere en el sueño. Al cerebro nunca se le priva de la energía que necesita, y la curación puede continuar día y noche.

La dieta cetogénica del coco que se describe en este libro es una versión modificada de la dieta Atkins baja en hidratos de carbono combinada con la dieta cetogénica TCM. Aprovecha al máximo la ventaja del poder de los TCM del aceite de coco para producir cetonas y proteger al cerebro. Este programa dietético produce bastantes cetonas para suministrarle a este órgano el combustible que necesita para funcionar adecuadamente. Además, mejora la sensibilidad a la insulina, normaliza los parámetros metabólicos, neutraliza las neurotoxinas, calma la inflamación, detiene el estrés oxidativo descontrolado y la glicación destructiva y somete a los microorganismos nocivos. En otras palabras, elimina los factores subyacentes que provocan el autismo y proporciona la energía y los componentes básicos necesarios para revitalizar el cerebro.

DIRECTRICES BÁSICAS DE LA DIETA CETOGÉNICA DEL COCO

La dieta cetogénica del coco consiste en una dieta baja en hidratos de carbono combinada con aceite de coco con objeto de estimular la cetogénesis. Es mucho más fácil de seguir que la dieta cetogénica clásica o la dieta cetogénica TCM y permite algo más de hidratos de carbono y proteínas con una nutrición más completa. No hay que contar calorías ni medir la cantidad de grasa o proteína consumida; tampoco tienes que restringir los alimentos que le das a tu hijo, con excepción de los hidratos de carbono. Déjalo comer hasta sentirse saciado, pero sin llenarse. Comer en exceso reduce la eficacia de la dieta. Hasta un 58% de la proteína consumida puede convertirse en glucosa, de manera que es mejor que tampoco tome demasiados alimentos elevados en proteína. Como la grasa produce poca glucosa, tu hijo puede comer tanta como desee.

La cantidad de hidratos de carbono permitida depende del peso de tu hijo (ver la Tabla de referencia dietética del capítulo 14). Usa la columna de peso para determinar cuántos hidratos de carbono se le permiten diariamente. Las entradas en la columna de la edad son solo una referencia y corresponden a lo que es normal para cada grupo de peso. Por ejemplo, si tu hijo de dos años pesa trece kilos y medio, su ingesta total de hidratos de carbono debería limitarse a un máximo de diez gramos. Si tu hijo de catorce pesa sesenta y ocho, limítalo a 30 gramos de hidratos de carbono. Si tiene nueve años y pesa veinticinco, su límite será de 15 gramos.

La ingesta total de hidratos de carbono debería ceñirse estrictamente a los valores ofrecidos. La grasa, la proteína y la fibra forman el resto de la dieta y pueden consumirse como se desee. A primera vista podrías pensar que limitar los hidratos de carbono causaría un aumento radical del consumo de carne. No es así. Lo que aporta volumen a esta dieta son las verduras bajas en hidratos de carbono y ricas en fibra. Los hidratos de carbono más nutritivos reemplazan a los hidratos de carbono menos nutritivos. En realidad esta es una dieta rica en verduras, con la carne o proteínas adecuadas y mucha grasa. Aunque se puede incrementar un poco (unos cuantos gramos) el consumo de carne, la mayoría de las calorías de los hidratos de carbono se reemplazan añadiendo calorías de grasa.

Una persona puede vivir toda la vida siguiendo esta dieta. No le faltan nutrientes. Proporciona todos los nutrientes requeridos para disfrutar de una buena salud. Piensa que los esquimales tradicionalmente crecieron a base de una alimentación que consistía enteramente en carne y grasa. Los hidratos de

Información Nutricional

Tamaño de la Porción: 1 barra (23 g)
Porciones por Envase: 6

Cantidad por Porción	
Energía (Calorías)	377.1 kJ (90 kcal)
Energía de grasa (Cal. Grasa)	41.9 kJ (10 kcal)
	% Valor Diario*
Grasa Total 1.5 g	**2%**
Grasa Saturada 0 g	**0%**
Grasa Trans 0 g	
Grasa Poliinsaturada 1 g	
Grasa Monoinsaturada 0 g	
Colesterol 0 mg	**0%**
Sodio 75 mg	**3%**
Carbohidratos Totales 19 g	**6%**
Fibra Dietética 1 g	**0%**
Fibra Soluble 0 g	
Fibra Insoluble 0 g	
Azúcares 5 g	
Proteina 1 g	
Vitamina A	**4%**
Vitamina C	**4%**
Calcio	**0%**
Hierro	**10%**

**Los Porcentajes de Valores Diarios están basados en una dieta de 2 000 calorías (8380 kJ). Sus valores diarios pueden ser mayores o menores dependiendo de sus necesidades calóricas.

Este producto contiene un total de 19 gramos de hidratos de carbono y 1 gramo de fibra. El total de hidratos de carbono netos es 18 gramos.

carbono de los alimentos vegetales constituían menos del 1% de sus calorías totales. Estaban sanos, sin autismo, diabetes, cáncer o ninguna otra enfermedad debida a la forma de vida que son corrientes en nuestra sociedad actual, que se alimenta de hidratos de carbono. Esta nueva dieta nos permite tomar muchos más alimentos vegetales, una mayor variedad y más nutrientes que la dieta tradicional de los esquimales. Probablemente sea una alimentación mucho más sana que la que sigues actualmente.

Sin embargo, sí tienes que calcular cada gramo de hidratos de carbono que consume tu hijo. Esto es importante. A medida que ganes experiencia, serás capaz de preparar comidas dentro de los límites adecuados de carbohidratos con relativa facilidad.

Las carnes, el pescado, las aves de corral, la mantequilla y todas las grasas son alimentos libres; esto significa que no hay límite a la cantidad que se le permite comer a tu hijo. Utiliza el Contador de hidratos de carbono netos del Apéndice B para calcular la cantidad de hidratos de carbono netos de los alimentos ingeridos. La expresión «hidratos de carbono netos» se refiere a los hidratos de carbono que son digeribles, proporcionan calorías y elevan el nivel de azúcar de la sangre. La fibra dietética también es un hidrato de carbono, pero no eleva el nivel de azúcar ni suministra calorías, por eso no se incluye en el recuento de hidratos de carbono netos. La mayoría de los alimentos vegetales contienen tanto hidratos de carbono digeribles como fibra. Para calcular el contenido de hidratos de carbono netos, sustraes la fibra del total. En el Contador de hidratos de carbono netos del Apéndice B figura una lista de hidratos de carbono de varios alimentos integrales, naturales. Puedes averiguar por ti mismo el contenido de hidratos de carbono netos de los alimentos envasados. La etiqueta de información nutricional de los envases muestra la cantidad de calorías, grasas, hidratos de carbono, proteínas y otros nutrientes por ración. Bajo el título «Total de hidratos de carbono» verás «Fibra dietética». Para calcular el contenido neto de hidratos de carbono, resta la fibra que aparece en la lista del total de hidratos de carbono.

En el Contador de hidratos de carbono netos aparecen las verduras, frutas, productos lácteos, cereales, frutos secos y semillas más comunes. Para encontrar los que no estén en la lista, como muchos alimentos populares envasados y comidas de restaurante, consulta www.calorieking.com. En esta página web solo tienes que escribir el alimento que estás buscando y obtendrás un listado con todos los datos que se incluyen en una etiqueta de información nutricional. Para conocer el contenido de hidratos de carbono netos, debes seguir los mismos pasos que te he indicado. Además de CalorieKing, otra buena página que proporciona el recuento de hidratos de carbono de varios alimentos es www.carb-counter.org.

Para no rebasar el límite diario de hidratos de carbono, es aconsejable eliminar o reducir radicalmente todos los alimentos ricos en ellos de la alimentación de tu hijo. Por ejemplo, una rebanada de pan blanco contiene 12 gramos. Esto puede ser casi todos los hidratos de carbono que se le permiten en un día. Como todas las verduras y frutas contienen hidratos de carbono, solo podría tomar carne y grasa durante el resto del día para poder seguir dentro del límite, lo cual no es una buena idea. Una sola patata mediana horneada contiene 33 gramos de hidratos de carbono, mucho más de lo que le corresponde para un día. Una manzana tiene 18 gramos y un plátano de tamaño medio, 24 gramos. El pan y los cereales contienen la mayor cantidad de hidratos de carbono. Una sola tortita de unos diez centímetros sube a los 13 gramos, una tortilla de unos veinticinco centímetros, 34 gramos, y una rosquilla de unos once centímetros, 57 gramos. Los caramelos y postres tienen incluso más hidratos de carbono y prácticamente no ofrecen ningún valor nutritivo, por lo que deberían eliminarse por completo de la lista. Todos los panes y la mayoría de las frutas han de comerse con muchas restricciones o eliminarse totalmente.

Sin embargo, las verduras presentan un contenido mucho más bajo en hidratos de carbono: una taza de espárragos, 2 gramos; una taza de col cruda, 2 gramos, y una taza de coliflor, 3 gramos. Las lechugas de todos los tipos tienen un contenido muy bajo en hidratos de carbono: una taza de lechuga cortada tiene solo unos 0,6 gramos.

Un niño puede saciarse fácilmente con ensalada verde y otras verduras bajas en hidratos de carbono sin preocuparse excesivamente de superar su límite.

Se puede consumir una cantidad limitada de fruta. Las frutas con el contenido más bajo en hidratos de carbono son las bayas, como las moras negras (media taza, 3,5 gramos), los arándanos negros (media taza, 4,5 gramos), las frambuesas (media taza, 3 gramos) y las fresas (media taza en rodajas, 4,8 gramos). Se puede comer cualquier fruta, verdura o incluso producto de cereales, siempre que el tamaño de la porción no sea tan grande que supere el límite de hidratos de carbono de tu hijo. Como la mayoría de las frutas, verduras feculentas y panes tienen un contenido elevado en hidratos de carbono, lo mejor es sencillamente evitarlos por completo.

Veamos un plan diario normal de comidas limitado a 20 gramos de hidratos de carbono. Los hidratos de carbono de cada alimento vienen entre paréntesis.

Desayuno	Tortilla con dos huevos (1,2 g), 28 g de queso cheddar (0,4 g), media taza de champiñones en rodajas (1,2 g), 57 g de jamón sin azúcar ni nitrito en dados (0 g), y una cucharadita de cebolleta picada (<0,1 g), rehogados en 1 cucharadita de aceite de coco (0 g).	Recuento de hidratos de carbono: 2,8 g.
Almuerzo	Ensalada verde con dos tazas de lechuga picada (1,2 g), media taza de zanahoria rallada (4 g), un cuarto de taza de pimiento dulce en dados (1,1 g), medio tomate (1,7 g), un cuarto de aguacate (0,9 g), 85 g de pollo picado asado (0 g), 1 cucharada de semillas tostadas de girasol (1 g), aliñada con dos cucharadas de aderezo italiano, sin azúcar (1,3 g).	Recuento de hidratos de carbono: 11,2 g.
Cena	Una chuleta de cerdo (0 g), una taza de espárragos (2,4 g) fritos con una cucharadita de mantequilla (0 g), y media taza de pepino en rodajas (0,7 g) aderezado con media cucharada de crema agria con condimentos pero sin azúcar (0,3 g).	Recuento de hidratos de carbono: 3,4 g.

El total de hidratos de carbono consumidos en las tres comidas que acabamos de ver es de 17,4 gramos, que está 2,6 gramos por debajo del límite de 20. Como ves en este ejemplo, la dieta proporciona una variedad de alimentos nutritivos.

En comparación veamos el contenido en hidratos de carbono de algunas comidas habituales sin restricciones. Un desayuno normal podría consistir en una taza de cereales Frosted Flakes (35 g) con media taza de leche semidesnatada (12,5 g). El recuento total de hidratos de carbono es de 47 gramos. Una sola porción de este cereal frío excede con mucho el límite de 20 gramos. Obviamente, los cereales fríos no son una buena opción para quienes siguen un plan de alimentación baja en hidratos de carbono.

La mayoría entiende que los cereales fríos para el desayuno no son el alimento más sano. La gente los come porque son cómodos, rápidos y normalmente saben bien. Lo cierto es que no los deberíamos comer por su contenido nutritivo. El cereal integral caliente se considera una mejor opción. Aunque un tazón de avena caliente es más nutritivo que la misma porción de cereal frío, el contenido de hidratos de carbono es prácticamente idéntico. Una taza de avena cocida (21,3 g), con una cucharadita de azúcar (12 g) y media taza de leche semidesnatada (12,4 g), ofrece un recuento total de hidratos de carbono de 45,8 gramos.

Un almuerzo normal podría consistir en una hamburguesa de tamaño mediano de MacDonald's (29 g), unas patatas fritas (43,3 g) y un refresco de 330 ml (39,9 g) que proporcionan una tremenda cantidad de hidratos de carbono: 112,2 g.

Una cena normal podría consistir en dos porciones de pizza pepperoni de tamaño medio (6,8 g) y un refresco de 330 ml (39,9 g), que proporcionan 104,7 gramos de hidratos de carbono.

Nuestra dieta está repleta de hidratos de carbono. Los niños se aficionan a ellos porque es lo que se les sirve más a menudo. Las preferencias alimentarias pueden cambiar, y de hecho lo hacen. Cuando le sirvas más verduras a tu hijo, especialmente al combinarlas con mantequilla, queso y salsas ricas, se volverán más apetitosas que la comida basura que ahora suele comer.

Con esta dieta fresca, se recomiendan las ensaladas crudas, que deberían tomarse frecuentemente. Se puede crear una diversidad de ensaladas mixtas sencillamente cambiando el tipo de verduras, condimentos y aderezos que usas. Prueba distintos tipos de lechugas y otras verduras de hojas verdes. Combínalas con una mezcla de otras verduras y hortalizas.

Normalmente, los mejores aderezos para ensaladas son los caseros. Si vas a usar uno comercial, elígelo sin azúcar añadido. Consulta la etiqueta de información nutricional para ver el contenido en hidratos de carbono. En el capítulo 15 encontrarás recetas de aderezos.

Una cena muy sencilla puede consistir en un plato principal de carne (ternera asada, pollo asado, chuleta de cerdo, salmón al horno, langosta, etc.) servido con una guarnición de verduras crudas o cocidas, como brócoli al vapor cubiertos de mantequilla y queso cheddar fundido.

En el capítulo 15 tienes unas cuantas recetas bajas en hidratos de carbono para empezar. Con la popularización de las dietas bajas en hidratos de carbono, ha habido una explosión de este tipo de recetas. Hay docenas de libros de cocina baja en hidratos de carbono que puedes adquirir en las librerías o en la biblioteca y cientos de recetas en internet. Solo tienes que hacer una búsqueda con el término «recetas bajas en hidratos de carbono» y encontrarás varias páginas web con recetas gratuitas. Siempre debes consultar el contenido total de hidratos de carbono. No todas las recetas que dicen ser «bajas en hidratos de carbono» lo son realmente. Muchas son versiones de platos clásicos reducidas en hidratos de carbono, pero aun así proporcionan una cantidad importante.

Puedes servir los alimentos con toda su grasa, mantequilla, nata, aceite de coco, la grasa de la carne y la piel del pollo. La grasa es buena. Satisface el hambre y previene las ansias de comer, e incluso disminuye el deseo de tomar dulces. Como la grasa llena, se puede saciar el hambre con menos comida, de manera que el consumo total de calorías puede reducirse ligeramente. Quienes tienen sobrepeso puede que incluso pierdan varios kilos, mientras que a quienes están más delgados de lo normal y quienes normalmente están desnutridos, la grasa añadida en su dieta les ayuda a recuperar peso hasta un nivel más saludable.

Comer fuera puede ser un poco complicado, pero con los años se ha vuelto mucho más fácil. Debido a la popularidad de la alimentación baja en hidratos en carbono, muchos restaurantes ofrecen ahora esta opción en sus menús. La mayoría de los que venden hamburguesas, entre ellos los restaurantes famosos de comida rápida, ofrecen hamburguesas sin pan. Tienen todo lo que puede esperarse de una hamburguesa normal, pero están envueltas en una hoja de lechuga, sin el pan. Incluso aunque este producto no figure en la lista del menú, a la mayoría de los restaurantes no les importará servírtelo, si se lo pides.

OPCIONES ALIMENTARIAS BÁSICAS

Carnes

Se pueden comer todas las carnes frescas (ternera, cerdo, cordero, buey, venado y carnes de caza) en sus distintos cortes, como bistec, costillas, carne asada, chuletas, filetes o carne picada, de animales criados orgánicamente, alimentados con hierba, sin hormonas ni antibióticos a ser posible. No le quites la grasa a la carne; cómetela. La grasa es necesaria para la metabolización adecuada de la proteína y realza el sabor de la carne.

Las carnes procesadas que contienen nitratos, nitritos, MSG o azúcar deben evitarse. Esto incluye la mayoría de las carnes procesadas y los fiambres, como las salchichas, el beicon y el jamón. Sin embargo, las carnes procesadas solo con hierbas y especias añadidas están permitidas. Lee la etiqueta de ingredientes. Si no contienen aditivos químicos ni azúcar, puedes tomarlas sin problema. Si contienen solo una pequeña porción de azúcar y ninguna otra sustancia química, tómala siempre que tengas en cuenta el azúcar y lo añadas a la cantidad total de hidratos de carbono permitida para el día.

A menos que vayas a una tienda de productos naturales, puede ser difícil encontrar salchichas o salchichón que no tenga azúcar, nitritos u otros aditivos. Sin embargo, si el establecimiento tiene una sección de carnes al corte, puedes encargarle al carnicero ristras de salchichas o chorizos sin aditivos. Estas salchichas pueden hacerse con cerdo, pollo, pavo, ternera, cordero o alguna combinación de carnes picadas con o sin especias.

Todas las aves de corral están permitidas: pollo, pavo, pato, ganso, gallina de Cornualles, codorniz, faisán, emú, avestruz, etc. No le quites la piel; cómela con la carne. Con frecuencia es la parte más sabrosa. Todos los huevos están permitidos.

También son recomendables todos los pescados y mariscos: salmón, atún, lenguado, trucha, rodaballo, sardinas, arenque, cangrejo, langosta, ostras, mejillones, almejas, etc. Se recomienda el pescado capturado en el mar en lugar del criado en una piscifactoría. También están permitidas las huevas de pescado o caviar.

La mayoría de las carnes frescas no tienen hidratos de carbono añadidos. Son alimentos libres, lo que quiere decir que puedes comerlos sin tener que calcular su contenido en hidratos de carbono. Las únicas excepciones son algunos mariscos y los huevos, que contienen pequeñas cantidades. Un huevo grande de gallina, por ejemplo, contiene alrededor de 0,6 gramos de hidratos de carbono.

Las carnes procesadas no son alimentos libres. Frecuentemente tienen hidratos de carbono añadidos, de manera que deberás calcularlos usando la etiqueta de información nutricional del envase.

Una de las cosas que podemos llegar a echar de menos cuando empezamos una dieta baja en hidratos de carbono son los aperitivos crujientes que solíamos comer. Por supuesto, estos tienen una cantidad excesiva de hidratos de carbono y, con frecuencia, contienen aditivos que no son recomendables, como el jarabe de maíz rico en fructosa. Una alternativa a estos aperitivos con cero hidratos de carbono son las cortezas de cerdo fritas. Las cortezas de cerdo están hechas de la capa de grasa que hay bajo la piel del animal, repleta de proteína matriz. Estos bocaditos crujientes pueden comerse como aperitivos o usarse en lugar de los cuscurros en las ensaladas; también pueden molerse y usarse para empanar el pescado o el pollo fritos, o para añadirlo a guisos u otros platos.

Productos lácteos

Algunos productos lácteos son relativamente ricos en hidratos de carbono mientras que otros son bajos. Una taza de leche entera contiene 11 gramos de hidratos de carbono; la leche semidesnatada tiene 11,4 gramos y la desnatada tiene 12,2 gramos. Como puedes ver, a medida que el contenido de grasa disminuye, aumenta el contenido de hidratos de carbono.

Una taza de yogur natural normal contiene 12 gramos de hidratos de carbono, y una de yogur desnatado, 19. El yogur de vainilla azucarado semidesnatado tiene 31 gramos y el yogur semidesnatado con frutas, 43.

Casi todos los quesos duros son muy bajos en hidratos de carbono. Los tiernos tienen un poco más, pero sigue siendo poco. Los siguientes quesos son una buena elección: cheddar, Colby, Monterey, mozzarella, gruyere, edam, suizo, feta, queso crema (natural), queso blanco grumoso y queso de cabra. Una porción de 28 g de queso cheddar (28,35 g) tiene solo ,4 gramos de hidratos de carbono. Una taza llena de queso cheddar contiene únicamente 1,5 gramos; una taza de queso blanco grumoso, 8 gramos, y una cucharada de queso crema natural, 0,4 gramos. Hay que evitar el queso de suero y los productos sucedáneos del queso.

La nata entera tiene algo más de 6 gramos por taza; la semidesnatada, 10 gramos por taza, de manera que es mejor tomarla entera. Una cucharada de crema agria tiene 0,5 gramos.

Puedes usar la mayoría de los quesos y natas sin llenarte de hidratos de carbono, pero ten cuidado con la leche y el yogur. Los productos lácteos endulzados como el ponche de huevo, los helados y el chocolate con leche hay que evitarlos.

Grasas y aceites

Las grasas y aceites no contienen hidratos de carbono; por tanto son alimentos libres, se pueden consumir tanto como se desee. No obstante, algunas grasas son más sanas que otras. Elige las de la categoría «Grasas preferibles» que viene a continuación. Todos estos aceites son seguros para preparar comidas. Aléjate de las «Grasas no preferibles» y nunca las utilices para freír. Evita por completo las «Grasas malas», todos los alimentos que las contengan y con los que se fríen, como las patatas fritas y el pescado rebozado.

Grasas preferibles		
Aceite de aguacate Aceite de coco Aceite de nuez de macadamia Aceite de oliva Aceite de oliva virgen extra	Aceite de palma/Aceite del fruto de la palma Aceite de palmiste Aceite rojo de palma Aceite TCM Mantequilla clarificada	Grasa animal (tocino, sebo, pringue de carne) Grasa vegetal de palma Mantequilla

Grasas no preferibles		
Aceite de soja Aceite de cacahuete Aceite de canola Aceite de cártamo Aceite de girasol	Aceite de maíz Aceite de nuez Aceite de semilla de maíz	Aceite de semillas de calabaza

Grasas malas	
Aceites vegetales hidrogenados	Grasa vegetal Margarina

Verduras

A continuación verás una lista de verduras agrupadas en función a su contenido relativo de hidratos de carbono. Aquellas con 6 o menos gramos por taza aparecen en el grupo bajo en hidratos de carbono. Algunas de estas verduras, sobre todo las de hojas verdes, tienen mucho menos de 6 gramos. El contenido medio en hidratos de carbono para las verduras de esta lista es de 3 gramos por taza. La mayoría de las verduras que comes deberían venir de este grupo.

El grupo de verduras con un contenido medio en hidratos de carbono tiene entre 7 y 14 gramos por taza. Estas verduras deberían tomarse con moderación. Comer muchas puede hacerte sobrepasar fácilmente el límite de la dieta. Una taza de cebolla picada contiene 14 gramos de hidratos de carbono. Sin embargo, no es habitual que alguien quiera comer tanta cebolla. Es más probable que tomemos un par de cucharadas o menos. Una cucharada de cebolla picada tiene menos de 1 gramo.

Las verduras feculentas ricas en hidratos de carbono que aparecen aquí tienen más de 14 gramos de hidratos de carbono por taza. Aunque ninguna verdura sobrepasa estrictamente los límites, es razonable que procures evitar estas como regla general.

La mayoría de las calabazas y calabacines invernales son altos en hidratos de carbono. Hay dos excepciones, la calabaza y el calabacín espagueti, que tienen alrededor de la mitad que el resto. El calabacín espagueti recibe este nombre por el hecho de que al cocinarlo se desprenden tiras que recuerdan a los espaguetis. Estos «espaguetis» pueden usarse para preparar algunos platos de pasta. Por ejemplo, se puede hacer un plato de espagueti bajo en hidratos de carbono acompañando los calabacines espagueti con carne y salsa.

El maíz fresco pertenece a la categoría alta en hidratos de carbono. El maíz no es propiamente una verdura; es un cereal, pero suele comerse como verdura. Contiene más de 25 gramos de hidratos de carbono por taza.

Los alimentos fermentados con cultivos vivos, como el sauerkraut y los encurtidos, son altamente recomendables porque proporcionan una buena fuente de bacterias benignas para un sistema digestivo sano. Asegúrate de que estos alimentos contengan cultivos vivos o activos de bacterias. La mayor parte de las marcas usan vinagre en lugar de fermentación en su elaboración. La mejor forma de conseguir verduras fermentadas es hacerlo tú mismo. Para obtener información sobre cómo fermentar tus propias verduras consulta www.wildfermentation.com.

Verduras bajas en hidratos de carbono (menos de 6 g/taza)		
Acedera	Cebolleta	Judías verdes
Acelga	Chalote	Lechuga (todos los tipos)
Aguacate	Col	Nabo
Alcachofas	Col china	Pepino
Algas (nori, kombu y wakame)	Col verde	Pimientos (picantes y dulces)
Apio	Coles	Quimbombó
Berenjena	Coles de Bruselas	Rábano
Berros	Coliflor	Rábano daikon
Bisalto (tirabeque)	Colinabo	Raíz de apio/Celeriac
Brócoli	Ejote amarillo	Ruibarbo
Brotes (alfalfa, clavo, brócoli, etc.)	Endivia	Sauerkraut
Brotes de bambú	Espárragos	Setas
Calabacín	Espinaca	Tomate
Castañas de agua	Frijoles germinados (frijol mungo)	Tomatillos
	Hierbas y especias	Zapallo
	Hinojo	
	Hojas de ñame	
	Jícama	

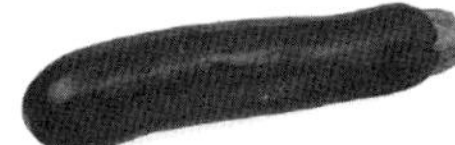

Verduras con contenido medio de hidratos de carbono (entre 7-14 g/taza)		
Calabacín espagueti	Chirivía	Remolacha
Calabaza	Nabo	Soja (edamame)
Cebolla	Puerro	Zanahoria

Verduras y legumbres ricas en hidratos de carbono (más de 14 g/taza)	
Alcachofa de Jerusalén	Judías de Lima
Batata	Judías secas (pintas, negras, alubias, etc.)
Calabacín de invierno (bellota, nuez americana, etc.)	Lentejas
Garbanzo	Maíz (fresco)
Guisantes	Patatas
	Raíz de ñame

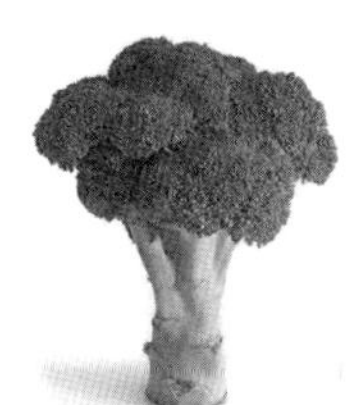

Frutas

En la dieta pueden incorporarse algunas frutas siempre que se coman con moderación. Las bayas tienen el contenido más bajo de hidratos de carbono de todas las frutas. Las moras y las frambuesas contienen cerca de 7 gramos por taza. Las fresas, zarzamoras y grosellas silvestres, un poco más, unos 9 gramos por taza. Sin embargo, los arándanos tienen un contenido de hidratos de carbono mucho más alto, casi 18 gramos por taza. Los limones y las limas también son bajos en hidratos de carbono: menos de 4 gramos por fruta. Normalmente la mayoría de las demás frutas aporta de 15 a 30 gramos de hidratos de carbono por taza.

Siempre que lo planees cuidadosamente puedes incorporar algunas frutas bajas en hidratos de carbono a tu dieta. Debido a su contenido elevado en azúcar, se deberían comer siempre con moderación. Elige frutas frescas en lugar de enlatadas o congeladas. Con la fruta fresca sabes exactamente lo que te aporta. En cambio, las enlatadas o congeladas suelen llevar azúcar o jarabe añadidos.

Las frutas secas son extraordinariamente dulces porque el azúcar está concentrado. Por ejemplo, una taza de uvas frescas contiene unos 26 gramos de hidratos de carbono mientras que una taza de uvas secas (pasas) contiene 109 gramos. Los dátiles, los higos secos, la grosella, las pasas y la fruta deshidratada son tan dulces que realmente son poco más que caramelos.

Frutas bajas en hidratos de carbono

Arándanos (sin azúcar)	Grosella	Moras
Frambuesa	Lima	Zarzamoras
Fresa	Limón	

Frutas altas en hidratos de carbono

Albaricoque	Guava	Naranja
Banana	Higos	Naranja china
Bayas	Kiwi	Nectarina
Caqui	Mandarina	Papaya
Cereza	Mango	Pera
Ciruela	Manzana	Piña
Ciruela pasa	Melocotón	Pomelo
Dátiles	Melón	Uva
Fruta de la pasión	Mora azul	Uva
Grosella	Mora blanca	pasa

Frutos secos y semillas

En un principio, se podría pensar que los frutos secos y las semillas son ricos en hidratos de carbono, pero sorprendentemente son solo una fuente modesta. Por ejemplo, una taza de almendras partidas contiene solo un poco más de 7 gramos de hidratos de carbono. Una sola almendra entera aporta alrededor de 0,10 gramos.

La mayoría de los frutos secos de árboles aportan entre 6 y 10 gramos de hidratos de carbono por taza. Los anacardos y los pistachos contienen una cantidad más elevada, 40 y 21 gramos respectivamente. Las semillas suelen ser más ricas en hidratos de carbono que los frutos secos. Tanto las de sésamo como las de girasol contienen alrededor de 16 gramos por taza.

La nuez negra, la pacana y el coco tienen el contenido más bajo de hidratos de carbono de todos los frutos secos y semillas comunes. Una taza de coco crudo rallado contiene menos de 5 gramos de hidratos de carbono. Una taza de coco seco, deshidratado, sin azúcar, 7 gramos. La leche de coco enlatada, alrededor de 6 gramos por taza. En comparación, la leche entera contiene 11 gramos por taza. La leche de coco puede ser un buen sustituto, con menos hidratos de carbono, de los productos lácteos que aparecen en la mayoría de las recetas.

Todos los frutos secos y las semillas pueden usarse como acompañamiento en las verduras y ensaladas si se limitan a una cucharada o dos. Para comerlos como aperitivo es mejor ceñirse a los frutos secos bajos en hidratos de carbono. Los frutos secos de la categoría baja en hidratos de carbono que vamos a ver a continuación contienen menos de 10 gramos por taza. Los de la lista alta en hidratos de carbono tienen 11 gramos o más por taza.

Frutos secos y semillas bajos en hidratos de carbono

Almendra	Macadamia	Nuez negra
Avellana	Nuez inglesa	Pacana
Coco	Nuez de Brasil	

Frutos secos y semillas ricos en hidratos de carbono

Anacardo	Pistacho
Cacahuete	Semillas de calabaza
Frutos secos de soja	Semillas de girasol
Piñones	Semillas de sésamo

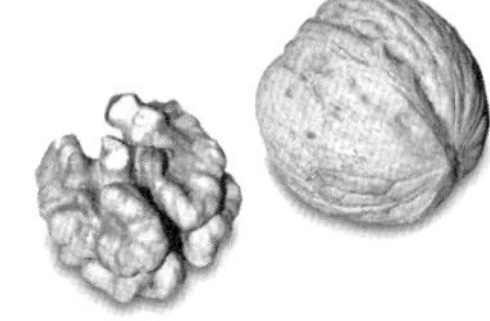

Pan y cereales

El pan y los cereales son una de las fuentes más ricas de hidratos de carbono. Como regla general, tendrás que eliminar todas las clases de pan, granos y cereales. Entre ellos, el trigo, la cebada, la harina de maíz, la avena, el arroz, el amaranto, el arrurruz, el mijo, la quinoa, la pasta, el cuscús, la fécula de maíz y el salvado. Una sola porción puede alcanzar o superar todos los hidratos de carbono que se te permite tomar en un día. Una rosquilla tierna grande contiene unos 97 gramos de hidratos de carbono, una taza de cereales para el desayuno Froot Loops proporciona 25 gramos, y una taza de cereal Raisin Bran contiene 39 gramos. Los cereales calientes no se quedan atrás: una taza de Cream of Wheat con media taza de leche y una cucharada de miel llega a los 48 gramos de hidratos de carbono.

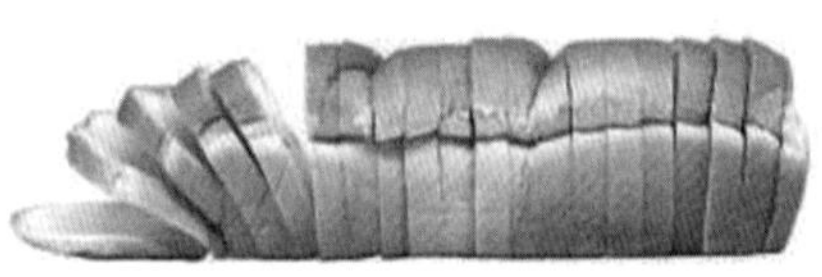

El pan y los cereales de trigo integral son más nutritivos y tienen un contenido de fibra mucho más alto; sin embargo, los hidratos de carbono son prácticamente los mismos. Una rebanada de pan de trigo integral proporciona alrededor de 11 gramos de hidratos de carbono, mientras que una rebanada de pan blanco tiene 12. Apenas hay diferencia.

Se puede usar una pequeña cantidad de harina de trigo o de maíz para espesar las salsas. Una cucharada de harina integral de trigo contiene 4,5 gramos de hidratos de carbono, y una de harina de maíz, 7 gramos. Al calcular la cantidad de hidratos de carbono que te corresponde diariamente, debes tener presente esto, por eso es mejor que no consumas mucho. La harina de maíz tiene un poder espesante superior a la de trigo o a otras harinas, de manera que se puede usar una pequeña cantidad para conseguir el mismo efecto.

Una opción para espesar sin hidratos de carbono es usar queso para untar; esto le dará un sabor a queso a la salsa de carne o cualquier otra salsa. Otro espesante sin hidratos de carbono, y sin sabor, es la goma xantana, una fibra vegetal soluble que se suele usar como agente espesante en los alimentos procesados. Un producto parecido es el espesante ThickenThin sin almidón. Este producto puede emplearse para espesar salsas, y como está hecho de fibra, no tiene hidratos de carbono netos. Tanto ThickenThin sin almidón como el polvo de goma xantana pueden conseguirse en las tiendas de alimentación natural y por internet.

Bebidas

La mayoría de las bebidas están repletas de azúcar y proporcionan poca o ninguna nutrición. Los refrescos y las bebidas en polvo no son nada más que caramelo líquido. Incluso los zumos de fruta envasada y las bebidas deportivas son principalmente agua azucarada. Una taza de zumo de naranja contiene 25 gramos de hidratos de carbono. Los zumos vegetales comerciales no son mucho mejores. Muchas bebidas contienen cafeína, que es adictiva y fomenta el consumo excesivo de bebidas azucaradas. Mucha gente toma habitualmente cinco, seis o hasta diez tazas de café o latas de cola por día. Algunos ni siquiera beben agua, lo único que toman para cubrir sus necesidades diarias de líquido son bebidas aromatizadas.

Para el cuerpo el agua es la mejor de todas las bebidas. Cuando estamos deshidratados y necesitamos líquidos, nos hace falta agua, no una Coca-Cola o un capuchino. El agua satisface la sed mejor que ninguna bebida sin la carga añadida de azúcar, cafeína o sustancias químicas. Es con mucho la mejor opción y deberías elegirla por encima de las demás. Puedes añadir sabor al agua (o agua con gas, que es básicamente agua carbonatada sin endulzantes ni aromatizantes) con un poco de jugo fresco de limón o de lima para darle sabor. Otra opción es agua con sabor a esencia de agua de seltz sin azúcar. No consumas refrescos endulzados artificialmente bajos en calorías. Los endulzantes artificiales comportan riesgos para la salud y mantienen vivas y activas las ansias de azúcar.

Condimentos

Entre los condimentos figuran las hierbas, especias, ajo, sal, aderezos, sustitutos de la sal, vinagre, mostaza, rábano picante, sazonadores, salsa picante, salsa de soja y otros productos por el estilo. Casi todos los condimentos están permitidos porque se usan en cantidades tan pequeñas que los hidratos de carbono consumidos son insignificantes. Sin embargo, hay algunas excepciones. El kétchup, el pepinillo dulce, la salsa barbacoa y algunos aderezos de ensaladas están cargados de azúcar. En muchos casos puedes encontrar versiones bajas en calorías. Tienes que leer las etiquetas de ingredientes e información nutricional de todas las comidas preparadas.

La mayoría de los aderezos para ensaladas están elaborados con aceite vegetal poliinsaturado. Es mejor uno con base de aceite de oliva o uno casero. En el capítulo 15 encontrarás recetas e ideas para aderezos. El vinagre y el aceite de oliva o vinagre y agua son aderezos excelentes.

Azúcar y dulces

Es mejor evitar todos los edulcorantes y todos los alimentos que los contengan. Los llamados edulcorantes «naturales» como la miel, la melaza, el sucanat (zumo de caña de azúcar deshidratado), la fructosa, el jarabe de agave y demás no son mejores que el azúcar blanco. Todos los alimentos que contienen edulcorantes artificiales y sucedáneos del azúcar como el aspartamo, la Splenda, el xilitol y el sorbitol deberían también evitarse. La estevia es un extracto herbal que se usa como edulcorante sin calorías. Es el único que está permitido.

En los alimentos, el azúcar y los sucedáneos del azúcar pueden aparecer bajo varios nombres. Listados a continuación vienen algunas de las diversas denominaciones para los distintos tipos de azúcar:

Ágave
Azúcar de arce
Azúcar de dátil
Cebada malteada
Dextrina
Dextrosa
Dulcitol
Fructosa
Glucosa
Jarabe de arce
Jarabe de arroz integral
Jarabe de maíz
Jarabe de maíz rico en fructosa
Lactosa
Levulosa
Maltodextrina
Maltosa
Manitol

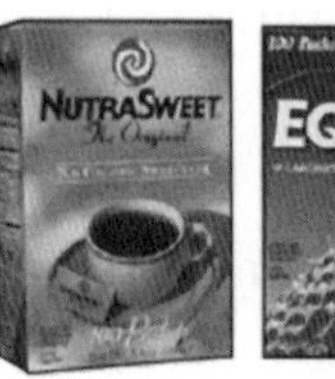

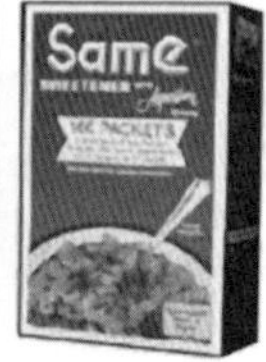

Melaza
Miel
Sacarosa
Sirope
Sorbitol
Sorgo
Sucanat
Sucrosa
Turbinado
Xilitol xilosa
Zumo de fruta

Aperitivos

De vez en cuando puede que tu hijo quiera tomar un aperitivo entre comidas. Con frecuencia cuando alguien empieza a sentir hambre a media tarde la razón no es hambre sino sed. Basta con beber un vaso de agua para saciarlo. Si el agua no es suficiente, hay otras opciones bajas en hidratos de carbono. Las verduras como el pepino, el rábano daikon y el apio son buenos aperitivos. Los troncos de apio se pueden untar de mantequilla de cacahuete o queso en crema. Una cucharada de mantequilla de cacahuete tiene 2 gramos de hidratos de carbono y una cucharada de queso para untar sin especias, 0,4.

Si tienes antojos de un aperitivo crujiente, las cortezas de cerdo, con cero hidratos de carbono, pueden servir. Otro aperitivo crujiente es el nori, un alga. El nori es popular en la cocina japonesa y se usa para envolver el sushi. Se suele vender seco y tostado en láminas del tamaño de una hoja de papel (20 x 20 cm). Normalmente se compra en paquetes que contienen diez láminas. Una lámina tiene prácticamente cero calorías.

Los frutos secos bajos en hidratos de carbono, como las almendras, las pacanas y el coco, son buenos aperitivos. Una cuarta parte de una taza de estos frutos secos proporciona alrededor de 2,5 gramos de hidratos de carbono. Una idea nueva para aperitivo son los fritos de coco, son parecidos al coco tostado pero fritos en lugar de tostados. El coco fresco o seco deshidratado (sin azúcar) se fríe en aceite de coco hasta que se vuelve de un color dorado oscuro. Esto se hace mejor con una freidora, pero puede freírse también en una sartén.

La carne, el queso y los huevos son otros buenos aperitivos. Una loncha de queso tiene unos 0,5 gramos de hidratos de carbono. Los huevos, alrededor de la misma cantidad. La carne no tiene ninguna, a menos que sea procesada. Algunos aperitivos sencillos son una loncha de jamón y una loncha de queso enrollados la una sobre la otra con un poco de mostaza o crema agria, o enrolladas alrededor de brotes frescos, huevos rellenos, queso en tiras y «barcos» de pepino rellenos de ensalada de atún.

Las barritas de proteínas que se compran en las tiendas son muy populares entre quienes consumen productos bajos en hidratos de carbono. No las recomiendo. No son nada más que barritas de caramelo sobrevaloradas y están endulzadas con edulcorantes artificiales o sucedáneos del azúcar. Son solo una forma de comida basura encubierta.

SUPLEMENTOS DIETÉTICOS

A primera vista, como muchos alimentos están restringidos, entre ellos algunos saludables, podría parecer que la dieta carece de nutrientes. No es así. Esta dieta proporciona toda la nutrición que cualquiera necesita para estar sano.

Por alguna razón tendemos a dar por hecho que la carne y la grasa son alimentos nutricionalmente deficientes. Nada más lejos de la verdad. La carne proporciona abundante nutrición. De hecho, es una fuente excelente de numerosas vitaminas y minerales, y suministra algunos nutrientes esenciales que no son fáciles de obtener de los alimentos vegetales, como las vitaminas A, B_6 y B_{12}, así como la CoQ10, el cinc y otros nutrientes. La grasa, como vimos antes, mejora la absorción de vitaminas y minerales. De hecho, esta dieta proporcionará más nutrientes de los que tus hijos tenían cuando los alimentos bajos en grasa, de calorías vacías, como el azúcar y los cereales refinados, formaban la mayor parte de su dieta.

Esta no es una «dieta de carne». Incluye abundantes alimentos vegetales integrales naturales, tanto crudos como cocinados. La cantidad de carne que se come puede aumentar ligeramente (quizá un 5% de las calorías totales) para reemplazar algunos de los hidratos de carbono eliminados, pero casi toda la nutrición añadida provendrá de una fuente de hidratos de carbono de mejor calidad y más densa nutricionalmente: las verduras frescas. Tus hijos probablemente comerán más verdura de lo que han comido en toda su vida. A esto lo podrías denominar una dieta basada en verduras suplementada con las proteínas adecuadas y gran cantidad de grasa.

Tu hijo no tiene que tomar suplementos dietéticos para suplir ningún nutriente que falte en su dieta, porque no falta ninguno. Si ya le estás dando suplementos y quieres seguir haciéndolo, adelante.

A pesar de todo lo que acabo de decir, ciertos suplementos son recomendables *al principio de la dieta*. No son necesarios, pero te sugiero encarecidamente que los emplees. El motivo es que la mayoría de los niños, especialmente los que padecen autismo, tienen deficiencia de muchos nutrientes esenciales y de soporte. Añadir ciertas vitaminas y minerales ayudará a compensar las deficiencias nutricionales y acelerar su progreso. Los suplementos deberían tomarse durante los dos o tres primeros meses del programa. Para entonces, las reservas nutritivas tendrían que haberse restaurado y los alimentos de la dieta deberían proporcionar la nutrición adecuada, de manera que ya no serían necesarios los suplementos.

Además del suplemento vitamínico y mineral, sería conveniente incluir un suplemento probiótico. Los probióticos son bacterias vivas, sobre todo bifidobacterias (por ejemplo, *B. longum* y *B. bifidum*) y lactobacilos (*L. acidophilus*, *L. bulgaricus*, *L. casei* y *L. reuteri*). Estos son los tipos de bacterias benignas que normalmente viven en el intestino y lo mantienen sano. Compiten por espacio en el aparato digestivo con otra microfora, expulsando a las bacterias y levaduras nocivas. Además, producen nutrientes esenciales como algunas de las vitaminas B y vitamina K así como lactasa (la enzima que digiere la leche) y los AGCC necesarios para nutrir la pared intestinal y mantenerla sana. Añadir un suplemento probiótico ayudará a restablecer un entorno intestinal sano que reducirá la inflamación, la infección, el intestino permeable, las alergias alimentarias y el estrés digestivo; también mejorará la absorción de nutrientes y la función intestinal.

Capítulo 14

EL PLAN DE BATALLA CONTRA EL AUTISMO

En este capítulo se resume toda la información que hemos visto hasta ahora y se traza un plan de acción, el plan de batalla contra el autismo.

El plan de batalla contra el autismo se divide en dos secciones. La primera ofrece consejos para prevenirlo, empezando por el embarazo y pasando por el parto, la lactancia y la primera infancia. Este es el momento en el que con frecuencia el autismo aún no está diagnosticado o el diagnóstico es erróneo y en el que muchos niños se desarrollan con normalidad antes de sufrir un retroceso repentino. Es el momento más delicado para los niños, cuando son más vulnerables a las enfermedades que pueden provocar el autismo. Seguir estos pasos no solo reducirá enormemente el riesgo de que tu hijo desarrolle este trastorno, sino que le ayudará a desarrollarse en todo su potencial a un nivel social e intelectual.

La segunda parte del plan de batalla explica los pasos que deberías seguir si a tu hijo ya le han diagnosticado autismo o algún otro trastorno del desarrollo neurológico. Este enfoque se basa en la dieta cetogénica del coco.

En la prevención nos centramos principalmente en la alimentación de la madre. En el tratamiento, la alimentación del hijo ocupa el puesto central.

PREVENCIÓN

La mayoría de los padres no tienen ni idea de lo que causa el autismo. Los médicos siguen diciéndonos que es genético y que no hay nada que se pueda hacer para curarlo. Eso no es verdad. El autismo es un trastorno relacionado con el entorno y lo que hagas o dejes de hacer tiene una influencia decisiva en que tu hijo desarrolle este o algún otro trastorno similar. El autismo se puede prevenir.

Un estudio reciente con mellizos realizado por investigadores de la Universidad de Stanford descubrió que en el 33% de los casos ambos son autistas.[1] Los mellizos no están relacionados a nivel genético más estrechamente que otros hermanos; sin embargo, su índice de autismo es más elevado. Esto es altamente significativo porque indica que el entorno compartido influyó en el desarrollo del autismo. El entorno compartido fue principalmente el útero, y en menor grado, la lactancia. Por tanto, la salud, la alimentación y la forma de vida de la madre, además de la calidad de su leche, parecen influir significativamente en la vulnerabilidad de los niños al autismo.

En el estudio más detallado que se ha llevado a cabo hasta la fecha, investigadores de la Universidad de California-Davis descubrieron que los padres con un hijo autista tenían 1 probabilidad entre 5 de tener un segundo hijo con la misma enfermedad. Se hizo un seguimiento a 664 niños que tenían al menos un hermano o hermana mayor con autismo. En total, a 132 de los niños (19%) se le acabó diagnosticando autismo antes de cumplir tres años.[2]

Se llevó a cabo una encuesta interesante con 378 familias que habían tenido un primer hijo autista. Antes de que naciera el segundo hijo, cada una de las familias inició cambios en su alimentación y forma de vida parecidos a los recomendados en este libro, entre ellos evitar todas las vacunas innecesarias. Según el estudio de la Universidad de California-Davis, debería esperarse que 75 de estos segundos hijos desarrollaran autismo. ¿Puedes adivinar a cuántos de estos niños se le diagnosticó realmente? ¡Increíblemente a ninguno! No hubo uno solo de esos segundos hijos que desarrollara autismo, lo que demuestra que se trata de un trastorno del entorno que se puede controlar. Si tienes un hijo autista, puedes vencer los pronósticos de tu siguiente hijo. Si vas a tener tu primer hijo, puedes asegurarte de que sea un bebé normal, feliz, sano, libre de problemas de desarrollo mental. Actuando para prevenirlo puedes detener el autismo ya.

La prevención empieza antes del embarazo. Lo que hace la madre influye considerablemente en la salud de sus hijos. La forma de vida, la alimentación, la salud bucal, la salud general y los factores medioambientales durante el embarazo y la lactancia juegan un importante papel en la salud del niño. Veamos lo que puedes hacer como madre para asegurarte de que tu hijo tiene las mejores posibilidades para desarrollarse en todo su potencial.

Durante el embarazo

Soluciona tus problemas dentales. Cuanto más sanas estén tus encías y tus dientes, más sano será tu bebé. El mercurio de los empastes de amalgama está siempre filtrándose al cuerpo y puede afectar al feto. Si tienes empastes con mercurio, plantéate reemplazarlos por resinas compuestas antes de quedar embarazada.

Cuando te propongas quedar embarazada o tan pronto como sea posible después de hacerlo, consume entre dos y tres cucharadas (30-45 ml) de aceite de coco diariamente. Empieza poco a poco, con solo media o una cucharada diaria con los alimentos y gradualmente auméntalo hasta llegar a dos o tres cucharadas. Divide la cantidad entre cada una de las comidas consumidas durante el día. Continúa con esta práctica durante todo el embarazo.

Come saludablemente. Reduce el azúcar y los hidratos de carbono. Añade más verduras y frutas frescas, además de cereales integrales, complementándolos con muchas proteínas de carne de calidad, huevos y productos lácteos, preferiblemente orgánicos.

Obtén la cantidad adecuada de vitamina D exponiéndote a la luz solar (preferiblemente) o con suplementos (5.000-10.000 IU/día).

Toma un suplemento prenatal multivitamínico y mineral.

Procura no exponerte a toxinas medioambientales industriales (efluvios de la pintura y la gasolina, polución atmosférica, pesticidas, tabaco, etc.).

Evita todos los fármacos innecesarios, entre ellos los expedidos sin receta. No bebas alcohol.

Aléjate de los aditivos alimentarios tóxicos y todos los alimentos que los contienen (aspartamo, MSG, nitritos, ácidos grasos trans/aceites hidrogenados, cafeína, etc.).

Evita todas las vacunas durante el embarazo, entre ellas las de la gripe, a menos que sean absolutamente necesarias.

Tras el parto: madre

Sigue una alimentación sana.

Evita los aditivos alimentarios tóxicos y todos los alimentos que los contienen (aspartamo, MSG, nitritos, ácidos grasos trans/aceites hidrogenados, cafeína, etc.).

Toma un suplemento diario multivitamínico y mineral.

Durante la lactancia, obtén la cantidad adecuada de vitamina D mediante la exposición al sol (preferiblemente) o con suplementos (5.000-10.000 IU/día).

Alimenta a tu hijo exclusivamente con la lactancia natural durante al menos los primeros seis meses. Después de esto puedes ir añadiendo alimentos gradualmente y seguir dando el pecho mientras el bebé y tú os sintáis cómodos, hasta dos años o más.

Las madres que están dando el pecho deberían evitar el alcohol, el tabaco y todos los fármacos (a menos que sean absolutamente necesarios).

Durante la lactancia, sigue consumiendo de dos a tres cucharadas de aceite de coco diarias.

Tras el parto: el bebé

El bebé debería evitar todas las vacunas a menos que sean absolutamente necesarias.

Durante el destete, empezar con yemas de huevo, preferiblemente orgánicas, y luego de forma gradual pasar a verduras y carnes en puré; tras esto puedes añadir gradualmente algunas frutas sin endulzar. Los granos y cereales deberían introducirse al final y consumirse con mesura. Las claras de huevo pueden añadirse después del primer año. Evita los postres y los dulces. Dale mucha agua al tiempo que evitas los zumos de fruta y otras bebidas endulzadas.

Tras los seis meses de edad, cuando tu hijo empiece a comer alimentos sólidos, puedes añadirles un poco de aceite de coco. También puedes añadir el aceite a la leche en polvo al calentarla. Desde los seis hasta los doce meses de edad, suplementa la alimentación del bebé con una cucharadita (5 ml) de aceite de coco al día; de uno a cinco años de edad, con dos cucharaditas (10 ml); después de los cinco años, puedes incrementarlo a tres cucharaditas o a una cucharada (15 ml). Siempre que el niño esté libre de autismo o de otros trastornos del desarrollo puede seguir con una cucharada diaria indefinidamente. Se recomienda una cantidad mayor para aquellos con autismo diagnosticado (ver la página 361). Una dosis de mantenimiento saludable para un adulto es de entre una y tres cucharadas diarias.

Si tu bebé, por alguna razón, no puede tomar la leche materna, usa una leche en polvo de base láctea, no una de soja; es preferible que sea casera (ver www.westonaprice.org para recetas). Aunque esta leche casera lleva aceite de coco, sería mejor que le añadieras una cucharadita adicional de diariamente.

TRATAMIENTO

1.er paso: terapia de cetonas

El primer paso en el plan de tratamiento es elevar los niveles de cetonas. La manera de hacerlo es consumir aceite de coco a diario. La cantidad depende del peso del niño (ver la tabla de referencia dietética de la página 361). Ten en cuenta que una cucharada es una unidad de medida y es igual a 15 ml de líquido. La cuchara a la que me refiero aquí no es la misma que suele usarse para comer. El aceite se debería tomar con alimento. Puede emplearse en la preparación de los alimentos o tomado separadamente a cucharadas como un suplemento dietético. La porción total diaria de aceite de coco debería dividirse en tres dosis iguales: una cucharada con cada comida. No es necesario añadir ningún aceite de coco a los aperitivos que se toman entre comidas.

Las dosis que aparecen en la Tabla de referencia dietética son las cantidades mínimas que deberías usar. Puedes darle a tu hijo un poco más de aceite de coco sin preocuparte. No le hará ningún daño. Algunos padres les han dado a sus hijos casi el doble de la cantidad recomendada sin experimentar el menor problema. Sin embargo, ten en cuenta que consumir mucho aceite de cualquier tipo puede soltarte el intestino, haciéndote ir continuamente al baño. Con el tiempo el cuerpo desarrolla una tolerancia al aceite y puede admitir más sin este efecto secundario.

Tomar la cantidad requerida de aceite de coco de una vez puede ser difícil si no se incorpora en una comida. El capítulo 15 ofrece sugerencias que hacen que tomarlo sea relativamente fácil. En la sección de la dosis diaria de aceite de coco encontrarás ideas.

2.º paso: dieta baja en hidratos de carbono

El próximo paso es adoptar una dieta cetogénica baja en hidratos de carbono. Usando la Tabla de referencia dietética descubre los gramos de hidratos de carbono que se ajustan al peso de tu hijo (ten en cuenta que la edad aparece solo como referencia). Este es el número máximo de gramos de hidratos de carbono que se le permite cada día. No hay restricciones en grasas ni en proteínas.

El recuento de gramos de hidratos de carbono de la Tabla de referencia dietética empieza a los dos años de edad o a los once kilos de peso corporal total. Usa el Contador de hidratos de carbonos netos del Apéndice B para calcular el número de hidratos de carbono digeribles de tus alimentos. Para los niños de menor edad o más pequeños no cuentes gramos de hidratos de carbono sino sencillamente elimina todos los cereales, dulces, verduras ricas en hidratos de carbono (patatas, calabacines invernales...), zumos y fruta.

3.er paso: suplementos dietéticos

La mayoría de la gente no consume la cantidad de vitaminas y minerales que necesita para tener una salud óptima. Esto es especialmente cierto en aquellos con autismo. Aunque la dieta cetónica de coco recomendada aquí proporciona la nutrición adecuada, se aconseja tomar suplementos dietéticos durante los primeros dos o tres meses para normalizar las reservas de nutrientes.

Los suplementos multivitamínicos y minerales, sin azúcar ni lactosa, con vitaminas A, B_1 (tiamina), B_2 (riboflavina), B_3 (niacina), B_6, B_{12}, ácido fólico (folato), magnesio, cinc y otros nutrientes básicos deben tomarse diariamente. Además del suplemento multivitamínico y mineral, añade lo siguiente, incluso si ya está incluido en el suplemento (ver la Tabla de referencia dietética para las dosis):

- Vitamina C.
- Cinc.
- Curcumina/cúrcuma.
- Probiótico.

La curcumina debería dividirse en tres dosis iguales, una con cada comida. Por ejemplo, un niño de dos o tres años debería tomar entre 100 y 150 mg tres veces al día. Puede que tengas que romper una cápsula y dividir su contenido uniformemente para obtener la cantidad correcta para cada dosis. La curcumina es muy segura, no se han declarado efectos secundarios ni siquiera con dosis mucho mayores que estas cantidades.

La vitamina C debería tomarse una vez al día durante una comida. La vitamina C y la curcumina se toman con las comidas porque se absorben mejor con los alimentos. El probiótico y el cinc, por el contrario, tendrían que tomarse con el estómago vacío, o una hora antes de la comida o dos después de comer; un buen momento es justo antes de acostarte.

La fibra dietética suele adherirse firmemente al cinc, y lo transporta por el aparato digestivo hasta su salida del organismo, con lo cual apenas beneficia al cuerpo. Tomar minerales entre las comidas mejora enormemente la absorción.

El suplemento probiótico debería contener varias cepas de bifidobacterias y de bacterias lactobacillus. La razón por la que los probióticos se toman con el estómago vacío es que así pasan por él lo más rápido posible, cuando este órgano presenta el nivel ácido más bajo. Los suplementos de mayor calidad tienen un recubrimiento entérico. El estómago está lleno de fuertes ácidos y enzimas digestivas que destruyen la mayoría de las bacterias del suplemento. Pocas sobreviven para entrar en el intestino, donde son más necesarias. De manera que su eficacia se reduce en gran medida. Un recubrimiento entérico en el suplemento impide que la cápsula se desintegre en el estómago, protegiendo a las bacterias que contiene del entorno hostil que encuentran en él. Cuando la cápsula baja al conducto intestinal, se liberan las bacterias. Después de abrir los suplementos probióticos, guárdalos en el frigorífico.

Los niños pequeños con frecuencia tienen dificultades para tragar las píldoras. Puedes comprar probióticos sin recubrimiento entérico (son menos caros) y abrirlos. Mezcla los contenidos con un vaso de agua o un poco de nata (aproximadamente una o dos cucharadas) y dáselo a beber. El agua diluye los ácidos gástricos, permitiendo que sobrevivan más bacterias. La nata reduce la acidez del estómago, consiguiendo lo mismo. Sigue con un vaso de agua. Debes tener en cuenta los hidratos de carbono de la nata en la ingesta diaria de tu hijo. Una porción de nata entera tiene 0,4 gramos de hidratos de carbono por cucharada.

4.° paso: aceite rojo de palma

El aceite rojo de palma es un alimento que proporciona una fuente rica de vitaminas, antioxidantes y otros fitonutrientes como

TABLA DE REFERENCIA DIETÉTICA

Edad (años)	Peso (kg)	Hidratos carb/día (g)	Aceite de coco* (cucharada)	Aceite rojo de palma* (cucharadita)	Vitamina C (mg)	Cinc** (mg)	Curcumina*** (mg)x3/d	Probiotico**
2-3	11-15	10	1	1	50-100	5-10	100-150	AD
4-8	16-27	15	2	1,5	100-200	10	200-250	AD
9-13	28-40	20	3	2	200-300	10	300-350	AD
14-18	41-63	25	4	3	300-400	12-15	450-500	AD
19+	64+	30	5	3	500	15	450-500	AD

La dosis está basada en el peso del niño, no en la edad.
AD = tomar como se indica en la etiqueta del envase.
*. Tomar un poco más de la cantidad recomendada no hace daño (1 cucharada = 15 ml; 1 cucharadita = 5 ml).
**. Tomar con el estómago vacío o al menos 1 hora antes o 2 después de comer.
***. Tomar la dosis que aparece en la lista tres veces con las comidas. Por ejemplo, un niño de dos años tomaría entre 100 y 150 mg tres veces al día. Tomar un poco más de la cantidad recomendada no hace daño.

la vitamina E (entre ellos los tocotrienoles superpotentes), la provitamina A, la vitamina K, la CoQ10 y numerosos carotenos. Es termoestable y un aceite excelente para cocinar. Úsalo para freír y para hornear, o añádelo a los platos cocinados para realzar su sabor. Tomado a cucharadas tiene un sabor fuerte que a la mayoría le resulta difícil de tolerar, pero al mezclarlo con otros alimentos o utilizarlo para cocinar huevos, carne o verduras, realza su sabor. La cantidad de aceite rojo de palma que figura en la Tabla de referencia dietética es la dosis diaria mínima. Puedes aumentarla si lo deseas.

5° paso: aceite de pescado

El aceite de pescado es beneficioso porque proporciona DHA, un importante ácido graso omega-3 necesario para el funcionamiento sano del cerebro, y ofrece precursores para la producción de prostaglandinas que ayudan a reducir la inflamación. El aceite de pescado puede obtenerse comiendo pescado o tomando suplementos. La mejor forma de añadirlo a la dieta es comer pescado fresco –una vez a la semana es suficiente–. O puedes también usar aceite de hígado de bacalao o aceite de krill, dos o tres cucharaditas a la semana. Esto no es mucho. El aceite de coco mejora la absorción de DHA en el cerebro, donde más se necesita. Si la mayoría de la grasa de la dieta procede del aceite de coco, la necesidad de ácidos grasos omega-3 se reduce a alrededor de la mitad.

Los suplementos de aceite de pescado son vulnerables a la oxidación. No emplees aceite de pescado para cocinar. Las temperaturas alcanzadas al freír lo degradan seriamente. Guarda el aceite en el frigorífico. No lo uses después de su fecha de caducidad.

6.º paso: vitamina D

Exponer la piel a la luz directa del sol, sin protección, es la manera más eficaz y natural de conseguir vitamina D. Es mejor que no uses protección solar porque bloquea los rayos UV, que ponen en marcha la síntesis de la vitamina. Una loción con un factor de protección solar de solo 15 puede reducir la síntesis de vitamina D en un 99%.[3] En realidad, y contradiciendo las recomendaciones exageradamente cautelosas de evitar la exposición solar, necesitamos sol para producir vitamina D. Para alguien de complexión delgada, lo adecuado suele ser entre diez y quince minutos al día de exposición de cuerpo entero al sol. Se necesita más tiempo si el sol no está directamente sobre la cabeza, como por la mañana temprano o a últimas horas de la tarde, o si está nublado, porque su intensidad disminuye. Una persona con la piel oscura puede necesitar dos o tres veces este tiempo de exposición para producir la misma cantidad de vitamina D.

Si te preocupan las quemaduras solares, puedes aplicarte una fina capa de aceite de coco por toda la piel expuesta al sol. El aceite la protege del daño sin interferir en la síntesis de la vitamina D, por lo que permite una mayor exposición al sol sin miedo a quemarse. Otros aceites no tienen esta característica protectora y no son recomendables.

En todas las latitudes superiores a los 35 grados tanto al norte como al sur, la exposición al sol se reduce enormemente en invierno.

Esto incluiría todos los estados al norte de Alabama en estados Unidos y casi toda Europa. Es imposible conseguir la suficiente exposición solar para producir cantidades adecuadas de vitamina D. Prácticamente todo el mundo, en una latitud superior a los 35 grados, tiene una deficiencia crónica de vitamina D durante el invierno por mucho sol que tome. En este caso, la vitamina D tiene que venir de otra fuente. Una opción es comer alimentos que la contengan. Los alimentos, incluso aquellos con los mayores niveles de vitamina D, suelen ser insuficientes, pero las fuentes más ricas son las que se encuentran en la leche, el pescado, los huevos, las setas shiitake y el hígado. El tocino de los cerdos que han tenido una amplia exposición al sol es una fuente modesta de vitamina D. Estos animales consiguen la vitamina D de la misma manera que los seres humanos, del sol. Los cerdos no están cubiertos por una espesa capa de pelo, de manera que la piel expuesta al sol produce la vitamina, que se almacena en la grasa del animal. Sin embargo, la mejor fuente dietética de vitamina es el aceite de hígado.

Otra fuente son los suplementos dietéticos. Si tomas un suplemento, asegúrate de que contiene vitamina D_3 (colecalciferol), que es la vitamina D humana. No uses la vitamina D_2, sintética e inferior. La vitamina D es soluble en grasa, y por tanto requiere una cantidad adecuada de grasa dietética para ser absorbida propiamente. Por este motivo, los suplementos deberían tomarse con comidas que contengan grasa. La cantidad diaria recomendada de vitamina D es de entre 10 y 15 microgramos (400-600 IU). Estos son los valores mínimos establecidos para prevenir las enfermedades de deficiencia de vitamina D, como el raquitismo. Sin embargo, basándonos en las últimas investigaciones, parece ser que entre cinco y diez veces esta cantidad proporciona los mejores beneficios generales para la salud.[4] Para un niño de hasta doce meses, esto equivaldría a entre 50 y 100 mcg (2.000-4.000 IU) y para niños de uno a dieciocho años, entre 75 y 150 mcg (3.000-6.000 IU). A los niños con autismo les vendrían mejor los valores más altos. Las mujeres embarazadas o en periodo de lactancia deberían tomar entre 125 y 150 mcg (5.000-6.000 IU) diariamente.

La síntesis de colesterol en vitamina D a partir de la luz solar es mucho más productiva que la obtenida de fuentes alimenticias. Por ejemplo, quince minutos de sol al mediodía en cada lado del cuerpo generarán alrededor de 10.000 IU de vitamina D, que es la cantidad equivalente a consumir cien vasos de leche (100 IU/vasos de 225 cl) o veinticinco multivitaminas estándar (400 IU/tableta). No tienes que preocuparte de tomar una cantidad excesiva de vitamina D del sol. Es imposible sufrir una sobredosis de vitamina D de esta forma porque el cuerpo tiene mecanismos de retroalimentación dispuestos para impedirlo. La mejor manera de desarrollar reservas de vitamina D es salir al aire libre. Diez minutos de exposición directa al sol de los brazos y las piernas producirá alrededor de 3.000 IU.[5] Treinta minutos de exposición total del cuerpo tres o cuatro veces a la semana es lo más adecuado para la mayoría de la gente de complexión delgada. La de piel oscura necesita más.

DIRECTRICES DIETÉTICAS BÁSICAS

Céntrate en comer alimentos frescos, integrales, a ser posible producidos orgánicamente. Come muchas verduras bajas en fécula con la cantidad adecuada de carne, pescado, aves de corral y huevos, todo ello suplementado con productos lácteos con toda su nata, frutos secos, fruta y, en la medida en que se permita, una cantidad limitada de verduras ricas en fécula.

Evita todo lo que puedas las comidas preparadas y procesadas. La mayoría de ellas contienen ingredientes nocivos para la salud que pueden contribuir a los problemas neurológicos. Deberías acostumbrarte a leer las etiquetas de ingredientes. Los que tienes que evitar especialmente son los aceites vegetales parcialmente hidrogenados, la grasa vegetal, la margarina, los nitritos, los nitratos, el glutamato monosódico (MSG), el aspartamo, el fosfato de aluminio sódico, el sulfato de amoniaco de aluminio, el silicato de aluminio cálcico, el aluminosilicato sódico, y la leche, mantequilla, queso y huevos en polvo o deshidratados. Entre los aditivos que contienen MSG están la proteína vegetal hidrolizada, el caseinato sódico, el caseinato cálcico, el extracto de levadura, la levadura autolizada, la proteína de soja aislada, la proteína texturada y a menudo los «condimentos naturales».

Todos los productos hechos con harina blanca de trigo contienen gluten y son ricos en hidratos de carbono. Entre ellos, pizzas, roscos, galletas saladas, patatas fritas, galletas, pasteles, mezclas para tortitas y magdalenas, pan, rosquillas, rollos de huevo, cereales calientes y fríos, tartaletas para calentar en el tostador, pasta, bizcochos, tortillas, sopa en lata y pescado empanado, por mencionar únicamente unos cuantos.

Deberías evitar el azúcar y los edulcorantes artificiales de todos los tipos y especialmente el aspartamo, la fructosa, el jarabe de maíz rico en fructosa y el jarabe de agave. Busca los distintos tipos de azúcar como sorbitol, dextrina, manitol o cualquier ingrediente que termine en «-osa», como glucosa, maltosa, lactosa, fructosa, sacarosa, dextrosa, etc. Todos estos azúcares se convierten en glucosa, azúcar en la sangre, que afectará a la producción de cetonas. Ten en cuenta que incluso algunos productos que no son alimentos pueden influir en los niveles de cetonas. Ciertas marcas de bronceador contienen sorbitol. A través de la piel se puede absorber bastante sorbitol para disminuir los niveles de cetonas. Lee la etiqueta de ingredientes de todas las lociones para la piel y todas las cremas que use tu hijo. Muchos alimentos, chicles y caramelos que se anuncian como «sin azúcar» no carecen de hidratos de carbono y puede que sean inapropiados para esta dieta. Lee la etiqueta con el contenido de nutrientes para conocer la cantidad total de hidratos de carbono.

Es buena idea evitar cualquier producto que contenga aceites vegetales refinados, como el de maíz, soja, cártamo, semilla de algodón, canola, girasol y cacahuete. Si estos aceites se usan en alimentos procesados, probablemente se habrán vuelto rancios. Nunca deberían utilizarse para freír. Para preparar las comidas, los mejores aceites son el de oliva, el de coco, el de palma y el de nuez de macadamia.

Evita las bebidas con cafeína, las bebidas en polvo, los zumos de fruta y verduras e incluso las bebidas con cero calorías endulzadas con aspartamo u otro edulcorante artificial. El agua es la bebida más sana.

Mantente alejado de los utensilios de cocina de aluminio. Usa sal sin aluminio o sal marina natural. Evita todos los productos para la piel (por ejemplo, desodorantes) y medicamentos (como los antiácidos y la aspirina con un agente antiácido) que contengan aluminio. Ten presente que la mayoría de los productos de bollería sin levadura fabricados comercialmente (disponibles en tiendas dc comestibles y restaurantes) usan polvo de hornear que contiene aluminio. Las mezclas preparadas, como la de tortitas, también lo incluyen entre sus ingredientes. Incluso el pan, las rosquillas y los panecillos dulces fabricados comercialmente con levadura, se hornean por regla general en bandejas de aluminio. El hecho de que los productos de bollería con frecuencia contengan conservantes, nitratos, colorantes y otros aditivos que pueden ser perjudiciales ofrece más razones para evitarlos por completo.

PRUEBA PARA ALERGIAS

Varios padres afirman que sus hijos autistas han mejorado de forma significativa al someterse a una dieta sin gluten ni caseína. Sin embargo, no a todos los niños autistas les beneficia esta dieta. Si el niño es alérgico al trigo/gluten o leche/caseína, le vendrá bien eliminar estos alimentos. Si no hay sensibilidad a ellos, eliminarlos probablemente no tenga ningún efecto. También es posible que padezcan alergias a otros alimentos como los huevos, el pescado, la soja o el maíz, por lo que habría que identificarlos y eliminarlos.

Algunos padres someten a sus hijos a una dieta GFCF (sin gluten ni caseína) o eliminan otros alimentos sin hacer ninguna prueba, esperando que esto les ayude. El problema de eliminar los alimentos al azar es que limita la variedad y puede reducir la nutrición. Los productos lácteos proporcionan una buena fuente de muchos nutrientes, especialmente calcio. Si tu hijo no es alérgico a la leche o a la caseína, no hay necesidad de eliminar todos los productos lácteos, como la nata, el queso y la mantequilla. El queso y la mantequilla son alimentos maravillosos que pueden «alegrar» muchos platos de verduras haciéndolos más apetitosos para tu hijo. Sin embargo, si es alérgico a la leche, tendrás que eliminar todos los productos lácteos. La única manera de saberlo es ir al médico y realizar unas pruebas de alergia, entre ellas para la enfermedad celíaca.

En algunos casos los niños pueden tener sensibilidad a ciertos alimentos incluso cuando no sea posible detectar ninguna alergia. Esto puede identificarse mediante la observación. ¿Empeoran los síntomas de tu hijo tras comer el alimento del que sospechas? ¿Se produce un deterioro de la conducta, los patrones de sueño o el rendimiento? ¿Los problemas digestivos se intensifican?

Los padres que anotan todo lo que toma su hijo pueden asociar el consumo de un determinado alimento a un aumento en la intensidad de los síntomas. Si sospechas de un alimento específico, deberías eliminarlo de la dieta durante un periodo de prueba de tres semanas y anotar cualquier mejoría. Al volver a introducirlo en la dieta, probablemente provocará una exacerbación de los síntomas. De esta manera puedes saber con certeza si el alimento está causando problemas y hay que prescindir de él. Si no causa ningún cambio notable cuando se vuelve a introducir en la dieta, probablemente no sea un problema. Con frecuencia lo que causa la mayoría de los problemas es lo que más le gusta a tu hijo y lo que come más a menudo. Sospecha de sus alimentos favoritos.

La prueba de alergia debería hacerse tan pronto como sea posible para identificar y eliminar cualquier alimento nocivo. Es importante que identifiques estos alimentos, ya que pueden mantener la inflamación viva y entorpecer el progreso. No todos los niños tienen alergias o sensibilidades. Sin embargo, si sufren problemas digestivos, hay muchas probabilidades de que así sea y es un motivo para hacer una prueba de alergia.

Algunas alergias duran toda la vida y hay que prescindir para siempre de los alimentos que las causan. Otros alimentos pueden provocar problemas durante un periodo de tiempo, pero a medida que mejoran la salud intestinal, la función inmunitaria y la salud general, estas sensibilidades disminuyen o desaparecen del todo. Con el tiempo pueden volver a añadirse a la dieta algunos de estos alimentos.

PARA EMPEZAR

Si tu hijo es lo bastante mayor como para llegar a donde guardas la comida, tendrás que eliminar todos los alimentos prohibidos o al menos colocarlos fuera de su alcance. No te gustaría ver todos tus esfuerzos frustrados por una incursión casual en la cocina. Si en la casa viven otros miembros de la familia sin restricciones alimentarias, esto hará que sea algo más difícil mantener su dieta. Sería buena idea que colocaras los alimentos restringidos fuera del alcance de tu hijo.

Lo siguiente, tienes que llenar el frigorífico y la alacena de los tipos de alimentos que se permiten en la dieta. Procura que estén disponibles en todo momento para evitar la tentación de recurrir a alimentos restringidos. Compra gran cantidad de aceite de coco. Ten a mano todos tus suplementos dietéticos.

El aceite de coco, el aceite rojo de palma y los demás productos los puedes comprar en una tienda de productos naturales o por internet. No importa qué marca o tipo de aceite de coco uses. La mayoría de las marcas llevarán en la etiqueta las palabras «virgen», «virgen extra», o «prensado por expulsor». Todos son buenos. Empieza ahora mismo a usarlo a diario en tu cocina. En las recetas, cuando se habla de mantequilla, aceite vegetal o grasa vegetal, utiliza en su lugar el aceite de coco. Empieza tan pronto como sea posible a emplear algo de aceite de coco en los platos que preparas para que tu hijo se familiarice con el gusto.

El aceite de coco ha tenido una elaboración mínima; por eso siempre retiene algo del sabor y el aroma a coco. Hay varias maneras de producir aceite virgen de coco, de ahí que el sabor varíe ampliamente de una marca a otra. Algunas marcas tienen un sabor fuerte a coco mientras que el de otras es más sutil. Prueba varias y quédate con la que os sepa mejor a ti y a tu familia. Si no te gusta el sabor del coco, el aceite de coco prensado por expulsor podría ser más de tu agrado. Ha pasado por una elaboración más extensa y todo el sabor y el aroma a coco han sido eliminados. Además, es algo menos caro.

Empieza inmediatamente a experimentar con la preparación de comidas bajas en hidratos de carbono utilizando aceite de coco y de palma. Calcula el contenido de hidratos de carbono de cada porción, procurando especialmente no salirte del límite diario de tu hijo. Limitar su consumo es una de las características principales de este programa. No adivines: calcula los hidratos de carbono. Esto es muy importante. Con la experiencia llegará un momento en que podrás juzgar bastante acertadamente el contenido de hidratos de carbono de las comidas que preparas habitualmente, y esta labor se volverá más cómoda.

Te será útil compilar un archivo de recetas comprobadas de hidratos y planes de comidas que le gusten a tu hijo. Habitúate a planear las comidas y los aperitivos antes de ir a la tienda de comestibles, para que tengas todo a mano cuando estés preparando las comidas. Si haces la compra de las verduras una vez a la semana, es una buena idea planificar cada comida de la semana antes de comprar.

Planear las comidas no es tan difícil como en un principio puede parecer. Una vez que descubras las que le gustan a tu hijo, prepáraselas a menudo. Te puede bastar con tener siete cenas básicas y repetirlas. Y lo mismo haces con el desayuno y el almuerzo. Una vez que tengas esto, planear y preparar las comidas se hace relativamente fácil. A medida que te vayas sintiendo más cómoda con este plan, puedes añadir variaciones a las comidas o probar otras totalmente nuevas de vez en cuando para cambiar de ritmo.

Aunque la cantidad diaria total de hidratos de carbono consumida está limitada estrictamente, no hay límite para otros tipos de alimentos. Deberías permitirle a tu hijo comer hasta que esté saciado, pero no lleno. Comer mucho puede reducir las cetonas de la sangre. Aunque no tienes que llevar la cuenta de la proteína consumida, parte de la proteína será convertida en glucosa. Comer mucha carne puede elevar los niveles de glucosa de la sangre. Si el tamaño de las porciones es razonable, comer en exceso no suele ser un problema ya que la grasa de la dieta proporciona una sensación de saciedad.

Conciencia a todos los miembros de la familia, entre ellos los abuelos, para que no le den a tu hijo autista nada de comer que exceda sus límites. A menudo los abuelos sienten la tentación de concederles caprichos a los niños, pensando que no les hará daño si se trata solo de una pequeña cantidad. Pero le hace daño. Puede disminuir radicalmente los niveles de cetonas y causar convulsiones en quienes son proclives a los ataques o afectar a su comportamiento. Los maestros y las niñeras también tienen que saber que tu hijo tiene ciertas restricciones alimentarias.

QUÉ ESPERAR

Los niños autistas suelen ser caprichosos para comer y se resisten a los cambios de alimentación. Dependiendo de lo diferentes que sean las nuevas comidas, puede que al principio tengas que enfrentarte con una fuerte oposición. Esto puede implicar rabietas y cualquier otro tipo de mala conducta. No te rindas a sus exigencias. Puede llevarte unos cuantos días, pero al final el hambre se impondrá y él empezará a comer lo que le pongas en el plato. Con el tiempo tu hijo incluso disfrutará de sus comidas con un bajo contenido en hidratos de carbono.

Ver a otros miembros de la familia comiendo los alimentos que le gustan y que no le están permitidos causará problemas. Mantén estos alimentos fuera de su vista. No permitas que otros miembros de la familia los coman en su presencia.

Este programa mejorará no solo la salud cerebral sino también la salud general. Los alimentos de baja calidad y calorías vacías son reemplazados por otros de calidad superior repletos de nutrientes. Esto puede ejercer un efecto espectacular en el cuerpo. Muchos sienten un aumento notable de energía y vitalidad al adoptar el nuevo régimen de comidas. Otros experimentan diversos cambios, algunos buenos y otros no tan buenos, pero al final todos estos cambios llevan a una mejora en la salud. Saber qué puedes esperar te ayudará a prepararte para la transformación que se producirá.

Al cambiar los hábitos alimentarios de tu hijo y los tipos de alimentos que come, aumentarás la cantidad de fibra consumida y reducirás el almidón y el azúcar fácilmente digeribles. La ingesta de grasa será mayor de lo que era anteriormente. Todo esto puede tener un impacto notable en la función digestiva. La frecuencia y consistencia de las deposiciones puede cambiar. Si tu hijo solía estar estreñido, puedes esperar que las heces sean más blandas y más frecuentes. Un aparato digestivo sano debería evacuar entre una y tres veces al día. Una frecuencia menor es señal de estreñimiento. Los médicos pueden decir que una deposición cada dos o tres días es la media, o lo normal, pero que sea la media no significa que sea saludable. Tanto si tu hijo padece estreñimiento como diarrea, o ambas cosas, al comer alimentos más sanos, las deposiciones se producirán con mayor regularidad.

Los efectos antimicrobianos del aceite de coco, junto a la mejora de la eficiencia inmunitaria debida a la dieta, pueden causar lo que se llama una reacción de «desintoxicación», también llamada reacción Herxheimer. Esto ocurre cuando un gran número de bacterias u otros microorganismos son destruidos y sus toxinas se vierten en la corriente sanguínea para su eliminación. La muerte de las bacterias y el vertido de toxinas que esto conlleva ocurren tan rápidamente que al cuerpo no le da tiempo a eliminarlas. Por consiguiente, pueden manifestarse síntomas parecidos a los de una enfermedad, síntomas que pueden consistir en uno o más de los siguientes trastornos: náuseas, diarrea, vómitos, fiebre, escalofríos, dolor de cabeza, dolor muscular o articular, problemas dermatológicos, picor, ansiedad, irritabilidad, insomnio, fatiga y congestión nasal. De hecho, puede darse cualquier síntoma o combinación de síntomas.

Esta reacción de depuración suele diagnosticarse erróneamente como una enfermedad o una reacción alérgica. Aunque los síntomas pueden ser molestos, no son signos de ninguna enfermedad y no hacen falta tratamientos especiales o medicamentos. El cuerpo solo está haciendo lo que tiene que hacer para depurarse. Por ejemplo, si los senos nasales están eliminando una gran cantidad de mucosidad, ello se debe a la liberación de toxinas. Tomar un descongestionante detiene la eliminación de estas toxinas, impidiendo que salgan del cuerpo. Del mismo modo, los medicamentos antidiarreicos impiden la eliminación de toxinas del intestino. Los antibióticos no te benefician lo más mínimo porque las bacterias ya están muertas; en realidad, estos fármacos pueden deprimir el sistema inmunitario y retardar el proceso de limpieza. Estos síntomas son temporales. Solo tienes que dejar que el proceso siga su curso. Las reacciones de limpieza pueden durar desde un día hasta dos semanas, y a veces incluso más. Lo normal es de tres a cuatro días. Esta reacción de desintoxicación suele producirse (en el caso de que se produzca) durante las primeras semanas de la dieta. No todos los niños, sin embargo, sufren estos síntomas.

Como este nuevo régimen de comidas es probablemente mucho más sano que cualquier cosa que tu hijo haya experimentado nunca, empezarás a ver muchos cambios positivos en su salud. Se producirá una mejor interacción social, hablará mejor y tendrá una mayor claridad de pensamiento, un mejor estado de ánimo, una mejor digestión, una mejor vista, menos infecciones y de menor gravedad, un sueño más profundo y reparador y una sensación general de buena salud.

¿Cuánto se tarda en ver mejoras? Depende. La mejoría puede notarse en solo unas pocas semanas, o puede tardar meses. El éxito que alcances con el programa dependerá de varios factores.

Uno de los factores principales es la gravedad de la enfermedad. Las formas leves de autismo pueden mostrar una mejoría espectacular en cuestión de semanas. Los niños que las padecen mejoran tan rápidamente que pueden integrarse en las aulas de los colegios normales a los pocos meses de seguir el programa. Quienes sufren de discapacidades graves necesitarán más tiempo. Si los ataques se producen frecuentemente, puede que tengas que seguir la dieta durante un par de años o más. En el tratamiento de la epilepsia, se suele mantener a los niños en una dieta cetogénica durante dos años. Si para entonces se controlan los ataques, se les permite gradualmente más hidratos de carbono hasta que coman los mismos alimentos que los demás niños. Si vuelven a tener ataques, se les suele recomendar una dieta cetogénica modificada o menos restrictiva durante quizá uno o dos años, o durante el tiempo que haga falta. La dieta cetogénica es un régimen alimentario vegetal sano que puede mantenerse indefinidamente, si es necesario.

La edad del niño es también un factor importante. Hasta los dos años el cerebro sigue creciendo y el tratamiento puede afectarle fácilmente. Cuando los niños maduran, el cerebro se va programando gradualmente y los cambios se vuelven más difíciles. El cerebro sigue madurando y desarrollándose durante los años de la adolescencia. El progreso puede producirse a cualquier edad pero cuanto más joven es el niño, más rápida es la respuesta y más completa la curación. Sin embargo, incluso los adultos con autismo pueden ver cambios importantes con este programa.

La salud general es otro factor. Las infecciones frecuentes indican episodios múltiples de inflamación sistémica, que afectan adversamente al cerebro. Las infecciones múltiples son también una señal de deficiencias en la función inmunitaria. Cuando el nivel de la función inmunitaria baja, se retarda la curación.

Las alergias alimentarias ocultas también pueden entorpecer el progreso. Ser consciente del comportamiento de tu hijo y seguir un diario de su alimentación es útil para descubrirlas. Las alergias medioambientales al polen o al moho también pueden causar un problema si no se identifican.

Es muy importante cumplir estrictamente el programa. ¿Se toman a diario los suplementos y el aceite de coco? ¿Se calculan los gramos de hidratos de carbono de cada comida y están dentro de las directrices del programa? ¿Los caprichos u otras comidas prohibidas se mantienen estrictamente fuera de los límites? Si sigues el programa tal y como se indica, tu hijo mostrará una mejoría.

Si tu hijo no está progresando tan rápidamente como podrías esperar, quizá el problema sea una intoxicación de metal pesado. Aunque el plan de batalla contra el autismo puede ayudar a eliminar una gran cantidad de mercurio, aluminio y otros metales tóxicos del cuerpo, la terapia de quelación oral puede acelerar el proceso.

Los quelantes como el DMSA (2, 3-ácido dimercaptosuccínico) y DMPS (2, 3-dimercapto-1-ácido propanesulfónico) extraen metales tóxicos de los tejidos y los eliminan del organismo a través del tracto urinario. El DMSA ha sido aprobado por la FDA para el tratamiento del envenenamiento con plomo en los niños. El mercurio, el cadmio, el arsénico, el antimonio y otros metales son también quelados por estos agentes. Para que la quelación oral se lleve a cabo de manera segura y eficaz, debe ser supervisada por un médico cualificado. Los efectos negativos adversos graves son raros pero pueden producirse, por eso es esencial contar con un seguimiento profesional.

Puedes continuar la dieta cetogénica del coco todo el tiempo que quieras. Si los síntomas se resuelven por completo, puedes empezar a añadir más hidratos de carbono a la dieta. No interrumpas abruptamente la dieta y empieces a darle a tu hijo pan y dulces. Los hidratos de carbono deberían reintroducirse gradualmente en la alimentación. En este momento hay que tener cuidado para detectar cualquier regresión en el comportamiento. Si se produce un empeoramiento, vuelve a seguir la dieta. Las verduras ricas en fécula, como las patatas blancas o las batatas, e incluso las frutas frescas, son los alimentos que primero puedes añadir. Si no hay problemas con alergias al gluten o a la harina, lo siguiente que podrías añadir son los cereales. Posterga la harina blanca, los dulces, los zumos y las bebidas azucaradas, y consúmelos con moderación; de hecho, es preferible no consumirlos en absoluto. Para mantener una buena salud deberían seguir prohibidos los aceites hidrogenados y otros aceites vegetales perjudiciales, el MSG, el aspartamo y otros aditivos alimentarios artificiales. El aceite de coco y la ingestión general de grasa pueden disminuirse a medida que tu hijo va abandonando gradualmente la dieta.

CASO DE ESTUDIO

El siguiente caso de estudio fue descrito en el *Journal of Child Neurology*.[5] Se trata de un joven, al que llamaremos Tyler, que vivía en Alberta (Canadá). Durante los dos primeros años de su vida, Tyler progresó con normalidad tanto física como mentalmente. Sin embargo, antes de llegar a su tercer cumpleaños, empezó a exhibir un comportamiento extraño. Lentamente, sus destrezas lingüísticas comenzaron a sufrir una regresión y adquirió el hábito inconsciente de repetir palabras que acababa de escucharles a otros, ecolalia, una característica que suele considerarse un síntoma de autismo. Además, su carácter cambió, lloriqueaba constantemente y chillaba a menudo sin provocación. Se volvió cada vez más caprichoso para comer. Los problemas digestivos se hicieron evidentes porque sus heces con frecuencia eran blandas. No había historial de ataques, enfermedades importantes, exposición tóxica o trauma que pudiera haber provocado estos cambios tan llamativos.

Tyler recibió todas las vacunas según el calendario establecido. Por entonces su madre no sospechaba que las vacunas tuvieran ningún efecto en su comportamiento o en su desarrollo, y más tarde no pudo recordar ningún cambio apreciable producido inmediatamente después de recibir la vacunación. Sin embargo, como todas las vacunas producen inflamación en el cuerpo y en el cerebro, siempre tienen algún efecto sea o no inmediatamente notable.

Sus síntomas siguieron empeorando y cuando Tyler tenía cinco años se le diagnosticó oficialmente que padecía el trastorno del espectro autista con una alteración significativa del lenguaje, un desarrollo disperso del lenguaje y deficiencias en la comunicación social. Tyler mostraba unos síntomas inexplicables de fatiga, confusión e incapacidad de tolerar las luces brillantes además de sus retrasos de desarrollo mental. Como muchos otros niños autistas, sufría síntomas gastrointestinales, entre ellos hinchazón, eructos y dolor abdominal, así como frecuentes náuseas, vómitos y diarrea. Sentía un pitido en los oídos y con frecuencia se metía los dedos en las orejas para mitigar el ruido. Además de repetidas infecciones y congestión del tracto respiratorio, le costaba dormir y con frecuencia tenía pesadillas. A menudo parecía deprimido y se volvía desproporcionadamente enfadado ante el menor incidente. Sus padres fueron informados de que esta enfermedad era grave e incurable.

Los médicos diseñaron un plan de tratamiento que consistía en terapia del lenguaje, un programa individualizado de educación y el apoyo de una sociedad nacional del autismo que seguía la creencia médica convencional de que se trata de una enfermedad incurable con la que había que convivir durante toda la vida. A los padres les dijeron que el autismo era un trastorno crónico, que no había pruebas de que existiera relación entre las vacunas y el autismo, que no había investigación que probara que alguna terapia alternativa pudiera tener la menor utilidad y que seguir tratamientos alternativos sería una pérdida de tiempo y de dinero.

Pese a las advertencias de los médicos, y como la medicina convencional no tenía soluciones, los padres empezaron a buscar la ayuda de la medicina complementaria y alternativa. Su búsqueda los llevó a un especialista en medicina ambiental. Una evaluación nutricional reveló niveles inadecuados de vitaminas solubles en grasa, entre ellas las vitaminas A, D y E, así como la CoQ10, folato y cinc. Los niveles sanguíneos de ácidos grasos omega-3, especialmente DHA, también eran bajos. Asimismo, la evaluación de bioquímica reveló que el estado de grasas saturadas era bajo a pesar del consumo habitual de este tipo de grasas en su dieta. Todo esto sugería dificultades con la absorción de grasa. Pruebas adicionales mostraron anticuerpos positivos antiendomisio y anticuerpos antitejidos extremadamente ricos en transglutaminasa que sugerían que padecía la enfermedad celíaca, una hipersensibilidad al gluten. Comía trigo con frecuencia, lo que le causaba una grave inflamación intestinal, interfería en la absorción de nutrientes y probablemente era la causa de sus problemas gastrointestinales.

Todas las fuentes de gluten (trigo, centeno, cebada, avena) fueron eliminadas de la dieta de Tyler y se realizó un esfuerzo conjunto para suplir la deficiencia de nutrientes. Se añadieron más productos frescos a su dieta así como suplementos dietéticos y grasa.

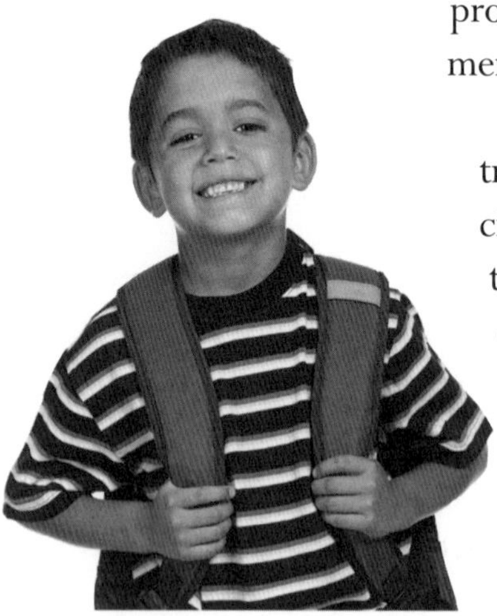

Al cabo de un mes, los síntomas gastrointestinales de Tyler habían desaparecido y su comportamiento mejoró espectacularmente. Su madre contaba llena de entusiasmo que su hijo de cinco años estaba volviéndose cada vez más comunicativo y que por primera vez le dijo que la quería. En tres meses mejoró tanto que ya no le hacía falta el programa de aprendizaje individualizado y podía entrar en una clase normal sin ayuda.

Un examen de seguimiento reveló que ya no le quedaba ninguna señal de autismo. Tyler ya tiene casi ocho años y está progresando normalmente para su edad. «Le va increíblemente bien en la escuela y está muy contento», exclama encantada su madre.

Un diagnóstico de autismo no es una sentencia de por vida. Hay esperanza. Existe un tratamiento eficaz. Los niños autistas pueden superar este trastorno incapacitante y regresar al mundo de la infancia normal y feliz. El plan de batalla contra el autismo ofrece esa esperanza.

APOYO CONTINUO

En internet hay muchas páginas web sobre alimentación baja en hidratos de carbono que ofrecen consejos, incentivos y recetas que pueden ser extraordinariamente útiles. Una de las mejores fuentes es la página web de Atkins, www.atkins.com, con numerosas recetas, grupos de chat, blogs para apoyo, ánimo, una base de datos con recuento de hidratos de carbono –para que puedas consultar los de varios alimentos–, la última investigación sobre la alimentación baja en hidratos de carbono, y otras ayudas. Contiene recetas numerosas y creativas y en todas ellas figura el contenido neto de hidratos de carbono. Un par de páginas web con diversas recetas para la dieta cetogénica son:

- www.dietketogenic.com/ketogenic-diet-recipes.php
- www.myketocal.com/recipes_kd.html

No todas las recetas descritas en estas páginas web son adecuadas a la dieta cetogénica del coco. Tienes que sustituir algunos ingredientes y siempre debes calcular el contenido total en hidratos de carbono por porción.

Para el apoyo del autismo general, podrías consultar las siguientes páginas web:

The Autism File, http://autismfile.com/
Autism One, http://www.autismone.org/
Autism Action Network, http://autismactioncoalition.org/
Elizabeth Birt Center for Autism Law and Advocacy, http://www.ebcala.org/
Generation Rescue, www.generationrescue.org
Talk About Curing Autism, http://www.tacanow.org/
Unlocking Autism, www.unlockingautism.org
National Autism Association New York, http://www.naanyc.org/naavrr.html
Defeat Autism Now, www.defeatautismnow.com
Autism Research Institute, www.autism.com Developmental Delay Resources, www.devdelay.org
Resources for Children with Special Needs, www.resourcesnyc.org
Autism Network for Dietary Intervention, http://www.autismndi.com

Puedes encontrar muchas otras páginas web útiles haciendo una búsqueda sobre el autismo o las dietas cetogénicas en internet.

Capítulo 15

RECETAS

Al principio, aprender a cocinar de una manera baja en hidratos de carbono puede parecer una tarea abrumadora. Sin embargo, no es tan difícil como parece. Aunque muchas recetas bajas en hidratos de carbono son complicadas y requieren mucho tiempo, en gran medida esta forma de cocinar es tan fácil como freír una chuleta de cordero y hacer calabacines al vapor. ¿Qué podría ser más sencillo que eso?

Si es la primera vez que oyes hablar de la cocina baja en hidratos de carbono, te sugiero encarecidamente que leas todo este capítulo. Tanto si usas las recetas como si no, aquí se te enseñará a cocinar de manera sencilla y fácil platos bajos en hidratos de carbono. Además, descubrirás cómo incorporar el aceite de coco en la vida diaria de tu familia. Las recetas que aparecen aquí son solo unos pocos ejemplos de cocina baja en hidratos de carbono. Puedes encontrar más ideas consultando los muchos libros y recetas que existen en bibliotecas, librerías e internet.

Una de las mayores dificultades del programa bosquejado en este libro es consumir la cantidad de aceite de coco recomendada cada día. La primera parte del capítulo ofrece numerosos métodos de consumir aceite de coco de una manera sabrosa. Las recetas posteriores explican cómo añadirlo a la preparación de las comidas.

DOSIS DIARIAS DE ACEITE DE COCO

El programa de este libro recomienda consumir una generosa cantidad de aceite diariamente, tomada en dosis repartidas durante el desayuno, el almuerzo y la cena. Es una gran cantidad de aceite y con frecuencia hace falta creatividad para establecer un plan que permita consumirlo de una manera agradable durante todo el día. La mejor forma de tomarlo es usarlo en la preparación de los alimentos. Cocina tus alimentos con aceite o úsalo como aderezo de ensaladas o condimento para las verduras. A continuación encontrarás varias ideas para ayudarte a conseguir esa dosis diaria.

A cucharadas

El modo más sencillo de tomar el aceite es a cucharadas, como un suplemento dietético. Mucha gente lo hace. Sin embargo, a otros les resulta difícil porque les desagrada tomar directamente el aceite puro. No están acostumbrados a su gusto ni a su textura. Lleva algún tiempo acostumbrarse, aunque la mayoría de la gente puede hacerlo sin problemas. Un aceite «virgen» de coco tiene un gusto suave a coco que sabe tan bien que se puede comer de la cuchara. No obstante, todas las marcas son diferentes, y algunas tienen un sabor mucho más fuerte (a veces contaminado por el humo durante la elaboración), que puede resultar desagradable. Elige cuidadosamente la marca que vas a usar. Prueba varias marcas y selecciona la que mejor te sepa. Si no te agrada el gusto del aceite virgen de coco, puedes consumir el aceite de coco «prensado con expulsor», sin sabor.

Si a tu hijo le cuesta tomarlo a cucharadas, una manera de ponérselo más fácil es mejorar el sabor usando extractos de alimentos y aromatizantes. Un poco de aceite de canela mezclado con el aceite de coco le da un gusto extraordinariamente agradable que a la mayoría de los niños les encanta. Es casi como un caramelo. Aquí hay varias opciones. Ajusta las cantidades como sea necesario:

- Una cucharada de aceite de coco mezclada con una o dos gotas de aceite de canela.
- Una cucharada de aceite de coco mezclada con una o dos gotas de aceite de menta.
- Una cucharada de aceite de coco mezclada con entre una y cuatro gotas de aroma de coco.

Esta última puede parecer redundante, pero el aroma de coco le da al aceite un sabor más rico a coco parecido al de un postre. Prueba otros condimentos de la sección de hierbas y especias de la tienda. Tienes que usar solo aquellos condimentos que se utilizan para hornear y para la preparación de alimentos, nunca nada con azúcar añadido. Los extractos con una base de aceite funcionan mejor que los aromatizantes con base de alcohol. Si usas un extracto con base de alcohol, mézclalo con el aceite de coco en una pequeña sartén que se pueda usar en el hornillo y caliéntalo durante uno o dos minutos para eliminar el alcohol y dejar el sabor.

Mezclas para carne

Las mezclas para carnes ofrecen una manera sencilla y sabrosa de tomar una cucharada de aceite de coco. Al combinar este con carne fresca y cocinarla, adquiere el sabor de la carne. Uno de los beneficios de las mezclas para carnes es que combinan aceite de coco con aceite rojo de palma y cúrcuma/curcumina. De esta manera tienes tres de los nutrientes de la Tabla de referencia dietética (página 361) al mismo tiempo. En estas recetas puedes usar la cúrcuma que se vende para propósitos culinarios.

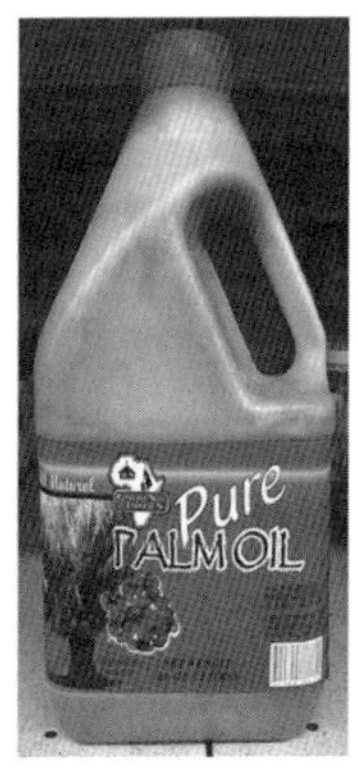

Las mezclas para carnes no reemplazan una comida sino que la complementan. Puedes comer las mezclas o, si lo deseas, verterlas sobre las verduras cocidas. Forman buenas salsas. Las recetas que vienen a continuación son sencillas y básicas. Puedes añadir o eliminar ingredientes como desees. El aceite rojo de palma mejora realmente el sabor de la mezcla y no deberías prescindir de él. Puede que incluso quieras añadirle un poco más de la cantidad que aparece en la receta. No tengas miedo de probar a usar distintas hierbas y especias para añadir un poco de diversidad a las mezclas.

Las siguientes recetas son para una ración. Puedes hacer varias raciones de una vez y guardar lo que sobre en el frigorífico durante un día o dos. Luego solo tienes que calentar y servir.

Mezcla básica para carnes

1 cucharada de aceite de coco
½ cucharadita de aceite rojo de palma
30 g de carne*
¼ de cucharadita de cúrcuma en polvo
¼ de cucharadita de cebolla en polvo (opcional)
Sal y pimienta al gusto

En una sartén pequeña, calienta el aceite de coco y el aceite rojo de palma. Cocina la carne en el aceite caliente a fuego lento hasta que esté hecha. Añade las especias y cocina durante 1 minuto. Retira del fuego y deja enfriar. Añade sal y pimienta al gusto. Puedes comerla por sí misma o emplearla como guarnición para las verduras. Da para una ración.

Hidratos de carbono netos: 0 gramos por ración.

Mezcla de pollo al curry

Este es un ejemplo de mezcla para carne añadiéndole especias.
1 cucharada de aceite de coco
½ cucharada de aceite rojo de palma

*. En esta receta puedes usar cualquier tipo de carne: ternera, cerdo, cordero, buey, pollo, pavo, faisán, pescado, marisco, etc. También es válida la carne picada (ternera, cerdo, pavo). La carne entera habría que cortarla en pequeños dados. Solo se utiliza un poco de carne, equivalente a aproximadamente el doble del volumen del aceite usado, o alrededor de 30 g. La carne se emplea para darle sabor al aceite, no como comida. 90 g de carne es el equivalente en tamaño a una baraja de cartas, por lo que 30 g serían una tercera parte de esto.

30 g de pollo, cortado en dados pequeños*
¼ de cucharadita de cúrcuma en polvo
¼ de cucharadita de cebolla en polvo
¼ de cucharadita de curry en polvo
Sal al gusto

En una sartén pequeña, calienta el aceite de coco y el aceite rojo de palma. Cocina el pollo en el aceite caliente a fuego lento hasta que esté hecho. Añade las especias y cocina durante 1 minuto. Retira del fuego y déjalo enfriar. Añade sal al gusto. Puedes comerlo así mismo o usarlo como guarnición para las verduras. Da para una ración

Hidratos de carbono netos: 0 gramos por ración.

Mezcla para chile con carne

1 cucharada de aceite de coco
½ cucharadita de aceite rojo de palma
30 g de carne de ternera picada
¼ de cucharadita de cúrcuma en polvo (opcional)
¼ de cucharadita de cebolla en polvo
¼ de cucharadita de chile en polvo
Sal al gusto

En una sartén pequeña, calienta el aceite de coco y el aceite rojo de palma. Cocina la ternera molida en el aceite caliente a fuego lento hasta que esté hecha. Añade las especias y cocina durante 1 minuto. Retira del fuego y déjalo enfriar. Añade sal al gusto. Puedes comerlo así mismo o usarlo como guarnición para las verduras.

Hidratos de carbono netos: 0 gramos por ración.

Minisopas

Otra manera de incorporar el aceite de coco en tu dieta de una forma relativamente fácil es hacer minisopas. Las llamo minisopas porque solo se consume una pequeña cantidad cada vez. Básicamente

*. Es preferible el pollo crudo, pero también pueden usarse las sobras de pollo cocinado.

se trata de una sopa sabrosa elaborada con aceite de coco. Su gusto, su textura y su aroma hacen que sea fácil de consumir. Cada ración consiste en solo ¼ de taza (60 ml), de manera que no suple a ninguna comida ni interfiere en ellas, ya que su propósito es solo el de proporcionar una manera sabrosa de consumir aceite de coco. Se toma antes de las comidas, como aperitivo. El aceite rojo de palma puede consumirse también así. Sin embargo, si se desea, cualquiera de estas sopas puede servirse como una verdadera comida simplemente incrementando el tamaño de la ración.

Se preparan de antemano varias raciones de sopa y se refrigeran o se congelan. A cada ración se le añade la cantidad de aceite de coco necesaria para esa comida. Durante el curso de varios días se va consumiendo la sopa. No se toma en todas las comidas, sino solo cuando las carnes no proporcionan suficiente aceite de coco para satisfacer el mínimo diario requerido. Las sopas pueden mantenerse en el frigorífico durante varios días y en el congelador durante varios meses.

A continuación vienen varias recetas de sopas. Observa que el aceite de coco no aparece en ellas. Añádelo a cada ración justo antes de consumirla. Así puedes agregar cualquier cantidad de aceite de coco que necesites para una comida determinada. Una ración es ¼ de taza de sopa, más el aceite de coco añadido. El número de hidratos de carbono netos aparece en cada receta. Tienes que contar estos hidratos de carbono en tu total diario.

Sopa de ternera

120 g de ternera picada
½ taza (50 g) de verduras picadas*
1 ¼ de tazas (300 ml) de agua
¼ de cucharadita de cebolla en polvo
¼ de cucharadita de pimentón
¼ de cucharadita de mejorana
Sal y pimienta al gusto

*. Usa dos o más de las verduras siguientes: cebolla, zanahoria, setas, apio, guisantes, pimientos dulces, calalú (calabacines) y espárragos.

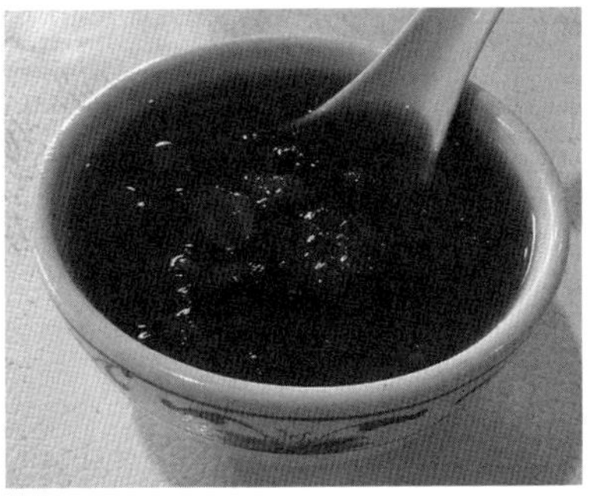

Pon la ternera picada, las verduras y el agua en una cacerola con una capacidad de aproximadamente un litro. Hazla hervir, baja el fuego y cuece a fuego lento durante 15 minutos. Mientras se cocina, divide la ternera picada en trozos pequeños. Añade la cebolla en polvo, el pimentón y la mejorana, cocina durante 1 minuto y retira del fuego. Añade sal y pimienta al gusto. Deja enfriar y almacena en un envase hermético en el frigorífico. Da para seis raciones de ¼ de taza.

Hidratos de carbono netos: 0,5 gramos por ración.

Sopa de salsa de ternera

120 g de ternera picada
½ taza (50 g) de verduras picadas
1 ¼ (300 ml) tazas de agua
2 cucharadas (30 ml) de salsa
Sal y pimienta al gusto

Pon la ternera picada, las verduras, el agua y la salsa en una cacerola con una capacidad de aproximadamente un litro. Hazla hervir, baja el fuego y cocina a fuego lento durante 15 minutos. Mientras se cocina, divide la ternera picada en trozos pequeños. Retira del fuego y añade sal y pimienta al gusto. Deja enfriar y guarda en un envase hermético en el frigorífico. Da para siete raciones de ¼ de taza.

Hidratos de carbono netos: 0,6 gramos por ración de ¼ de taza.

Sopa de cerdo

120 g de cerdo picado o cortado
½ taza (50 g) de verduras picadas*

*. Usa dos o más de las verduras siguientes: cebolla, zanahoria, setas, apio, guisantes, pimientos dulces, calalú y espárragos.

1 ¼ de tazas (300 ml) de agua
¼ de cucharadita de cebolla en polvo
¼ de cucharadita de tomillo
Sal y pimienta al gusto

Pon el cerdo picado, las verduras y el agua en una cacerola con una capacidad de aproximadamente un litro. Hazlo hervir, baja el fuego y cocina a fuego lento durante unos 15 minutos. Añade la cebolla en polvo y el tomillo, cocina durante 1 minuto y retira del fuego. Añade sal y pimienta al gusto. Deja enfriar y guarda en un envase hermético en el frigorífico. Da para seis raciones de ¼ de taza.

Hidratos de carbono netos: 0,5 gramos por ración de ¼ de taza.

Caldo de pollo

1 taza (120 g) de pollo, cortado
½ taza (50 g) de verduras picadas*
1 ¼ de taza (300 ml) de agua
⅛ de cucharadita de semillas de apio
¼ de cucharadita de salvia picada
Sal y pimienta al gusto

Pon el pollo, las verduras y el agua en una cacerola con una capacidad de aproximadamente un litro. Hazlo hervir, baja el fuego y cocina a fuego lento durante 15 minutos. Añade la cebolla en polvo y el tomillo, cocina durante 1 minuto y retira del fuego. Añade sal y pimienta al gusto. Deja enfriar y guarda en un envase hermético en el frigorífico. Da para seis raciones de ¼ de taza.

Hidratos de carbono: 0,5 gramos por ración de ¼ de taza.

Crema de almejas

1 lata (300 ml) de almejas picadas, con jugo*
¼ de taza (25 g) de cebolla picada
⅛ de cucharadita de semillas de apio

*. Si lo deseas, puedes sustituir las almejas por ostras.

⅛ de cucharadita de pimienta negra
1 taza (240 ml) de nata entera
2 cucharaditas (10 ml) de salsa de pescado

Vierte el jugo de las almejas en la sartén y reserva las almejas. Añade la cebolla, las semillas de apio y la pimienta al jugo en la sartén y hazlo hervir, baja el fuego y déjalo cocer a fuego lento durante unos 10 minutos o hasta que las cebollas estén tiernas. Añade la nata, la salsa de pescado y las almejas. Cocina durante dos minutos. Deja enfriar y guarda en un envase hermético en el frigorífico. Da para unas diez raciones.

Hidratos de carbono netos: 1 gramo por ración de ¼ de taza.

Crema de pescado

¼ de taza (25 g) de cebolla picada
⅛ de cucharadita de semillas de apio
⅛ de cucharadita de pimienta negra
120 g de pescado picado*
1 taza (240 ml) de nata entera
2 cucharaditas (10 ml) de salsa de pescado

Hierve agua en una sartén. Añade la cebolla, las semillas de apio y la pimienta, baja el fuego y deja cocer a fuego lento entre 8 y 10 minutos o hasta que la cebolla esté tierna. Añade el pescado y la nata y cuece durante 5 minutos más. Deja enfriar y guarda en un envase hermético en el frigorífico.

Hidratos de carbono: 1 gramo por ración de ¼ de taza.

*. Usa cualquier tipo de pescado bajo en mercurio como lenguado, barbo, salmón, trucha, rodaballo, merluza, caballa, perca o tilapia. También puedes optar por los mariscos, como la vieira o el cangrejo.

Caldo cremoso de pollo

1 taza (120 g) de pollo troceado
½ taza (50 g) de verduras picadas*
¾ de taza (180 ml) de caldo de pollo o agua
½ taza (120 ml) de nata entera
⅛ de cucharadita de cebolla en polvo
⅛ de cucharadita de semillas de apio
¼ de cucharadita de tomillo
⅛ de cucharadita de sal
⅛ de cucharadita de pimienta negra

Pon el pollo, las verduras y el agua en una cacerola. Calienta hasta el punto de ebullición, baja el fuego y deja cocer a fuego lento durante unos 15 minutos o hasta que las verduras estén tiernas. Añade nata y especias, cuece durante 1-2 minutos y retira del fuego. Deja enfriar y guarda en un envase hermético en el frigorífico. Da para seis raciones de ¼ de taza.

Hidratos de carbono netos: 1 gramo por una ración de ¼ de taza.

Sopa de tomate

1 taza (240 ml) de agua
½ taza (120 ml) de salsa de tomate
⅛ de cucharadita de semillas de apio
¼ de cucharadita de cebolla en polvo
⅛ de cucharadita de ajo en polvo
⅛ de cucharadita de pimentón
1 cucharadita (5 ml) de jugo de limón
Sal y pimienta negra al gusto

Vierte los seis primeros ingredientes en una cacerola, calienta hasta el punto de ebullición, baja el fuego y deja cocer a fuego lento durante 3 minutos para mezclar los sabores. Separa del fuego y

*. Usa dos o más de las verduras siguientes: cebolla, zanahoria, setas, guisantes, pimientos dulces, calalú y espárragos.

añade el jugo de limón, la sal y la pimienta. Da para seis raciones de ¼ de taza.

Hidratos de carbono netos: 1,3 gramos por una ración de ¼ de taza.

Tomate cremoso

1 taza (240 ml) de agua
½ taza (120 ml) de salsa de tomate
⅛ de cucharadita de semillas de apio
¼ de cucharadita de cebolla en polvo
⅛ de cucharadita de ajo en polvo
⅛ de cucharadita de pimentón
2 tazas (120 ml) de nata entera
Sal y pimienta negra al gusto

Vierte los seis primeros ingredientes en una cacerola, calienta hasta la ebullición, baja el fuego y cuece a fuego lento durante 3 minutos para mezclar los sabores. Retira del fuego y añade nata, sal y pimienta. Da para ocho raciones de ¼ de taza.

Hidratos de carbono netos: 1,3 gramos por ración de ¼ de taza.

Sopa de ternera con tomate

120 g de ternera molida
1 taza (120 ml) de agua
¼ de taza (60 ml) de salsa de tomate
⅛ de cucharadita de semillas de apio
¼ de cucharadita de cebolla en polvo
⅛ de cucharadita de ajo en polvo
⅛ de cucharadita de pimentón
¼ de cucharadita de sal
⅛ de cucharadita de pimienta negra
1 cucharadita (5 ml) de jugo de limón

Vierte los primeros nueve ingredientes en una cacerola, calienta hasta el punto de ebullición, baja el fuego y cuece a fuego lento durante 10 minutos. Retira del fuego y añade el jugo de limón. Da para siete raciones de ¼ de taza.

Hidratos de carbono netos: 0,6 gramos por ración de ¼ de taza.

Sopa de pescado con tomate

120 g pescado troceado*
1 taza (240 ml) de agua
¼ de taza (60 ml) de salsa de tomate
⅛ de cucharadita de semillas de apio
¼ de cucharadita de cebolla en polvo
⅛ de cucharadita de pimentón
⅛ de cucharadita de pimienta negra
2 cucharaditas (10 ml) de salsa de pescado

Mezcla todos los ingredientes en una cacerola, calienta hasta la ebullición, baja el fuego y cuece a fuego lento durante 5 minutos. Retira del fuego y sirve. Da para siete raciones de ¼ de taza.

Hidratos de carbono netos: 0,5 gramos por ración de ¼ de taza.

Crema de espárragos

1 taza (240 ml) de caldo de pollo
115 gm de espárragos, picados
½ taza (120 ml) de nata entera
¼ de cucharadita de albahaca
¼ de cucharadita de sal
⅛ de cucharadita de pimienta negra
½ cucharadita de cebollino picado

En una cacerola cubierta, cuece a fuego lento el caldo de pollo y los espárragos durante 20 minutos hasta que estos estén tiernos. Retira del fuego, pásalo por la licuadora hasta que quede una mezcla

*. Usa cualquier tipo de pescado bajo en mercurio como lenguado, barbo, salmón, trucha, rodaballo, merluza, lenguado, perca, pescado blanco o tilapia. También puedes usar mariscos como vieiras, gambas o cangrejo.

homogénea. Vuelve a verterla en la cacerola junto con la nata, la albahaca, la sal y la pimienta. Ponla a fuego lento y cuece durante 1 minuto. Retira del fuego. Sirve con el cebollino recién picado espolvoreado por encima. Da para seis raciones de ¼ de taza.

Hidratos de carbono netos: 1 gramo por ración de ¼ de taza.

Crema de brócoli con queso

1 taza (240 ml) de caldo de pollo
1 taza (100 g) de brócoli picado
½ taza (120 ml) de nata entera
¼ de cucharadita de sal
⅛ de cucharadita de pimienta negra
¼ de taza (25 g) de queso parmesano recién rallado
1 cucharadita de cebollino picado

En una cacerola cubierta, cuece a fuego lento el brócoli en el caldo de pollo durante 20 minutos hasta que las verduras estén tiernas. Retira del fuego y pásalo por la licuadora hasta que la mezcla sea homogénea. Vuelve a verterlo en la cacerola con la nata, la sal, la pimienta negra y el queso. Calienta a fuego lento y cuece durante 1 minuto. Retíralo del fuego. Sirve con el cebollino recién picado espolvoreado por encima. Da para seis raciones de ¼ de taza.

Hidratos de carbono netos: 1,3 gramos por ración de ¼ de taza.

Crema de espinacas con pollo

1 cucharadita (5 ml) de mantequilla
1 taza (120 g) de pollo sin cocinar en trocitos
¼ de taza (60 ml) de agua
¾ de taza (180 ml) de nata entera
¼ de cucharadita de cebolla en polvo
⅛ de cucharadita de ajo en polvo
3 tazas (80 g) de espinacas picadas
Sal y pimienta al gusto

Derrite la mantequilla en una sartén a fuego medio. Añade el pollo y fríelo removiendo frecuentemente, hasta que se vuelva blanco, durante 3 minutos. Añade todos los ingredientes restantes y cuece a fuego lento hasta que las espinacas estén tiernas. Da para siete raciones de ¼ de taza.

Hidratos de carbono netos: 0,9 gramos por ración de ¼ de taza.

Sopa cremosa de canela

1 taza (240 ml) de nata entera
½ taza (120 ml) de agua
1 cucharadita de canela
¼ de cucharadita de nuez moscada
½ cucharadita (3 ml) de extracto de vainilla
Estevia al gusto (opcional)

En una pequeña cacerola, calienta la nata, el agua, la canela y la nuez moscada a fuego lento, removiendo frecuentemente sin dejar que hierva, durante unos 5 minutos. Calentarla hace que la nata absorba los sabores de las especias. Añade la vainilla y retira del fuego. Agrega un poco de estevia para endulzar. Da para seis raciones de un ¼ de taza.

Hidratos de carbono netos: 1,1 gramos por una ración de ¼ de taza.

Sopa cremosa de bayas

1 taza (240 ml) de nata entera
¼ de taza (75 g) de bayas (moras, bayas de Boysen o frambuesas)
½ taza (120 ml) de agua
⅛ de cucharadita de vainilla
Estevia al gusto (opcional)

Pasa todos los ingredientes por la licuadora hasta formar una mezcla uniforme. Añade un poco de estevia para endulzar. Da para ocho raciones de ¼ de taza.

Hidratos de carbono netos: 1,5 gramos por ración de ¼ de taza.

ADEREZOS PARA ENSALADA BAJOS EN HIDRATOS DE CARBONO

Las ensaladas mixtas de hojas verdes son las más populares porque pueden usarse varios ingredientes para crearlas. No te limites a la típica lechuga iceberg, prueba otras variedades como la lechuga francesa, la de hojas rojas, la romana y otras. Algunas de las verduras bajas en hidratos de carbono que combinan bien con ensaladas son el pepino, los pimientos dulces, los pepinillos, los tomates, el aguacate, el perejil, la cebolla, el chalote, la cebolla escalonia, los rábanos, la jícama, el cilantro, los berros, los brotes germinados, el apio, la raíz del apio (celeriac), el bok choy (col china), la col napa, la col roja y verde, el brócoli, la coliflor, la espinaca, la acelga, las zanahorias, la alcachofa de Jerusalén, el sauerkraut, la achicoria, la endivia y los guisantes.

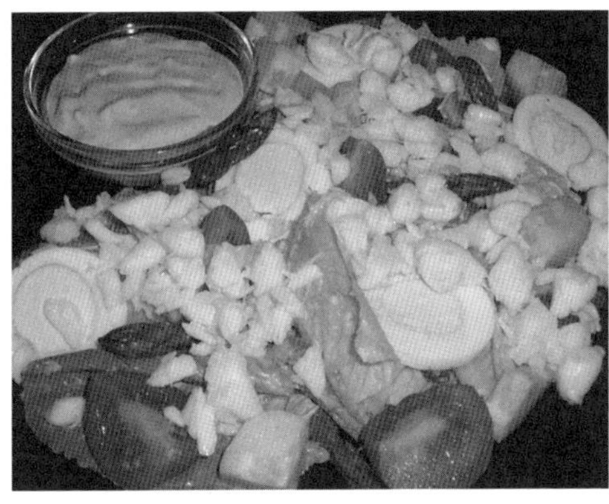

La ensalada Louie de cangrejo se hace normalmente con carne de cangrejo, huevos duros, lechuga romana, tomate, pimiento dulce, espárrago y pepino, y se sirve con un aderezo con base de mayonesa.

Las ensaladas no tienen por qué incluir siempre lechuga. Puedes crear muchas ensaladas sin lechuga con todas estas verduras. Los condimentos les añaden sabor. Algunos condimentos bajos en hidratos de carbono son los huevos duros, el jamón, el beicon frito, la ternera, el pollo, el pavo, el cerdo, el pescado (salmón, sardinas, etc.), el cangrejo, las gambas, las algas nori, los quesos duros (cheddar, Monterey, Muenster, etc.), los quesos tiernos (feta, queso blanco grumoso, etc.), los frutos secos, las aceitunas y las cortezas de cerdo.

El aderezo es probablemente la parte más importante de la ensalada. Es lo que hace que destaque y les da sabor a los demás ingredientes. La mayoría de los aderezos preparados comercialmente usan una base de aceite de soja o de canola y suelen contener azúcar, jarabe de maíz rico en fructosa, MSG y otros aditivos indeseables. Muchos de ellos se comercializan como bajos en calorías o en grasas, pero pocos son bajos en hidratos de carbono. Es mejor optar por un aderezo casero bajo en hidratos de carbono usando ingredientes más sanos. A continuación veremos unas cuantas recetas para crear tu propio aderezo.

Mayonesa de aceite de oliva y de coco

Esta receta utiliza una mezcla a partes iguales de aceite de oliva virgen extra y aceite de coco. Puedes hacer mayonesa usando solo el aceite de coco pero hay que consumirla inmediatamente porque no se conserva bien. Cuando la pones en el frigorífico, se endurece. Al combinar el aceite de coco con otro aceite, como el de oliva virgen extra, puedes refrigerar la mayonesa –que tendrá un ligero sabor a aceite de oliva– y permanecerá tierna y cremosa.

1 yema grande de huevo
2 cucharaditas (10 ml) de jugo de limón natural
1 cucharadita (5 ml) de mostaza de Dijon
½ cucharadita de sal
⅛ de cucharadita de pimienta negra
½ taza (120 ml) de aceite de oliva extra ligero
½ taza (120 ml) de aceite de coco (derretido)

Ten todos los ingredientes a temperatura ambiente. Mezcla la yema de huevo, el jugo de limón, la mostaza, la sal, la pimienta y ¼ de taza (60 ml) de aceite de oliva en una licuadora o en un procesador de alimentos. Licúa durante unos 60 segundos. Mientras la licuadora está funcionando, vierte el resto del aceite de oliva y el aceite de coco muy lentamente, gota a gota al principio y aumentando gradualmente hasta conseguir un buen flujo uniforme. El secreto para hacer una buena mayonesa es añadir el aceite despacio. La mayonesa se espesa a medida que se va añadiendo aceite. Prueba y corrige el aderezo si es necesario. Cada cucharada de mayonesa de coco contiene alrededor de ½ cucharada de aceite de coco.

Hidratos de carbono netos: 0,2 gramos por una ración de una cucharada.

Mayonesa cremosa de coco

Para esta receta emplea una mezcla a partes iguales de aceite de coco y de aceite TCM. Si usas solo este último, la mayonesa no se espesa. Mezclar los dos aceites permite que la mayonesa se espese y que el punto de fusión baje lo bastante para que permanezca tierna al refrigerarla.

2 yemas de huevo
2 cucharaditas de vinagre de sidra de manzana
½ cucharadita de mostaza preparada
⅛ de cucharadita de pimentón
⅛ de cucharadita de sal
¾ de taza de aceite de coco (fundido)
¾ de taza de aceite TCM

Mezcla las yemas de huevo, el vinagre, la mostaza, el pimentón, la sal y ¼ de taza de aceite de coco en una licuadora o un procesador de alimentos durante 30 segundos. Mientras la máquina está funcionando, vierte el aceite de coco restante seguido por todo el aceite TCM muy despacio en un flujo continuo. El secreto para hacer una buena mayonesa es añadir el aceite lentamente. La mayonesa se espesará cuando se añada el aceite. Prueba y ajusta la condimentación como desees.

Hidratos de carbono netos: 0,2 gramos por una ración de una cucharada.

Aderezo de vinagre balsámico

¾ de taza (180 ml) de aceite TCM
¾ de taza (180 ml) de vinagre balsámico
1 diente de ajo triturado
½ cucharadita de orégano seco

2 cucharaditas (10 ml) de mostaza de Dijon

⅛ de cucharadita de sal

⅛ de cucharadita de pimienta negra

Mezcla todos los ingredientes en un tarro con una tapa que cierre herméticamente, como un tarro Mason. Agita bien y sirve. Guarda en el frigorífico.

Hidratos de carbono netos: 1 gramo por ración de una cucharadita.

Aderezo de vinagre y aceite de coco

¼ de taza (60 ml) de aceite de coco

¼ de taza (60 ml) de aceite de oliva extra ligero

2 cucharadas (30 ml) de agua

¼ de taza (60 ml) de vinagre de sidra de manzana

⅛ de cucharadita de sal

⅛ de cucharadita de pimienta blanca

Pon todos los ingredientes en un tarro Mason o en un envase similar. Cubre y agita vigorosamente hasta que estén bien mezclados. Déjalo a temperatura ambiente hasta que esté listo para usarse. Puede guardarse en un armario de cocina durante varios días sin refrigeración. Si quieres conservar el aderezo durante más de una semana, ponlo en el frigorífico. Cuando se enfríe el aceite, tenderá a solidificarse. Para licuarlo, sácalo del frigorífico al menos una hora antes de usarlo. Cada cucharada de aderezo contiene ¼ de cucharada de aceite de coco aproximadamente.

Hidratos de carbono netos: 0 gramos por una ración de una cucharada.

Aderezo sencillo de vinagre

¼ de taza (60 ml) de vinagre de sidra de manzana

½ cucharada (8 ml) de agua

Una pizca de sal

Una pizca de pimienta

Mezcla todos los ingredientes. Eso es todo lo que tienes que hacer, simple y fácil.

Hidratos de carbono netos: 0 gramos por una ración de una cucharada.

Aderezo de almendras tostadas

½ taza (120 ml) de aceite de coco
¼ de taza (25 g) de almendras laminadas
1 cucharada (15 ml) de aceite de oliva extra ligero
2 cucharadas (30 ml) de salsa tamari
1 cucharada (15 ml) de vinagre de sidra de manzana
¼ cucharada de jengibre molido
¼ de cucharadita de sal

Pon el aceite de coco en una pequeña cacerola. A fuego medio o bajo, sofríe las almendras laminadas, hasta que tengan un color ligeramente marrón. Aparta del fuego y deja enfriar a temperatura ambiente. Vierte los demás ingredientes. Cuando el aderezo repose, el aceite se separará y flotará a la superficie, y las almendras se quedarán en el fondo. Agita justo antes de usarlo. Vierte a cucharadas el aderezo en la ensalada, asegurándote de incluir las almendras. Puede guardarse en un armario de la cocina durante varios días sin refrigerarlo. Si quieres conservarlo durante más de una semana, ponlo en el frigorífico. Cada cucharada de aderezo contiene alrededor de ½ cucharadas de aceite de coco.

Hidratos de carbono netos: 0,3 gramos por una ración de una cucharada.

Vinagreta

¼ de taza (60 ml) de vinagre de vino tinto o blanco
¼ de cucharadita de sal
⅛ de cucharadita de pimienta blanca
¾ de taza (180 ml) de aceite de oliva virgen extra

En un cuenco mezcla el vinagre, la sal y la pimienta con un tenedor. Añade aceite y mezcla vigorosamente hasta que esté bien mezclado. Da para una taza. Si lo deseas, puedes usar aceite TCM en lugar de aceite de oliva virgen extra.

Hidratos de carbono netos: 0 gramos por una ración de ¼ de taza.

Vinagreta al ajo

1 diente de ajo
¾ de taza de aceite de oliva virgen extra

Pela y machaca el diente de ajo, ponlo en el aceite de oliva y déjalo entre 2 y 3 días a temperatura ambiente. Saca el ajo y usa el aceite para hacer la receta de vinagre anterior.

Hidratos de carbono netos: 0 gramos por una ración de ¼ de taza.

Vinagreta española

Vinagreta (la receta está indicada anteriormente)
1 cucharada de aceitunas verdes picadas
1 cucharadita de cebolleta picada
1 cucharadita de alcaparras picadas
1 cucharadita de perejil picado
1 cucharadita de pepinillos picados
1 yema de huevo duro

Prepara el aderezo de vinagreta como está indicado y colócalo en una jarra de Mason con las aceitunas, la cebolleta, las alcaparras, el perejil, los pepinillos y la yema de huevo pasada por un tamiz. Agita y deja a temperatura ambiente durante 30 minutos. Vuelve a agitar antes de usar.

Hidratos de carbono netos: 0,2 gramos por ración de ¼ de taza.

Vinagre de hierbas

2 tazas (200 g) hierbas frescas[*]
2 tazas (480 ml) de vinagre de sidra de manzana
o vinagre de vino blanco, hervido

Coloca las hierbas en una jarra Mason con la boca ancha y machácalas ligeramente con una cuchara de madera. Introdúcelas en vinagre caliente y enfría a temperatura ambiente. Cubre con una tapa enroscada y déjalo en un lugar fresco (no el frigorífico) durante 10-14 días. Una vez al día agita la jarra para remover los ingredientes. Prueba el vinagre a los diez días, y si es lo bastante fuerte, fíltralo por varias gasas y pásalo a otra jarra de medio litro. Si el sabor es muy débil, déjalo durante los 14 días.

Hidratos de carbono netos: 0 gramos por ración de ¼ de taza.

Aderezo de hierbas frescas

½ taza (120 ml) de aceite de oliva virgen extra
1 cucharada de eneldo fresco picado
1 cucharada de cebolleta fresca picada
1 cucharada de perejil fresco picado
½ cucharadita de sal
⅛ de cucharadita de pimienta negra
¼ de taza (60 ml) de vinagre de estragón[**]

Vierte el aceite, las hierbas, la sal y la pimienta en una jarra Mason y déjalo a temperatura ambiente durante 2-4 horas. Añade vinagre y agítalo o remuévelo bien para que se mezcle.

Hidratos de carbono netos: 0 gramos por una ración de ¼ de taza.

*. Elige alguna de las hierbas siguientes: estragón, perifollo, eneldo, albahaca o tomillo.

**. Emplea vinagre de estragón del que se vende en las tiendas, o fabrícalo tú mismo (ver la receta anterior de Vinagre de hierbas).

Aderezo de hierbas al ajo

1 diente de ajo, pelado y triturado
½ cucharadita de estragón
½ cucharadita de mejorana
½ cucharadita de mostaza en polvo
¼ de cucharadita de sal
⅛ de cucharadita de pimienta negra
¼ de taza (60 ml) de aceite de oliva virgen extra
2 cucharadas (30 ml) de vinagre de vino tinto o blanco

Introduce todos los ingredientes en una jarra Mason de medio litro o en un envase similar. Cierra con tapa de rosca y agita el contenido para mezclarlo. Déjalo a temperatura ambiente durante al menos 1 hora. Vuelve a agitar justo antes de usar.

Hidratos de carbono netos: 0 gramos por una ración de ¼ de taza.

Aderezo de suero de leche

½ taza (120 ml) de vinagre de sidra de manzana
1 cucharada (15 ml) de aceite de oliva virgen extra
1 cucharadita de sal
⅛ de cucharadita de pimienta blanca
1 cucharada de cebollino picado
1 taza (240 ml) de suero de leche

Pon todos los ingredientes en una jarra Mason o en un recipiente similar. Cierra con tapa de rosca y agita los contenidos para que se mezclen. Da para 1 ½ tazas.

Hidratos de carbono netos: 2,2 gramos por una ración de ¼ de taza.

Aderezo de crema agria

1 taza (240 ml) de crema agria
3 cucharadas (45 ml) de vinagre blanco o de sidra de manzana

¼ de cucharadita de eneldo
½ cucharadita de sal
⅛ de cucharadita de pimienta negra

Mezcla todos los ingredientes, cubre y enfría. Da para 1 ¼ de tazas.

Hidratos de carbono netos: 2 gramos por ración de ¼ de taza.

Aderezo de queso azul

½ taza (120 ml) de nata entera
½ taza (120 ml) de crema agria
¼ de taza (60 ml) de mayonesa
2 cucharadas (30 ml) de jugo de limón
170 g de queso azul desmenuzado
Sal y pimienta al gusto

En un cuenco, bate nata, crema agria, mayonesa y jugo de limón. Añade queso y ponlo en una licuadora o procesador de alimentos y mezcla durante 1 minuto. Da para 1 ¾ de taza.

Hidratos de carbono netos: 2,5 gramos por ración de ¼ de taza.

Aderezo Mil Islas

1 taza (240 ml) de mayonesa
¼ de taza (60 ml) de crema agria
2 cucharadas de eneldo encurtido picado
2 cucharadas de aceituna negra picada
¼ de taza (60 ml) de kétchup o salsa de tomate bajos en azúcar
2 cucharadas (30 ml) de jugo de limón

Combina todos los ingredientes en un bol y mezcla a fondo. Da para 1¾ de taza.

Hidratos de carbono netos: 1,5 gramos por ración de ¼ de taza.

SALSAS

Las salsas y los jugos de carne son complementos excelentes de las verduras y las carnes y pueden realzar su sabor y añadir variedad a las comidas. Añadir un poco de mantequilla, sal y pimienta negra a las verduras hervidas, al horno, salteadas, fritas, al vapor o crudas les da un sabor estupendo, pero añadir una salsa crea una sensación de sabor enteramente diferente. Las verduras corrientes adquieren una vida nueva al combinarlas con una salsa. Las siguientes recetas pueden usarse con verduras, carne, pescado, aves de corral e incluso huevos.

Salsa tártara

1 taza (240 ml) de mayonesa
3 cebollinos picados
1 cucharada de perejil picado
¼ de taza de eneldo encurtido picado
2 cucharadas de alcaparras
1 cucharadita (5 ml) de mostaza preparada al estilo Dijon
2 cucharadas (30 ml) de vinagre de vino tinto

Mezcla todos los ingredientes, cubre y enfría. Sirve con marisco. Da para 1 ¼ de taza aproximadamente.

Hidratos de carbono netos: 0,1 gramos por cucharada.

Salsa cremosa de queso

2 cucharadas (30 ml) de mantequilla
½ taza (120 ml) de nata
1 taza (100 g) de queso cheddar añejo rallado
⅛ de cucharadita de sal

En una sartén, calienta la mantequilla y la nata hasta que empiece a hervir y la mantequilla se funda. Apaga el fuego, y añade el queso y la sal removiendo continuamente hasta que el queso se haya derretido y la mezcla esté espesa. Vierte sobre las verduras cocidas. Da para 1 taza.

Hidratos de carbono: 1,2 gramos por ración de ¼ de taza.

Salsa de queso con gambas

Salsa cremosa de queso
1 ½ tazas (150 g) de gambas pequeñas precocinadas
1 cucharadita de salsa de pescado

Haz la salsa cremosa de queso como se indica en la receta anterior, pero prescinde de la sal y añade las gambas y la salsa de pescado. Es un excelente condimento para las verduras cocidas.

Hidratos de carbono netos: 0,7 gramos por ración de ¼ de taza.

Salsa de queso Tex-Mex

Salsa cremosa de queso
½ taza (129 ml) de salsa

Haz la salsa cremosa de queso como se indica y añádele la salsa.
Hidratos de carbono netos: 1,5 gramos por ración de ¼ de taza.

Salsa de queso con guindillas picantes

Salsa cremosa de queso
¼ de taza (25 g) de guindillas de jalapeño picadas

Haz la salsa cremosa de queso como se indica y añádele las guindillas.

Hidratos de carbono: 1,2 gramos por ración de ¼ de taza.

Salsa blanca

2 cucharadas (30 ml) de mantequilla o aceite de coco
½ taza (120 ml) de nata entera
1 taza (100 g) de queso Monterey rallado*
⅛ de cucharadita de sal
¼ de cucharadita de cebolla en polvo

*. Puedes sustituirlo por queso Monterey Jack si deseas una salsa más especiada.

En una sartén calienta la mantequilla y la nata hasta que empiece a hervir y la mantequilla se funda. Apaga el fuego y añade el queso, la sal y la cebolla en polvo, removiendo constantemente hasta que el queso se funda y la mezcla se espese. Vierte sobre verduras, huevos o carne cocidos. Da para 1 taza aproximadamente.

Hidratos de carbono netos: 0,9 gramos por ración de ¼ de taza.

Salsa blanca de pescado

2 cucharadas (30 ml) de mantequilla o de aceite de coco
½ taza (120 ml) de nata entera
1 taza (100 g) de queso Monterey rallado
½ cucharadita (3 ml) de salsa de pescado

En una sartén calienta la mantequilla y la nata hasta que empiecen a hervir y la mantequilla se derrita. Apaga el fuego y añade el queso y la salsa de pescado, removiendo continuamente hasta que el queso se haya fundido y la mezcla esté espesa. Vierte sobre verduras cocidas. Da para 1 taza.

Hidratos de carbono netos: 0,9 gramos por ración de ¼ de taza.

Salsa de crema de salchichas

240 g de salchicha de cerdo picada
2 dientes de ajo picados
½ taza (120 ml) de leche entera
¼ de cucharadita de cebolla en polvo
½ cucharadita de salvia seca
¼ de cucharadita de pimentón
⅛ de cucharadita de sal
⅛ de cucharadita de pimienta negra
1 taza (100 g) de queso Monterey rallado

En una sartén fríe las salchichas y el ajo hasta que la carne adquiera un color marrón y el ajo esté tierno. Añade la leche y los condimentos y llévalos al hervor. Apaga el fuego y añade el queso, removiendo continuamente hasta que el queso se funda y la mezcla esté espesa. Vierte sobre verduras, huevos o carne cocidos.

Hidratos de carbono netos: 0,9 gramos por ración de ¼ de taza.

Salsa de crema de pollo

2 cucharadas (30 ml) de mantequilla o aceite de coco
1 taza (120 g) de pollo cocinado troceado
½ taza (120 ml) de nata entera
1 taza (100 g) de queso Monterey rallado
¼ de cucharadita de salvia seca
¼ de cucharadita de cebolla en polvo
⅛ de cucharadita de sal
⅛ de cucharadita de pimienta negra

Pon la mantequilla, el pollo y la nata en una sartén y llévalo a un hervor. Apaga el fuego y añade el queso y los condimentos, removiendo constantemente hasta que el queso esté derretido y la mezcla espese. Vierte sobre verduras, huevos o carne cocidos.

Hidratos de carbono netos: 0,6 gramos por ración de ¼ de taza.

Salsa de curry

2 cucharadas (30 ml) de mantequilla o aceite de coco
½ taza (120 ml) de nata entera
1 taza (100 g) de queso Monterey rallado
⅛ de cucharadita de sal
½ cucharadita de polvo de curry o garam masala

En una sartén calienta la mantequilla y la nata hasta que empiece a hervir y la mantequilla esté fundida. Apaga el fuego y añade el queso, la sal y el polvo de curry, removiendo constantemente, hasta que el queso se funda y la mezcla quede espesa. Vierte sobre verduras, huevos o carne cocidos. Da para 1 taza aproximadamente.

Hidratos de carbono netos: 0,9 gramos por ración de ¼ de taza.

COMIDAS PARA EL DESAYUNO, EL ALMUERZO Y LA CENA

El desayuno suele considerarse la parte más difícil de la dieta baja en hidratos de carbono, ya que normalmente consiste en alimentos ricos en hidratos de carbono como cereales calientes o fríos, tortitas, buñuelos, tostadas francesas, patatas doradas, magdalenas, rosquillas, donuts, bizcochos tostados, tostada con mermelada, zumo de naranja, cacao y otros por el estilo. El único desayuno tradicional bajo en hidratos de carbono son los huevos, el beicon, el jamón y las salchichas. Puedes hacer muchos platos con huevos: servirlos fritos, revueltos, pochados, duros, pasados por agua, rellenos o como tortillas y suflés, y ya tienes una gran variedad. Añadir carnes y verduras aumenta todavía más las posibilidades. Una de las ventajas de las comidas a base de huevos es que una comida completa con carne y verduras contiene solo unos pocos gramos de hidratos de carbono. Esto permite que comamos una mayor cantidad de hidratos de carbono en el almuerzo y en la cena. A continuación veremos varios platos elaborados con huevos.

Por muy sabrosos y nutritivos que sean los huevos, aun así es agradable tener variedad para el desayuno. Por tanto, deberías probar alimentos que normalmente no se consideran parte de los desayunos tradicionales, como ensaladas, sopas, ternera, pollo, pescado y verduras. Las siguientes recetas pueden emplearse para el desayuno, el almuerzo o la cena.

La mayoría de ellas especifican el uso del aceite de coco, pero podrías emplear mantequilla, grasa de tocino, aceite rojo de palma o cualquier otro aceite para freír que desees. También puedes optar por una mezcla de aceites. El aceite de coco se especifica en la mayoría de las recetas porque es una de las mejores formas de añadir este aceite a la dieta.

Los aceites se usan para freír principalmente con el objeto de impedir que los alimentos se peguen a la sartén. Las propiedades antiadherentes del aceite varían de uno a otro. La manteca de cerdo es bastante antiadherente. No así el aceite de coco. Este último funciona muy bien al freír la mayoría de las verduras y las carnes, pero no tan bien con huevos y productos elaborados con harina (como las tortitas). Sin embargo, las propiedades antiadherentes del aceite de coco pueden mejorarse mezclándolo en una pequeña proporción con otro aceite como la mantequilla, la grasa del bacon o las salchichas, el aceite rojo de palma o el aceite de oliva. Si en una receta ves que se habla de una cucharada de aceite de coco, por ejemplo, puedes añadir aproximadamente una cucharadita adicional (⅓ de cucharada) de mantequilla o de otro aceite. Esto no es necesario, pero hará que desprender el huevo de la sartén resulte más fácil.

Uno de los tipos más fáciles de almuerzo son los envueltos de lechuga. Los envueltos de lechuga son sándwiches hechos sin pan. En lugar de pan, se utiliza una gran hoja de lechuga y simplemente se envuelve el relleno. Por ejemplo, un sándwich envuelto se hace formando un relleno de atún (atún, mayonesa, pepinillo, cebolla, apio picado, especias), colocándolo sobre una hoja de lechuga y enrollándolo con ella. Con una hamburguesa colocaríamos en la lechuga la carne cocinada de hamburguesa con la loncha de queso, el tomate, la cebolla, el pepinillo y la mayonesa. Lo mismo puede hacerse con los huevos picantes, la carne para tacos, el pollo, la ternera asada, etc. para crear varios sándwiches envueltos distintos.

No tienes que ser un gran cocinero para elaborar comidas bajas en hidratos de carbono deliciosas. Las más sencillas consisten simplemente en un trozo de carne cocinada (asada, frita, al horno, a la plancha, escalfada, salteada...) y una o dos verduras. Las verduras pueden ser rehogadas, al vapor, asadas, escalfadas o crudas. Todavía más fácil es combinar la carne y las verduras en una misma sartén plana, olla de barro o bandeja de horno y cocinarlas juntas. La ventaja de esto es que simplifica el proceso de cocinar, hay que limpiar menos y, lo mejor de todo, los jugos de la carne, especialmente al mezclarlos con sal especiada u otras especies, les dan a las verduras un gusto maravilloso. Más adelante encontrarás varias recetas para una sola sartén que te demostrarán lo sencilla y sabrosa que puede ser esta forma de cocinar.

En la mayoría de las recetas que aparecen a continuación puedes usar más aceite del indicado. Si quieres asegurarte de conseguir tu dosis diaria, incluye suficiente aceite de coco para que la porción de comida de tu hijo tenga la dosis completa que necesita. Calcúlalo para que sepas exactamente cuánto aceite de coco tiene el plato. Cuando la carne está cocinada en aceite de coco, este toma el sabor de la grasa de la carne. Usa la grasa de cocinar como salsa y viértela sobre la carne y las verduras antes de servir. Los cortes grasos de la carne y el pollo con la piel son los que proporcionan la grasa más sabrosa.

El tamaño de las raciones que aparecen en las siguientes recetas son para adultos. Dependiendo de la edad y del apetito de tu hijo, el tamaño de la ración y la cantidad de hidratos de carbono netos variarán. Se dan los hidratos de carbono netos de cada receta para que puedas efectuar un recuento exacto.

Tortilla fácil

Las tortillas son fáciles de preparar, y con diferentes ingredientes puede hacerse una docena o más de variaciones. Las tortillas hechas a la manera francesa tradicional pueden ser un poco complicadas. Esta receta es una versión simplificada que sabe igual de bien y permite múltiples variaciones. Estas instrucciones son para una tortilla simple.

2 cucharadas (30 ml) de aceite de coco
4 huevos
¼ de cucharadita de sal
⅛ de cucharadita de pimienta negra

Derrite el aceite de coco en una sartén a fuego medio. Bate los huevos, la sal y la pimienta en un bol. Vierte la mezcla en una sartén caliente, cubre y cocina sin remover hasta que la parte superior de la tortilla esté hecha, unos cinco minutos. Retira la tortilla de la sartén y sirve caliente. Para dos personas.

Hidratos de carbono netos: 1,2 gramos por ración.

Tortilla de queso

Tortilla fácil (ver la receta anteriormente)
1 taza (240 g) de queso rallado

Sigue las instrucciones para hacer la tortilla fácil, pero después de verter la mezcla de huevos en la sartén caliente, espolvorea el queso rallado por encima. Cubre y cocina sin remover hasta que la tortilla esté firme y el queso se haya fundido. Da para dos porciones para adultos.

Hidratos de carbono netos: 2 gramos por ración.

Tortilla de salchichas, setas y tomate

Este es un buen ejemplo de cómo preparar una tortilla combinada con carne y verduras. Tienes diferentes variaciones más adelante.

1 cucharada (15 ml) de aceite de coco
120 g de salchichas
2 setas troceadas
4 huevos
¼ de cucharadita de sal
½ taza de tomate picado

Calienta aceite de coco en una sartén plana. Añade las salchichas y las setas y fríe hasta que adquieran un tono dorado. Bate los huevos y la sal en un bol. Vierte la mezcla en la sartén caliente sobre la salchicha y las setas, cubre y cocina sin remover hasta que la parte superior de la tortilla esté hecha, unos 5 minutos. Añade el tomate, cubre y cocina durante un minuto. Saca la tortilla de la sartén y sirve caliente. Para dos adultos.

Hidratos de carbono netos: 2,8 gramos por ración.

Variaciones: se pueden hacer varias tortillas usando muchos ingredientes diferentes, entre ellos jamón, beicon, pollo, salchichas, carne de ternera picada, carne de cordero picada, gambas, cangrejos, cebollas, berenjena, calabacín, ajo, pimientos dulces o picantes, tomates, aguacate, espárrago, brócoli, coliflor, espinacas y setas. Las carnes y la mayoría de las verduras se cocinan antes de incorporarlas a la mezcla de huevo. El tomate, el aguacate y aderezos como el cilantro y la cebolleta es mejor usarlos crudos y añadirlos después de cocinar. La crema agria también puede emplearse como aderezo. El queso puede fundirse en la parte de arriba cuando se están cocinando los huevos. Puedes combinar cualquiera de estos ingredientes, o más de uno. Tienes que tener en cuenta las cantidades de cada ingrediente que has empleado para poder calcular los hidratos de carbono netos.

Fritura de cebolla

Esta es una tortilla italiana que se dora por ambos lados.

1 cebolla roja de tamaño mediano, pelada y cortada en rodajas muy finas
2 cucharadas (30 ml) de aceite de coco
1 diente de ajo en trocitos
4 huevos batidos ligeramente
¾ cucharaditas de sal
⅛ de cucharadita de pimienta negra
1 cucharadita de albahaca
2 cucharadas de queso parmesano rallado
1 cucharada (15 ml) de aceite de oliva virgen extra

Utilizando una sartén plana, rehoga la cebolla en el aceite de coco a fuego medio durante 5 minutos hasta que esté tierna, pero no dorada. Añade el ajo y cocina durante 1 minuto más. En un bol, mezcla los huevos, los condimentos y el queso. Añade el aceite de oliva a las cebollas y el ajo en la sartén. Vierte la mezcla de huevo en la sartén caliente. Cocina sin remover durante 3-4 minutos hasta que tome un tono dorado por abajo y quede solo ligeramente hecha por arriba. Córtala en cuartos, dales la vuelta y dóralos durante 2-3 minutos. Para dos adultos.

Hidratos de carbono netos: 6,6 gramos por ración.

Fritada de jamón y tomate

Esta es una variación de la tortilla italiana tradicional descrita anteriormente.

1 diente de ajo en trocitos
2 cucharadas (30 ml) de aceite de coco
4 huevos batidos ligeramente
½ taza de jamón en trocitos
¾ cucharadita de sal
⅛ de cucharadita de pimienta negra
1 cucharadita de albahaca
2 cucharadas de queso parmesano rallado
1 tomate mediano picado
1 cucharada (15 ml) de aceite de virgen oliva extra

Usando una sartén plana, rehoga el ajo en el aceite de coco a fuego medio durante 1-2 minutos, hasta que esté ligeramente dorado. En un bol, mezcla los huevos, el jamón, los condimentos, el queso y el tomate. Añade el aceite de oliva extra virgen al ajo en la sartén. Vierte la mezcla de huevo en una sartén caliente. Cocina sin remover durante 4 minutos hasta que esté dorada por abajo y solo ligeramente hecha por arriba. Corta en cuartos, dales la vuelta y dóralos durante 2-3 minutos. Para dos adultos.

Hidratos de carbono netos: 3,5 gramos por ración.

Suflé sencillo

Los suflés son parecidos a las tortillas. Esta versión comienza en la hornilla como una tortilla pero finaliza en el horno, lo que le da un gusto y una textura únicos. Usa huevos a temperatura ambiente; esto les dará mejor volumen. Es importante contar con una sartén que puedas usar tanto en la hornilla como en el horno.

4 huevos, con las claras y las yemas separadas
¼ de cucharadita de sal
⅛ de cucharadita de pimienta negra
2 cucharadas (30 ml) de aceite de coco

Precalienta el horno a 175 °C. Bate las yemas de los huevos, la sal y la pimienta ligeramente con un tenedor. En otro bol, bate las claras hasta que se monten. Mezcla cuidadosamente una cuarta parte de las claras con las yemas. Vierte en la mezcla de yemas las claras restantes. No las mezcles excesivamente. En la hornilla, calienta aceite en una sartén resistente al horno. Vierte la mezcla de huevos en la sartén caliente y cocina durante 1 minuto. Introduce la sartén en el horno y cocina sin tapar durante 15 minutos o hasta que el suflé esté inflado y de un color delicadamente dorado. Saca la sartén del horno, divide el contenido en dos mitades con una espátula y sirve. Para dos adultos.

Hidratos de carbono netos: 1,2 gramos por ración.

Suflé de queso

En esta receta primero haces una salsa de queso que luego se mezcla con las claras de los huevos. Utiliza una sartén que puedas emplear en la hornilla y en el horno.

2 cucharaditas (30 ml) de mantequilla
½ taza (120 ml) de nata entera
1 ¼ de tazas (150 g) de queso cheddar añejo rallado
3 huevos, con las claras y las yemas separadas
¼ de cucharadita de sal
⅛ de cucharadita de pimienta negra
2 cucharadas (30 ml) de aceite de coco

Funde la mantequilla en una sartén a fuego moderado. Añade nata y queso, removiendo hasta que el queso esté derretido. Bate las yemas de los huevos, la sal y la pimienta ligeramente con un tenedor. Mezcla alrededor de ¼ de taza (60 ml) de salsa caliente de queso con las yemas. Inmediatamente, vierte la mezcla de las yemas en la salsa de queso. Cocina la salsa a fuego lento, removiendo constantemente durante 1-2 minutos. Aparta del fuego y deja enfriar a temperatura ambiente. Mientras tanto, precalienta el horno a 175 °C. En otro bol, bate las claras de los huevos hasta que se monten. Mezcla cuidadosamente una cuarta parte de las claras en la salsa. Vierte las restantes en la salsa. No las mezcles en exceso o el suflé quedará plano. Calienta el aceite de coco en la hornilla en una sartén resistente al horno. Pon la mezcla de huevos en la sartén caliente y cocina durante 1 minuto. Introduce la sartén en el horno y cocina sin cubrir entre 18 y 20 minutos o hasta que el suflé esté hinchado y delicadamente dorado. Extrae la sartén del horno, divide su contenido en dos partes con una espátula y sirve. Para dos adultos.

Hidratos de carbono netos: 3,2 gramos por ración.

Variaciones: prepara el suflé de queso como se indica pero antes de enfriar la salsa de queso, mezcla con alguno de los siguientes ingredientes: jamón o salchicha cocidos, beicon crujiente, hígado de pollo picado y salteado, jamón relleno con picante, setas picadas salteadas, pescado o marisco cocidos y picados, verduras cocidas picadas (pimiento, espárragos, espinaca, brócoli, coliflor, coles de Bruselas o cebollas). Usa de ¼ a ½ taza (25-50 g) de cualquiera de estos ingredientes en la receta. Ajusta el recuento de los hidratos de carbono netos teniendo en cuenta los ingredientes adicionales.

Huevo Foo Young

Este plato de huevo es una variación interesante de la tortilla tradicional o del suflé.

2 cucharadas (30 ml) de aceite de coco
2 huevos
½ taza (60 g) de carne cocida (jamón, pollo, cerdo o gambas)
1 seta mediana cortada
½ taza (50 g) de brotes de soja
1 cebollino picado
¼ de taza (25 g) de col china rallada (o col verde)
2 cucharaditas (10 ml) de salsa tamari o salsa de pescado

Calienta el aceite de coco en una sartén. En un bol, bate los huevos. Agrega los ingredientes restantes. Vierte la mezcla en una sartén caliente, cubierta, y cocina hasta que los huevos estén firmes, dándole la vuelta una vez para dorar ligeramente ambos lados. Retira del fuego y sirve. Para dos adultos.

Hidratos de carbono netos: 2,4 gramos por ración.

Huevo frito con jamón y salsa blanca

1 cucharada (15 ml) de aceite de coco
1 huevo
Entre 80 y 140 g de jamón en lonchas
¼ de taza (60 ml) de salsa blanca (página 403)

Calienta el aceite en una sartén. Fríe el huevo y el jamón hasta el punto deseado de hechura. Coloca el jamón en un plato de servir con el huevo encima y cubre con salsa blanca. Da para una ración.

Hidratos de carbono netos: 1,5 gramos por ración.

Huevos rellenos

Los huevos rellenos pueden prepararse con antelación para comerlos como almuerzo para llevar o como aperitivo. Combinados con una pequeña ensalada o con otras verduras crudas, pueden crear toda una comida.

6 huevos duros, sin cáscara y cortados en vertical por la mitad
¼ de taza (60 ml) de mayonesa
2 cucharaditas (10 ml) de jugo de limón
¼ de cucharadita de mostaza en polvo o 1 (5 ml) de mostaza de Dijon
1 cucharadita de cebolla amarilla gratinada
1 cucharadita (5 ml) de salsa Worcestershire
1 pizca de pimienta blanca

Condimentos sugeridos:

Perejil, berros, estragón, eneldo o perifollo

Tiras de pimiento
Aceitunas verdes partidas
Alcaparras
Filetes de anchoa enrollados
Pimentón

Maja bien las yemas, mezcla con los ingredientes restantes y enfría durante al menos media hora. Añade la guarnición que desees y sirve. Da para doce raciones.

Hidratos de carbono netos: 0,5 gramos por ración.

Delicioso calabacín

Aunque los huevos de esta receta hacen pensar que esta sería una buena comida para el desayuno, también puede tomarse como cena.

2 cucharadas (30 ml) de aceite de coco (se puede añadir más)
4 huevos
1 calabacín pequeño en rodajas
½ taza (50 g) de cebollas picadas
¼ de taza (25 g) de pimiento dulce picado
2 cucharadas (12 g) de pimientos picantes (opcional)
½ taza (60 g) de queso rallado
½ taza (50 g) de tomate en dados
Sal y pimienta al gusto

Calienta el aceite en una sartén y saltea ligeramente las verduras, excepto los tomates. En un bol, bate los huevos y añade las verduras de la sartén. Tápala y cocina durante unos 5 minutos o hasta que los huevos estén medio cocidos. Destápala, espolvorea el queso por encima, cubre y cocina hasta que el queso esté derretido y los huevos completamente cocidos. Destapa, cubre la superficie con el tomate en dados, cubre y apaga el fuego. Deja reposar entre 1 y 2 minutos para calentar los dados de tomate sin cocinarlos. Da para una ración de adulto.

Hidratos de carbono netos: 9,4 gramos por ración.

Salchicha bratwurst y col

Esta deliciosa comida –que se cocina en una sola sartén– puede tomarse para el desayuno o para la cena.

2 cucharadas (30 ml) de aceite de coco (se puede añadir más)
1 salchicha bratwurst
¼ de taza (25 g) de cebolla picada
¼ de taza (25 g) de pimiento dulce picado
1 ½ tazas (125 g) de col picada
Sal y pimienta al gusto

Calienta el aceite de coco en una sartén plana. Añade la salchicha, las cebollas y el pimiento dulce. Saltea hasta que las verduras estén crujientes y tiernas y la salchicha ligeramente dorada. Agrega la col, cubre y cocina hasta que esté tierna. Añade sal y pimienta al gusto y sirve. Vierte jugos de carne sobre las verduras. Da para una ración de adulto.

Hidratos de carbono netos: 9,2 gramos por ración.

Rollitos

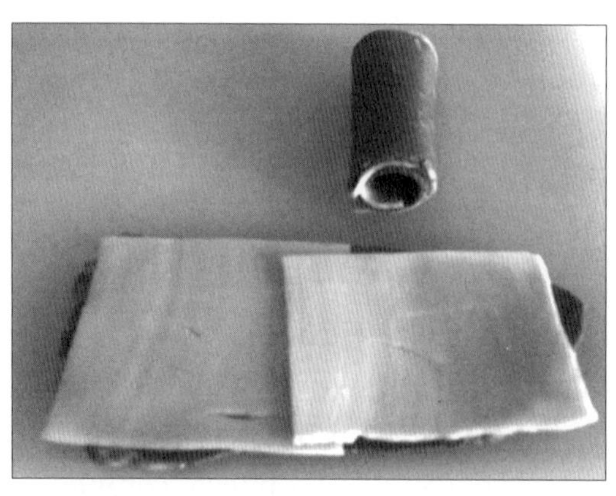

Los rollitos pueden prepararse con antelación y son un excelente almuerzo para llevar. También pueden ser aperitivos sabrosos o un desayuno rápido.

1 loncha de carne (30 g)
1 loncha de queso (30 g)

Puedes usar prácticamente cualquier tipo de carne en loncha (jamón, ternera, pollo, pavo) y queso duro en lonchas finas (cheddar, Colby, edam, Monterey jack, suizo, mozarella, Muenster). Para hacer el rollito básico, extiende una loncha fina de queso sobre una loncha fina de carne y enróllalas. Ya está listo para comer.

Hidratos de carbono netos: alrededor de 0,5 gramos dependiendo del tipo de queso usado, un rollito por ración.

Variaciones: se pueden crear diversos rollitos introduciendo otros ingredientes en el centro del rollo. Puedes usar cualquiera de los siguientes: mostaza, mayonesa, brotes, queso cremoso, guacamole, aguacate, encurtidos, huevos duros picados, pepino, col fermentada, pimientos dulces o picantes, cebollinos, y brotes con aderezo de vinagreta (página 397).

Rollitos Ruben

Estos rollitos usan una salsa que permite que tomes una cucharada entera de aceite de coco con cada rollito. Saben como un sándwich Ruben aunque sin el pan. Puedes variar la receta y añadir o eliminar ingredientes según tu gusto.

1 loncha (30 g) de carne en conserva o jamón sin nitrito
1 loncha (30 g) Muenster o queso suizo (o el queso que prefieras)
¼ loncha de encurtido, cortado verticalmente
2-3 cucharadas de col fermentada

Salsa

1 cucharada de aceite de coco
1 cucharada de crema de queso natural
¼ - ½ cucharadita de mostaza preparada

Prepara primero la salsa. Calienta el aceite de coco hasta que esté tierno o líquido, pero no caliente. Combínalo con el queso natural y la mostaza y mézclalo bien hasta que esté cremoso. Apártalo. Extiende una loncha de carne. Cúbrela con una loncha de queso. Vierte salsa uniformemente sobre el queso. Adorna con una capa de encurtido y col fermentada. Enróllalo y listo para comer. Da para un rollito.

Hidratos de carbono netos: 1,4 gramos por ración.

Rollitos de aguacate

Esta es una manera deliciosa de tomar una cucharada de aceite de coco. Puedes ajustar a tus necesidades la cantidad de aceite empleada.

1 loncha (30 g) de ternera asada o pastrami sin nitrito
1 loncha (30 g) de queso Monterey jack (o cualquier queso que te guste)
¼ aguacate, cortado longitudinalmente
2-4 cucharadas de brotes

Salsa

1 cucharada de aceite de coco
1 cucharada de queso cremoso natural
Salsa picante de guindilla (Tabasco Green Pepper Sauce es una buena marca)*

Primero prepara la salsa. Calienta el aceite de coco hasta que esté blando o líquido. Mézclalo con el queso natural y la salsa picante y bátelo hasta que se vuelva cremoso. Apártalo. Coloca una loncha de carne. Cúbrela con una loncha de queso. Vierte la salsa uniformemente por el queso. Adereza con una rodaja de aguacate y brotes. Enróllalo y listo para comer. Da para un rollito.

Hidratos de carbono netos: 1,5 gramos por ración.

Chuletas de cerdo con guisantes

2 cucharadas (30 ml) de aceite de coco (puede añadirse más)
2 chuletas de cerdo
½ taza (50 g) cebolla picada
3 tazas (300 g) de guisantes
4 setas en rodajas
Sal y pimienta al gusto

*. Se puede usar otra salsa en lugar de la salsa picante de guindillas si se desea. En ese caso, no la mezcles con la salsa picante. En lugar de eso, viértela sobre el rollito con los brotes.

Calienta el aceite de coco en una sartén. Añade las chuletas de cerdo y cocina hasta que estén doradas por un lado. Dales la vuelta y añade la cebolla y los guisantes. Cubre y cocina hasta que las chuletas estén doradas por el otro lado y las verduras tiernas. Agrega las setas y cocina hasta que estén tiernas, alrededor de 2 minutos. Retira del fuego. Añade sal y pimienta y sirve. Vierte la grasa de la carne sobre las verduras. Para dos adultos.

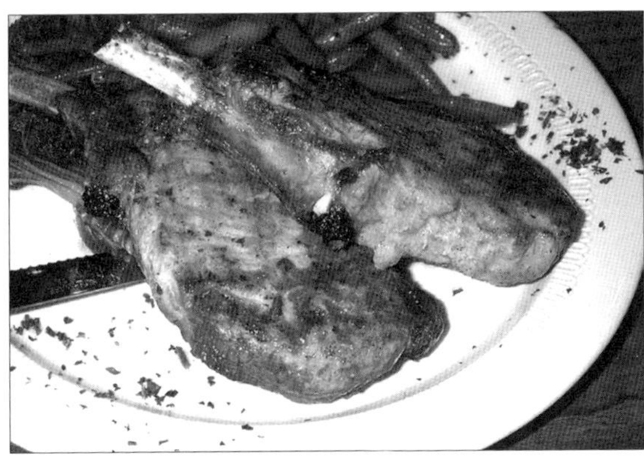

Hidratos de carbono netos: 10,4 gramos por ración.

Bistec de hamburguesa, setas y cebolla

La carne picada de ternera se cocina como un bistec con las setas y la cebolla. La salsa blanca (ver página 403) le da un sabor fantástico.

1 cucharada (15 ml) de aceite de coco (puede añadirse más)
450 g de ternera picada
230 g de setas en rodajas
Media cebolla, cortada y separada
Sal y pimienta al gusto

Calienta el aceite en una sartén. Divide la carne picada de ternera en cuatro hamburguesas y ponla en la sartén caliente. Agrega la cebolla. Cocina la carne hasta que esté dorada por un lado y dale la vuelta. Añade las setas y sigue cocinando hasta que el otro lado de la ternera esté hecho y las setas

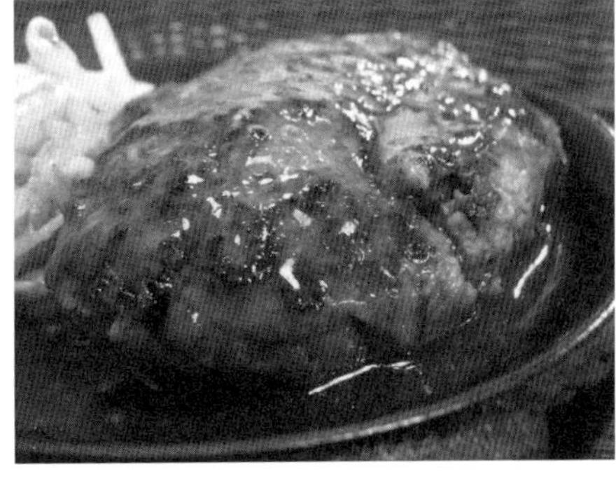

tiernas. Añade sal y pimienta al gusto. Vierte la grasa sobre la carne y las verduras. Dos carnes de ternera asadas con la mitad de las verduras constituyen una ración para un adulto.

Hidratos de carbono netos: 7,2 gramos por ración.

VARIACIÓN: servir con salsa blanca (página 403) vertida sobre la carne y las verduras.

Pollo con brócoli

2 cucharadas (30 ml) de aceite de coco (se puede añadir más)
450 g de trozos de pollo (pechuga, contramuslo o muslo)
200 g de brócoli, divididos en tallos
Sal y pimienta al gusto

Calienta el aceite en una gran sartén a fuego medio. Coloca el pollo, por el lado de la piel, en la sartén caliente, cubre y cocina durante 20-25 minutos. Dale la vuelta al pollo, cubre y sigue cocinando durante 15 minutos. Añade el brócoli, cubre y cocina otros 10 minutos o hasta que las verduras estén tiernas y el pollo completamente hecho. Añade sal y pimienta al gusto. Vierte la grasa de carne sobre el brócoli. Da para dos porciones para adultos.

Hidratos de carbono netos: 4,5 gramos por ración.

Chuletas de cordero con espárragos

2 cucharadas (30 ml) de aceite de coco (puede añadirse más)
2 chuletas de cordero (pueden usarse también chuletas o bistec de cerdo)
4 tazas (400 g) de espárragos
Sal y pimienta al gusto

Calienta el aceite en una sartén, cubre y cocina hasta que un lado esté dorado. Dales la vuelta a las chuletas y añade espárragos, cubre y cocina hasta que los espárragos estén tiernos y las chuletas completamente cocinadas. Retira del calor y añade sal y pimienta al gusto. Vierte los jugos de la carne sobre los espárragos. Ración para dos adultos.

Hidratos de carbono netos: 5 gramos por ración.

Variación: servir con salsa blanca (página 403) vertida sobre las verduras.

Pollo frito

2 cucharadas (30 ml) de aceite de coco (puede añadirse más)
450 g de pollo troceado en piezas pequeñas
½ taza (50 g) de cebolla picada
½ taza (50 g) de guisantes partidos
½ taza (50 g) de bok choy picado
½ taza (50 g) de pimiento dulce picado
4 setas en rodajas
1 taza (100 g) de brotes de soja
½ taza (50 g) de brotes de bambú
2-3 cucharaditas (10-15 ml) de salsa de soja
Sal y pimienta al gusto

Calienta el aceite de coco en una sartén. Saltea el pollo y las verduras hasta que las verduras estén tiernas y el pollo hecho. Apaga el fuego, añade la salsa de soja y sal al gusto. Ración para dos adultos.

Hidratos de carbono netos: 9 gramos por ración.

Pimientos dulces rellenos

1 pimiento dulce
225 g de ternera picada
¼ de taza (25 g) de cebolla en dados
2 setas picadas
1 cucharada (15 ml) de salsa
⅛ de cucharadita de sal
115 g de queso cheddar

Precalienta el horno a 175 °C. Corta el pimiento dulce por la mitad longitudinalmente y saca el tallo, las venas y las semillas. Coloca una mitad al lado de la otra. Mezcla la carne picada, la cebolla, las setas, la salsa y la sal. Rellena cada mitad del pimiento con la mitad de la mezcla. Coloca los pimientos rellenos en una sartén que pueda usarse en el horno o en una bandeja para galletas. Hornea durante 40 minutos.

Cubre los pimientos con el queso. Hornea durante otros 10 minutos. Saca del horno, enfría, y que aproveche. Da para dos raciones para adultos.

Hidratos de carbono netos: 5,3 gramos por ración.

Filete de lenguado en leche de coco

2 cucharadas (30 ml) de aceite de coco (puede añadírsele más)
½ media cebolla picada
1 pimiento dulce picado
2 tazas (200 g) de coliflor picada
4 dientes de ajo picados
4 filetes de lenguado*
1 cucharadita de garam masala**
1 taza (240 ml) de leche de coco
Sal y pimienta al gusto

Calienta el aceite de coco en una sartén y saltea la cebolla, el pimiento, la coliflor y el ajo hasta que estén tiernos. Aparta las verduras a un lado de la sartén y añade el lenguado. Agrega garam masala a la leche de coco y viértela en la sartén. Cubre y cocina a fuego lento durante 8 minutos. Añade sal y pimienta. Da para cuatro raciones para adultos.

Hidratos de carbono netos: 5 gramos por ración.

*. Puedes usar cualquier tipo de pescado en esta receta.

**. Garam masala es una mezcla de especias que se usa normalmente en la cocina india, parecida al curry. Puedes conseguirla en la sección de especias de la mayoría de las tiendas de comestibles. Si no tienes garam masala, sustitúyela por curry.

Apéndice A

EL COLESTEROL EN ALGUNOS ALIMENTOS HABITUALES

CONTENIDO DE COLESTEROL EN DIVERSOS ALIMENTOS (EN MG)			
Alimento	**Peso (g)**	**Medida habitual**	**Contenido por medida**
Abadejo	85	90 g	82
Abadejo, lucioperca	60	1 filete	58
Almejas	85	90 g	57
Atún, aleta amarilla	85	90 g	49
Bacalao, Atlántico	85	90 g	47
Barbo	85	90 g	69
Cangrejo, fresco	85	90 g	85
carne y piel,	72	1 palito	62
Chuletas de cerdo	85	90 g	78
Cordero, grasa reducida a ¼	85	90 g	103
Cordero, lomo	85	90 g	85
Costillas de cerdo	85	90 g	103
Escorpina (pez de roca)	149	1 filete	66
Fletán	159	½ filete	65
Gambas	85	90 g	147

CONTENIDO DE COLESTEROL EN DIVERSOS ALIMENTOS (EN MG)			
Alimento	**Peso (g)**	**Medida habitual**	**Contenido por medida**
Hígado de ternera	85	90 g	324
Huevo, entero, extra grande	58	1	245
Huevo, entero, grande	50	1	212
Huevo, entero, mediano	44	1	186
Jamón	85	90 g	80
Langosta	85	90 g	61
Lenguado	127	1 filete	86
Lomo de cerdo	85	90 g	97
Menudo de pavo	145	1 taza	419
Menudos de pollo	145	1 taza	641
Merluza	150	1 filete	111
Ostra	84	6 medias	45
Pato, asado	221	½ pato	197
Pavo molido	82	1 empanada	84
Pavo, asado	140	1 taza	106
Pavo, todas las clases, comida ligera	84	90 g	58
Pechuga de pollo, carne y piel	140	½ pechuga	119
Perca del océano	85	90 g	46
Perrito caliente, solo	98	1 sándwich	44
Pez espada	106	1 pieza	53
Pollo, carne oscura	84	90 g	81
Pollo, estofado, solo carne	140	1 taza	116
Pollo, hígado	20	1 hígado	110
Pollo, contramuslo, solo carne	52	1 sobremuslo	49
Queso, ricotta, con nata	246	1 taza	125
Queso, ricotta, parte leche desnatada	246	1 taza	76
Rodaballo	127	1 filete	86
Salchicha, pollo	45	1 salchicha	45
Salmón	155	½ filete	135
Sardina, enlatada con aceite	85	90 g	121
Ternera, picada, 75% magro	85	90 g	76
Ternera, aguja	85	90 g	90

CONTENIDO DE COLESTEROL EN DIVERSOS ALIMENTOS (EN MG)			
Alimento	**Peso (g)**	**Medida habitual**	**Contenido por medida**
Ternera, costilla (costillas 6-12)	85	90 g	68
Ternera, picada, 80% magro	85	90 g	77
Ternera, picada, 85% magro	85	90 g	77
Ternera, pierena (nalga)	85	90 g	114
Ternera, solomillo	85	90 g	64
Ternera, costillas	85	90 g	94
Trucha, arcoíris	85	90 g	58
Vieira	93	6 grandes	57
Fuente: USDA National Nutrient Database for Standard Reference, Release 17.			

Apéndice B

CONTADOR DE HIDRATOS DE CARBONO NETOS

Unidades de medida

1 cucharada = aproximadamente 15 ml
3 cucharaditas = 1 cucharada
4 cucharadas = ¼ de taza
16 cucharadas = 1 taza
1 taza = aproximadamente 240 ml

VERDURAS Y LEGUMBRES		
	Cantidad	**Hidratos de carbono netos (g)**
Acelgas cocidas crudas	 1 taza 1 taza	 3,4 0,7
Aguacate (Haas)	1	3,5
Ajo, crudo	1 diente	0,9
Alcachofa cocida de Jerusalé, cruda	 1 mediana 1 taza	 6,5 23,0
Alfalfa, brotes	1 taza	0,4

VERDURAS Y LEGUMBRES		
	Cantidad	**Hidratos de carbono netos (g)**
Apio crudo, entero crudo, en dados	 20 cm de largo 1 taza	 0,8 1,8
Bambú, brotes, en lata	1 taza	2,4
Batatas horneadas horneadas horneadas	 1 pequeña (60 g) 1 mediana (114 g) 1 grande (180 g)	 10,4 19,8 31,4
Berenjena, cruda	1 taza	3,0
Berros, crudos, picados	1 taza	0,2
Boniato, horneado	1 taza	32,2
Brócoli, crudo, picado	1 taza	3,6
Brotes de soja (mung) cocidos crudos	 1 taza 1 taza	 4,2 4,4
Bruselas, coles de cocidas crudas	 1 taza 1 taza	 7,0 4,6
Calabazas bellota, horneada moscada, horneada amarilla, cruda, en rodajas Hubbard, horneada escalope, cruda, en rodajas cidra (espagueti), horneada calabacín, cruda, a rodajas	 1 1 taza 1 taza 1 taza 1 taza 1 taza 1 taza	 20,8 21,4 2,8 22,0 5,0 7,8 2,2
Castañas de agua	1 taza	14
Cebolla cruda, en juliana cruda, picada cruda, picada cruda, entera, mediana escalonia	 ¼ grosor 1 cucharadita 1 taza 6,4 cm 1 cucharadita	 3,3 0,9 14,0 9,6 1,4
Cebollino, cocido	1 taza	4,2
Chalote, crudo, picado crudo, picado	 1 cucharadita 10 cm de largo	 0,2 0,7
Chirivía, cruda, picada	1 taza	17,4
Chives, picado	1 cucharadita	<0,1
Col (de Milán), en tiras cocida cruda	 1 taza 1 taza	 3,8 2,0

VERDURAS Y LEGUMBRES		
	Cantidad	**Hidratos de carbono netos (g)**
Col (roja), en tiras		
cocida	1 taza	4,0
cruda	1 taza	2,8
Col (verde), en tiras		
cocida	1 taza	3,2
cruda	1 taza	2,2
Col china (bok choy)		
cocida	1 taza	1,4
cruda	1 taza	0,8
Col fermentada	1 taza	2.4
Col rizada		
cocida, picada	1 taza	4,7
cruda, picada	1 taza	5,4
Coliflor		
cocida	1 taza	1,6
cruda, picada	1 taza	2,8
Colinabo		
cocido, en rodajas	1 taza	9,0
crudo, en rodajas	1 taza	3,5
Daikon, en rodajas	1 taza	2,0
Escarola, cruda	1 taza	0,7
Espárragos		
crudos	5 tallos	0,2
crudos	1 taza	2,4
en lata	1 taza	2,2
Espinacas		
en lata	1 taza	2,0
congeladas, cocidas	1 taza	4,6
crudas	1 taza	0,4
Guisantes		
vainas comestibles, cocidas	1 taza	7,0
hojas, cocidas	1 taza	7,0
partidos, cocidos	1 taza	25,0
hojas de remolacha, cocidas	1 taza	2,6
Jícama, cruda	1 taza	5,0
Lechuga		
mantecosa	1 hoja	0,1
iceberg	1 hoja	0,1
hojas sueltas, en tiras	1 taza	0,6

VERDURAS Y LEGUMBRES		
	Cantidad	Hidratos de carbono netos (g)
Legumbres, cocidas		
frijoles negros	1 taza	26,0
frijoles de carete	1 taza	25,0
garbanzos	1 taza	32,0
frijoles grandes del norte	1 taza	25,0
judías verdes	1 taza	4,1
judías de riñón	1 taza	27,0
lentejas	1 taza	24,0
habas	1 taza	24,0
frijol blanco	1 taza	36,0
judías pintas	1 taza	30,0
soja	1 taza	6,8
ejote amarillo	1 taza	4,0
judías blancas	1 taza	34,0
naba	1 taza	0,5
	1 taza	12,0
Nabo		
crudo, en dados	1 taza	6,0
hojas, crudas	1 taza	1,4
Patatas		
al horno	1 pequeña (140 g)	26,0
al horno	1 mediana (170 g)	33,0
al horno	1 grande (300 g)	57,0
puré con leche	1 taza	31,0
patatas doradas	1 taza	30,0
Pepino, en rodajas		
crudo con piel	1 taza	3,2
crudo pelado	1 taza	1,8
Perejil, crudo, picado	1 cucharadita	0,1
Pimientos		
guindillas, crudas	1 taza	5,5
dulces, crudos	1 taza	4,4
dulces, crudos	1 medio	5,3
jalapeño, en lata	1 jalapeño	0,4
Puerro		
cocido	1 taza	6,8
crudo	1 taza	11,0
Quimbombó, crudo	1 taza	4,6
Rábano, crudo	1 media	0,1
Remolacha, en rodajas, cruda	1 taza	9,3
Rúcula	1 taza	0,4
Ruibarbo	1 taza	3,4
Setas (champiñón)		
cocidas	1 taza	4,8
crudas, en rodajas	1 taza	2,4
cruda	1 seta	0,4

VERDURAS Y LEGUMBRES		
	Cantidad	**Hidratos de carbono netos (g)**
Taro		
raíz, cocido, a rodajas	1 taza	39,0
hojas, al vapor	1 taza	3,0
Tofu	½ taza	2,5
Tomate		
cocido	1 taza	7,9
crudo, picado	1 taza	4,8
crudo, en rodajas	¼ de grosor	0,6
crudo	1 pequeño (90 g)	2,4
crudo	1 mediano (121 g)	3,3
crudo	1 grande (181 g)	4,9
tomates cereza	1 mediano (17 g)	0,5
italiano	1 mediano (62 g)	1,7
zumo	1 taza	8,0
salsa	½ taza	7,0
pasta	½ taza	19,0
Zanahoria		
cocida, picada	1 taza	11,2
cruda, entera	1 mediana	5,1
cruda, rallada	1 taza	8,0
zumo	1 taza	18,0
Zapallo (calabaza), en lata	1 taza	12,7

FRUTA		
	Cantidad	**Hidratos de carbono netos (g)**
Aceitunas, negras		
grandes	1	0,2
gigantes	1	0,3
Albaricoque		
al natural	1	3,1
en lata, en almíbar	1 taza	51,0
Arándanos, frescos	1 taza	17,5
Banana	1	24,0
Baya del saúco, al natural	1 taza	16,4
Caqui, al natural	1	8,4
Cerezas, dulces, al natural	10	9,7
Ciruela pasa		
seca	1	4,7
zumo	1 taza	42,2

FRUTA		
	Cantidad	**Hidratos de carbono netos (g)**
Ciruelas, al natural	1	7,6
Dátiles, crudos		
enteros sin semillas	1	5,2
picados	1 taza	98,5
Frambuesa		
norteamericana, congelada	1 taza	11,7
al natural	1 taza	6,0
Fresa		
al natural, entera	1 pequeña	0,4
al natural, entera	1 mediana	0,7
al natural, entera	1 grande	1,0
al natural, en mitades	1 taza	8,7
al natural, en rodajas	1 taza	9,5
Grosella, al natural	1 taza	8,8
Higos	1	10,5
Kiwi, al natural	1	8,7
Lima		
al natural	1	3,2
zumo	1 cucharadita	1,3
Limón		
al natural	1	3,8
zumo	1 cucharadita	1,3
Mandarina,		
en lata, zumo	1 taza	22,0
en lata, néctar	1 taza	39,2
fresca	1	7,5
Mango, al natural	1	31,5
Manzanas		
al natural	1	18,00
zumo	1 taza	29,0
salsa, sin endulzar	1 taza	25,0
Melazo		
pequeño	1 (13 cm)	83,0
grande	1 (15-18 cm)	107,3
bolas	1 taza	14,7
Melocotón		
al natural, entero	1	8,0
al natural en rodajas	1 taza	14,2
en lata, en almíbar	½ fruta	16,4

FRUTA		
	Cantidad	**Hidratos de carbono netos (g)**
Melón		
pequeño	1 (11,4 cm en diagonal)	34,8
mediono	1 (12,7 en diagonal)	43,6
grande	1 (16,5 en diagonal)	64,3
dados	1 taza	12,8
Moras		
al natural	1 taza	11,2
congeladas	1 taza	9,1
Naranjas		
al natural	1	12,0
zumo, fresco	1 taza	25,0
zumo, concentrado congelado	1 taza	27,0
Nectarinas, al natural	1	13,0
Papayas, al natural	1	24,3
Peras		
al natural	1	20,0
al natural, en rodajas	1 taza	20,5
mitades, en lata	1 taza	15,1
Piña,		
fresca, troceada	1 taza	17,2
enlatada sin azúcar	1 taza	35,0
Plátano, cocido	1 taza	44,4
Pomelo, al natural	1 mediano	8,6
Ráspanos (arándanos)		
crudos	1 taza	11,6
salsa, baya entera en lata	1 taza	102,0
Sandía		
en rodajas	2,5 cm	33,0
bolas	1 taza	11,1
Uva pasa	1 taza	109,0
Uvas		
Thompson sin semillas	1	0,9
americanas (piel suelta)	1	0,4
zumo, en lata	1 taza	37,0
zumo, concentrado congelado	1 taza	31,0
Zarzamora, fresca	1 taza	7,1

FRUTOS SECOS Y SEMILLAS		
	Cantidad	**Hidratos de carbono netos (g)**
Almendras		
en láminas	1 taza	7,2
troceadas	1 taza	8,6
enteras	1	0,1
enteras	22 almendras (30 g)	2,2
	1 cucharadita	
mantequilla		2,8
Anacardo		
mitades y entero	1 taza (136 g)	40,7
entero	18 anacardos (30 g)	8,4
	1	
entero	1 cucharadita	0,5
mantequilla		4,1
Avellanas napolitanas (avellanas)		
enteras	10 avellanas	0,9
enteras	1	0,1
enteras	1 taza	9,4
Cacahuetes		
crudos	1 taza	11,1
tostados	1 taza	19,5
tostados	30 cacahuetes	3,8
mantequilla de cacahuete	1 cucharadita	2,1
Coco		
fresco	1 pieza (5x5 cm)	2,7
fresco, rallado	1 taza	5,0
seco, sin azúcar	1 taza	7,0
seco, endulzado	1 taza	40,2
leche de coco, lata	1 taza	6,6
agua de coco	1 taza	6,3
Macadamia		
entera	7 nueces	1,5
entera	1	0,2
entera o mitades	1 taza	7,0
Nueces		
negras, en trocitos	1 cucharadita	0,3
negras, en trocitos	1 taza	3,9
inglesas, en trocitos	1 taza	8,4
inglesas, en mitades	10 mitades	1,4
de Brasil	7	1,4
de soja, tostadas	1 cucharadita	42,5
Pacana		
mitades, cruda	20 mitades	1,2
mitades, cruda	1 taza	4,3
picada, cruda	1 taza	4,7

FRUTOS SECOS Y SEMILLAS		
	Cantidad	Hidratos de carbono netos (g)
Piñones		
enteros	10 piñones	0,1
enteros	1 taza	12,7
Pistacho		
entero	1	0,1
entero	49	5,0
entero	1 taza	21,4
Semillas de calabaza		
enteras	10 semillas	1,8
enteras	1 taza	22,5
Semillas de girasol, enteras, peladas	1 cucharadita	1,0
Semillas de sésamo		
enteras	1 cucharadita	1,0
mantequilla (tahini)	1 cucharadita	2,5

CEREALES Y HARINAS		
	Cantidad	Hidratos de carbono netos (g)
Amaranto		
grano	1 taza	99,4
harina	1 taza	108,4
Arroz		
integral, cocido	1 taza	41,3
blanco, cocido	1 taza	43,9
instantáneo, cocido	1 taza	40,4
silvestre, cocido	1 taza	32,0
harina de arroz integral	1 cucharadita	7,1
harina de arroz blanco	1 cucharadita	7,7
Arrurruz, harina	1 cucharadita	6,8
Avena		
cocida	1 taza	21,3
seca	1 taza	46,4
salvado de avena, cocido	1 taza	19,3
salvado de avena, seco	1 taza	47,7
Bulgur, cocido	1 taza	25,6
Cebada		
perlada, cocida	1 taza	36,4
harina	1 taza	95,4

CEREALES Y HARINAS		
	Cantidad	**Hidratos de carbono netos (g)**
Harina de centeno, oscura	1 taza	59,2
Harina de soja	1 taza	21,6
Maíz		
grano entero	1 taza	25,1
mazorca, pequeña	14-16,5 cm de largo	11,9
	17-19 cm de largo	
mazorca, mediana	20-23 de largo	14,7
	1 taza	
mazorca, grande	1 taza	23,3
sémola, seca	1 taza	121,7
sémola, cocida con agua	1 cucharadita	30,5
harina de maíz, seca	1 taza	84,9
almidón de maíz	1 taza	7,0
palomitas, maíz inflado		5,0
maíz molido, en lata		18,8
Mijo, cocido	1 taza	25,8
Quinoa, cocida	1 taza	43,0
Semolina, enriquecida	1 taza	115,6
Tapioca, perlas secas	1 cucharadita	8,3
Trigo		
blanco, enriquecido	1 taza	92,0
blanco, enriquecido	1 cucharadita	5,8
integral	1 taza	72,4
integral	1 cucharadita	4,5
salvado	1 cucharadita	0,8
Trigo sarraceno		
grano, tostado	1 taza	34,2
harina	1 taza	72,8

PAN Y BOLLERÍA		
	Cantidad	**Hidratos de carbono netos (g)**
Envoltorios de wantán	1 (9 cm)	4,5
Galletas		
saladas	1	2,2
multicereales	1	2,0
queso	1 (2,5 cm cuadrados)	0,6

PAN Y BOLLERÍA		
	Cantidad	**Hidratos de carbono netos (g)**
Magdalena	1	24,6
Pan		
centeno	1 rebanada	13,0
trigo integral	1 rebanada	10,7
de pasas	1 rebanada	12,5
bollo de hamburguesa	1	20,4
bollo de perrito caliente	1	20,4
panecillo redondo/duro	1	28,7
Pita		
blanca	1	32,0
integral	1	30,5
Roscas		
blanca enriquecida	1 (104 g)	57,0
cereal integral	1 (127 g)	64,0
Tortilla		
maíz	1(15 cm)	11,0
harina	1 (20 cm)	22,0
harina	1 (27 cm)	33,8
Tortita	1 (10 cm)	13,4

PASTA		
	Cantidad	**Hidratos de carbono (g)**
Espagueti, cocidos		
blancos, enriquecidos	1 taza	37,3
trigo integral	1 taza	30,0
maíz	1 taza	32,4
Fideos chinos, cocidos		
celofán (judías mung)	1 taza	38,8
huevo	1 taza	38,0
soba (cebada)	1 taza	37,7
arroz	1 taza	42,0
Macarrones, cocidos		
blancos, enriquecidos	1 taza	37,9
trigo integral	1 taza	33,3
maíz	1 taza	32,4

LÁCTEOS		
	Cantidad	**Hidratos de carbono (g)**
Leche		
de cabra	1 taza	11,0
desnatada, sin grasa	1 taza	12,3
desnatada	1 taza	12,2
semidesnatada	1 taza	11,4
entera	1 taza	11,0
de soja, sin nata	1 taza	9,5
de soja, sin nata	1 taza	12,0
Mantequilla	1 cucharadita	0
Nata		
entera, para montar	1 taza	6,7
mitad y mitad	1 taza	10,66
crema agria	1 cucharadita	0,5
Queso (duro)		
americano, lonchas	30 g	0,4
cheddar, lonchas	30 g	0,4
cheddar, rallado	1 taza	1,5
Colby, lonchas	30 g	0,7
Colby, rallado	1 taza	2,9
edam, lonchas	30 g	0,4
edam, rallado	1 taza	1,5
de leche de cabra	30 g	0,6
gruyere, lonchas	30 g	0,1
gruyere, rallado	1 taza	0,4
Monterey, lonchas	30 g	0,2
Monterey, rallado	1 taza	0,8
mozzarella, lonchas	30 g	0,6
mozzarella, rallado	1 taza	2,5
Muenster, lonchas	30 g	0,3
Muenster, rallado	1 taza	1,2
parmesano, lonchas	30 g	0,9
parmesano, polvo	1 cucharadita	0,2
parmesano, rallado	1 cucharadita	2,0
suizo, lonchas	30 g	1,5
suizo, rallado	1 taza	5,8
Queso (tierno)		
requesón, sin grasa	1 taza	9,7
requesón, 2% grasa	1 taza	8,1
queso cremoso, natural	1 cucharadita	0,4
queso cremoso, bajo en grasa	1 cucharadita	1,1
feta, desmenuzado	30 g	1,2
feta, desmenuzado	1 taza	6,1
ricotta, entero	30 g	0,9
ricotta, entero	1 taza	7,4
ricotta, parte leche desnatada	30 g	1,4
ricotta, parte leche desnatada	1 taza	12,5

LÁCTEOS		
	Cantidad	**Hidratos de carbono (g)**
Suero de leche	1 taza	11,7
Yogur		
natural, desnatado	1 taza	18,9
natural, leche entera	1 taza	12,0
vainilla, semidesnatado	1 taza	31,0
fruta añadida, semidesnatado	1 taza	43,0

CARNE Y HUEVOS		
	Cantidad	**Hidratos de carbono netos (g)**
Buey	85 g	0
Cerdo		
beicon, curado	85 g	0
beicon estilo canadiense	3 trozos	0,5
trozo fresco (beicon natural)	2 trozos	1
jamón	85 g	0
	30 g	0,7
Cordero	85 g	0
Huevos	1 grande	0,6
yema	1 grande	0,3
Marisco		
ostras	30 g	1,4
cangrejo	30 g	0
almejas, en lata	30 g	1,4
langosta, cocida	85 g	1,1
mejillones, cocidos	30 g	2,1
vieiras	30 g	0,5
gambas, cocidas	85 g	0
Pescado	85 g	0
Pollo	85 g	0
Ternera	85 g	0
Venado	85 g	0

MISCELÁNEA		
	Cantidad	**Hidratos de carbono (g)**
Azúcar		
blanco, granulado	1 cucharadita	12,0
moreno	1 cucharadita	13,0
en polvo	1 cucharadita	8,0
Bicarbonato	1 cucharadita	0
Encurtidos		
pepinillo, mediano	1	3,1
pepinillo, trozo	1 (5,7 g)	0,2
pepinillo dulce, mediano	1	11,0
pepinillo dulce	1 cucharadita	5,3
Gelatina, seca	1 sobre	0
Grasas y aceites	1 cucharadita	0
Hierbas y especias	1 cucharadita	1 (mediana)
Jarabe		
de arce	1 cucharadita	13,4
para tortitas	1 cucharadita	15,1
Mayonesa	1 cucharadita	3,5
Melazas	1 cucharadita	14,9
residual	1 cucharadita	12,2
Miel	1 cucharadita	17,2
Mostaza		
amarilla	1 cucharadita	0,3
Dijon	1 cucharadita	0
Rábano picante, preparado	1 cucharadita	1,4
Salsa		
tártara	1 cucharadita	2,0
de tomate picante	1 cucharadita	0,8
de soja	1 cucharadita	1,1
Worcestershire	1 cucharadita	3,3
de carne, en lata o mezcla seca	½ taza	6,5 (mediana)
de pescado	1 cucharadita	0,7
Salsa de tomate		
normal	1 cucharadita	3,8
baja en hidratos de carbono	1 cucharadita	1,0
Vinagre		
de manzana	1 cucharadita	0
balsámico	1 cucharadita	2,0
de vino tinto	1 cucharadita	0
de arroz	1 cucharadita	0
de vino blanco	1 cucharadita	0

NOTAS

Capítulo 1: ¿El autismo tiene cura?

1. «Facts and statistics» (Datos y estadísticas). http://www.autism-society.org/about-autism/facts-and-statistics.html. Consultado el 25 de octubre de 2011.
2. Boyle, C. A. y otros. «Trends in the prevalence of developmental disabilities in US children, 1997-2008» (Tendencias en la prevalencia de las discapacidades de desarrollo en los niños norteamericanos, 1997-2008). *Pediatrics* 2011; 127: 1034-1042.

Capítulo 2: La controversia de las vacunas

1. Wakefield, A. J. y otros. «Iieal-lymphoid-nodular hyperplasia, non-specific colitis, and pervasive developmental disorder in children» (Hiperplasia nodular lieal-linfoide, colitis no específica, y trastorno del desarrollo no penetrante en los niños). *Lancet* 1998; 351: 637-641.
2. «The Other Side of the Story: The Vioxx Drug Case» (La otra cara de la historia: El caso del fármaco Vioxx) http://www.maryalice.com/cases/Vioxx.asp.
3. «First Fraud: Dr. Poul Thorsen and the original Danish Study» (El primer fraude: El Dr. Paul Thorsen y la investigación danesa original). http://www.ageofautism.com/2010/03/first-fraud-dr-poul-thorsen-and-the-original-danish-study.html.
4. «Poul Thorsen's Mutating Resume» (El curriculum mutante de Poul Thorsen). http://www.ageofautism.com/2010/03/poul-thorsens-mutating-resume.html.

5. Kalb, C. «Stomping Through A Medical Minefield» (Atravesando un terreno médico minado). *Newsweek,* 25 de octubre de 2008.
6. Klein, N. P. y otros. «Measles-mumps-rubella-varicella combination vaccine and the risk of febrile seizures» (La vacuna conjunta para el sarampión, la parotiditis, la rubeola y la varicela, y el riesgo de ataques de fiebre). *Pediatrics,* 2010; 126: e1-8.
7. «Jail for Belgians who reject polio shot» (Pena de cárcel para los belgas que rechacen la vacuna de la polio). http://www.foxnews.com/wires/2008Mar12/0,4670,PolioVaccinePrison,00.html. Consultado el 9 de noviembre de 2011.
8. McNeil, D. G. «Book is rallying resistance to the antivaccine crusade» (Un libro lidera la cruzada antivacuna). *New York Times,* 12 de enero de 2009.
9. Handley, J. B. «Dr. Paul Offit, The autism expert. Doesn't see patients with autism?» (El experto en autismo, Dr. Paul Offit, ¿no trata a pacientes con autismo?) www.whale.to/vaccine/handley56.html.
10. «Inside the business of medical ghostwriting» (El negocio de los negros de la literatura médica por dentro). http://www.cbc.ca/marketplace/pre2007/files/health/ghostwriting/index.html.
11. «Rapidly Increasing Criminal and Civil Monetary Penalties Against the Pharmaceutical Industry» (El rápido incremento de las condenas penales y civiles económicas contra el sector farmacéutico): 1991 a 2010. http://freepdfhosting.com/53888d5b53.pdf.

Capítulo 3: ¿Las vacunas causan autismo?

1. Hallmayer, J. y otros. «Genetic heritability and shared environmental factors among twin pairs with autism» (Herencia genética y factores ambientales compartidos en parejas de gemelos con autismo). *Arch Gen Psychiatry* 2011; 68: 1095-1102.
2. London, E. A. «The environment as an etiologic factor in autism: a new direction for research» (El entorno como factor etiológico del autismo: una nueva dirección para la investigación). *Environ Health Perspect* 2000; 108, supl. 3: 401-404.
3. «National Human Genome Research Institute» (Instituto nacional de investigación del genoma humano). http://www.genome.gov/18016846. Consultado el 11 de mayo de 2011.
4. «Child Health Safety» (Seguridad de la salud infantil), 30 de junio de 2010. http://childhealthsafety.wordpress.com/2010/06/30/vaccination-causes-autism-%E2%80%93-say-us-government-merck%E2%80%99s-director-of%C2%A0vaccines/,(La vacunación causa autismo). Consultado el 11 de mayo de 2011.
5. Chouliaras, G. y otros. «Vaccine-associated herpes zoster ophthalmicus (correction of opthalmicus) and encephalitis in an immunocompetent child» (Herpes zoster oftálmico asociada con vacuna y encefalitis en un niño inmunocompetente). *Pediatrics* 2010; 125: e969-e972.

6. Wakefield, A. J. y otros. «Iieal-lymphoid-nodular hyper plasia, non-specific colitis, and pervasive developmental disorder in children» (Hiperplasia nodular lieal-linfoide, colitis no específica, y desarrollo del trastorno no penetrante en los niños). *Lancet* 1998; 351: 637-641.
7. Benjamin, C. M. y otros. «Joint and limb symptoms in children after immunisation with measles, mumps, and rubella vaccine» (Síntomas en articulaciones y miembros en niños tras su inmunización con la vacuna del sarampión, parotiditis y rubeola). *British Medical Journal* 1992; 304: 1075-1078.
8. Mitchell, L. A. y otros. «Chronic rubella vaccine-associated arthropathy» (Artropatía crónica asociada con la vacuna de la rubeola). *Archives of Internal Medicine* 1993; 153: 2268-2274.
9. Nussinovitch, M. y otros. «Arthritis after mumps and measles vaccination» (Artritis tras la vacunación de parotiditis y sarampión). *Arch Dis Child* 1995; 72: 348-349.
10. Ogra, P. L. y otros. «Rubella-virus infection in juvenile rheumatoid arthritis» (Infección del virus de la rubeola en la artritis reumatoide juvenil). *Lancet* 1975; 24: 1157-1161.
11. Pattison, E. y otros. «Environmental risk factors for the development of psoriatic arthritis: results from a case-control study» (Factores de riesgo ambientales para el desarrollo de la artritis psoriásica: resultados del estudio de un caso de control). *Ann Rheum Dis* 2008; 67: 672-676.
12. Geier, D. A. y Geier, M. R. «Rubella vaccine and arthritic adverse reactions: an analysis of the Vaccine Adverse Events Reporting System (VAERS) database from1991 through 1998» (Vacuna de la rubeola y reacciones artríticas adversas: un análisis del sistema de informes de la base de datos de efectos adversos de la vacuna (VAERS) desde 1991 hasta 1998). *Clin Exp Rheumatol* 2001; 19: 724-726.
13. Mitchell, L. A. y otros. «Rubella virus vaccine associated arthropathy in postpartum immunized women: influence of preimmunization serologic status on development of joint manifestations» (Artropatía asociada con el virus de la vacuna de la rubeola en mujeres inmunizadas tras el parto: influencia del estado de preinmunización serológica en el desarrollo de las articulaciones). *J Rheumatol* 2000; 27: 418-423.
14. Valenzuela-Suárez, H. y otros. «A seventy-four-year-old man with bilateral conjunctival hyperemia, urinary symptoms, and secondary reactive arthritis following the administration of the BCG vaccine» (Un hombre de setenta y cuatro años con hiperamia bilateral conjuntival, síntomas urinarios, y artritis reactiva secundaria tras la administración de la vacuna BCG). *Gac Med Mex* 2008; 144: 345-347.
15. de Almeida, A. E. y otros. «Septic arthritis due to Haemophilus influenzae serotype a in the post-vaccination era in Brazil» (Artritis séptica debida a gripe haemophilus serotipo a en la era postvacunación en Brasil). *J Med Microbiol* 2008; 57: 1311-1312.

16. Dudelzak, J. y otros. «New-onset psoriasis and psoriatic arthritis in a patient treated with Bacillus Calmette-Guerin (BCG) immunotherapy» (Psoriasis y artritis psoriática de nueva aparición en un paciente tratado con inmunoterapia Bacillus Calmette-Guerin (BCG)). *J Drugs Dermatol* 2008; 7: 684.
17. Tinazzi, E. y otros. «Reactive arthritis following BCG immunotherapy for bladder carcinoma» (Artritis reactiva tras la inmunoterapia BCG para carcinoma de vejiga). *Clin Rheumatol* 2005; 24: 425-427.
18. Garyfallou, G. T. «Mycobacterial sepsis following intravesical instillation of bacillus Calmette-Guerin» (Sepsis micobacteriana tras la instilación intravesical del bacilo Calmette-Guerin). *Acad Emerg Med* 1996; 3: 157-160.
19. Hirayama, T. y otros. «Anaphylactoid purpura after intravesical therapy using bacillus Calmette-Guerin for superficial bladder cancer» (Púrpura anafilactoide tras la terapia intravesical emleando el bacilo Calmette-Gerin para un cáncer superficial de vejiga). *Hinyokika Kiyo* 2008; 54: 127-129.
20. Bruce, M. G. y otros. «Epidemiology of Haemophilus influenzae serotypea, North American Artic, 2000-2005» (Epidemiología de la gripe haemophilus serotypea en el Ártico norteamericano, 2000-2005) *Emerg Infect Dis* 2008; 14: 48-55.
21. Thoon, K. C. y otros. «Epidemiology of invasive Haemophilus influenzae type b disease in Singapore children, 1994-2003» (Epidemiología de la gripe Haemophilus tipo b en los niños de Singapur, 1994-2003). *Vaccine* 2007; 25: 6482-6489.
22. Schattner, A. «Consequence or coincidence? The occurrence, pathogenesis and significance of autoimmune manifestations after viral vaccines» (¿Consecuencia o coincidencia? La ocurrencia, patogénesis y significado de las manifestaciones de autoinmunidad tras las vacunas virales). *Vaccine* 2005; 23: 3876-3886.
23. Shoenfeld, Y. y Aron-Maor, A. «Vaccination and autoimmunity-"vaccinosis": a dangerous liaison?» (Vacunación y autoinmunidad, 'vacunosis': ¿una relación peligrosa?) *J Autoimmun* 2000; 14: 1-10.
24. Cutrone, R. y otros. «Some oral poliovirus vaccines were contaminated with infectious SV40 after 1961» (Algunas vacunas poliovirus orales estaban contaminadas con SV40 infeccioso después de 1961). *Cancer Res* 2005; 65: 10273-10279.
25. Giangaspero, M. y otros. «Genotypes of pestivirus RNA detected in live virus vaccines for human use» (Genotipos de pestivirus RNA detectados en vacunas de virus vivos para uso humano). *J Vet Med Sci* 2001; 63: 723-733.
26. Johnson, J. A. y Heneine, W. «Characteristics of endogenous avian leukosis virus in chicken embryonic fibroblast substrates used in production of measles and mumps vaccine» (Características del virus de la leucosis aviar endógena en el fibroblasto de embriones de pollo empleado en la

producción de la vacuna del sarampión y la parotiditis). *J Virol* 2001; 75: 3605-3612.

27. Pastoret, P. P. «Human and animal vaccine contaminations» (Contaminantes en vacunas para seres humanos y animales). *Biologicals* 2010; 38: 332-334.
28. Hewitson, L. y otros. «Influence of pediatric vaccines on amygdale growth and opioid ligand binding in rhesus macaque infants: A pilot study» (Influencia de vacunas pediátricas en crecimiento de la amígdala y vinculación del ligando opioide en las crías de macaco rhesus: un estudio piloto). *Acta Neurobiol Exp* 2010; 70: 147-164.
29. «Baby death may be linked to toxic vaccine» (La muerte de bebé podría estar vinculada a una vacuna tóxica). http://www.whale.to/m/dpt1.html. Consultado el 28 de noviembre de 2011.
30. Cohly, H. H. y Panja, A. «Immunological findings in autism» (Descubrimientos inmunológicos en autismo). *Int Rev Neurobiol* 2005; 71: 317-341.
31. Singh, V. K. y otros. «Abnormal measles-mumps-rubella antibodies and CNS autoimmunity in children with autism» (Anticuerpos anormales de sarampión-parotiditis-rubeola y autoinmunidad CNS en niños con autismo). *J Biomed Sci* 2002; 9: 359-364.
32. Singh, V. K. y Jensen , R. L. «Elevated levels of measles antibodies in children with autism» (Niveles elevados de anticuerpos de sarampión en niños con autismo). *Pediatr Neurol* 2003; 28: 292-294.
33. Sabra, A. y otros. «Ileal-lymphoid nodular hyperplasia, non-specific colitis, and pervasive developmental disorders in children» (Hiperplasia nodular ileal-linfoide, colitis no específica, y desarrollo del trastorno no penetrante en los niños). *Lancet* 1998; 352: 234-235.
34. Furlano, R. I. y otros. «Colonic CD8 and gamma delta T-cell infiltration with epithelial damage in children with autism» (Infiltración de célula T gamma delta y CD8 colónico con daño epitelial en niños autistas). *J Pediatr* 2001; 138: 366-372.
35. Uhlmann, V. y otros. «Potential viral pathogenic mechanism for new variant inflammatory bowel disease» (Mecanismo patogénico viral potencial para una nueva variante de la enfermedad inflamatoria del intestino). *Mol Pathol* 2002; 55: 84-90.
36. Kawashima, H. y otros. «Detection and sequencing of measles virus form peripheral mononuclear cells from patients with inflammatory bowel disease and autism» (Detección y secuenciación del virus del sarampión a partir de células mononucleares periféricas de pacientes con la enfermedad del intestino inflamatorio y el autismo). *Dig Dis Sci* 2000; 45: 723-729.
37. Blaylock, R. L. «Central role of excitotoxicity in autism» (Papel central de la excitotoxicidad en el autismo). *JANA* 2003; 6 (1): 10-22.
38. Blaylock. R. L. «Interaction of cytokines, excitotoxins, reactive nitrogen and oxygen species in autism spectrum disorders» (Interacción de

citoquinas, excitotoxinas, nitrógeno reactivo y especies de oxígeno en el espectro de trastorno autista). *JANA* 2003; 6 (4): 21-35.

39. Blaylock, R. L. «The danger of excessive vaccination during brain development: the case for a link to Autism Spectrum Disorders (ASD)» (El peligro de vacunación excesiva durante el desarrollo cerebral: argumentos que demuestran su vínculo con el trastorno de espectro autista (TEA)). *Medical Veritas* 2008; 5: 1727-1741.
40. Gallagher, C. M. y Goodman, M. S. «Hepatitis B vaccination of male neonates and autism diagnosis» (Vacuna de la hepatitis B en niños recién nacidos y diagnosis de autismo) *NHIS* 1997-2002. *J Toxicol Environ Health* 2010; 73: 1665-1677.
41. Gallagher, C. M. y Goodman, M. S. «Hepatitis B vaccine of male neonates and autism» (Vacuna de la hepatitis B de niños recién nacidos y autismo). *Annals of Epidemiology* 2009; 19 (9): 659.
42. Kaye, J. A. y otros. «Mumps, measles, and rubella vaccine and the incidence of autism recorded by general practitioners: a time trend analysis» (Vacuna de la paroditi̇tis, el sarampión, y la rubeola, y la incidencia de autismo registrada por los médicos generales: análisis de la tendencia temporal). *BMJ* 2001; 322: 460-463.
43. Bernard, S. y otros. «Autism: a novel form of mercury poisoning» (Autismo: una nueva forma de intoxicación de mercurio). *Med Hypotheses* 2001; 56: 462-471.
44. Geier, M. R. y Geier, D. A. «Thimerosal in childhood vaccines, neurodevelopment disorders, and heart disease in the United States» (Timerosal en vacunas infantiles, trastornos de desarrollo neurológico, y enfermedad cardiovascular en los EEUU). *JAPS* 2003: 8: 6-11.
45. Geier, D. A. y Geier, M. R. «An assessment of the impact of thimerosal on childhood neurodevelopmental disorders» (Evaluación del impacto del timerosal en los trastornos de desarrollo neurológico infantiles). *Pediatr Rehabil* 2003; 6: 97-102.
46. Geier, D. A. y Geier, M. R. «Neurodevelopmental disorders following thimerosal- containing childhood immunizations: a follow-up analysis» (Trastornos del desarrollo mental tras inmunizaciones infantiles conteniendo timerosal: un análisis de seguimiento). *Int J Toxicol* 2004; 23: 369-376.
47. Young, H. A. y otros. «Thimerosal exposure in infants and neurodevelopmental disorderers: an assessment of computerized medical records in the Vaccine Safety Datalink» (Exposición al timerosal en niños y trastornos del desarrollo mental: una evaluación de registros médicos informatizados de la base de datos de seguridad de las vacunas). *J Neurol Sci* 2008; 271: 110-118.
48. «Thimerosal content in some US licensed vaccines» (Contenido de timerosal en algunas vacunas con licencia en EEUU). http://www.vaccinesafety.edu/thi-table.htm. Consultado el 28 de octubre de 2011.

49. «State of health of unvaccinated children» (Estado de salud de los niños no vacunados). http://www.vaccineinjury.info/vaccinations-in-general/health-unvaccinated-children/survey-results-illnesses.html. Consultado el 28 de noviembre de 2011.

Capítulo 4: ¿Deberías vacunar a tus hijos?

1. Deforest, A. y otros. «Simultaneous administration of measles-mumps-rubella vaccine with booster doses of diphtheria-tetanus-pertussis and poliovirus vaccines» (Administración simultánea de vacuna del sarampión-parotiditis-rubeola con dosis de refuerzo de vacunas de difteria-tétanos-pertussis y virus de la polio). Pediatrics 1988; 81: 237-246.
2. «CIA world factbook» (Libro de datos mundiales de la CIA). www.cia.gov/library/publications/the-world-factbook/index.html. Consultado el 2 de marzo de 2011.
3. «Pertussis vaccination» (*Vacuna de pertussis*). http://www.cdc.gov/mmwr/preview/mmwrhtml/0048610.htm. Consultado el 20 de septiembre de 2011.
4. Doshi, P. «Are US flu death figures more PR than science?» *(*¿Son los datos de fallecimientos por gripe de EEUU más propaganda que ciencia?) *BMJ* 2005; 331: 1412.
5. Szilagyi, P. G. y otros. «Influenza vaccine effectiveness among children 6 to 59 months of age during 2 influenza seasons: a case-cohort study» (Eficacia de la vacuna de la gripe entre niños de 6 a 59 meses de edad durante 2 temporadas de gripe: un caso de estudio de cohorte). *Arch Pediatr Adolesc Med* 2008; 162: 943-951.
6. Smith, S. y otros. «Vaccines for preventing influenza in healthy children» (Vacunas para prevenir la gripe en niños sanos). *Cochrane Database Syst.* Revisado el 25 de enero de 2006; (1): CD004879.
7. Black, S. B. y otros. «Effectiveness of influenza vaccine during pregnancy in preventing hospitalizations and outpatient visits for respiratory illness in pregnant women and their infants» (Eficacia de la vacuna de la gripe para prevenir las hospitalizaciones y visitas ambulatorias por enfermedad respiratoria en las embarazadas y sus hijos). *Am J Perinatol* 2004; 21: 333-339.
8. Thompson, W. W. y otros. «Influenza-associated hospitalizations in the United States» (Hospitalizaciones asociada con gripe en los Estados Unidos). *JAMA* 2004; 292: 1333-1340.
9. Thompson, W. W. y otros. «Mortality associated with influenza and respiratory syncytial virus in the United States» (Mortalidad asociada con la gripe y el virus sincitial respiratorio en los Estados Unidos). *JAMA* 2003; 289: 179-186.
10. Jefferson, T. y otros. «Efficacy and effectiveness of influenza vaccines in elderly people: a systematic review» (Eficacia y eficiencia de las vacunas de la gripe en la gente mayor: un análisis sistemático). *Lancet* 2005; 366: 1165-1174.

11. J. Anthony Morris. http://www.whale.to/vaccines/morris_h.html. Consultado el 3 de marzo de 2011.
12. «Study: Whooping cough vaccination fades in 3 years» (Estudio: la vacuna de la tos ferina pierde su efecto en 3 años). http://www.chron.com/news/article/Study-Whooping-cough-vaccination-fades-in-3-years-2177775.php. Consultado el 20 de septiembre de 2011.
13. http://www.vaccineinjury.info/vaccinations-in-general/health-unvaccinated-children/survey-results-illnesses.html. Consultado el 21 de octubre de 2001.
14. Kristensen, I. y otros. «Routine vaccinations and child survival: follow up study in Guinea-Bissau, West Africa» (Vacunaciones periódicas y supervivencia infantil: estudio de seguimiento en Guinea-Bissau, África Occidental). *BMJ* 2000; 321: 1435-1441.
15. «Immunisation Awareness Society» (Sociedad para la concienciación sobre la inmunización). www.ias.org.nz. Consultado el 3 de abril de 2011.
16. «Vaccinated kids 2-5 more diseases than unvaccinated» (Los niños vacunados tienen de 2 a 5 más enfermedades que los no vacunados). http://healthfreedoms.org/2011/10/14/big-study-vaccinated-kids-2-5-more-diseases-than-unvaccinated. Consultado el 26 de octubre de 2011.
17. «50% of US children have chronic disease/disorders, 21% developmentally disabled» (El 50% de los niños norteamericanos tiene enfermedades o trastornos crónicos, el 21% tiene una incapacidad de desarrollo). http://journal.livingfood.us/2011/05/26/alarming-new-studies-50-of-u-s-children-have-chronic-illnesses-21-developmentally-disabled/. Consultado el 26 de octubre de 2011.
18. Blaylock, R. L. «The danger of excessive vaccination during brain development: the case for a link to Autism Spectrum Disorders (ASD)» (El peligro de la vacunación excesiva durante el desarrollo cerebral: argumentos que demuestran su vinculación con los trastornos del espectro autista(TEA)). *Medical Veritas* 2008; 5: 1727-1741.
19. Wegman, M. E. «Simposiuim: Accomplishments in child nutrition during the 20th century. Infant mortality in the 20th century, dramatic but uneven progress» (Simposio: logros de la nutrición infantil durante el siglo XX. Mortalidad infantil en el siglo XX, un progreso espectacular pero irregular). *J Nutr* 2001; 131: 401S-408S.
20. McKinlay, J. B. y McKinlay, S. M. «The questionable contribution of medical measures to the decline of mortality in the United States in the twentieth century» (La cuestionable contribución de las medidas médicas al descenso de la mortalidad en los EEUU durante el siglo XX). *Health and Society* 1977; 55: 405-429.
21. Menczer, J. y otros. «Possible role of mumps virus in the etiology of ovarian cancer» (El posible papel del virus de la parotiditis en la etiología del cáncer de ovarios). *Cancer* 1978; 43: 1375-1379.

Capítulo 5: La causa subyacente del autismo

1. Block, M. L. y otros. «Microglia-mediated neurotoxicity: uncovering the molecular mechanisms» (Neurotoxicidad mediada por microglías: descubriendo los mecanismos moleculares). *Nat Rev Neurosci* 2007; 8: 57-69.
2. Lull, M. E. y Block, M. L. «Microglial activation and chronic neurodegeneration» (Activación microglial y degeneración neurológica crónica). *Neurotherapeutics* 2010; 7: 354-365.
3. Fife, B. «Stop Alzheimer's Now!: How to Prevent and Reverse Dementia, Parkinson's, ALS, Multiple Sclerosis, and Other Neurodegenerative Disorders» (¡Detén el alzheimer ahora! Cómo prevenir y revertir demencia, Parkinson, ELA, esclerosis múltiple y otros trastornos neurodegenerativos). *Piccadilly Books*, Ltd.: Colorado Springs, CO; 2011.
4. Blaylock, R. L. «A possible central mechanism in autism spectrum disorders, part 1» (Un posible mecanismo central de trastornos del espectro autista, parte 1). *Altern Ther Health Med* 2008; 14 (6): 46-53.
5. Blaylock, R. L. «A possible central mechanism in autism spectrum disorders, part 2:immunoexcitotoxicity» (Un posible mecanismo central de trastornos del espectro autista, parte 2: la inmunotoxicidad). *Altern Ther Health Med* 2009; 15 (1): 60-67.
6. Blaylock, R. L. «A possible central mechanism in autism spectrum disorders, part 3: the role of excitotoxins food additives and the synergistic effects of other environmental toxins» (Un posible mecanismo central de trastornos del espectro autista, parte 3: el papel de los aditivos alimenticios excitotoxinas y los efectos sinergéticos de otras toxinas ambientales). *Altern Ther Health Med* 2009; 15 (2): 56-60.
7. Blaylock, R. L. «Central role of excitotoxicity in autism» (El papel central de la excitotoxidad en el autismo). *JANA* 2003; 6 (1): 10-22.
8. Vargas, D. L. y otros. «Neuroglial activation and neuroinflammation in the brain of patients with autism» (Activación neuroglial y neuroinflamación cerebral de pacientes con autismo). *Ann Neurol* 2005; 57: 67-81.
9. Zimmerman, A. W. y otros. «Cerebrospinal fluid and serum markers of inflammation in autism» (Líquido cerebrospinal y marcadores de serum de la inflamación en el autismo). *Pediatr Neurol* 2005; 33: 195-201.
10. Chez, M. G. y otros. «Elevation of tumor necrosis factor-alpha in cerebrospinal fluid of autistic children» (Elevación del factor alfa de necrosis de tumor en el líquido cerebroespinal de niños autistas). *Pediatr Neurol* 2007; 36: 361-365.
11. Li, X. y otros. «Elevated immune response in the brain of autistic patients» (Reacción inmunológica elevada en el cerebro de pacientes autistas). *J Neuroimmunol* 2009; 207: 111-116.
12. Sajdel-Sulkowska, E. M. y otros. «Increase in cerebellar neurotropin-3 and oxidative stress markers in autism» (Aumento de neurotropina-3 cerebelar y marcadores de estrés oxidativo en el autismo). *Cerebellum* 2009; 8: 366-372.

13. Molloy, C. A. y otros. «Elevated cytokine levels in children with autism spectrum disorder» (Niveles elevados de citoquina en niños con trastorno del espectro autista). *J Neuroimmunol* 2006; 172: 198-205.
14. Chez, M. G. y Guido-Estrada, N. «Immune therapy in autism: historical experience and future directions with immunomodulatory therapy» (Terapia inmunológica en el autismo: experiencia histórica y direcciones futuras con terapia inmunomodulatoria). *Neurotherapeutics* 2010; 7: 293-301.

Capítulo 6: Causas de la neuroinflamación

1. Okada, H. y otros. «Comparative analysis of host responses related to immunosuppression between measles patients and vaccine recipients with live attenuated measles vaccines» (Análisis comparativo de respuestas de pacientes de sarampión y receptores de vacunas con virus vivos de sarampión atenuado). *Arch Virol* 2001; 146: 859-874.
2. Pukhalsky, A. L. y otros. «Cytokine profile after rubella vaccine inoculation: evidence of the immunosuppressive effect of vaccination» (Citoquina tras la inoculación de la vacuna de la rubeola: evidencia del efecto inmmunosupresivo de la vacuna). *Mediators Inflammation* 2003; 12: 203-207.
3. Daum, R. S. y otros. «Decline in serum antibody to the capsule of Haemophilus influenza type b in the immediate postimmunization period» (Descenso en anticuerpos de serum a la cápsula de gripe Haemophilus tipo b en el periodo inmediato de postinmunización). *J Pediatr* 1989; 114: 742-747.
4. Hussey, G. D. y otros. «The effect of Edmonston-Zagreb and Schwarz measles vaccines in immune response in infants» (El efecto de las vacunas del sarampión de Edmonston-Zagreb y Schwarz en la reacción inmunológica de los niños). *J Infect Dis* 1996; 173: 1320-1326.
5. Abernathy, R. S. y Spink, W. W. «Increased susceptibility of mice to bacterial endotoxins induced by pertussis vaccine» (Susceptibilidad incrementada de los ratones a las endotoxinas bacterianas inducida por la vacuna pertussis). *Fed Proc* 1956; 15: 580.
6. Jang H. y otros. «Viral parkinsonism» (Parkinsonismo viral). *Biochim Biophys Acta.* 2008; 1792: 714-721.
7. MacDonald, A. B. «Spirochetal cyst forms in neurodegenerative disorders... hiding in plain sight» (El quiste espiroquetal se forma en los trastornos neurodegenerativos... escondiéndose a la vista). *Med Hypoth* 2006; 67: 819-832.
8. Irkec, C. y otros. «The viral etiology of amyotrophic lateral sclerosis» (La etiología viral de la esclerosis lateral amiotrófica). *Mikrobivol Bul* 1989; 23: 102-109.
9. Volpi, A. «Epstein-Barr virus and human herpesvirus type 8 infections of the central nervous system» (Virus Epstein-Barr e infecciones de virus del herpes humano tipo 8 del sistema nervioso central). *Herpes* 2004; 11 supl. 2: 120A-127A.

10. Honjo, K. y otros. «Alzheimer's disease and infection: do infectious agents contribute to progression of Alzheimer's disease?» (Alzheimer e infección: ¿contribuyen los agentes infecciosos a la progresión del alzheimer?) *Alzheimers Dement* 2009; 5: 348-360.
11. Itzhaki, R. F. y otros. «Infiltration of the brain by pathogens causes Alzheimer's disease» (Infiltración del cerebro por causas patógenas en el alzheimer). *Neurobiol Aging* 2004; 25: 619-627.
12. Chess, S. «Autism in children with congenital rubella» (Autismo en niños con rubeola congénita). *Journal of Autism and Childhood Schizophrenia* 1971; 1: 33-47.
13. Brown, A. S. y otros. «Nonaffective psychosis after prenatal exposure to rubella» (Psicosis no afectiva tras exposición prenatal a la rubeola). *Am J Psychiatry* 2000; 157: 438-443.
14. Chess, S. «Follow-up report on autism in congenital rubella» (Informe de seguimiento sobre el autismo en la rubeola congénita). *J Autism Child Schizophr* 1977; 7: 69-81.
15. Bransfield, R. C. y otros. «The association between tick-borne infections, Lyme borreliosis and autism spectrum disorders» (La asociación entre infecciones por garrapatas, Lyme borreliosis y trastornos del espectro autista). *Med Hypotheses* 2008; 70: 967-974.
16. Yamashita, Y. y otros. «Possible association between congenital cytomegalovirus infection and autistic disorder» (Posible asociación entre la infección congénita por citomegalovirus y el trastorno autista). *J Autism Dev Disord* 2003; 33: 455-459.
17. Gillberg, C. «Onset at age 14 of a typical autistic syndrome. A case report of a girl with herpes simplex encephalitis» (Aparición a la edad de 14 años de un trastorno autista típico. Informe del caso de una niña con encefalitis por herpes simple). *J Autism Dev Disord* 1986; 16: 369-375.
18. Gillberg, I. C. «Autistic syndrome with onset at age 31 years: herpes encephalitis as a possible model for childhood autism» (Trastorno autista con aparición a los 31 años: encefalitis producida por herpes como posible modelo del autismo infantil). *Dev Med Child Neurol* 1991; 33: 920-924.
19. DeLong, G. R. y otros. «Acquired reversible autistic syndrome in acute encephalopathic illness in children» (Trastorno autista adquirido reversible en la enfermedad encefalopática aguda en los niños). *Arch Neurol* 1981; 38: 191-194.
20. Libbey, J. E. y otros. «Autistic disorder and viral infections» (Trastorno autista e infecciones virales). *J Neurovirol* 2005; 11: 1-10.
21. Nicolson, G. L. y otros. «Evidence for Mycoplasma ssp., Chlamydia pneumoniae, and human herpes virus-6 coinfections in the blood of patients with autistic spectrum disorders» (Pruebas de coinfecciones de micoplasma ssp., Chlamydia pneumonia, y virus-6 del herpes humano en la sangre de pacientes con trastornos del espectro autista). *J Neurolscie Res* 2007; 85: 1143-1148.

22. Godbout, J. P. y otros. «Exaggerated neuroinflammation and sickness behavior in aged mice following activation of the peripheral innate immune system» (Neuroinflamación exagerada y comportamiento enfermo en ratones de edad avanzada tras la activación del sistema inmunitario innato). *FASEB J* 2005; 19: 1329-1331.
23. Buttini, M. y otros. «Peripheral administration of lipopolysaccharide induces activation of microglial cells in rat brain» (La administración periférica de lipopolisacáridos induce la activación de las células microgliales en el cerebro de la rata). *Neurochem Int* 1996; 29: 25-35.
24. Cunningham, C. y otros. «Central and systemic endotoxin challenges exacerbate the local inflammatory response and increase neuronal death during chronic neurodegeneration» (Los problemas de endotoxina centrales y sistémicos empeoran la reacción inflamatoria local e incrementan la muerte neuronal durante la neurodegeneración crónica). *J Neuroscie* 2005; 25: 9275-9284.
25. Lemstra, A. W. y otros. «Microglia activation in sepsis: a case-control study» (Activación de las microglías en la sepsis: estudio de un caso de control). *J Neuroinflammation* 2007; 4: 4.
26. Cunningham, C. y otros. «Systemic inflammation induces acute behavioral and cognitive changes and accelerates neurodegenerative disease» (La inflamación sistémica induce cambios cognitivos y de comportamiento y acelera la enfermedad de la degeneración neurológica). *Biol Psychiatry* 2009; 65: 304-312.
27. Holmes, C. y otros. «Systemic inflammation and disease progression in Alzheimer disease» (Inflamación sistémica y progresión de la enfermedad en el alzheimer). *Neurology* 2009; 73: 768-774.
28. Cohly, H. H. y Panja, A. «Immunological findings in autism» (Descubrimientos inmunológicos en el autismo). *Int Rev Neurobiol* 2005; 71: 317-341.
29. Singh, V. K. y otros. «Abnormal measles-mumps-rubella antibodies and CNS autoimmunity in children with autism» (Anticuerpos anormales de sarampión, parotiditis y rubeola y autoinmunidad CNS en niños con autismo). *J Biomed Sci* 2002; 9: 359-364.
30. Singh, V. K. y Jensen, R. L. «Elevated levels of measles antibodies in children with autism» (Niveles elevados de anticuerpos de sarampión en niños con autismo). *Pediatr Neurol* 2003; 28: 292-294.
31. Horvath, K. y otros. «Gastrointestinal abnormalities in children with autistic disorder» (Anormalidades gastrointestinales en niños con el trastorno autista). *J Pediatr* 1999; 135: 559-563.
32. Wakefield, A. y otros. «Enterocolitis in children with developmental disorders» (Enterocolitis en niños con trastornos del desarrollo), *American Journal of Gastroenterology* 2000; 95: 2285-2295.
33. Horvath, K. y Perman, J. A. «Autism and gastrointestinal symptoms» (Autismo y síntomas gastrointestinales). *Curr Gastroenterol Rep* 2002; 4: 251-258.

34. Adams, J. B. y otros. «Gastrointestinal flora and gastrointestinal status in children with autism - comparisons to typical children and correlation with autism severity» (Flora gastrointestinal y estado gastrointestinal en niños con autismo, comparaciones con niños típicos y correlación con la gravedad del autismo). *BMC Gastroenterol* 2011; 11: 22.
35. Ling, Z. D. y otros. «Rotenone potentiates dopamine neuron loss in animals exposed to lipopolysaccharide prenatally» (El rotenone potencia la pérdida de dopamina neuronal en animales expuestos prenatalmente a los lipopolisacáridos). *Exp Neurol* 2004; 190: 373-383.
36. Ling, Z. D. y otros. «Combined toxicity of prenatal bacterial endotoxin exposure and postnatal 6-hydroxydopamine in the adult rat midbrain» (La toxicidad combinada de endotoxina bacteriana prenatal y 6-hidroxidopamina postnatal en el cerebro medio de la rata adulta). *Neuroscience* 2004; 124: 619-628.
37. Carvey, P. M. y otros. «Prenatal exposure to the bacteriotoxin lipopolysaccharide leads to long-term losses of dopamine neurons in offspring: a potential new model of Parkinson's disease» (La exposición prenatal a la bacteriotoxina lipoplisacárida provoca pérdidas a largo plazo de neuronas de dopamina en los hijos: un nuevo modelo potencial del Parkinson). *Front Biosci* 2003; 8: S826-S837.
38. Leon, R. y otros. «Detection of Porphyromonas gingivlis in the amniotic fluid in pregnant women with a diagnosis of threatened premature labor» (Detección de porfiromonas ginglivis en el líquido amniótico de las embarazadas con un diagnóstico de parto prematuro amenazado). *J Periodontal* 2007; 78: 1249-1255.
39. Krejci, C. B. y Bissada, N. F. «Women's health issues and their relationship to periodontitis» (Problemas de salud de la mujer y su relación con la periodontitis). *J Am Dent Assoc* 2002; 133: 323-329.
40. Urakubo, A. y otros. «Prenatal exposure to maternal infection alters cytokine expression in the placenta, amniotic fluid, and fetal brain» (La exposición prenatal a las infecciones maternales altera la expresión de citoquina en la placenta, el líquido amniótico, y el cerebro fetal). *Schizophr Res* 2001; 47: 27-36.
41. Rodier, P. M. «The early origins of autism» (Los orígenes iniciales del autismo). *Sci Am* 2000; 282: 56-63.
42. Torres, A. R. «Is fever suppression involved in the etiology of autism and neurodevelopmental disorders?» (¿Está la supresión de la fiebre implicada en la etiología del autismo y los trastornos del desarrollo neurológico?) *BMC Pediatr* 2003; 3: 9.
43. Meyer, U. y otros. «The time of prenatal immune challenge determines the specificity of inflammation-mediated brain and behavioral pathology» (El momento del desafío inmunológico prenatal determina la especificidad de la patología cerebral y del comportamiento por inflamación). *J Neurosci* 2006; 26: 4752-4762.

44. Comi, A. M. y otros. «Familial clustering of autoimmune disorders and evaluation of medical risk factors in autism» (Agrupación familiar de trastornos autoinmunológicos y evaluación de factores de riesgo médico en el autismo). *J Child Neurol* 1999; 14: 388-394.
45. Atladóttir, H. O. y otros. «Maternal infection requiring hospitalization during pregnancy and autism spectrum disorders» (Infección maternal con hospitalización requerida durante el embarazo y trastornos del espectro autista). *J Autism Dev Disord* 2010; 40: 1423-1430.
46. Lucarelli, S. y otros. «Food allergy and infantile autism» (Alergia alimenticia y autismo infantil). *Panminerva Med* 1995; 37: 137-141.
47. Knivsberg, A. M. y otros. «A randomized, controlled study of dietary intervention in autistic syndromes» (Un estudio aleatorio, controlado de la intervención dietética en los síndromes autistas). *Nutr Neurosci* 2002; 5: 251-261.
48. «What is the autism diet?» (¿Qué es la dieta del autismo?) http://health.howstuffworks.com/autism-diet.htm. Consultado el 19 de mayo de 2011.
49. Zelnik, N. y otros. «Range of neurologic disorders in patients with celiac disease» (Alcance de los trastornos neurológicos en pacientes con la enfermedad celíaca). *Pediatrics* 2004; 113: 1672-1676.
50. Grandjean, P. y Landrigan, P. J. «Developmental nurotoxicity of industrial chemicals» (Neurotoxicidad del desarrollo en sustancias químicas industriales). *Lancet* 2006; 368: 2167-2178.
51. «Potentials for exposure to industrial chemicals suspected of causing developmental neurotoxicity» (Potenciales para la exposición a sustancias químicas sospechosas de causar neurotocidad del desarrollo). http://www.hsph.harvard.edu/faculty/grandjean/appendix.pdf. Consultado el 30 de mayo de 2011.
52. Roberts, E. M. y otros. «Maternal residence near agricultural pesticide applications and autism spectrum disorders among children in the California Central Valley» (Residencia maternal cerca de aplicaciones de pesticidas agrícolas y trastornos del espectro autista en niños en el Valle Central de California). *Environ Health Perspect* 12007; 15: 1482-1489.
53. Larsson, M. y otros. «Associations between indoor environmental factors and parental-reported autistic spectrum disorders in children 6-8 years of age» (Relaciones entre factores ambientales interiores y trastornos del espectro autista revelados por padres en niños de 6 a 8 años de edad). *Neurotoxicology* 2009; 30: 822-831.
54. Kim, B. N. y otros. «Phthalates exposure and attention-deficient/hyperactivity disorder in school-age children» (Exposición a los ftalatos y trastorno de deficiencia de atención e hiperactividad en niños en edad escolar). *Biol Psychiatry* 2009; 66: 958-963.
55. Larsson, M. y otros. «Associations between indoor environmental factors and parental-reported autistic spectrum disorders in children 6-8 years of age» (Asociaciones entre los factores ambientales interiores y los

trastornos del espectro autista revelados por los padres en niños de 6 a 8 años de edad). *Neurotoxicology* 2009; 30: 822-831.

56. Bandiera, F. C. y otros. «Secondhand smoke exposure and mental health among children and adolescents» (Exposición pasiva al humo y salud mental entre los niños y los adolescentes). *Arch Pediatr Adolesc Med* 2011; 165: 332-338.
57. Volk, H. E. y otros. «Residential proximity to freeways and autism in the CHARGE study» (Proximidad residencial a las autopistas y autismo en el estudio CHARGE). *Environ Health Perspect* 2010, 13 de diciembre.
58. Windham, G. C. y otros. «Autism spectrum disorders in relation to distribution of hazardous air pollutants in the San Francisco Bay area» (Trastornos del espectro autista relacionados con la distribución de contaminantes peligrosos del aire en el área de la Bahía de San Francisco). *Environ Health Perspect* 2006; 114: 1438-1444.
59. Palmer, R. F. y otros. «Environmental mercury release, special education rates, and autism disorder: An ecological study of Texas» (Vertidos medioambientales de mercurio, índice de educación especial, y trastorno autista: un estudio ecológico de Texas). *Health Place* 2006; 12: 203-209.
60. Griffiths, P. D. y otros. «Iron in the basal ganglia in Parkinson's disease» (Hierro en los ganglios basales en la enfermedad de párkinson). *Brain* 1999; 122: 667-673.
61. Altamura, S. y Muckenthaler, M. U. «Iron toxicity in diseases of aging: Alzheimer's disease, Parkinson's disease and atherosclerosis» (Toxicidad del hierro en las enfermedades del envejecimiento: alzheimer, párkinson, y arteroesclerosis). *J Alzheimers Dis* 2009; 16: 879-895.
62. Yokel, R. A. «Blood-brain barrier flux of aluminum, manganese, iron and other metals suspected to contribute to metal-induced neurodegeneration» (Se sospecha que el flujo de aluminio, manganeso, hierro, y otros metales a través de la barrera hematoencefálica contribuye a la degeneración neurológica inducida por metal). *J Alzheimers Dis* 2006; 10: 223-253.
63. Bernard, S. y otros. «Autism: a novel form of mercury poisoning» (El autismo: una nueva forma de envenenamiento de mercurio). *Medical Hypotheses* 2001; 56: 462-471.
64. Windham, G. C. y otros. «Autism spectrum disorders in relation to distribution of hazardous air pollutants in the San Francisco Bay area» (Trastornos de espectro autista relacionado con la distribución de contaminantes peligrosos del aire en el área de la Bahía de San Francisco). *Environmental Health Perspectives* 2006; 114: 1438-1444.
65. DeSoto, M. C. y Hitlan, R. T. «Blood levels of mercury are related to diagnosis of autism: a reanalysis of an important data set» (Niveles sanguíneos de mercurio tienen relación con el diagnóstico del autismo: un nuevo anális de una data set importante). *Journal of Child Neurology* 2007; 22: 1308-1311.
66. Adams, J. B. y otros. «Mercury, lead, and zinc in baby teeth of children with autism versus controls» (Mercurio, plomo, y cinc en la dentadura

de niños pequeños con autismo en comparación con grupo de control). *Journal of Toxicology and Environmental Health*, Part A 2007; 70 (12): 1046-1051.

67. Bradstreet, J. y otros. «A case-control study of mercury burden in children with autistic spectrum disorders» (Estudio de un caso de control de carga de mercurio en niños con trastornos del espectro autista). *Journal of American Physicians and Surgeons* 2003; 8: 76-79.
68. Adams, J. B. y otros. «The severity of autism is associated with toxic metal body burden and red blood cell glutathione levels» (La gravedad del autismo está relacionada con la carga corporal de metal tóxico y los niveles de células sanguíneas rojas de glutatión). *Journal of Toxicology* 2009; http://www.hindawi.com/journals/jt/2009/532640/.
69. «Deadly immunity» (Inmunidad mortal). www.icnr.com/articles/thimerosalcoverup.html. Consultado el 19 de mayo de 2011.
70. Mahaffey, K. R. y otros. «Blood organic mercury and dietary mercury intake: National Health and Nutrition Examination Survey, 1999 and 2000» (Mercurio orgánico en la sangre e ingesta de mercurio dietético: Análisis de la Encuesta Nacional de Salud y Nutrición, 1999 y 2000). *Environ Health Prospect* 2004; 112: 562-570.
71. Pendergrass, J. C. y otros. «Mercury vapor inhalation inhibits binding of GTP to tubulin in rat brain: similarity to a molecular lesion in Alzheimer diseased brain» (La inhalación de vapor de mercurio inhibe la adhesión de GTP a la tubulina en el cerebro de las ratas: similaridad con la lesión molecular en el cerebro enfermo de alzheimer). *Neurotoxicology* 1997; 18: 315-124.
72. Huggins, H. A. «Solving the MS Mystery: Help, Hope and Recovery» (Resolviendo el misterio del MS: ayuda, esperanza, y recuperación). *Matrix*, Inc: Colorado Springs, CO; 2002.
73. «25 member advisory panel rejects FDA safety report on mercury fillings» (25 miembros del grupo de consejo rechazan el informe de seguridad de los empastes de mercurio de la FDA). www.mercurypoisoned.com/FDA_hearings/ advisory_panel_rejects_amalgam_safety.html. Consultado el 6 de junio de 2011.
74. Echeverría, D. y otros. «Neurobehavioral effects from exposure to dental amalgam Hg(0): new distinctions between recent exposure and Hg body burden» (Efectos de la exposición a la amalgama dental Hg(0) en el comportamiento neurológico: nuevas distinciones entre la exposición reciente y la carga corporal de Hg). *FASEB J* 1998; 12: 971-980.
75. Crapper, D. R. y otros. «Intranuclear aluminum content in Alzheimer's disease, dialysis encephalopathy and experimental aluminum encephalopathy» (Contenido alumínico intranuclear en el alzheimer, encefalopatía por diálisis y encefalopatía por aluminio experimental). *Acta Neuropath* 1980; 50: 19-24.
76. Petrik, M. S. y otros. «Aluminum adjuvant linked to gulf war illness induces motor neuron death in mice» (El aluminio adyuvante vinculado a la

enfermedad de la Guerra del Golfo induce la muerte de neuronas motrices en los ratones). *Neuromolecular Med* 2007; 9: 83-100.

77. «Vaccines show sinister side» (Las vacunas muestran su lado siniestro). http://www.straight.com/article/vaccines-show-sinister-side. Consultado el 30 de mayo de 2011.
78. «The American Society for Parenteral and Enteral Nutrition (A.S.P.E.N.)» (La sociedad norteamericana para la nutrición parenteral y enteral), Aluminum Task Force, Charney, P. J. «Statement on Aluminum in Parenteral Nutrition Solutions». *Nutr Clin Pract*. 2004; 19: 416-417.
79. Bishop, N. J. y otros. «Aluminum neurotoxicity in preterm infants receiving intravenous-feeding solutions» (Neurotoxicidad del aluminio en niños prematuros alimentados por medio de soluciones intravenosas). *N Engl J Med* 1997; 336: 1557-1561.
80. Sears, R. W. «Is aluminum the new thimerosal?» (¿Es el aluminio el nuevo timerosal?) *Mothering* 2008, enero/febrero; 146. http://mothering.com/health/is-aluminum-the-new-thimerosal?page=0,0. Consultado el 30 de mayo de 2011.
81. Nagore, E. y otros. «Subcutaneous nodules following treatment with aluminum-containing allergen extracts» (Nódulos subcutáneos tras el tratamiento con extractos alérgenos que contienen aluminio). *Eur J Dermatol* 2001; 11: 138-140.
82. Stromland, K. y otros. «Autism in thalidomide embryopathy: a population study» (Autismo y embriopatía talidomida: un estudio de la población). *Dev Med Child Neurol* 1994; 36: 351-356.
83. Torres, A. R. «Is fever suppression involved in the etiology of autism and neurodevelopmental disorders?» (Está la supresión de la fiebre implicada en la etiología del autismo y los trastornos del desarrollo neuronal?). *BMC Pediatr* 2003; 3: 9.
84. Schultz, S. T. «Can autism be triggered by acetaminophen activation of the endocannabinoid system?» (¿El autismo podría ser provocado por la activación del sistema endocannabinoide?). *Acta Neurobiol Exp (Wars)* 2010; 70: 227-231.
85. Ingram, J. L. y otros. «Prenatal exposure of rats to valproic acid reproduces the cerebellar anomalies associated with autism» (La exposición prenatal de las ratas al ácido valproico reproduce las anomalías cerebelares asociadas con el autismo). *Neurotoxicol Teratol* 2000; 22: 319-324.
86. Nowaczyk, M. J. M. y Tierney, E. «Smith-Lemli-Opitz Syndrome: Demystifying Genetic Syndromes» (Síndrome de Smith-Lemli-Opitz: desmitificando los síndromes genéticos). *Kingston*, NY: National Association for the Dually Diagnosed Publishing; 2004, pp. 207-223.
87. Konstantareas, M. M. y Homatidis, S. «Ear infections in autistic and normal children» (Infecciones auditivas en niños autistas y normales). *J Autism Dev Disord* 1987; 17: 585-594.
88. Principi, N. y otros. «Prophylaxis of recurrent acute otitis media and middle-ear effusion: comparison of amoxicillin with sulfamethoxazole

and trimethoprim» (Profilaxis de la otitis media aguda recurrente y la efusión del oído medio: comparación de amoxicilina con sulfametoxazola y trimetoprima). *Am J Dis Child* 1989; 143: 1414-1418.

89. Casselbraant, M. L. y otros. «Efficacy of antimicrobial prophylaxis and of tympanostomy tube insertion for prevention of recurrent acute otitis media: results of a randomized clinical trial» (La eficacia de la profilaxis antimicrobiana y de la inserción tubular en la timpanostomía para la prevención de la otitis media aguda recurrente). *Pediatr Infect Dis J* 1992; 11: 278-286.
90. Koopman, L. y otros. «Antibiotic therapy to prevent the development of asymptomatic middle ear effusion in children with acute otitis media: a meta-analysis of individual patient data» (Terapia antibiótica para la prevención del dearrollo de la efusión asintomática del oído medio en niños con otitis media aguda: un meta-análisis de los datos individuales del paciente). *Arch Otolaryngol Head Neck Surg* 2008; 134: 128-132.
91. Fallon, J. «Could one of the most widely prescribed antibiotics amoxicillin/clavulanate "Augmentin" be a risk factor for autism?» (¿Podría uno de los antibióticos más recetados, el "Augmentin" amoxicilina/clavulanato, ser un factor de riesgo para el autismo?). *Medical Hypotheses* 2005; 64: 312-315.
92. Finegold, S. M. y otros. «Gastrointestinal microflora studies on late-onset autism» (Estudios sobre microflora intestinal en el autismo de aparición tardía). *Clinical Infectious Diseases* 2002; 35 (supl. 1): S6-16.
93. Bolte, E. R. «Autism and Clostridium tetani» (Autismo y clostridia del tétanos). *Med Hypotheses* 1998; 51: 133-144.
94. Song, Y. y otros. «Real-time PCR quantitation of clostridia in feces of autistic children» (Cuantificación PCR de clostridia en las heces de niños autistas en tiempo real). *Appl Environ Microbiol* 2004; 70: 6459-6465.
95. Rosseneu, S. L. M. y otros. «Aerobic throat and gut flora in children with autistic spectrum disorder and gastrointestinal symptoms» (Flora aeróbica de la garganta y el intestino en niños el trastorno del espectro autista y síntomas gastrointestinales). *Conference Proceedings of the Defeat Autism Now!* Conferencia en otoño de 2003, Portland, OR.
96. Wakefield, A. «Enterocolitis, autism and measles virus» (Enterocolitis, autismo y virus del sarampión). *Molecular Psychiatry* 2002; 7: S44-S45.
97. Sandler, R. H. y otros. «Short-term benefit from oral vancomycin treatment of regressive-onset autism» (Beneficios a corto plazo del tratamiento oral con vancomicina en la aparición del autismo regresivo). *J Child Neurol* 2000; 15: 429-435.
98. Rowland, I. R. y otros. «The methylation of mercuric chloride by human intestinal bacteria» (La metilación del cloruro de mercurio por las bacterias intestinales). *Experientia* 1975; 31: 1064-1065.
99. Schab, D. W. y otros. «Do artificial food colors promote hyperactivity in children with hyperactive syndromes? A meta-analysis of double-blind placebo-controlled trials» (¿Los colorantes alimenticios artificiale

promueven la hiperactividad en los niños con síndrome hiperactivo? Un meta-análisis de pruebas doble ciego controladas con placebo). *Journal of Developmental & Behavioral Pediatrics* 2004; 25: 423-434.

100. Bateman, B. y otros. «The effects of a double blind placebo controlled artificial food colourings and benzoate preservatives challenge on hyperactivity in a general population sample of pre-school children» (Los efectos de un experimento doble ciego controlado con placebo utilizando colorantes alimenticios artificiales y conservantes de benzoato, en la hiperactividad de una muestra de niños en edad preescolar escogidos entre la población general). *Archives of Disease in Childhood* 2004; 89: 506-511.
101. McCann, D. y otros. «Food additives and hyperactive behaviour in 3-year-old and 8/9-year-old children in the community: a randomised, double-blinded, placebo-controlled trial» (Aditivos alimenticios y comportamiento hiperactivo en niños de 3 y 8/9 años en la comunidad: una prueba aleatoria, doble ciego, controlada con placebo). *Lancet* 2007; 370: 1560-1567.
102. «Twin study reveals food additives effect» (Estudio con gemelos revela el efecto de los aditivos alimenticios). http://news.bbc.co.uk/2/hi/health/2984519.stm. Consultado el 26 de mayo de 2011.
103. Blaylock, R. L. «A possible central mechanism in autism spectrum disorders, part 1» (Un posible mecanismo central de los trastornos del espectro autista, parte 1). *Altern Ther Health Med* 2008; 14 (6): 46-53.
104. Blaylock, R. L. «A possible central mechanism in autism spectrum disorders, part 2: immunoexcitotoxicity» (Un posible mecanismo central de los trastornos del espectro autista, parte 2: la inmunoexcitotoxicidad). *Altern Ther Health Med* 2009; 15 (1): 60-67.
105. Blaylock, R. L. «A possible central mechanism in autism spectrum disorders, part 3: the role of excitotoxins food additives and the synergistic effects of other environmental toxins» (Un posible mecanismo central de los trastornos del espectro autista, parte 3: el papel de las excitotoxinas de los aditivos alimenticios y los efectos sinergéticos de otras toxinas ambientales). *Altern Ther Health Med* 2009; 15 (2): 56-60.
106. Blaylock, R. L. «Interaction of cytokines, excitotoxins, reactive nitrogen and oxygen species in autism spectrum disorders» (Interacción de citoquinas, excitotoxinas, nitrógeno reactivo y especies de oxígeno en los trastornos del espectro autista). *JANA* 2003; 6 (4): 21-35.
107. Blaylock, R. L. «Chronic microglial activation and excitotoxicity secondary to excessive immune stimulation: possible factors in Gulf war syndrome and autism» (Activación microglial crónica y excitotoxicidad secundaria por estimulación inmunológica excesiva: posibles factores en el síndrome de la Guerra del Golfo y el autismo). *JAPS* 2004; 9: 46-52.
108. de la Fuente-Sandoval, C. y otros. «Higher Levels of Glutamate in the Associative-Striatum of Subjects with Prodromal Symptoms of Schizophrenia and Patients with First-Episode Psychosis» (Niveles elevados de glutamato en el estriatum asociativo de sujetos con síntomas prodromales

de esquizofrenia y padres con un primer episodio de psicosis). *Neuropsychopharmacology,* 20 de abril de 2011.

109. Choi, D. «Glutamate neurotoxicity and diseases of the nervous system» (Neurotoxicidad del glutamato y enfermedades del sistema nervioso). *Neuron* 1988; 1: 623-634.
110. Lipton, S. y Rosenberg, P. «Excitatory amino acids as a final common pathway for neurologic disorders» (Aminoácidos excitativos como circuito común final para los trastornos neurológicos). *N Engl J Med* 1994; 330: 613-622.
111. Whetsell, W. y Shapira, N. «Biology of disease. Neuroexcitation, excitotoxicity and human neurological disease» (Neuroexcitación, excitotoxicidad y enfermedad neurológica humana). *Lab Invest* 1993; 68: 372-387.
112. Olney, J. «Glutamate, a neurotoxic transmitter» (Glutamato, un transmisor neurotóxico). *J Child Neurol* 1989; 4: 218-226.
113. Olney, J. y otros. «Excitotoxic neurodegeneration in Alzheimer's disease» (Neurodegeneración excitotóxica en el alzheimer). *Arch Neurol* 1997; 54: 1234-1240.
114. Hynd, M. R. y otros. «Glutamate-mediated excitotoxicity and neurodegeneration in Alzheimer's disease» (Excitotoxicidad por glutamato y degeneración neurológica en el alzheimer). *Neurochem Int* 2004; 45: 583-595.
115. Caudle, W. M. y Zhang, J. «Glutamate, excitotoxicity, and programmed cell death in Parkinson disease» (Glutamato, excitotoxicidad, y muerte celular programada en el párkinson). *Exp Neurol* 2009; 220: 230-233.
116. Foran, E. y Trotti, D. «Glutamate transporters and the excitotoxic path to motor neuron degeneration in amyotrophic lateral sclerosis» (Transportadores de glutamato y el circuito excitotóxico hacia la degeneración neuromotriz en la sclerosis lateral amiotrófica). *Antioxid Redox Signal* 2009; 11: 1587-1602.
117. Arauz-Contreras, J. y Feria-Velasco, A. «Monosodium-L-glutamate-induced convulsions-I. Differences in seizure pattern and duration of effect as a function of age in rats» (Convulsiones inducidas con glutamato de monosodio L–I. Diferencias en los patrones de tamaño y de duración del efecto como función de la edad en las ratas). *Gen Pharmacol* 1984; 15: 391-395.
118. Koenig, H. y otros. «Capillary NMDA receptors regulate blood-brain barrier function and breakdown» (Los receptors capilares NMDA regulan la función de la barrera hematoencefálica y su colapso). *Bran Res* 1992; 588: 297-303.
119. Van Westerlaak, M. G. y otros. «Chronic mitochondrial inhibition induces glutamate-mediated corticomotoneuron death in an organotypic culture model» (La inhibición mitocondrial crónica induce a la muerte corticomotoneuronal en un modelo de cultivo organotípico). *Exp Neurol* 2001; 167: 393-400.

120. del la Monte, S. M. y otros. «Epidemiological trends strongly suggest exposures as etiologic agents in the pathogenesis of sporadic Alzheimer's disease, diabetes mellitus, and non-alcoholic steatohepatitis» (Las tendencias epidemiológicas indican inequívocamente a las exposiciones como agentes etiológicos de la patogénesis esporádica de alzheimer, diabetes mellitus, y steathepatitis no alcohólica). *J Alzheimers Dis* 2009; 17: 519-529.
121. Eaves, L. y Ho, H. «Brief repot: stability and changes in cognitive and behavioral characteristics of autism through childhood» (Informe breve: la estabilidad y los cambios de las características cognitivas y de comportamiento del autismo durante la infancia). *J Autism Dev Disord* 1996; 26: 557-569.
122. Aisen, P. S. «The potential of anti-inflammatory drugs for the treatment of Alzheimer's disease» (P.S Aisen, el potencial de los fármacos antiinflamatorios en el tratamiento del alzheimer). *Lancet Neurol* 2002; 1: 279-284.
123. McGeer, P. L. y McGeer, D. G. «NSAIDs and Alzheimer disease: epidemiological, animal model and clinical studies» (Sida, NS, y alzheimer: los modelos de estudios epidemológicos, animales y clínicos). *Neurobiol Aging* 2007; 28: 639-647.

Capítulo 7: El milagro de las cetonas

1. Liu, Y. M. y otros. «A prospective study: growth and nutritional status of children treated with the ketogenic diet» (Un estudio prospectivo: crecimiento y estado nutricional de niños tratados con la dieta acetogénica). *J Am Diet Assoc* 2003; 103: 707-712.
2. Sharman, M. J. y otros. «A ketogenic diet favorably affects serum biomarkers for cardiovascular disease in normal-weight men» (Una dieta acetogénica afecta favorablemente a los biomarcadores de serum para la enfermedad cardiovascular en hombres de peso normal). *J Nutr* 2002; 132: 1879-1885.
3. Dashti, H. M. y otros. «Long term effects of ketogenic diet in obese subjects with high cholesterol level» (Efectos a largo plazo de la dieta acetogénica en sujetos obesos con niveles elevados de colesterol). *Mol Cell Biochem* 2006; 286: 1-9.
4. Patel, A. y otros. «Long-term outcomes of children treated with the ketogenic diet in the past» (Resultados a largo plazo de niños tratados con la dieta acetogénica en el pasado). *Epilepsia* 2010; 51: 1277-1282.
5. Kossoff, E. H. y otros. «Ketogenic diets: an update for child neurologists» (Dietas acetogénicas: una actualización para los neurólogos infantiles). *J Child Neurol* 2009; 24: 979-988.
6. Kinsman, S. L. y otros. «Efficacy of the ketogenic diet for intractable seizure disorders: review of 58 cases» (Eficacia de la dieta acetogénica para los trastornos convulsivos intratables: análisis de 58 casos). *Epilepsia* 1992; 33: 1132-1136.

7. Nordli, D. R. Jr. y otros. «Experience with the ketogenic diet in infants» (Experiencia con la dieta acetogénica en niños). *Pediatrics* 2001; 108: 129-133.
8. Pulsifer, M. B. y otros. «Effects of ketogenic diet on development and behavior: preliminary report of a prospective study» (Efectos de la dieta acetogénica en el desarrollo y el comportamiento: informe preliminary de un estudio prospectivo). *Developmental Medicine and Child Neurology* 2001; 43: 301-306.
9. Husain, A. M. y otros. «Diet therapy for narcolepsy» (Dietoterapia para la narcolepsia). *Nuerology* 2004; 62: 2300-2302.
10. Nebeling, L. C. y otros. «Effects of a ketogenic diet on tumor metabolism and nutritional status in pediatric oncology patients: two case reports» (Efectos de una dieta acetogénica en el metabolismo del tumor y el estado nutricional en pacientes de oncología pediátrica: informe de dos casos). *Journal of the American College of Nutrition* 1995; 14: 202-208.
11. Seyfried, T. N. y Mukherjee, P. «Targeting energy metabolism in brain cancer: review and hypothesis» (Centrándose en el metabolismo de la energía en el cáncer de cerebro: análisis e hipótesis). *Nutrition and Metabolism* (Londres) 2005; 21: 30.
12. Evangeliou, A. y otros. «Application of a ketogenic diet in children with autistic behavior: pilot study» (Aplicación de una dieta acetogénica en niños con comportamiento autista: estudio piloto). *J Child Neurol* 2003; 18: 113-118.
13. Strahlman, R. S. «Can ketosis help migraine sufferers? A case report» (¿Puede la cetosis ayudar a quienes padecen migraña? Informe de un caso). *Headache* 2006; 46: 182.
14. Murphy, P. y otros. «The antidepressant properties of the ketogenic diet» (Las propiedades antidepresivas de la dieta acetogénica). *Biological Psychiatry* 2004; 56: 981-983.
15. Kossoff, E. H. y otros. «Ketogenic diets: an update for child neurologists» (Dietas acetogénicas: una actualización para neurólogos infantiles). *J Child Neurol* 2009; 24: 979-988.
16. Mavropoulos, J. C. y otros. «The effects of a low-carbohydrate, ketogenic diet on the polycystic ovary syndrome: a pilot study» (Los efectos de una dieta acetogénica, baja en hidratos de carbono sobre el síndrome del ovario poliquístico: un estudio piloto). *Nutrition and Metabolism* (Londres) 2005; 2: 35.
17. Yancy, W. S. y otros. «A low-carbohydrate, ketogenic diet to treat type 2 diabetes» (Una dieta acetogénica baja en hidratos de carbono para tratar la diabetes tipo 2). *Nutrition and Metabolism* (Londres) 2005; 2: 34.
18. Minassian, B. A. y otros. «Mutations in a gene encoding a novel protein tyrosine phosphatase cause progressive myoclonic epilepsy» (Las mutaciones de un gene que codifican una nueva proteína fosfatasa tirosina causan epilepsia mioclónica progresiva). *Nat Genet* 1998; 20: 171-174.

19. Longo, N. y otros. «Progressive decline in insulin levels in Rabson-Mendenhall syndrome» (El declive progresivo en los niveles de insulina en el síndrome Rabson-Mendenhall). *J Clin Endocrinol Metab* 1999; 84: 2623-2629.
20. Veech, R. L. «The therapeutic implications of ketone bodies: the effects of ketone bodies in pathological conditions: ketosis, ketogenic diet, redox states, insulin resistance, and mitochondrial metabolism» (Las implicaciones terapéuticas de los cuerpos de cetona: los efectos de los cuerpos de cetona en las enfermedades patológicas: cetosis, dieta acetogénica, estados redox, resistencia a la insulina, y metabolismo mitocondrial). *Prostaglandins, Leukotrienes and Essential Fatty Acids* 2004; 70: 309-319.
21. Lardy, H. A. y otros. «The metabolism of bovine epididymal spermatozoa» (El metabolismo de los espermatozoides epididimales bovinos). *Arch Biochem* 1945; 6: 41-51.
22. Beck, S. A. y Tisdale, M. J. «Nitrogen excretion in cancer cachexia and its modification by a high fat diet in mice» (La excreción de nitrógeno en la caquexia del cáncer y su modificación mediante una dieta rica en grasa en los ratones). *Cancer Res* 1989; 49: 3800-3804.
23. Nebeling, L. C. y Lerner, E. «Implementing a ketogenic diet based on medium-chain triglyceride oil in pediatric patients with cancer» (Seguimiento de una dieta acetogénica basada en aceite de triglicéridos de cadena media en pacientes pediátricos con cáncer). *J Am Diet Assoc* 1995; 95: 693-697.
24. Nebeling, L. C. y otros. «Effects of a ketogenic diet on tumor metabolism and nutritional status in pediatric oncology patients: two case reports» (Efectos de una dieta acetogénica sobre el metabolismo tumoral y el estado nutricional de pacientes de oncología pediátrica: informe de dos casos). *J Am Coll Nutr* 1995; 86: 202-208.
25. Seyfried, T. N. y otros. «Role of glucose and ketone bodies in the metabolic control of experimental brain cancer» (El papel de la glucosa y los cuerpos de cetona en el control metabólico del cáncer cerebral experimental). *British Journal of Cancer* 2003; 89: 1375-1382.
26. Mukherjee, P. y otros. «Dietary restriction reduces angiogenesis and growth in an orthotopic mouse brain tumour model» (La restricción dietética reduce la angiogenesis y el crecimiento en un modelo alineador de tumor cerebral de ratón). *Br J Cancer* 2002; 86: 1615-1621.
27. Fife, B. «Coconut Cures: Preventing and Treating Common Health Problems with Coconut» (El coco cura. Editorial Sirio, Málaga, 2014). Piccadilly Books, Ltd; Colorado Springs, CO, 2005.
28. Hasselbalch, S. G. y otros. «Changes in cerebral blood flow and carbohydrate metabolism during acute hyperketonemia» (Cambios en el flujo sanguíneo cerebral y el metabolismo de hidratos de carbono durante la hiperacetonemia aguda). *Am J Physiol* 1996; 270: E746-751.
29. Marie, C. y otros. «Fasting prior to transient cerebral ischemia reduces delayed neuronal necrosis» (El ayuno previo a una isquemia cerebral

transitoria reduce la necrosis neuronal retardada). *Metab Bran Dis* 1990; 5: 65-75.

30. Prins, M. L. y otros. «Increased cerebral uptake and oxidation of exogenous âHB improves ATP following traumatic brain injury in adult rats» (El aumento de la retención cerebral y de la oxidación de aHB exógeno mejora el ATP después de una lesión cerebral traumática en las ratas adultas). *J Neurochem* 2004; 90: 666-672.
31. Suzuki, M. y otros. «Effect of â-hydroxybutyrate, a cerebral function improving agent, on cerebral hypoxia, anoxia and ischemia in mice and rats» (Efecto de a-hidroxibutirato, un agente mejorador de la función cerebral, en la hipoxia, anoxia, e isquemia cerebrales de ratones y ratas). *Jpn J Pharmacol* 2001; 87: 143-150.
32. Twyman, D. «Nutritional management of the critically ill neurologic patient» (Gestión nutricional del paciente neurológico críticamente enfermo). *Crit Care Clin* 1997; 13: 39-49.
33. Calon, B. y otros. «Long-chain versus medium and long-chain triglyceride-based fat emulsion in parental nutrition of severe head trauma patients» (Emulsión basada en grasa en triglicéridos de cadena media y en triglicéridos de cadena larga en la nutrición parental de pacientes de trauma grave de cabeza). *Infusionstherapie* 1990; 17: 246-248.
34. Gasior, M. y otros. «Neuroprotective and disease-modifying effects of the ketogenic diet» (Efectos neuroprotectores y modificadores de la enfermedad de la dieta acetogénica). *Behav Pharmacol* 2006; 17: 431-439.
35. Van der Auwera, I. y otros. «A ketogenic diet reduces amyloid beta 40 and 42 in mouse model of Alzheimer's disease» (Una dieta acetogénica reduce el amiloide beta 40 y 42 en el modelo de ratones de alzheimer). *Nutrition* 2005; 2: 28.
36. Zhao, Z. y otros. «A ketogenic diet as a potential novel therapeutic intervention in amyotrophic lateral sclerosis» (Una dieta acetogénica como intervención terapéutica novel potencial en la esclerosis lateral amiotrófica). *BMC Neuroscience* 2006; 7: 29.
37. Duan, W. y otros. «Dietary restriction normalizes glucose metabolism and BDNF levels, slows disease progression, and increases survival in huntingtin mutant mice» (La restricción dietética normaliza el metabolismo de la glucosa y los niveles de BDNF, retrasa el progreso de la enfermedad, e incrementa la supervivencia en los ratones enfermos con la mutación de Huntington). *Proc Natl Acad Sci* USA 2003; 100: 2911-2916.
38. Kashiwaya, Y. y otros. «D-beta-hydroxybutyrate protects neurons in models of Alzheimer's and Parkinson's disease» (D-beta-hidroxibutirato protege a las neuronas en modelos del alzheimer y el párkinson). *Proc Natl Acad Sci USA* 2000; 97: 5440-5444.
39. Tieu, K. y otros. «D-beta-hydroxybutyrate rescues mitochondrial respiration and mitigates features of Parkinson disease» (D-beta-hidroxibutirato ayuda a la respiración mietocondrial y mitiga rasgos del párkinson). *J Clin Invest* 2003; 112: 892-901.

40. VanItallie, T. B. y otros. «Treatment of Parkinson disease with diet-induced hyperketonemia: a feasibility study» (Tratamiento del párkinson con una hiperacetonemia inducida por la dieta: un estudio de viabilidad). *Neurology* 2005; 64: 728-730.
41. Van der Auwera, I. y otros. «A ketogenic diet reduces amyloid beta 40 and 42 in a mouse model of Alzheimer's disease» (Una dieta acetogéncia reduce los amiloides beta 40 y 42 en un modelo de ratones de alzheimer). *Nutr Metab* (Londres) 2005; 2: 28.
42. Studzinski, C. M. y otros. «Induction of ketosis may improve mitochondrial function and decrease steady-state amyloid-beta precursor protein (AAPP) levels in the aged dog» (La inducción de cetosis puede mejorar la función mitocondrial y disminuir los niveles de proteína amiloide-beta precursora (AAPP) de régimen estable en los perros de edad avanzada). *Brain Res* 2008; 1226: 209-217.
43. Costantini, L. C. y otros. «Hypometabolism as a therapeutic target in Alzheimer's disease» (El hipometabolismo como objetivo terapéutico en el alzheimer). *BMC Neuroscience* 2008; 9: S16.
44. Suzuki, M. y otros. «Beta-hydroxybutyrate, a cerebral function improving agent, protects rat brain against ischemic damage caused by permanent and transient focal cerebral ischemia» (Beta-hidroxibutirato, un agente mejorador de la función cerebral, protege al cerebro de la rata contra el daño isquémico causado por la isquemia cerebral focal permanente y transitoria). *Jpn J Phamacol* 2002; 89: 36-43.
45. Suzuki, M. y otros. «Effect of beta-hydroxybutyrate, a cerebral function improving agent, on cerebral hypoxia, anoxia and ischemia in mice and rats» (Efecto de beta-hidroxibutirato, un agente mejorador de la función cerebral, en la hipoxia, anoxia, e isquemia cerebrales de ratones y ratas). *Jpn J Phamacol* 2001; 87: 143-150.
46. Imamura, K. y otros. «D-beta-hydroxybutyrate protects dopaminergic SH-SY5Y cells in a rotenone model of Parkinson's disease» (D-beta-hidroxibutirato protege a las células dopaminérgicas SHSY51 en un modelo a base de rotenona del párkinson). *J Neuroscie Res* 2006; 84: 1376-1384.
47. Haas, R. H. y otros. «Therapeutic effects of a ketogenic diet in Rett syndrome» (Efectos terapéuticos de una dieta acetogénica en el síndrome de Rett). *Am J Med Genet Suppl* 1986; 1: 225-246.
48. Evangeliou, A. y otros. «Application of a ketogenic diet in children with autistic behavior: pilot study» (Aplicación de una dieta acetogénica en niños con comportamiento autista: estudio piloto). *Journal of Child Neurology* 2003; 18: 113-118.
49. Maalouf, M. y otros. «The neuroprotective properties of calorie restriction, the ketogenic diet, and ketone bodies» (Las propiedades neuroprotectoras de la restricción de calorías, la dieta acetogénica, y los cuerpos de cetona). *Brain Res Rev* 2009; 59: 293-315.

50. Koper, J. W. y otros. «Acetoacetate and glucose as substrates for lipid synthesis for rat brain oligodendrocytes and astrocytes in serum-free culture» (Acetoacetato y glucosa como sustratos para la síntesis lipídica de los oligodendrocitos y astrocitos cerebrales de la rata en cultivos sin serum). *Biochim Biophys Acta* 1984; 796: 20-26.
51. Veech, R. L. y otros. «Ketone bodies, potential therapeutic uses» (Usos terapéuticos potenciales de los cuerpos de cetona). *IUBMB Life* 2001; 51: 241-247.
52. Kirsch, J. R. y otros. «Butanediol induced ketosis increases tolerance to hypoxia in the mouse» (La cetosis inducida por butaneidol incrementa la tolerancia a la hipoxia en los ratones). *Stroke* 1980; 11: 506-513.
53. Suzuki, M. y otros. «Effect of beta-hydroxybutyrate, a cerebral function improving agent, on cerebral hypoxia, anoxia, and ischemia in mice and rats» (Efecto del beta-hidroxibutirato, un agente mejorador de la función cerebral, en la hipoxia cerebral, anoxia, e isquemia de ratones y ratas). *Jpn J Pharmacol* 2001; 87: 143-150.
54. Chance, B. y otros. «Hydroperoxide metabolism in mammalian organs» (Metabolismo del hidroperoxido en los órganos de los mamíferos). *Physiol Rev* 1979; 59: 527-605.
55. Kashiways, Y. y otros. «D-â-hydroxybutyrate protects neurons in models of Alzheimer's and Parkinson's disease» (D-a-hiroxibutirato protege a las neuronas en modelos de las enfermedades de alzheimer y párkinson). *Proc Natl Acad Sci USA* 2000; 97: 5440-5444.
56. Schwartzkroin, P. A. «Mechanisms underlying the anti-epileptic efficacy of the ketogenic diet» (Mecanismos subyacentes de la eficacia antiepiléptica de la dieta acetogénica). *Epilepsy Res* 1999; 37: 171-180.
57. Kossoff, E. H. y otros. «Efficacy of the ketogenic diet for infantile spasms» (Eficacia de la dieta acetogénica en los espasmos infantiles). *Pediatrics* 2002; 109: 780-783.
58. Husain, A. M. y otros. «Diet therapy for narcolepsy» (Dietoterapia para la narcolepsis). *Nuerology* 2004; 62: 2300-2302.
59. Evangeliou, A. y otros. «Application of a ketogenic diet in children with autistic behavior: pilot study» (Aplicación de una dieta acetogénica en niños con comportamiento autista: estudio piloto). *J Child Neurol* 2003; 18: 113-118.
60. Strahlman, R. S. «Can ketosis help migraine sufferers? A case report» (¿La cetosis puede ayudar a quienes padecen migrañas? Informe de un caso). *Headache* 2006; 46: 182.
61. Murphy, P. y otros. «The antidepressant properties of the ketogenic diet» (Las propiedades antidepresivas de la dieta acetogénica). *Biological Psychiatry* 2004; 56: 981-983.
62. Prins, M. L. y otros. «Increased cerebral uptake and oxidation of exogenous âHB improves ATP following traumatic brain injury in adult rats» (El aumento del reconocimiento cerebral y de la oxidación de aHB

exógeno mejora el ATP tras una lesión cerebral traumática en las ratas adultas). *J Neurochem* 2004; 90: 666-672.

63. Reger, M. A. y otros. «Effects of beta-hydroxybutyrate on cognition in memory- impaired adults» (Efectos de beta-hidroxibutirato en la cognición en adultos con deficiencia de memoria). *Neurobiol Aging* 2004; 25: 311-314.
64. VanItallie, T. B. y otros. «Treatment of Parkinson disease with diet-induced hyperketonemia: a feasibility study» (Tratamiento de la enfermedad de Parkinson con hiperacetonemia inducida por la alimentación: un estudio de viabilidad). *Neurology* 2005; 64: 728-730.
65. Duan, W. y otros. «Dietary restriction normalizes glucose metabolism and BDNF levels, slows disease progression, and increases survival in huntingtin mutant mice» (Restricción dietética normaliza el metabolismo de la glucosa y los niveles de BDNF, retrasa el progreso de la enfermedad, e incrementa la supervivencia en los ratones enfermos con la mutación de Huntington). *Proc Natl Acad Sci USA* 2003; 100: 2911-2916.
66. Zhao, Z. y otros. «A ketogenic diet as a potential novel therapeutic intervention in amyotrophic lateral sclerosis» (Una dieta acetogénica como posible intervención novel en la esclerosis lateral amiotrófica). *BMC Neuroscience* 2006; 7: 29.
67. Page, K. A. y otros. «Medium chain fatty acids improve cognitive function in intensively treated type 1 diabetic patients and support the in vitro synaptic transmission during acute hypoglycemia» (Los ácidos grasos de cadena media mejoran la función cognitive en pacientes de diabetes tipo 1 tratados intensivamente y apoyan la transmisión sináptica in vitro durante la hipoglicemia aguda). *Diabetes* 2009; 58: 1237-1244.
68. Sokoloff, L. «Metabolism of ketone bodies by the brain» (El metabolismo de los cuerpos de cetona en el cerebro). *Ann Rev Med* 1973; 24: 271-280.
69. Yeh, Y. Y. y Zee, P. «Relation of ketosis to metabolic changes induced by acute medium-chain triglyceride feeding in rats» (La relación de la acetosis con los cambios metabólicos inducidos por la alimentación intensa de triglicéridos de cadena media en las ratas). *J Nutr* 1976; 106: 58-67.
70. Tantibhedhyangkul, P. y otros. «Effects of ingestion of long-chain and medium-chain triglycerides on glucose tolerance in man» (Los efectos de la ingestion de triglicéridos de cadena larga y media en la tolerancia a la glucosa del hombre). *Diabetes* 1967; 16: 796-799.
71. Kashiwaya, Y. y otros. «Substrate signaling by insulin: a ketone bodies ratio mimics insulin action in heart» (La señalización del sustrato mediante insulina: el índice de cuerpos de cetona imita la acción de la insulina en el corazón). *Am J Cardiol* 1997; 80: 50A-60A.
72. Seyfried, T. N. y otros. «Role of glucose and ketone bodies in the metabolic control of experimental brain cancer» (El papel de la glucosa y los cuerpos de cetona en el control metabólico del cáncer cerebral experimental). *British Journal of Cancer* 2003; 89: 1375-1382.

73. Nebeling, L. C. y otros. «Effects of a ketogenic diet on tumor metabolism and nutritional status in pediatric oncology patients: two case reports» (Los efectos de una dieta acetogénica sobre el metabolismo tumoral y el estado nutricional de pacientes de oncología pediátrica: informes de dos casos). *J Am Coll Nutr* 1995; 86: 202-208.
74. Kashiwaya, Y. y otros. «Substrate signaling by insulin: a ketone bodies ratio mimics insulin action in heart» (La señalización del sustrato mediante insulina: el índice de cuerpos de cetona imita la acción de la insulina en el corazón). *Am J Cardiol* 1997; 80: 50A-60A.
75. Suzuki, M. y otros. «Beta-hydroxybutyrate, a cerebral function improving agent, protects rat brain against ischemic damage caused by permanent and transient focal cerebral ischemia» (Beta-hidroxibutirato, un agente mejorador de la función cerebral, protege el cerebro de la rata del daño isquémico causado por la isquemia cerebral focal transitoria). *Jpn J Phamacol* 2002; 89: 36-43.
76. Alam, H. B. y otros. «Ketone Ringer's solution attenuates resuscitation induced apoptosis in rat lungs» (La solución de cetonas de Ringer atenúa la apoptosis inducida por reanimación en los pulmones de las ratas). *5th World Congress on Trauma, Shock, Inflammation and Sepsis* 2000, pp 63-66.
77. Hiraide, A. y otros. «Effect of 3-hydroxybutyrate on posttraumatic metabolism in man» (El efecto de 3-hidroxibutirato en el metabolismo postraumático del hombre). *Surgery* 1991; 109: 176-181.
78. Mavropoulos, J. C. y otros. «The effects of a low-carbohydrate, ketogenic diet on the polycystic ovary syndrome: a pilot study» (Los efectos de una dieta acetogénica, baja en hidratos de carbono, en el síndrome del ovario poliquístico: un estudio piloto). *Nutrition and Metabolism* (Londres) 2005; 2: 35.
79. Lardy, H. A. y Phillips, P. H. «Studies of fat and carbohydrate oxidation in mammalian spermatozoa» (Estudios de la oxidación de grasas e hidratos de carbono en los espermatozoides de los mamíferos). *Arch Biochem* 1945; 6: 53-61.
80. Yancy, W. S. y otros. «A low-carbohydrate, ketogenic diet versus a low-fat diet to treat obesity and hyperlipidemia: a randomized, controlled trial» (Una dieta acetogénica, baja en hidratos de carbono, en comparación con una dieta baja en grasas para tratar la obesidad y la hiperlipidemia: una prueba aleatoria, controlada). *Ann Intern Med* 2004; 140: 769-777.
81. Cahill, G. F. Jr. y Veech, R. L. «Ketoacids? Good Medicine? Transactions of the American Clinical and Climatological Association» (¿Acetoácidos? ¿Buena medicina? Transaciones de la Asociación Norteamericana Clínica y Climatológica). 2003; 114: 149-163.
82. Fontana, L. «Neuroendocrine factors in the regulation of inflammation: excessive adiposity and calorie restriction» (Los factores neuroendocrinos en la regulación de la inflamación: la excesiva adiposidad y la restricción calórica). *Exp Gerontol* 2009; 44: 41-45.

83. Kaunitz, H. y Johnson, R. E. «Influence of dietary fats on disease and longevity», en Chavez, A., Bourges, H., Basta, S., eds (La infuencia de las grasas dietéticas en la enfermedad y longevidad). *Proceedings of the 9th International Congress on Nutrition*, México, 1972. Basel: Karger, 1975; 1: 362-373.
84. Ruskin, D. N. y otros. «Reduced pain and inflammation in juvenile and adult rats fed a ketogenic diet» (La reducción de dolor e inflamación en ratas adultas y jóvenes alimentadas con una dieta acetogénica). *PLoS One* 2009; 4 (12): e8349.

Capítulo 8: El factor colesterol

1. Muldoon, M. F. y otros. «Immune system differences in men with hypo- or hypercholesterolemia» (Las diferencias del sistema inmunitario en hombres con hipo o hipercolesterolemia). *Clin Immunol Immunopathol* 1997; 84: 145-149.
2. Weinstock, C. y otros. «Low density lipoproteins inhibit endotoxin activation of monocytes» (Las lipoproteínas de baja densidad inhiben la activación de endotoxina en los monocitos). *Arterioscler Thromb Vasc Biol* 1992; 12: 341-347.
3. Feingold, K. R. y otros. «Role for circulating lipoproteins in protection from endotoxin toxicity» (El papel de las lipoproteínas circulantes en la protección de la toxicidad de la endotoxina). *Infect Immun* 1995; 63: 2041-2046.
4. Pearson, A. «Protecting fetuses from mothers who drink» (Protegiendo a los fetos de las madres que beben). *New Scientist*, 22 de enero de 2007.
5. Bhakdi, S. y otros. «Binding and partial inactivation of Staphylococcus aureus a-toxin by human plasma low density lipoprotein» (Vinculación e inactivación parcial de la a-toxina estafilococo áureo por la lipoproteína de baja densidad en el plasma humano). *J Biol Chem* 1983; 258: 5899-5904.
6. Pérez-Guzmán, C. y otros. «A cholesterol-rich diet accelerates bacteriologic sterilization in pulmonary tuberculosis» (Una alimentación rica en colesterol acelera la esterilización bacteriológica en la tuberculosis pulmonar). *Chest* 2005; 127: 643-651.
7. Sivas, F. y otros. «Serum lipid profile: its relationship with osteoporotic vertebrae fractures and bone mineral density in Turkish post-menopausal women» (El perfil del lípido serum: su relación con fracturas de vertebras osteoporóticas y densidad mineral ósea en mujeres postmenopáusicas turcas). *Rheumatol Int* 2009; 29: 885-890.
8. Edison, R. J. y otros. «Adverse birth outcome among mothers with low serum cholesterol» (Resultado negativo del nacimiento entre mujeres con colesterol bajo en serum). *Pediatrics* 2007; 120: 723-733.
9. Pfrieger, F. W. «Role of cholesterol in synapse formation and function» (El papel del colesterol en la formación y función de la sinapsis). *Biochem Biophy Acta* 2003; 1610: 271-280.

10. Klopfleisch, S. y otros. «Negative impact of statins on oligodendrocytes and myelin formation in vitro and in vivo» (El impacto negativo de las estatinas en la formación in vitro y en vivo de los oligodendrocitos y la mielina). *J Neurosci* 2008; 28: 13609-13614.
11. Goritz, C. y otros. «Role of glia-derived cholesterol in synaptogenesis: new revelations in the synapse-gila affair» (El papel del colesterol derivado del glia en la sinaptogénesis: nuevas revelaciones del asunto sinapsis-gila). *J Physiol Paris* 2002; 96: 257-263.
12. Tong, J. y otros. «A scissors mechanism for stimulation of SNARE-mediated lipid mixing by cholesterol» (Un mecanismo de tijera para la estimulación de la mezcla de lípidos a través de SNARE por el colesterol). *Proc Natl Acad Sci USA* 2009; 106: 5141-5146.
13. Bjorkhem, I. y Meaney, S. «Brain cholesterol: Long secret life behind a barrier» (El colesterol cerebral: la larga vida secreta tras la barrera). *Arteriosclerosis Thrombosis and Vascular Biology* 2004; 24: 806-815.
14. Glueck, C. J. y otros. «Hypocholesterolemia, hypertriglyceridemia, suicide, and suicide ideation in children hospitalized for psychiatric diseases» (Hipocolesterolemia, hipertrigliceridemia, suicidio, e ideación del suicidio en niños hospitalizados por enfermedades psquiátricas). *Pediatr Res* 1994; 35: 602-610.
15. Modal, I. y otros. «Serum cholesterol levels and suicidal tendencies in psychiatric inpatients» (Niveles de colesterol serum y tendencias suicidas en pacientes psiquiátricos internados). *J Clin Psychiatry* 1994; 55: 252-254.
16. King, D. S. y otros. «Cognitive impairment associated with atorvastatin and simvastatin» (Déficit cognitivo asociado con atorvastatina y simvastatina). *Pharmacotherapy* 2003; 23: 1663-1667.
17. Wagstaff, L. R. y otros. «Statin-associated memory loss: analysis of 60 case reports and review of the literature» (Pérdida de memoria asociada con estatina: análisis de informes de 60 casos y análisis de las publicaciones). *Pharmacotherapy* 2003; 23: 871-880.
18. Orsi, A. y otros. «Simvastatin-associated memory loss» (Pérdida de memoria asociada a la simvastatina). *Pharmacotherapy* 2001; 21: 767-769.
19. Ciacci C. y otros. «Low plasma cholesterol: a correlate of nondiagnosed celiac disease in adults with hypochromic anemia» (Plasma bajo en colesterol: su correlación con la enfermedad celíaca no diagnosticada en adultos con anemia hipocrónica). *Am J Gastroenterol* 1999; 94 (7): 1888-1891.
20. Ciampolini M. y Bini, S. «Serum lipids in celiac children» (Lípidos séricos en niños celíacos). *J Pediatr Gastroenterol Nutr* 1991; 12 (4): 459-460.
21. Rosenthal E., Hoffman R., Aviram M. y otros. «Serum lipoprotein profile in children with celiac disease» (Perfil de lipoproteína sérica en niños con enfermedad celíaca). *J Pediatr Gastroenterol Nutr* 1990; 11 (1): 58-62.
22. Abad-Rodríguez, J. y otros. «Neuronal membrane cholesterol loss enhances amyloid peptide generation» (Pérdida de colesterol en la membrana

neuronal mejora la generación de péptido amiloide). *Journal of Cell Biology* 2004; 167: 953-960.

23. Lepara, O. y otros. «Decreased serum lipids in patients with probable Alzheimer's disease» (Disminución de serum lipídico en probables pacientes de alzheimer). *Bosn J Basic Med Sci* 2009; 9: 215-220.
24. Lamperti, E. «Decreased concentration of low density lipoprotein cholesterol in patients with parkinson's disease» (Concentración disminuida de la proteína de colesterol de baja densidad en pacientes de párkinson), en Musanti R., Rocca N., Ghiselli G. y Parati E., eds. *Clinical Research* 1991; 39: 401A.
25. Huang, X. y otros. «Lower low-density lipoprotein cholesterol levels are associated with Parkinson's disease» (Los niveles más bajos de lipoproteína de colesterol de baja densidad están asociados al párkinson). *Mov Disord* 2007; 22: 377-381.
26. Huang, X. y otros. «Low LDL cholesterol and increased risk of Parkinson's disease: prospective results from Honolulu-Asia Aging Study» (Bajo colesterol LDL e incremento del riesgo de párkinson: resultados eventuales del Estudio Honolulu- Asia sobre el Envejecimiento). *Mov Disord* 2008; 23: 1013-1018.
27. Dupuis, L. y otros. «Dyslipidemia is a protective factor in amyotrophic lateral sclerosis» (La dislipidemia es un factor protector en la esclerosis lateral amiotrófica). *Neurology* 2008; 70: 1004-1009.
28. Garrett, H. E. y otros. «Serum cholesterol values in patients treated surgically for atherosclerosis» (Valores del colesterol sérico en pacientes tratados quirúrgicamente por arteriosclerosis). *JAMA* 1964; 189: 655-659.
29. Sachdeva, A. y otros. «Lipid levels in patients hospitalized with coronary artery disease: an analysis of 136,905 hospitalizations in Get With The Guidelines» (Niveles lípidos en pacientes hospitalizados con la enfermedad arterial coronaria: un análisis de 136.905 hospitalizaciones en el programa "Sigue las directrices"). *Am Heart J* 2009; 157: 111-117.
30. Al-Mallah, M. H. y otros. «Low admission LDL-cholesterol is associated with increased 3-year all-cause mortality in patients with non ST segment elevation myocardial infarction» (El colesterol LDL de baja admision está asociado al aumento de la mortalidad en tres años por todas las causas en pacientes con infarto de miocardio sin elevación de segment ST). *Cardio J* 2009; 16: 227-233.
31. Dayton, S. y otros. «A controlled clinical trial of a diet high in unsaturated fat in preventing complications of atherosclerosis» (Una prueba clínica controlada de una dieta alta en grasas insaturadas para prevenir las complicaciones de la arteriosclerosis). *Circulation* 1969; 40: 1-63.
32. Dorr, A. E. y otros. «Colestipol hydrochloride in hypercholesterolemic patients -effect on serum cholesterol and mortality» (Clorhidrato de colestipol en pacientes hipercolesterolémicos, efectos en el colesterol serum y la mortalidad). *Journal of Chronic Disease* 1978; 31: 5-14.

33. Muldoon, M. F. y otros. «Lowering cholesterol concentrations and mortality: a quantitative review of primary prevention trials» (Disminución de concentraciones de colesterol y mortalidad: un análisis cuantitativo de las pruebas preliminares de prevención). *British Medical Journal* 1990; 301: 309-314.
34. Lindberg, G. y otros. «Low serum cholesterol concentration and short term mortality from injuries in men and women» (Baja concentración de serum de colesterol y mortalidad a corto plazo por lesiones en hombres y mujeres). *BMJ* 1992; 305: 277-279.
35. Elias P. K., y otros. «Serum Cholesterol and Cognitive Performance in the Framingham Heart Study» (Serum de colesterol y rendimiento cognitivo en el estudio Framingham sobre el corazón). *Psychosom Med* 2005; 67: 24-30.
36. Lepara, O. y otros. «Decreased serum lipids in patients with probable Alzheimer's disease» (Disminución de serum lipídico en probable pacientes de alzheimer). *Bosn J Basic Med Sci* 2009; 9: 215-220.
37. Mason, R. P. y otros. «Evidence for changes in the Alzheimer's disease brain cortical membrane structure mediated by cholesterol» (Evidencia de cambios en la estructura de la membrana cortical cerebral mediada por el colesterol en el alzheimer). *Neurobiol Aging* 1992; 13: 413-419.
38. Ledesma, M. D. y otros. «Raft disorganization leads to reduced plasmin activity in Alzheimer's disease brains» (La desorganización de balsas lipídicas provoca una actividad reducida de la plasmina en los cerebros enfermos de alzheimer). *EMBO Rep* 2003; 4: 1190-1196.
39. Corrigan F. M. y otros. «Dietary supplementation with zinc sulphate, sodium selenite and fatty acids in early dementia of Alzheimer's Type II: Effects on lipids» (Suplementación dietética con sulfato de cinc, selenito de sodio, y ácidos grasos en la demencia inicial del alzheimer tipo II: Efectos sobre los lípidos). *J Nutr Med* 1991; 2: 265-271.
40. Howland, D. S. y otros. «Modulation of secreted beta-amyloid precursor protein and amyloid beta-peptide in brain by cholesterol» (Modulación por el colesterol de la secreción de la proteína precursora beta-amiloide y amiloide beta-péptido en el cerebro). *J Biol Chem* 1998; 273: 16576-16582.
41. Aneja, A. y Tierney, E. «Autism: The role of cholesterol in treatment» (El autismo: el papel del colesterol en el tratamiento). *International Review of Psychiatry* 2008; 20: 165-170.
42. «Deficient cholesterol» (Colesterol deficiente). http://www.greatplainslaboratory.com/home/eng/cholesterol.asp. Consultado el 15 de junio de 2011.
43. Irons, M. y otros. «Treatment of the Smith-Lemli-Opitz syndrome: results of a multicenter trial» (Tratamiento del síndrome de Smith-Lemli-Optiz: resultados de una prueba multicentro). *Am J Med Genetics* 1997; 68: 311-314.

44. Tobin, C. J. y McMahon, A. P. «Recent advances in hedgehog signaling» (Avances recientes en la señalización del erizo). *Trends in Cell Biology* 1997; 7: 442-446.
45. Tierney, E. y otros. «Behavioral phenotype of RSHSmith-Lemli-Opitz syndrome» (El fenotipo del comportamiento del síndrome de RSHSmith-Lemli-Opitz). *Mental Retardation and Developmental Disabilities Research Reviews* 2000; 6: 131-134.
46. Irons, M. y otros. «Clinical features of the Smith-Lemli-Opitz syndrome and treatment of the cholesterol metabolic defect» (Aspectos clínicos del síndrome de Smith-Lemli-Opitz y tratamiento del defecto metabólico de colesterol). *International Pediatrics* 1995; 10: 28-32.
47. Nwokoro, N. A. y Mulvihill, J. J. «Cholesterol and bile acid replacement therapy in children and adults with Smith-Lemli-Opitz (SLO/RSH) syndrome» (Terapia de remplazo de colesterol y ácido bilial en niños y adultos con el síndrome Smith-Lemli-Opitz (SLO/RSH)). *Am J Med Genetics* 1997; 68: 315-321.
48. Opitz, J. M. «RSH (so called Smith-Lemli-Opitz) syndrome» (RSH, el llamado síndrome de Smith-Lemli-Opitz). *Current Opinions in Pediatrics* 1999; 11: 353-362.
49. Ryan, A. K. y otros. «Smith-Lemli-Opitz syndrome: A variable clinical and biochemical phenotype» (Síndrome Smith-Lemli-Opitz: una variable clínica y fenotipo bioquímico). *Am J Med Genetics* 1998; 35: 558-565.
50. Tierney, E. y otros. «Behavior phenotype in the RSH/Smith-Lemli-Opitz syndrome» (Fenotipo del comportamiento en el síndrome RSH/Smith-Lemli-Opitz). *Am J Med Genetics* 2001; 98: 191-200.

Capítulo 9: La realidad sobre las grasas

1. Brunner, J. y otros. «Cholesterol, omega-3 fatty acids, and suicide risk: empirical evidence and pathophysiological hypotheses» (Colesterol, ácidos grasos omega-3, y riesgos de suicidio: evidencia empírica e hipótesis patofisiológicas). *Fortschr Neurol Psychiatr* 2001; 69: 460-467.
2. Colin, A. y otros. «Lipids, depression and suicide» (Lípidos, depresión y suicidio). *Encephale* 2003; 29: 49-58.
3. Wells, A. S. y otros. «Alterations in mood after changing to a low-fat diet» (Alteraciones en el estado de ánimo tras adoptar una alimentación baja en grasas). *Br J Nutr* 1998; 79: 23-30.
4. «Life expectancy» (Esperanza de vida). http://en.wikipedia.org/wiki/Life_expectancy. Consultado el 28 de noviembre de 2011.
5. McGee, D. y otros. «The relationship of dietary fat and cholesterol to mortality in 10 years: the Honolulu Heart Program» (La relación entre grasa dietética y colesterol con la mortalidad durante 10 años: el programa Honolulú sobre el corazón). *Int J Epidemiol* 1985; 14: 97-105.
6. Okamoto, K. y otros. «Nutritional status and risk of amyotrophic lateral sclerosis in Japan» (Estado nutricional y riesgo de esclerosis lateral amiotrófica en Japón). *Amyotroph Lateral Scler* 2007; 8: 300-304.

7. Forsythe, C. E. y otros. «Comparison of low fat and low carbohydrate diets on circulating fatty acid composition and markers of inflammation» (Comparación de dietas bajas en grasas y bajas en hidratos de carbono sobre la composición circulante de ácidos grasos y los marcadores de inflamación). *Lipids* 2008; 43: 65-77.
8. Prior, I. A. «Cholesterol, coconuts, and diet on Polynesian atolls: a natural experiment: the Pukapuka and Tokelau island studies» (Colesterol, cocos, y alimentación en los atolones polinesios: un experimento natural: los estudios de las islas Pukapuka y Tokelau). *Am J Clin Nutr* 1981; 34: 1552-1561.
9. Mendis, S. y otros. «Cardiovascular risk factors in a Melanesian population apparently free from stroke and ischaemic heart disease: the Kitava study» (Factores de riesgo cardiovascular en la población melanesia aparentemente libre de infartos y de enfermedade cardiovasculares isquémicas: el estudio Kitava). *J Intern Med* 1994; 236: 331-340.
10. Mendis, S. «Coronary heart disease and coronary risk profile in a primitive population» (Enfermedad coronaria del corazón y perfil de riesgo coronario en una población primitiva). *Trop Geogr Med* 1991; 43: 199-202.
11. Davis, G. P. y Park, E. «The Heart: The Living Pump» (El corazón: la bomba viviente). Torstar Books: Nueva York; 1983.
12. Aruoma, O. I. y Halliwell, B. eds. «Free Radicals and Food Additives» (Radicales libres y aditivos alimenticios). Taylor and Francis, Londres, 1991.
13. Harman, D. y otros. «Free radical theory of aging: effect of dietary fat on central nervous system function» (Teoría de los radicales libres del envejecimiento: efecto de la grasa dietética sobre la función del sistema nervioso central). *J Am Geriatr Soc* 1976; 24: 301-307.
14. Seddon, J. M. y otros. «Dietary fat and risk for advanced age-related macular degeneration» (Grasa dietética y riesgo de degeneración macular por edad avanzada). *Arch Ophthalmol* 2001; 119: 1191-1199.
15. Ouchi, M. y otros. «A novel relation of fatty acid with age-related macular degeneration» (Una relación novel de los ácidos grasos con la degeneración macular relacionada con la edad). *Ophthalmologica* 2002; 216: 363-367.
16. Sheddon, J. M. y otros. «Progression of age-related macular degeneration: association with dietary fat, transunsaturated fat, nuts, and fish intake» (Progresión de la degeneración macular relacionada con la edad: asociación con la ingesta de grasa dietética, grasa transinsaturada, frutos secos, y pescado). *Arch Ophthalmol* 2003; 121: 1728-1737.
17. Chauhan, A. y otros. «Oxidative stress in autism: increased lipid peroxidation and reduced serum levels of ceruloplasmin and transferring - the antioxidant proteins» (Estrés oxidativo en el autismo: incremento de peroxidación lipídica y niveles de serum reducidos de ceruloplasmina y transferencia, las proteínas antioxidantes). *Life Sci* 2004; 75: 2539-2549.

18. Tewfik, I. H. y otros. «The effect of intermittent heating on some chemical parameters of refined oils used in Egypt. A public health nutrition concern» (El efecto del calentamiento intermitente en algunos parámetros químicos de aceites refinados usados en Egipto. Una preocupación nutricional de la salud pública). *Int J Food Sci Nutr* 1998; 49: 339-342.
19. Jurgens, G. y otros. «Immunostaining of human autopsy aortas with antibodies to modified apolipoprotein B and apoprotein(a)» (Immunotinción de aortas en autopsies humanas con anticuerpos para la apolipoproteína B modificada y la apoproteína (a)). *Arterioscler Thromb* 1993; 13: 1689-1699.
20. Srivastava, S. y otros. «Identification of cardiac oxidoreductase(s) involved in the metabolism of the lipid peroxidation-derived aldehyde-4-hydroxynonenal» (Identificación de oxidoreductasa cardiaca implicada en el metabolismo del aldehido-4-hidroxinonenal derivado de la peroxidación lípida). *Biochem J* 1998; 329: 469-475.
21. Nakamura, K. y otros. «Carvedilol decreases elevated oxidative stress in human failing myocardium» (El carvedilol disminuye el estrés oxidativo elevado en el miocardio humano deficient). *Circulation* 2002; 105: 2867-2871.
22. Pratico, D. y Delanty, N. «Oxidative injury in diseases of the central nervous system: focus on Alzheimer's disease» (Lesión oxidativa en enfermedades del sistema nervioso central: centrada en el alzheimer). *The American Journal of Medicine* 2000; 109: 577-585.
23. Markesbery, W. R. y Carney, J. M. «Oxidative alterations in Alzheimer's disease» (Alteraciones oxidativas en el alzheimer). *Brain Pathology* 1999; 9; 133-146.
24. Kritchevsky, D. y Tepper, S. A. «Cholesterol vehicle in experimental atherosclerosis. 9. Comparison of heated corn oil and heated olive oil» (El vehículo del colesterol en la arteriosclerosis experimental 9. Comparación del aceite de maíz calentado y del aceite de oliva calentado). *J Atheroscler Res* 1967; 7: 647-651.
25. Raloff, J. «Unusual fats lose heart-friendly image» (Grasas anómalas pierden su imagen de buenas para el corazón). *Science News* 1996; 150: 87.
26. Mensink, R. P. y Katan, M. B. «Effect of dietar y trans fatty acids on high-density and low-density lipoprotein cholesterol levels in healthy subjects» (Efectos de los ácidos grasos trans dietéticos en los niveles de colesterol lipoproteínicos de alta y baja densidad en sujetos sanos). *N Eng J Med* 1990; 323 (7): 439-445.
27. Willett, W. C. y otros. «Intake of trans fatty acids and risk of coronary heart disease among women» (Ingesta de ácidos grasos trans y riesgo de enfermedad cardiaca coronaria entre mujeres). *Lancet* 1993; 341: 581-585.
28. Booyens, J. y Louwrens, C. C. «The Eskimo diet. Prophylactic effects ascribed to the balanced presence of natural cis unsaturated fatty acids and to the absence of unnatural trans and cis isomers of unsaturated fatty

acids» (La alimentación esquimal. Efectos profilácticos atribuidos a la presencia equilibrada de ácidos grasos insaturados naturales cis y a la ausencia de trans antinaturales e isómeros cis de ácidos grasos insaturados). *Med Hypoth* 1986; 21: 387.

29. Grandgirard, A. y otros. «Incorporation of trans long-chain n-3 polyunsaturated fatty acids in rat brain structures and retina» (Incorporación de ácidas grasas poliinsaturadas de cadena larga n-3 trans en las estructuras cerebrales y la retina de la rata). *Lipids* 1994; 29: 251-258.
30. Pamplona, R. y otros. «Low fatty acid unsaturation: a mechanism for lowered lipoperoxidative modification of tissue proteins in mammalian species with long life spans» (Insaturación baja de ácidos grasos: un mecanismo para la modificación lipoperoxidativa reducida de las proteínas de tejidos en los mamíferos con una vida larga). *J Gerontol A Biol Sci Med Sci* 2000; 55: B286-B291.
31. Cha, Y. S. y Sachan, D. S. «Oppostie effects of dietary saturated and unsaturated fatty acids on ethanol-pharmacokinetics, triglycerides and carnitines» (Efectos contrarios de los ácidos grasos dietéticos saturados e insaturados sobre la farmacocinética del etanol, los triglicéridos, y las carnitinas). *J Am Coll Nutr* 1994; 13: 338-343.
32. Siri-Tarino, P. W. y otros. «Meta-analysis of prospective cohort studies evaluating the association of saturated fat with cardiovascular disease» (Meta-análisis de estudios eventuales de cohort evaluando la asociación de la grasa saturada con la enfermedad cardiovascular). *Am J Clin Nutr* 2010; 91: 535-546.

Capítulo 10: El mejor alimento del cerebro

1. Hawkins, R. A. y Biebuyck, J. F. «Ketone bodies are selectively used by individual brain regions» (Los cuerpos de cetona se emplean selectivamente en regiones cerebrales individuales). *Science* 1979; 205: 325-327.
2. Wu, P. Y. y otros. «Medium-chain triglycerides in infant formulas and their relation to plasma ketone body concentrations» (Triglicéridos de cadena media en leche en polvo para bebés y su relación con las concentraciones de cetonas del plasma). *Pediatr Res* 1986; 20: 338-341.
3. Veech, R. L. «The therapeutic implications of ketone bodies: the effects of ketone bodies in pathological conditions: ketosis, ketogenic diet, redox states, insulin resistance, and mitochondrial metabolism» (Las implicaciones terapéuticas de los cuerpos de cetona: los efectos de los cuerpos de cetona en las enfermedades patológicas: cetosis, dieta acetogénica, estados redox, resistencia a la insulina, y metabolismo mitocondrial). *Prostaglandins, Leukotrienes and Essential Fatty Acids* 2004; 70: 309-319.
4. Cahill, C. F. y Veech, R. L. «Ketoacids? Good medicine?» (¿Acetoácidos? ¿Buena medicina?), *Trans Am Clin Climatol Assoc* 2003; 114: 149-161.
5. Suzuki, M. y otros. «Beta-hydroxybutyrate, a cerebral function improving agent, protects rat brain against ischemic damage caused by permanent and transient focal cerebral ischemia» (Beta-hidroxibutirato, un

agente mejorador de la función cerebral, protege al cerebro de la rata contra el daño isquémico causado por la isquemia cerebral focal permanente y transitoria). *Jpn J Pharmacol.* 2002; 89: 36-43.

6. Tieu, K. y otros. «D-beta-hydroxybutyrate rescues mitochondrial respiration and mitigates features of Parkinson disease» (D-beta-hidroxibutirato ayuda a la respiración mitocondrial y mitiga rasgos del párkinson). *J Clin Invest* 2003; 112: 892-901.
7. Suzuki, M. y otros. «Effect of beta-hydroxybutyrate, a cerebral function improving agent, on cerebral hypoxia, anoxia and ischemia in mice and rats» (Efecto de beta-hidroxibutirato, un agente mejorador de la función cerebral, en la hipoxia, anoxia e isquemia cerebrales de ratones y ratas). *Jpn J Pharmacol* 2001; 87: 143-150.
8. Dardzinski, B.J. y otros. «Increased plasma beta-hydroxybutyrate, preserved cerebral energy metabolism, and amelioration of brain damage during neonatal hypoxia ischemia with dexamethasone pretreatment» (El aumento de beta-hidroxibutirato en el palma preservó el metabolism de la energía cerebral, y progreso del daño cerebral durante la isquesmia hipoxia neonatal con pretratamento de dexametasona). *Pediatr Res* 2000; 48: 248-255.
9. Shadnia, S. y otros. «Successful treatment of acute aluminium phosphide poisoning: possible benefit of coconut oil» (Buenos resultados en la intoxicación aguda de fosfito de aluminio: posibles beneficios del aceite de coco). *Human & Experimental Toxicology* 2005; 24: 215-218.
10. Kono, H. y otros. «Medium-chain triglycerides enhance secretory IgA expression in rat intestine after administration of endotoxin» (Los triglicéridos de cadena media mejoran la expresión secretoria IgA en el intestino de la rata tras la administración de endotoxina). *Am J Physiol Gastrointest Liver Physiol* 2004; 286: G1081-1089.
11. «Medium-chain length fatty acids, glycerides and analogues as stimulators of erythropoiesis» (Ácidos grasos de media cadena de longitude, glicéridos y análogos como estimuladores de erythropoiesis). http://www.wipo.int/patentscope/search/en/WO2004069237. Consultado el 29 de noviembre de 2011.
12. Nolasco, N. A. y otros. «Effect of Coconut oil, trilaurin and tripalmitin on the promotion stage of carcinogenesis» (Efecto del aceite de coco, trilaurina y tripalmitina en el estado de progresión de la carcinogénesis). *Philipp J Sci* 1994; 123 (1): 161-169.
13. Reddy, B. S. y Maeura, Y. «Tumor promotion by dietary fat in azoxymethane- induced colon carcinogenesis in female F344 rats: influence of amount and source of dietary fat» (Progresión del tumor por grasa dietética en carcinogenesis de colon inducida por azoximetane en ratas hembra F344: influencia de la cantidad y la fuente de grasa dietética). *J Natl Cancer Inst* 1984; 72 (3): 745-750.
14. Cohen, L. A. y Thompson, D. O. «The influence of dietary medium chain triglycerides on rat mammary tumor development» (La influencia de los

triglicéridos de cadena media en el desarrollo de un tumor de glándulas mamarias en ratas). *Lipids* 1987; 22 (6): 455-461.

15. Lim-Sylianco, C. Y. y otros. «A comparison of germ cell antigenotoxic activity of non-dietary and dietary coconut oil and soybean oil» (Comparación de la actividad antigenotóxica de las células germinales de los aceite de coco y de soja dietéticos y no dietéticos). *Phil J of Coconut Studies* 1992; 2: 1-5.
16. Lim-Sylianco, C. Y. y otros. «Antigenotoxic effects of bone marrow cells of coconut oil versus soybean oil» (Efectos antigenotóxicos de las células de médula espinal de aceite de coco en comparación con el aceite de soja). *Phil J of Coconut Studies* 1992; 2: 6-10.
17. Bulatao-Jayme, J. y otros. «Epdemiology of primary liver cancer in the Philippines with special consideration of a possible aflatoxin factor» (Epidemiología de cáncer primario de hígado en Filipinas con consideración especial al posible factor de la aflatoxina). *J Philipp Med Assoc* 1976; 52: 129-150.
18. Witcher, K. J. y otros. «Modulation of immune cell proliferation by glycerol monolaurate» (Modulación de la proliferación de células inmunológicas por monolaurato de glycerol). *Clinical and Diagnostic Laboratory Immunology* 1996; 3: 10-13.
19. Projan, S. J. y otros. «Glyceryl monolaurate inhibits the production of â-lactamase, toxic shock syndrome toxin-1 and other Staphylococcal exoproteins by interfering with signal transduction» (El monolaurato gliceril inhibe la producción de a-lactamasa, toxina-1 del síndrome de conmoción tóxica y otras exoproteínas estafilococos interfiriendo con la transducción de la señal). *J of Bacteriol* 1994; 176: 4204-4209.
20. Teo, T. C. y otros. «Long-term feeding with structured lipid composed of medium-chain and N-3 fatty acids ameliorates endotoxic shock in guinea pigs» (Alimentación prolongada con lípido estructurado compuesto de ácidos grasos N-3 y de media cadena Alivia la conmoción endotóxica en las cobayas). *Metabolism* 1991; 40 (1): 1152-1159.
21. Lim-Navarro, P. R. T. «Protection effect of coconut oil against E coli endotoxin shock in rats» (Efecto protector del aceite de coco contra la conmoción de endotoxina E coli en las ratas). *Coconuts Today* 1994; 11: 90-91.
22. Liu, J. y otros. «Malnutrition at age 3 years and externalizing behavior problems at ages 8, 11, and 17 years» (Desnutrición a los 3 años y externalización de problemas de comportamiento a los 8, 11, y 17 años). *Am J Psychiatry* 2004; 161: 2005-2013.
23. Upadhyay, S. K. y otros. «Influence of malnutrition on intellectual development» (Influencia de la desnutrición en el desarrollo intellectual). *Indian J Med Res* 1989; 90: 430-441.
24. Jiang, Z. M. y otros. «A comparison of medium-chain and long-chain triglycerides in surgical patients» (Una comparación de triglicéridos de

cadena media y cadena larga en pacientes quirúrgicos). *Ann. Surg*. 1993, 217 (2): 175.
25. Burke, V. y Danks, D. M. «Medium-chain triglyceride diet: its use in treatment of liver disease» (Dieta de triglicéridos de cadena media: su uso en el tratamiento de la enfermedad hepática). *Brit Med J* 1966; 2: 1050-1051.
26. Kuo, P. T. y Huang, N. N. «The effect of medium chain triglyceride upon fat absorption and plasma lipid and depot fat of children with cystic fibrosis of the pancreas» (El efecto de la absorción de triglicéridos de cadena media y plasma lipídico y el almacenamiento de grasa de los niños con fibrois cística del pancreas). *J Clin Invest* 1965; 44: 1924-1933.
27. Cancio, M. y Menéndez-Corrada, R. «Absorption of medium chain triglycerides in tropical sprue» (Absorción de triglicéridos de cadena media en tropical sprue). *Proc Soc Exp Biol (NY)* 1964; 117: 182-185.
28. Isselbacher, K. J. y otros. «Congenital beta-lipoprotein deficiency: an hereditary disorder involving a defect in the absorption and transport of lipids» (Deficiencia congenital de beta-lipoproteína: un trastorno hereditario que implica un defecto en la absorción y transporte de lípidos). *Medicine* (Baltimore) 1964; 43: 347-361.
29. Holt, P. R. «Dietary treatment of protein loss in intestinal lymphangiectasia» (Tratamiento dietético de la pérdida proteínica en la limfangiectasia intestinal). *Pediatrics* 1964; 34: 629-635.
30. Greenberger, N. J. y otros. «Use of medium chain triglycerides in malabsorption» (Empleo de los triglicéridos de cadena media en la falta de absorción). *Ann Internal Med* 1967; 66: 727-734.
31. Tantibhedhyangkul, P. y Hashim, S. A. «Medium-chain triglyceride feeding in premature infants: effects on fat and nitrogen absorption» (Ingesta de triglicéridos de cadena media en los infantes prematuros: efectos en la absorción de la grasa y el nitrógeno). *Pediatrics* 1975; 55: 359-370.
32. Zurier, R. B. y otros. «Use of medium-chain triglyceride in management of patients with massive resection of the small intestine» (Uso de triglicéridos de cadena media en el control de pacientes con resección masiva del intestino delgado). *New Engl J Med* 1966; 274: 490-493.
33. Salmon, W. D. y Goodman, J. G. «Alleviation of vitamin B deficiency in the rat by certain natural fats and synthetic esters» (Alivio de la deficiencia de vitamina B en las ratas por determinadas grasas naturales y ésteres sintéticos). *Journal of Nutrition* 1936; 13: 477-500.
34. Intengan, C. L. y otros. «Structured lipid of coconut and corn oils vs. soybean oil in the rehabilitation of malnourished children -a field study» (Lípido estructurado de los aceites de coco y de maíz en comparación con el aceite de soja en la rehabilitación de niños malnutridos, un estudio de campo). *Phil J Internal Medicine* 1992; 30: 159-164.
35. Vaidya, U. V. y otros. «Vegetable oil fortified feeds in the nutrition of very low birthweight babies» (Ingesta de aceite vegetal fortificado en la

nutrición de bebés con muy poco peso al nacer). *Indian Pediatr*. 1992, 29 (12): 1519.

36. Tantibhedhyangjul. P. y Hashim, S. A. «Medium-chain triglyceride feeding in premature infants: effects on fat and nitrogen absorption» (Ingesta de triglicéridos de cadena media en bebés prematuros: efectos sobre la absorción de grasa y nitrógeno). *Pediatrics* 1975; 55: 359-370.
37. Roy, C. C. y otros. «Correction of the malabsorption of the preterm infant with a medium-chain triglyceride formula» (Corrección de la falta de absorción del bebé prematuro con leche en polvo a base de triglicéridos de cadena media). *J Pediatr* 1975; 86: 446-450.
38. Wang, X. y otros. «Enteral nutrition improves clinical outcome and shortens hospital stay after cancer surgery» (La nutrición intestinal mejora el resultado clínico y acorta la hospitalización tras las operaciones quirúrgicas de cáncer). *J Invest Surg* 2010; 23: 309-313.
39. Ball, M. J. «Parenteral nutrition in the critically ill: use of a medium chain triglyceride emulsion» (Nutrición intestinal en el enfermo crítico: uso de una emulsión de triglicéridos de cadena media). *Intensive Care Med* 1993; 19: 89-95.
40. Smirniotis, V. y otros. «Long chain versus medium chain lipids in patients with ARDS: effects on pulmonary haemodynamics and gas exchange» (Lípidos de cadena larga y lípidos de cadena media en pacientes con ARDS: efectos en la haemodinámica pumonar y el intercambio de gas). *Intensive Care Med* 1998; 24: 1029-1033.
41. Wang, X. Y. y otros. «Effect of high amounts of medium chain triglyceride and protein enteral nutrition on nutritional status in patients after major abdominal operation» (El efecto de cantidades elevadas de triglicéridos de cadena media y proteínas mediante nutrición intestinal en el estado nutricional de pacientes tras una operación abdominal importante). *Zhonghua Wei Chang Wai Ke Za Zhi* 2007; 10: 329-332.
42. Isaacs, C. E. y Thormar, H. «The role of milk-derived antimicrobial lipids as antiviral and antibacterial agents, in Immunology of Milk and the Neonate» (El papel de los lípidos antimicrobianos derivados de lácteos como agentes antivirales y antibacterianos en Inmunología de la leche y el neonato) (Mestecky, J., y otros., eds). Plenum Press, 1991.
43. Isaacs, C. E. y Thormar, H. «The role of milk-derived antimicrobial lipids as antiviral and antibacterial agents» (El papel de los lípidos antimicrobianos derivados de lácteos como agentes antivirales y antibacterianos). *Adv Exp Med Biol* 1991; 310: 159-165.
44. Isaacs, C. E. y otros. «Antiviral and antibacterial lipids in human milk and infant formula feeds» (Lípidos antivirales y antibacterianos en la leche humana y en la leche en polvo infantil). *Arch Dis Child* 1990; 65: 861-864.
45. Bergsson, G. y otros. «In vitro inactivation of Chlamydia trachomatis by fatty acids and monoglycerides» (Inactivación in vitro de Chlamydia trachomatis por ácidos grasos y monoglicéridos). *Antimicrobial Agents and Chemotherapy* 1998; 42: 2290-2292.

46. Petschow, B. W. y otros. «Susceptibility of Helicobacter pylori to bactericidal properties of medium-chain monoglycerides and free fatty acids» (Susceptibilidad de Helicobacter pylori a las propiedades bactericidas de los monoglicéridos de cadena media y los ácidos grasos libres). *Antimicrobial Agents and Chemotherapy* 1996; 40; 302-306.
47. Holland, K. T. y otros. «The effect of glycerol monolaurate on growth of, and production of toxic shock syndrome toxin-1 and lipase by, Staphylococcus aureus» (El efecto de monolaurato glycerol en el crecimiento y producción de la toxina-1 del síndrome de la conmoción tóxica y la lipasa por Staphylococcus aureus). *Journal of Antimicrobial Chemotherapy* 1994; 33: 41-55.
48. Sun, C. Q. y otros. «Antibacterial actions of fatty acids and monoglycerides against Helicobacter pylori» (Acciones antibacterianas de ácidos grasos y monoglicéridos contra Helicobacter pylori). *FEMS Immunol Med Microbiol* 2003; 36: 9-17.
49. Bergsson, G. y otros. «Killing of Gram-positive cocci by fatty acids and monoglycerides» (Eliminación de cocci gram-positivo por ácidos grasos y monoglicéridos). *APMIS* 2001; 109: 670-678.
50. Bergsson, G. y otros. «In vitro susceptibilities of Neisseria gonorrhoeae to fatty acids and monoglycerides» (Susceptibilidades in vitro de gonorrea Neisseria a ácidos grasos y monoglicéridos). *Antimicrob Agents Chemother* 1999; 43: 2790-2792.
51. Ogbolu, D. O. y otros. «In vitro antimicrobial properties of coconut oil on Candida species in Ibadan, Nigeria» (Propiedades antimicrobianas in vitro del aceite de coco en especies de cándida en Ibadan, Nigeria). *J Med Food* 2007; 10: 384-387.
52. Bergsson, G. y otros. «In vitro killing of Candida albicans by fatty acids and monoglycerides» (Destrucción in vitro de candida albicans por ácidos grasos y monoglicéridos). *Antimicrob Agents Chemother* 2001; 45: 3209-3212.
53. Chadeganipour, M. y Haims, A. «Antifungal activities of pelargonic and capric acid on Miscrosporum gypseum» (Actividades antimicóticas de los ácidos pelargónico y cáprico en el Miscrosporum gypseum). *Mycoses* 2001; 44: 109-112.
54. Isaacs, E. E. y otros. «Inactivation of enveloped viruses in human bodily fluids by purified lipid» (Inactivación de virus envolvente en líquidos corporales humanos por lípidos purificados). *Annals of the New York Academy of Sciences* 1994; 724: 465-471.
55. Bartolotta, S. y otros. «Effect of fatty acids on arenavirus replication: inhibition of virus production by lauric acid» (Efecto de los ácidos grasos en la duplicación de arenavirus: inhibición de la producción vírica por el ácido láurico). *Arch Virol* 2001; 146: 777-790.
56. Thormar, H. y otros. «Inactivation of visna virus and other enveloped viruses by free fatty acids and monoglycerides» (Inactivación de virus visna

y otros virus envolventes por ácidos grasos y monoglicéridos). *Ann NY Acad Sci* 1994; 724: 465-471.

57. Hornung, B. y otros. «Lauric acid inhibits the maturation of vesicular stomatitis virus» (El ácido láruico inhibe la maduración del virus de la stomatitis vesicular). *J Gen Virol* 1994; 75: 353-361.
58. Thormar, H. y otros. «Inactivation of enveloped viruses and killing of cells by fatty acids and monoglycerides» (Inactivacción de virus enveloped y destrucción de células por ácidos grasos y monoglicéridos). *Antimicrob Agents Chemother* 1987; 31: 27-31.
59. Vazquez, C. y otros. «Eucaloric substitution of medium chain triglycerides for dietary long chain fatty acids improves body composition and lipid profile in a patient with human immunodeficiency virus lipodystrophy» (Sustitución eucalórica de triglicéridos de cadena media por ácidos grasos dietéticos de cadena larga mejora la composición corporal y el perfil lipídico en un paciente con lipodisfropia del virus de la inmunodeficiencia humana). *Nutr Hosp* 2006; 21: 552-555.
60. Wanke, C.A. y otros. «A medium chain triglyceride-based diet in patients with HIV and chronic diarrhea reduces diarrhea and malabsorption: a prospective, controlled trial» (Una alimentación basada en triglicéridos de cadena media en pacientes con VIH y diarrhea crónica reduce la diarrea y la falta de absorción: una prueba eventual controlada). *Nutrition* 1996; 12: 766-771.
61. Thormar, H. y otros. «Hydrogels containing monocaprin have potent microbicidal activities against sexually transmitted viruses and bacteria in vitro» (Los hidrogeles que contienen monocaprina tienen potentes actividades microbicidas contra los virus transmitidos sexualmente y las bacterias in vitro). *Sex Transm Infect* 1999; 75 (3): 181-185.
62. Kabara, J. J. «The Pharmacological Effect of Lipids» (El efecto farmacológico de los lípidos). Champaign, IL: The American Oil Chemists' Society, 1978.
63. «Coconut Oil: A New Weapon Against AIDS» (Aceite de coco: una nueva arma contra el sida), www.coconutresearchcenter.org/hwnl_5-5.htm.
64. Gordon, S. «Coconut oil may help fight childhood pneumonia» (El aceite de coco puede ayudar a combatir la neumonía). *US News and World Report*, 30 de octubre de 2008.
65. «Medium-chain length fatty acids, glycerides and analogues as neutrophil survival and activation factors» (Ácidos grasos de media cadena de longitud, glicéridos y analogos como factores de activación y supervivencia neutrifílica). http://www.freepatentsonline.com/y2010/0279959.html. Consultado el 4 de abril de 2011.
66. D'Eufemia, P. y otros. «Abnormal intestinal permeability in children with autism» (Permeabilidad intestinal anormal en niños con autismo). *Acta Paediatr* 1996; 85: 1076-1079.
67. Mane, J. y otros. «Partial replacement of dietary (n-6) fatty acids with medium-chain triglycerides decreases the incidence of spontaneous

colitis in interleukin-10-deficient mice» (Remplazamiento parcial de ácidos grasos dietéticos (m-6) por triglicéridos de cadena media disminuye la incidencia de colitis espontánea en ratones deficientes en interlequina-10). *J Nutr* 2009; 139: 603-610.

68. Jorgensen, J. R. y otros. «In vivo absorption of medium-chain fatty acids by the rat colon exceeds that of short-chain fatty acids» (Absorción en vivo de ácidos grasos de cadena media por el colon de la rata sobrepasa la ácidos grasos de cadena corta). *Gastroenterology* 2001; 120: 1152-1161.
69. Kono, H. y otros. «Medium-chain triglycerides enhance secretory IgA expression in rat intestine after administration of endotoxin» (Triglicéridos de cadena media mejoran la expresión secretoria IgA en el intestine de la rata tras la administración de endotoxinas). *Am J Physiol Gastrointest Liver Physiol* 2004; 286: G1081-G1089.
70. Kono, H. y otros. «Enteral diets enriched with medium-chain triglycerides and N-3 fatty acids prevent chemically induced experimental colitis in rats» (Dietas enterales enriquecidas con triglicéridos de cadena media y ácidos grasos N-3 previenen la colitis experimental inducida químicamente en las ratas). *Transl Res* 2010; 156: 282-291.
71. Kono, H. y otros. «Dietary medium-chain triglycerides prevent chemically induces experimental colitis in rats» (Triglicéridos dietéticos de cadena media previenen la colitis experimental inducida químicamente en las ratas). *Transl Res* 2010; 155: 131-141.

Capítulo 11: Nutrición prenatal y posnatal

1. Hallmayer, J. y otros. «Genetic heritability and shared environmental factors among twin pairs with autism» (Herencia genética y factores ambientales compartidos en parejas de gemelos con autismo). *Arch Gen Psychiatry* 2011; 68: 1095-1102.
2. Conley, D. y Bennett, N. G. «Is biology destiny? Birth weight and life chances» (¿La biología es destino? Peso al nacer y oportunidades de vida). *American Sociological Review* 2000; 65: 458-467.
3. Reddy, U. M. y otros. «Term pregnancy: a period of heterogeneous risk for infant mortality» (Embarazo a término: un periodo de riesgo heterogéneo para la mortalidad infantil). *Obstetrics and Gynecology* 2011; 117: 1279-1287.
4. Meyer, U. y otros. «The time of prenatal immune challenge determines the specificity of inflammation-mediated brain and behavioral pathology» (El momento del desafío inmunológico prenatal determina la especificidad de la patología cerebral y de comportamiento debidas a la inflamación). *J Neurosci* 2006; 26: 4752-4762.
5. Atladottire, H. O. y otros. «Maternal infection requiring hospitalization during pregnancy and autism spectrum disorders» (La infección maternal requiere de hospitalización durante el embarazo y los trastornos del espectro autista). *J Autism Dev Disord* 2010; 40: 1423-1430.

6. Blaylock, R. L. «The danger of excessive vaccination during brain development: the case for a link to Autism Spectrum Disorders (ASD)» (El peligro de la vacunación excesiva durante el desarrollo cerebral: argumentos que demuestran su vinculación con los trastornos del espectro autista (TEA)). *Medical Veritas* 2008; 5: 1727-1741.
7. Brown, A. S. y otros. «Elevated maternal interleukin-8 levels and risk of schizophrenia in adult offspring» (Niveles maternales elevados de interleuquina-8 y riesgo de esquizofrenia en adult offspring). *Am J Psychiatry* 2004; 161: 889-895.
8. Buka, S. L. y otros. «Maternal cytokine levels during pregnancy and adult psychosis» (Niveles maternales de citoquina durante el embarazo y la psicosis adulta). *Brain Behav Immun* 2001; 15: 411-420.
9. Buka, S. L. y otros. «Maternal exposure to herpes simplex virus and risk of psychosis among adult offspring» (Exposición maternal al virus simple del herpes y riesgo de psicosis en hijos adultos). *Biol Psychiatry* 2008; 63: 809-815.
10. Croen, L. A. y otros. «Antidepressant use during pregnancy and childhood autism spectrum disorders» (Uso de antidepresivos en los trastornos del espectro autista durante el embarazo y en la niñez). *Arch Gen Psychiatry*, 4 de julio de 2011, publicado *online* antes de su impresión en papel.
11. Srisuphon, W. y Bracken, M. B. «Caffeine consumption during pregnancy and association with late spontaneous abortion» (Consumo de cafeína durante el embarazo y asociación aborto espontáneo posterior). *American Journal of Obstetrics and Gynecology* 1986; 154: 14-20.
12. Stjernfeldt, M. y otros. «Maternal smoking during pregnancy and risk of childhood cancer» (Tabaquismo materno durante el embarazo y riesgo de cáncer infantil). *Lancet* 1986; 1350-1352.
13. «Pregnancy and infant health, in Smoking and Health, a report of the surgeon general» (Embarazo y salud infantil, en Tabaco y Salud), un informe del Departamento de Sanidad, enero de 1979.
14. «Even moderate drinking may be hazardous to maturing fetus» (Medical News) (Incluso beber moderadamente puede ser peligroso para el feto en desarrollo). *JAMA* 1977; 237: 2535.
15. Edison, R. J. y Muenke, M. «Central nervous system and limb anomalies in case reports of first-trimester statin exposure» (Sistema nervioso central y anomalías límbicas en informes de casos de exposición a estatina en el primer trimestre). *N Engl J Med* 2004; 350: 1579-1582.
16. Ab Rahman, A. y otros. «The use of herbal medicines during pregnancy and perinatal mortality in Tumpat District, Kelantan, Malaysia» (El uso de medicinas herbales durante el embarazo y mortalidad perinatal en el distrito de Tumpat, Kelantan, Malasia). *Southeast Asian J Trop Med Public Health* 2007; 38: 1150-1157.
17. Dong, Y. M. y otros. «High dietary intake of medium-chain fatty acids during pregnancy in rats prevents later-life obesity in their offspring» (La

ingesta dietética elevada de ácidos grasos de cadena media durante la preñez en las ratas previene la posterior obesidad de sus crías). *J Nutr Biochem* 2011; 22: 791-797.

18. Rubaltelli, F. F. y otros. «Effect of lipid loading on fetal uptake of free fatty acids, glycerol and beta-hydroxybutyrate» (El efecto de la carga lipídica en la ingesta fetal de ácidos grasos libres, glicerol y beta-hidroxibutirato). *Biol Neonate* 1978; 33: 320-326.
19. Centers for Disease Control and Prevention (CDC) (Centros para la prevención y control de enfermedades). «Transmission of yellow fever vaccine virus through breast-feeding» *(Transmisión del virus de la vacuna de la fiebre amarilla a través de la lactancia)*. Brasil, 2009. *MMWR Morb Mortal Wkly Rep* 2010; 59: 130-132.
20. Jensen, R. G. «Lipids in human milk» (Lípidos en la leche humana). *Lipids* 1999; 34: 1243-1271.
21. Taha, A. Y. «Dietary enrichment with medium chain triglycerides (AC-1203) elevates polyunsaturated fatty acids in the parietal cortex of aged dogs: implications for treating age-related cognitive decline» (El enriquecimiento dietético con triglicéridos de cadena media (AC-1203) eleva los ácidos grasos poliinsaturados en el cortex parietal de los perros de edad avanzada). *Neurochem Res* 2009; 34: 1619-1625.
22. Cannell, J. J. «Autism and vitamin D» (El autismo y la vitamin D). *Med Hypotheses* 2008; 70: 750-759.
23. Kauffman, J. M. «Benefits of vitamin D supplementation» (Los beneficios de la suplementación de vitamina D). *JAPS* 2009; 14: 38-45.
24. Rovner, A. J. y O'Brien, K. O. «Hypovitaminosis D among healthy children in the United States: a review of the current evidence» (Hipovitaminosis D entre niños sanos en los EEUU: un análisis de las pruebas actuales). *Arch Pediatr Adolesc Med* 2008; 162: 513-509.
25. Martínez-Costa, C. y otros. «Effects of refrigeration on the bactericidal activity of human milk: a preliminary study» (Los efectos de la refrigeración en la actividad bactericida de la leche humana: un estudio preliminar). *J Pediatr Gastroenterol Nutr* 2007; 45: 275-277.
26. Chan, G. M. «Effects of powdered human milk fortifiers on the antibacterial actions of human milk» (Efectos de los fortificadores de la leche en polvo en las acciones antibacterianas de la leche humana). *Journal of Perinatology* 2003; 23: 620-623.
27. Cunningham, A. S. y otros. «Breast-feeding and health in the 1980s: a global epidemiologic review» (Lactancia y salud en los años 1980: un análisis epidemiológico global). *J Pediatr* 1991; 118: 659-666.
28. Lucas, A. y otros. «Randomized outcome trial of human milk fortification and developmental outcome in preterm infants» (Ensayo de resultado aleatorio de fortificación de leche humana y desarrollo neurológico en niños prematuros). *Am J Clin Nutr* 1996; 64: 142-151.
29. Lozoff, B. y Georgieff, M. K. «Neurodevelopmental delays associated with iron-fortified formula for healthy infants» (Retrasos de desarrollo

neurológico asociados con la leche en polvo fortificada con hierro para niños sanos). http://www.medscape.org/medscapetoday. Consultado el 23 de junio de 2011.

30. Centers for Disease Control and Prevention. «Enterobacter sakazakii infections associated with the use of powdered infant formula» (Infecciones de enterobacteria sakazakii asociada con el uso de la leche infantil en polvo). Tennessee, 2001. *JAMA* 2002; 287: 2204-2205.
31. Riordan, J. M. «The cost of not breastfeeding: a commentary» (El coste de prescindir de la lactancia: un comentario). *J Hum Lact* 1997; 13: 93-97.
32. Ip, S. y otros. «Breastfeeding and maternal and infant health outcomes in developed countries» (Lactancia y resultados de salud maternales e infantiles en países desarrollados). *Evidence Reports/Technology Assessments*, n.º 153, 2007.
33. Pratt, H. F. «Breastfeeding and eczema» (Lactancia y eccema). *Early Human Development* 1984; 9: 283-290.
34. Kramer M. y otros. «Breastfeeding and child cognitive development: new evidence from a large randomized trial» (Lactancia y desarrollo cognitivo infantil: nuevas pruebas de un gran ensayo aleatorio). *Arch Gen Psychiatry* 2008; 65: 578-584.
35. Francois, C. A. y otros. «Acute effects of dietary fatty acids on the fatty acids of human milk» (Efectos agudos de los ácidos grasos dietéticos en los ácidos grasos de la leche humana). *Am. J. Clin. Nutr*. 1998, 67: 301.
36. Geliebter, A. y otros. «Overfeeding with medium-chain triglyceride diet results in diminished deposition of fat» (La sobrealimentación con una dieta de triglicéridos de cadena media ocasiona una disminución en la deposición de grasa). *Am J Clin Nutr* 1983; 37: 1-4.
37. St-Onge, M. P. y Jones, P. J. H. «Physiological effects of medium-chain triglycerides: potential agents in the prevention of obesity» (Efectos fisiologicos de los triglicéridos de cadena media: agentes potenciales en la prevención de la obesidad). *J of Nutr* 2002; 132: 329-332.
38. St-Onge, M. P. y Bosarge, A. «Weight-loss diet that includes consumption of medium-chain triacylglycerol oil leads to a greater rate of weight and fat mass loss than does olive oil» (Dieta de adelgazamiento que incluye el consume de aceite de triacilglicerol de cadena media ocasiona una proporción mayor de pérdida de peso y grasa que el aceite de oliva). *Am J Clin Nutr* 2008; 87: 621-626.
39. Benito, C. y otros. «Identification of a 7S globulin as a novel coconut allergen» (Identificación de una globulina 7S como alérgeno novel del coco). *Ann Allergy Asthma Immunol* 2007; 98: 580-584.
40. Fries, J. H. y Fries, M. W. «Coconut: a review of its uses as they relate to the allergic individual» (Coco: un análisis de sus usos en su relación con el individuo alérgico). *Ann Allergy* 1983; 51: 472-481.
41. Stutius, L. M. y otros. «Characterizing the relationship between sesame, coconut, and nut allergy in children» (Caracterización de la relación

entre las alergias infantiles al sésamo, el coco, y los frutos secos). *Pediatr Allergy Immunol* 2010; 21: 1114-1118.

42. Teuber, S. S. y Peterson, W. R. «Systemic allergic reaction to coconut (Cocos nucifera) in 2 subjects with hypersensitivity to tree nut and demonstration of cross- reactivity to legumin-like seed storate protein: new coconut and walnut food allergens» (Reacción alérgica sistémica al coco (cocos nucifera) en 2 sujetos con hipersensibilidad a las nueces de árbol y demostración de la reactividad cruzada a la proteína almacenada en semillas similares a la legumina: nuevos alérgenos alimenticios del coco y la nuez). *J Allergy Clin Immunol* 1999; 103: 1180-1185.
43. Rhoads, J. M. y otros. «Altered fecal microflora and increased fecal calprotectin in infants with colic» (Microflora fecal alterada e incremento de la calproteína fecal en niños con cólico). *J Pedatr* 2009; 155: 823-828.
44. Savino, F. y otros. «Lactobacillus reuteri (American Type Culture Collection Strain 55730) versus simethicone in the treatment of infantile colic: a prospective randomized study» (Lactobacillus reuteri (Cepa 55730 de la colección de cultivos de tipo norteamericano). *Pediatrics* 2007; 119: e124-e130.
45. Savino, F. y otros. «Lactobacillus reuteri DSM 17938 in infantile colic: a randomized, double-blind, placebo-controlled trial» (Lactobacillus reuteri DSM 17938 en el cólico infantil: un ensayo controlado por placebo, doble ciego, aleatorio). *Pediatrics* 2010; 126: e526-e533.

Capítulo 12: La nutrición y la salud cerebral

1. Hu, F. B. y Malik, V. S. «Sugar-sweetened beverages and risk of obesity and type 2 diabetes: epidemiologic evidence» (Bebidas endulzadas con azúcar y riesgo de obesidad y de diabetes tipo 2: pruebas epidemiológicas). *Physiol Behav* 2010; 100: 47-54.
2. Stranahan, A. M. y otros. «Diet-induced insulin resistance impairs hippocampal synaptic plasticity and cognition in middle-aged rats» (Resistencia a la insulina inducida por medio de la alimentación deteriora la plasticidad sináptica hipocámpica y la cognición en ratas de mediana edad). *Hippocampus* 2008; 18: 1085-1088.
3. Cao, D. y otros. «Intake of sucrose-sweetened water induces insulin resistance and exacerbates memory deficits and amyloidosis in a transgenic mouse model of Alzheimer disease» (Ingesta de agua endulzada con sucrose induce resistencia a la insulin y agrava los déficits de memoria y la amioloidosis en el modelo transgénico de ratón del alzheimer). *J Biol Chem* 2007; 282: 36275-36282.
4. Sasaki, N. y otros. «Advanced glycation end products in Alzheimer's disease and other neurodegenerative diseases» (Productos finales de glicación avanzada en el alzheimer y otras enfermedades neurodegenerativas). *American Journal of Pathology* 1998; 153: 1149-1155.
5. Catellani, R. y otros. «Glycooxidation and oxidative stress in Parkinson's disease and diffuse Lewy body disease» (Estrés oxidativo y glicooxidación

en el párkinson y enfermedad difusa de cuerpos de Lewy). *Brain Res* 1996; 737: 195-200.

6. Kato, S. y otros. «Astrocytic hyaline inclusions contain advanced glycation endproducts in familial amyotrophic lateral sclerosis with superoxide dismutase 1 gene mutation: immunohistochemical and immunoelectron microscopical analysis» (Inclusiones de hialina astrocítica contienen productos finales de glicación avanzada en la esclerosis lateral amiotrófica familiar con mutación de gene 1 de dismutase: análisis minmunohistoquímico y microscópico inmunoelectrónico). *Aca Neuropathol* 1999; 97: 260-266.
7. Sánchez, A. y otros. «Role of sugars in human neutrophilic phagocytosis» (El papel de los azúcares en la fagocitosis neutrofílica). *Am J Clin Nutr* 1973; 26: 1180-1184.
8. Horvath, K. y Perman, J. A. «Autism and gastrointestinal symptoms» (Autismo y síntomas gastrointestinales). *Curr Gastroenterol Rep* 2002; 4: 251-258.
9. Valicenti-McDermott, M. y otros. «Frequency of gastrointestinal symptoms in children with autistic spectrum disorders and association with family history of autoimmune disease» (Frecuencia de síntomas gastrointestinales en niños con trastornos del espectro autista y asociación con el historial familiar de la enfermedad autoinmunológica). *J Dev Behav Pediatr* 2006; 27(2 supl.): S128-S136.
10. Horvath, K. y otros «Gastrointestinal abnormalities in children with autistic disorder» (Anormalidades gastrointestinales en niños con trastorno autista). *J Pediatr* 1999; 135: 559-563.
11. Torrente, F. y otros. «Focal-enhanced gastritis in regressive autism with features distinct from Crohn's and Helicobacter pylori gastritis» (Gastritis activa en el autismo regresivo con rasgos diferenciados de la gastritis de Crohn y de Helicobacter pylori). *Am J Gastroenterol* 2004; 99: 598-605.
12. Erickson, C. A. y otros. «Gastrointestinal factors in autistic disorder: a critical review» (Factores gastrointestinales en el trastorno autista: un análisis crítico). *J Autism Dev Disord* 2005; 35: 713-727.
13. Luostarinen, L. y otros. «Coeliac disease presenting with neurological disorders» (Enfermedad celíaca presentándose con trastornos neurológicos). *Eur Neurol* 1999; 42 (3): 132-135.
14. Cooke, W. T. y Smith, W. T. «Neurological disorders associated with adult coeliac disease» (Trastornos neurológicos asociados con la enfermedad celiaca adulta). *Brain* 1966; 89: 683-722.
15. Bushara, K. O. «Neurologic presentation of celiac disease» (Presentación de la enfermedad celíaca). *Gastroenterology* 2005; 128 supl. 1: S92-S97.
16. Genuis, S. J. y Bouchard, T. P. «Celiac disease presenting as autism» (Enfermedad celíaca presentándose como autismo). *Journal of Child Neurology* 2009; 000: 1-6.
17. Goodwin, M. S. y otros. «Malabsorption and cerebral dysfunction: a multivariate and comparative study of autistic children» (Falta de absorción

y disfunción cerebral: un estudio comparativo y multivariado de niños autistas). *J Autism Child Schizophr* 1971; 1: 48-62.

18. Blaylock. R. L. «Interaction of cytokines, excitotoxins, reactive nitrogen and oxygen species in autism spectrum disorders» (Interacción de citoquina, excitotoxinas, nitrógeno reactiva y especies de oxígeno en los trastornos del espectro autista). *JANA* 2003; 6 (4): 21-35.
19. Vogelaar, A. «Studying the effects of essential nutrients and environmental factors on autistic behavior» (Estudiando los efectos de los nutrientes esenciales y los factores medioambientales en el comportamiento autista). *DAN! (Defeat Autism Now!).* Think Tank, San Diego, CA: Autism Research Institute; 2000.
20. Rimland, B. y otros. «The effects of high doses of vitamin B6 on autistic children: a double-blind crossover study» (Los efectos de las dosis elevadas de vitamina B6 en los niños autistas: un estudio cruzado doblecero). *Am J Psychiatry* 1978; 135: 472-475.
21. Dolske, M. C. y otros. «A preliminary trial of ascorbic acid as supplemental therapy for autism» (Un ensayo preliminar del ácido ascórbico como terapia complementaria para el autismo). *Prog Neuropsychopharmacol Biol Psychiatry* 1993; 17: 765-774.
22. Megson, M. N. «Is autism a G-alpha protein defect reversible with natural vitamin A?» (¿Es el autismmo un defecto de la proteína G-alfa reversible con la vitamina A natural?). *Med Hypotheses* 2000; 154: 979-983.
23. Halliwell, B. «Reactive oxygen species and the central nervous system» (Especies de oxígeno reactivo y el sistema nervioso central). *J Neurochem* 1992: 59: 1609-1623
24. Bradstreet, J. y Kartzinel, J. «Biological interventions in the treatment of autism and PDD» (Intervenciones biológicas en el tratamiento del autismo y el PDD) en Rimland, B. ed. *DAN! (Defeat Autism Now!).* Fall 2001 Conference. San Diego, CA: Autism Research Institue; 2001.
25. Dolske, M. C. y otros. «A preliminary trial of ascorbic acid as supplemental therapy for autism» (Un ensayo preliminar del ácido ascórbico como terapia complementaria del autismo). *Prog Neuropsychopharmacol Biol Psychiatry* 1993; 17: 765-774.
26. Polidori, M. C. y otros. «High fruit and vegetable intake is positively correlated with antioxidant status and cognitive performance in healthy subjects» (El consumo elevado de fruta y verdura se correlaciona positivamente con el estado antioxidante y el rendimiento cognitive en sujetos sanos). *J Alzheimers Dis* 2009; 17: 921-927.
27. Chan, A. y otros. «Apple juice concentrate maintains acetylcholine levels following dietary compromise» (Concentrado de zumo de manzana mantiene los niveles de acetilclolina tras una dieta deficiente). *J Alzheimers Dis* 2006; 9: 287-291.
28. *2005 Dietary Guidelines for Americans*. Center for Nutrition Policy and Promotion, U.S. Department of Agriculture (Directrices dietéticas para los

norteamericanos. Centro para la política de nutrición y promoción, Ministerio de Agricultura de EEUU).

29. Dillon, M. J. y otros. «Mental retardation, megaloblastic anaemic, homocysteine metabolism due to an error in B12 metabolism» (Retraso mental, anemia megaloblástica, y metabolismo de la homocisteína debido a un error en el metabolism de B12). *Clin Sci Mol Med* 1974; 47: 43-61.
30. Jang, S. y otros. «Luteolin reduces IL-6 produciton in microglia by inhibiting JNK phosphorylation and activation of AP-1» (La luteolína reduce la producción de IL-6 en las microglías inhibiendo la fosforilación JNK y la activación de AP-1). *Proc Nati Acad Sci USA* 2008; 105: 7534- 7539.
31. Reeta, K. H. y otros. «Pharmacokinetic and pharmacodynamic interactions of valproate, phenytoin, phenobarbitone and carbamazepine with curcumin in experimental models of epilepsy in rats» (Interacciones farmacocinéticas y farmacodinámicas del valproate, la fenitoína, el fenobarbitón, y la carbamacepina con la curcumina en modelos experimentales de epilepsia en las ratas). *Pharmacol Biochem Behav* 2011; 99 (3): 399-407.
32. Khuwaja, G. y otros. «Neuroprotective effects of curcumin on 6-hydroxydopamine-induced Parkinsonism in rats: behavioral, neurochemical and immunohistochemical studies» (Efectos neuroprotectores de la curcumina en el párkinson inducido en ratas por medio de 6-hidorxidopamina: inmunohistoquímicos, neuroquímicos y de comportamiento). *Brain Res* 2011; 1368: 254-263.
33. Scapagnini, G. y otros. «Therapeutic potential of dietary polyphenols against brain ageing and neurodegenerative disorders» (Potencial terapéutico de los polifenoles dietéticos contra los trastornos neurodegenerativos y de envejecimiento cerebral). *Adv Exp Med Biol* 2011; 698: 27-35.
34. King, M. D. y otros. «Attenuation of hematoma size and neurological injury with curcumin following hermorrhage in mice» (Atenuación del tamaño del hematoma y la lesión neurológica con curcumina tras una hemorragia en ratones). *J Neurosurg* 2011; 115 (1): 116-123.
35. Sood, P. K. y otros. «Curcumin attenuates aluminum-induced oxidative stress and mitochondrial dysfunction in rat brain» (La curcumina atenúa el estrés oxidativo inducido por aluminio y la disfunción mitocondrial en el cerebro de la rata). *Neurotox Res* 2011; 20: 351-361.
36. Mimche, P. N. y otros. «The plant-based immunomodulator curcumin as a potential candidate for the development of an adjunctive therapy for cerebral malaria» (La curcumina inmunomoduladora vegetal como candidato potencial en el desarrollo de una terapia adyacente para la malaria cerebral). *Malar J* 2011; 10 supl. S10.
37. Dell, C. A. y otros. «Lipid and fatty acid profiles in rats consuming different high-fat ketogenic diets» (Perfiles lipídicos y de ácidos grasos en ratas que consumen diversas dietas acetogénicas ricas en grasas). *Lipids* 2001; 36: 373-374.
38. Esterhuyse, A. J. y otros. «Dietary red palm oil supplementation protects against the consequences of global ischemia in the isolated perfused rat

heart» (Los suplementos dietéticos de aceite rojo de palma protegen contra las consecuencias de la isquemia global en el corazón aislado y perfundido de rata). *Asia Pac J Clin Nutr* 2005; 14: 340-347.
39. Tomeo, A. C. y otros. «Antioxidant effects of tocotrienols in patients with hyperlipidemia and carotid stenosis» (Efectos antioxidantes de los tocotrienoles en pacientes con hiperlipidemia y estenosis carótida). *Lipids* 1995; 30: 1179-1183.
40. Mishima, K. y otros. «Vitamin E isoforms alpha-tocotrienol and gamma-tocopherol prevent cerebral infarction in mice» (Las isoformas de la vitamina E alfa-tocotrienol y gamma-tocoferol previenen el infarto cerebral en los ratones). *Neurosci Lett* 2003; 337: 56-60.
41. Fife, B. *The Palm Oil Miracle* (El milagro del aceite de coco, Editorial Sirio).
42. Megson, M. N. «Is autism a G-alpha protein defect reversible with natural vitamin A?» (¿Es el autismo un defecto de la proteína G-alfa reversible con vitamina A natural? *Med Hypotheses* 2000; 54: 979-983.

Capítulo 13: La dieta cetogénica del coco

1. Dell, C. A. y otros. «Lipid and fatty acid profiles in rats consuming different high-fat ketogenic diets» (Perfiles lipídicos y ácidos en ratas que siguen diversas dietas acetogénicas ricas en grasas). *Lipids* 2001; 36: 373-374.
2. Reger, M. A. y otros. «Effects of beta-hydroxybutyrate on cognition in memory-impaired adults» (Efectos de beta-hidroxibutirato en la cognición de adultos con deficiencias de memoria). *Neurobiol Aging* 2004; 25: 311-314.
3. Likhodii, S. S. y otros. «Dietary fat, ketosis, and seizure resistance in rats on the ketogenic diet» (Grasa dietética, cetosis, y resistencia a los ataques en ratas siguiendo la dieta acetogénica). *Epilepsia* 2000; 41: 1400-1410.

Capítulo 14: El plan de batalla contra el autismo

1. Hallmayer, J. y otros. «Genetic heritability and shared environmental factors among twin pairs with autism» (Herencia genética y factores ambientales compartidos en dos parejas de gemelos con autismo). *Arch Gen Psychiatry* 2011; 68: 1095-1102.
2. Ozonoff, S. y otros. «Recurrence risk for autism spectrum disorders: a baby siblings research consortium study» (Riesgo de recurrencia de trastornos del espectro autista: un estudio de consorcio de investigación sobre hermanos pequeños). *Pediatrics*, 15 de agosto de 2011. Publicado *online* antes de su impresión en papel.
3. Holick, M. F. «Vitamin D deficiency» (Deficiencia de vitamina D). *N Engl J Med* 2007; 357: 266-281.
4. «Vitamin D Council» (Consejo de la vitamina D). www.vitamindcouncil.org. Consultado el 28 de octubre de 2011.
5. Genuis, S. J. y Bouchard, T. P. «Celiac disease presenting as autism» (Enfermedad celíaca presentada como autismo). *Journal of Child Neurology* 2009; 1-6.

ÍNDICE TEMÁTICO

A

B

C

D

E

F

G

N

O

P

Q

R

S

W

X

ÍNDICE